实用神经眼科学

Practical Neuroophthalmology

著者：蒂莫西·马丁（Timothy J. Martin，MD）
美国北卡罗来纳维克森医学院眼科及神经内科

詹姆士·科比特（James J. Corbett，MD）
美国密西西比大学医学中心神经内科及眼科
美国爱荷华大学莱维特神经眼科

主译：魏文斌　张晓君
首都医科大学附属北京同仁医院

中国协和医科大学出版社

图书在版编目（CIP）数据

实用神经眼科学／（美）蒂莫西·马丁（Timothy J. Martin），（美）詹姆士·科比特（James J. Corbett）著；魏文斌，张晓君译. —北京：中国协和医科大学出版社，2016. 10

ISBN 978 - 7 - 5679 - 0669 - 3

Ⅰ. ①实…　Ⅱ. ①蒂…②詹…③魏…④张…　Ⅲ. ①神经眼科学　Ⅳ. ①R774

中国版本图书馆 CIP 数据核字（2016）第 223042 号

著作权合同登记号：01 - 2014 - 3005

实用神经眼科学

著　　者：[美] 蒂莫西·马丁　詹姆士·科比特
主　　译：魏文斌　张晓君
责任编辑：戴申倩

出版发行：中国协和医科大学出版社
　　　　　（北京东单三条九号　邮编 100730　电话 65260378）
网　　址：www. pumcp. com
经　　销：新华书店北京发行所
印　　刷：北京雅昌艺术印刷有限公司

开　　本：889 × 1194　1/16 开
印　　张：23. 5
字　　数：570 千字
版　　次：2016 年 12 月第 1 版　　2016 年 12 月第 1 次印刷
定　　价：210. 00 元

ISBN 978 - 7 - 5679 - 0669 - 3

主　译　魏文斌　张晓君

副主译　黄　瑶　佘海澄

译　者（按姓氏拼音首字母排列）

崔　莹　邓光达　杜葵芳　侯　芳　赖亚芸　李　洋　李逸丰

刘忆南　毛　贝　孟昭君　邵　蕾　屠　颖　王盈之　徐　捷

延艳妮　杨　琼　杨　萱　张　举　张　丽　周　丹　周金琼

首都医科大学附属北京同仁医院

前　言

　　本书旨在清晰、明确阐明临床神经眼科学的基本原则。面对错综复杂的神经眼科症状和体征，作者并不是将知识点进行单纯罗列，而是去探究发生的原因，以"为什么"的形式向读者展示其与解剖学和病理生理学之间的逻辑关系。因此，本书并不仅仅是一本供查阅的参考书，而是，需要静下来进行通读，方能领会其中的精妙。

　　《实用神经眼科学》是《神经眼科学》的再版。其中，眼科学（Martin TJ，Corbett J：Mosby，2000）均以原因 - 结果的形式呈现给读者，并尽可能寻找其与神经解剖之间的逻辑关系，受到读者尤其是眼科、神经内科及神经外科住院医师的厚爱。作者非常高兴将最新作品呈现给大家，同时保留了受读者喜爱的第一版的基本模式。

　　《实用神经眼科学》的重要特色如下：

　　• 全面介绍了临床中常用的各种检查方法以及各种检查方法的临床应用特点。

　　• 从神经解剖的角度介绍各种疾病的特点，便于读者理解掌握，而非简单记忆。

　　• 从眼科和神经科医生的角度介绍神经眼科学，指出各专业在神经眼科疾病诊疗方面的优势（和不足）。

　　• 第一部分为神经眼科病史和检查方法的概述，其中第一章为初步简介，详细介绍见第 2 章传入障碍，第 7 章传出障碍。

　　• 对视野也进行了详细介绍，其中第 3 章介绍了视野的基本特征，第 4 ～ 6 章介绍了与疾病相关的视野表现。

　　• 针对不明原因的视力下降进行了探讨。第 6 章对导致不明原因视力下降的疾病以及常见的误诊病例进行了介绍。

　　• 图片和病例照片均使用彩色图片，其中许多都是原始图片。例如，核上性通路为从检查者的角度进行的展示（图 10-3、图 10-6、图 10-8）。

　　• 原始临床病例资料展示。视盘照片、视野、磁共振成像或计算机断层扫描、临床病程以及表现病例特点的其他资料均以简明的图片进行呈现，使读者了解疾病的影像表现。

　　• 以图片形式展示疾病的表现。将患有同种疾病的不同患者的照片在同一张图中进行展示，以显示疾病的不同表现（图 14-6、图 14-10）。

　　• 图片以组合形式进行展示（图解中的表格）。在文字描述的基础上直观显示复杂信息。例如第六对脑神经综合征（图 9-11）、导致颅内压增高的原因（图 4-17）。

• 多个疾病的鉴别诊断以表格和专栏的形式进行阐述。对疾病诊断及临床决策有重要价值的信息会通过文字进行介绍并以提纲的形式进行显示。

• 以文本框的形式为读者提供额外的信息，而又不干扰正文的流畅性。文中的大量文本框为复杂的疾病信息进行了梳理，如视野的术语词汇表（框 3-1）、关于 Wilbrand 膝的介绍（框 3-2）。

• 每章的结尾进行了要点总结，为相应章节中最重要信息的简明列表，以便读者了解本章的学习目标。

• 每章的结尾均列出了推荐阅读项目。每章均列出了有关该章节详细信息的相关著作、章节以及期刊文章，还包括经典作品以及当前的主要参考文献。所列内容并非旨在面面俱到，而是在简短的列表中尽量提供重要而有价值的参考信息。

目前，市面上有大量神经眼科学的优秀著作。下述是作者认为非常具有代表性、切实有用且具特色的神经眼科参考书目。

Walsh and Hoyts' Clinical Neuro-ophthalmology，Vols 1–3，6th ed（Miller NR，Newman NJ，Biousse V，Kerrison JB，eds：Philadelphia，Pa；London：Lippincott Willliams & Wilkins；2005）. This threevolume set is the exhaustive，authoritative "bible" of neuroophthalmology.

Neuro-ophthalmology：Diagnosis and Management，2d ed（Liu GT，Volpe NJ，Galetta SL：Philadelphia：Saunders Elsevier；2010）. An in-depth，single-volume text，well written and beautifully illustrated.

The Neurology of Eye Movements，4th ed（Leigh RJ，Zee DS：New York，NY；2006）. The encyclopedic final authority on ocular motility disorders.

Neuro-ophthalmology Review Manual，7th ed（Kline LB：Thorofare，NJ；SLACK；2013）. A well-organized classic review text，written in outline form，that condenses neuro-ophthalmic pearls into a reader-friendly paperback.

我们希望读者能认可《实用神经眼科学》在众多优秀的神经眼科著作中存在的独特价值：本书作为一本直接面向临床的著作，涵盖了神经眼科这个宽泛而迷人的领域，旨在对神经眼科的相关知识进行介绍的同时，对其内在的逻辑关系进行解释。

蒂莫西·马丁

詹姆士·科比特

致 谢

在本书出版之际，首先衷心感谢为本书绘制插图和提供图片的插画家和摄影师，正是你们的心血精华成就了本书的精彩。本书中病例图片和图注由维克森林大学（Wake Forest Universinty）眼科中心的眼科摄影师 Mark D. Clark、David T. Miller、Shannon Josey、Charita Petree Hill、Richard E. Hackel 和 Marshall E. Tyler 完成，此外还有密西西比大学医学中心的眼科学摄影师 Matthew Olsen、Jody Watkins 和 Elizabeth Smith。本书中大部分插图由维克森林大学医学部的医学插画家 Annemarie Johnson 完成，她为本团队前一本书所作的原创插图是本书的基础，其全新的独特的画风为本书增添了风采。

感谢维克森林大学医学院眼科主任 Craig Greven 博士，感谢其为本书提供的支持和鼓励。

还要感谢在神经眼科学上给予指导和启发的导师们，尤其是 H. Stanley Thompson 医生和 William F. Hoyt 医生。

译者前言

翻译过程中我的一位同事曾经说："翻译不是原创性工作"，而我们则再次体会到翻译家傅雷先生的名言："翻译是一种再创作"。

在翻译过程中，我们尽量做到在充分理解作者原意、忠于原著的前提下，以我们能够掌握的、最为贴切的中文将之表达出来。但是，作为译著，除了语言本身的限制外，因原著所处国家地域的人种组成、社会文化经济等各种状态的差异，本译著仍不可避免地会产生某种限制性。如果不考虑这种地域和文化的差异而对本书所有内容生搬硬套，则很可能导致对疾病诊治的误解，读者在阅读时也可能会觉得有些语句难懂、晦涩，难会其意。比如，本书第一章中关于视神经炎和白内障的症状描述的区别中描述，"前者多为视觉发暗（dimming）、后者多为模糊（blurring）"。但是患者则可能不太会如此描述，或使用其他不同的词汇来描述。而且，在第四章中，关于"视神经炎"的描述中是针对在欧美国家常见的、多发性硬化相关的视神经炎进行的，其他不与多发性硬化相关的视神经炎则被归于"变异"一节中，但是迄今为止的研究资料以及临床实践经验都提示，我国和其他亚洲国家是以视神经脊髓炎相关的视神经炎更为常见。再比如，本书第四章中在描述颅内压增高引起的视盘高度水肿时形象地使用"香槟酒瓶塞"样改变来描述，但是这个对欧美人来讲很常见的"香槟瓶塞"对我们来讲可能就比较生疏、难以理解。第六章关于非器质性视力下降的检查方法、患者的反应等都很可能因文化、习惯的不同而并不全部适应于我们国内的患者。

另外，由于神经眼科疾病常常是中枢神经系统病变所致，而基于中枢神经系统损害的不可逆性，神经眼科疾病中有很多情况尚属于"可以明确诊断但不能治愈"的状态，如各种视神经病变后期视神经萎缩、先天性眼震等。本书原著中多处出现对于这类不能治愈的疾病强调其诊断非常重要的陈述。我们在阅读时可能会产生"既然不能治疗，为什么要如此强调临床诊断"的感受。如"先天性眼震"一节就强调，"正确诊断隐性或显性眼震在临床上很重要，因为可以明确其为先天性所致而非获得性中枢神经系统疾病所致"。在美国这样一个以医疗保险为付费主体的国家，为确诊目的给患者进行的各种辅助检查（尤其是昂贵的检查如头颅MRI等）要受到患者所拥有的医疗保险计划的制约。换句话说，如果医生不能凭借其掌握的理论和体格检查技能、在尽可能少用辅助检查的情况下确诊，而是随意开具各种辅助检查（尤其是昂贵的MRI等）的话，其相应费用很可能被保险公司拒付，因此而产生的损失要由医生或其医疗机构承担。如果能够明确患者的眼震是先天性的而不是获得性中枢系统疾病所致，就没有必要进行头颅MRI等检查去排除肿瘤、卒中等疾病，而是把时间和金钱花在如何控制或减轻其眼震的干预手段上来，以期在不能逆转患者先天性损害的客观情况下，最大限度改善患者生活质量。患者在得到医生的解释，明白自己的疾病状况后，大多数也能接受并积极配合。这看似并不是一个重要的学术性问题。但是对于我们的临床实践却具有特殊意义，尤其是在目前阶段。我们国家在改革开放后短短的几十年内，经济、政治、文化等各方面取得了飞速发展，与西方的交流也日益深化，尽管在患者就诊观念、医疗运行体制、医生的医疗行为习惯和观念等方面与西方国家还存在着多方位的差异，但是无论如何，能够从医疗、学术、经济、人文等方面全方位地为患者考虑，是一名优秀的临床医生的永久追求。

作为译者，我们感到本书的神奇之处在于：对于神经眼科初学者来讲可以作为一本系统学习的入门书；对于已经阅读了一些神经眼科专著并且积累了一定临床工作经验的神经眼科医生来讲，则很可能会有这样一种感觉：本来觉得自己并不饥渴，无意中尝到了一道美餐，结果胃口大开，不停享用而不能自己。我们在翻译及校阅的过程中也感到很多知识点得以补充和更新。建议在阅读使用本书时，把重点放在其知识性方面，将其灵活应用于自己的临床实践中，避免一切照搬照抄。在客观条件允许的前提下，尽己所能，充分发挥自己的专业知识和技能，为患者提供从身体到精神乃至经济方面的最大利益。同时，也应该意识到，我们的国家在积极推进医疗体制改革，相信在不久的将来，东西方的医疗体制会集众家所长，越来越完善。而在那样的医疗和社会体系里，基于高水平的专业服务上的人文关怀会不仅在类似神经眼科这样的专业、也会在其他专业愈显其重要性。我们今天的学习、实践，是为明天更好地做一名优秀的医生而准备。

魏文斌　张晓君

首都医科大学附属北京同仁医院

目　录

◇　　第三篇　眼运动系统　　◇

◇　　第四篇　附加内容　　◇

第一篇

神经眼科学病史采集与检查

第一篇整章讨论了神经眼科相关的病史及重要的体格检查，并对目前常用的一些高科技辅助检查工具进行介绍。

众多的经验教训告诉我们，询问病史在神经内科诊疗过程中具有举足轻重的地位，能让检查者少走弯路：对于初诊患者，短短几分钟所获得的完整病史以及初步的体格检查可明显节省患者和医生的时间。同时，有助于明确诊断的症状和体征常不仅仅局限于视觉本身，因此眼科医生还需要询问患者眼部以外的其他病史。神经科医生还需要熟悉与眼及视觉障碍有关的问题。

本部分按照逻辑顺序和检查流程对神经眼科检查进行了相应的介绍，但内容相对简单，后续的相关章节将对此作更为详细地介绍，并会相应介绍相关的解剖学及疾病学知识。

高科技检查技术已经成为神经眼科检查中常见且不可或缺的部分。了解临床检查设备及神经影像学检查是理解后续相关内容的基础，将在第 1 章中进行详细介绍。

第1章

神经眼科学病史采集与体格检查

▶ 概述	▶ 眼及眼眶检查
▶ 主诉及现病史	▶ 辅助检查
视力下降	照相
阳性视觉现象及幻视	经静脉血管造影
复视	相干光断层成像
上睑下垂	超声检查
瞳孔不等大	▶ 神经影像学检查
眼痛和畏光	计算机体层摄影
▶ 全身及其他病史回顾	磁共振成像
▶ 全面检查	眼眶成像
功能	颅脑成像
结构	脑血管造影术
综合分析	功能神经影像
	▶ 要点

▶ 概述

巧妙而科学地获得有意义的病史是神经眼科学的基石。与心脏、肾脏疾病不同的是，眼内结构能通过检查设备直接观察到，因此病史对于眼科的重要性可能会受到质疑。但相信若在神经眼科门诊忙上一天之后，人们定会打消这种质疑。

神经眼科病史采集并不是需问及患者全身情况的方方面面，这样太耗时间。相反，有效率的检查者就如同有经验的机械师，能熟练地选择适当的工具来解决难题。有效的病史采集取决于对视觉系统多种表现有着透彻的认识，而此过程是医生在接诊患者时最为困难的部分。神经眼科病史的组成见表 1-1。

▶ 主诉及现病史

神经眼科疾病的主诉多为视力下降、异常视觉现象、复视、上睑下垂、瞳孔不等大、眼痛、畏光等。患者常较难准确描述其视觉症状。而且，神经眼科患者的主诉常涉及多个互为独立的因素，即使对于极有经验的病史采集者也会存在相当大的挑战。因此，将患者的关注点建立一个列表，并按患者的关注程度进行排序，而后按照逻辑关系进行整理归类。在病史采集和检查完成后，医生重新审查此列表，对患者的病情进行评估，并根据患者本次就诊的原因制定相应的方案，给予处理。注意，即使检查发现存在更为严重的问题，也不要忽略患者的原始主诉。否则，即使医生在病史采集和检查中发现了一个可以拯救患者生命的问题，若不处理其原始主诉，患者仍有可能不太满意。

表 1-1 病史的组成及内容

病史的组成	内　　容
主诉	按重要程度列出患者目前的关注点
现病史	探知每一项主诉的具体内容
系统性疾病史	询问详细的症状，包括眼科、神经系统以及内科疾病的相关症状
既往史	确认眼、神经系统疾病史以及药物使用史、过敏史、药物或放射治疗史等
用药情况	列出所有处方药、眼部用药、维生素、非处方药、避孕药、注射史以及家用治疗的方法等
其他药物	是否使用违禁药物、饮酒、吸烟史
过敏史	注意过敏的药物及环境中的致敏源，对药物副作用与真正的变态反应进行鉴别
社会关系 / 性	评估是否存在感染 HIV 及其他性传播疾病的风险
职业 / 休闲方式	评估是否存在毒物、外伤的暴露风险，以及是否存在相关疾病，导致患者无法安全工作
家族史	了解是否存在眼部、神经系统或内科方面的遗传性疾病

HIV：人类免疫缺陷病毒。

现病史是对各项主诉的进一步描述，其特征性要点见表 1-2。当今电子病历（EMR）时代试图用一个统一的模式来记录各患者的病史。但是，尽管 EMR 限定了病史的记录格式，而作为医生则不能拘泥于此，采集及分析病史时要有自己的判断。对于病史比较复杂的患者，最好的分析方式是根据随时间发展的症状的进展情况、治疗以及其他相关因素列出曲线图。在收集病史时，让患者看到其病情进展的曲线图形（如描绘在纸上或在检查室的干擦板上），将起到极好的效果（图 1-1）。

本章的前半段将通过现病史的特征性要点（表 1-2）来阐述常见的神经眼科疾病史。但因后续章节中将会结合具体疾病进行详细叙述，因此本章中所给出的实例较为有限。此处的主要目的是希望读者了解，询问患者的详细病史对明确诊断至关重要。

表 1-2 现病史：主诉的特征性要点

病变部位
病情的特征
严重程度
发病时间
病程
发病时的情境
可致病情变化的因素
伴随症状

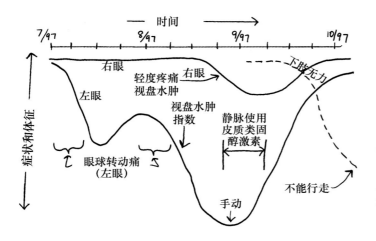

图 1-1　复杂病史的时间曲线图（示例）

男性，51岁，双眼先后视力下降，随后出现双下肢无力（视神经脊髓炎）。从在患者协助下绘制的曲线图可以发现，患者视力下降及恢复、眼痛、下肢无力与治疗之间的时间关系是显而易见的，此曲线图中还可纳入患者先前的检查（如视力）信息。以此种方式记录下整个疾病的时间过程，复杂的事件便可一目了然（可扫描到电子病历中）

视力下降

"视觉"是集双眼全视野范围的形状、颜色、对比度、立体感和运动觉于一体的复杂感官体验，描述起来较为困难。毫不奇怪，患者可能很难找到准确的词语来形容其视觉质量的异常。

患者的视力下降可被描述为失明、视物模糊或眼前发暗；或眼前黑点、云雾、窗帘样或幕布样遮挡；或视物褪色、折断、扭曲（视物变形）等。患者所选的描述词句对疾病的判断有一定的帮助。例如，视神经病变的患者常形容视物色暗或变黑，而白内障患者更多描述为视物模糊；视神经炎的患者常诉色觉异常，而视物变形几乎都是黄斑疾病的表现。

患者可能精确指出某只眼的视觉异常，或某部分视野的异常。但患者通常较难理解同向性的（框3-1）视野丧失，而常认为是视野丢失侧的那只眼出现了异常。视力下降可能是全视野性的，影响到一眼或双眼的整个视野，或仅限于视野中的特定区域。患有前部缺血性视神经病的患者常描述其下半或上半部视野缺损。中心视野缺损的患者可能会主诉越是尝试去看某个物体时，该物体反而被视野中央的云雾遮挡看不清，而向一旁看时反而较为清楚。视野检查能提供定量评估的视野缺损结果，但通过倾听患者的定性描述也能大体了解情况。

根据患者能做什么、不能做什么可以粗略评估其视力丧失的严重程度。例如，偏头痛存在闪烁盲点的患者可在发作间期从事计算机工作；而进展性白内障患者可能已放弃打牌这样的娱乐活动或驾驶。

视力下降的时间通常都是病史中最为重要的诊断线索（图1-2）。视力下降程度可能不变、改善、恶化、波动或仅为一过性的。对于一过性视力丧失的患者，因在检查时已完全没有迹象或症状，因此其发病的时间特征尤为重要（表1-3）。

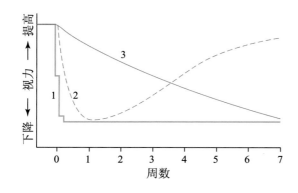

图 1-2　视力下降的时间过程

前部缺血性视神经病变患眼的视力下降常突然发生，且随时间发展没有明显变化（1）。视神经炎常导致数天之内视力逐渐下降，而后在数月内视力逐渐缓慢恢复（2）。压迫性视神经病变的特点是缓慢而进行性视力下降（3）

表 1-3　短暂性视力丧失的持续时间、病因及特点

持续时间	病因	特点	相关因素	备注
数秒（通常不超过 1 分钟）	视盘水肿（偶见于视盘玻璃疣或视盘异常）	单眼或双眼	常与体位改变、Valsalva 有关	称为一过性视物模糊（TVOs）
数秒至数分钟	血管炎（发生于 60 岁以上老年患者的巨细胞动脉炎）	常单眼发病	头痛、头皮触痛	可能预示动脉炎性缺血性视神经病变的发生
不超过 1 分钟	椎基底动脉供血不足（VBI）	双眼视物色暗、模糊、固视不能	头晕、言语不清、口周麻木或"跌倒发作"	发作时间短于视网膜血管阻塞
3～5 分钟	视网膜血管阻塞性疾病（一过性黑蒙）	单眼发生，描述为"眼前幕布遮挡"或眼前"瑞士奶酪"样	颈动脉粥样硬化、心脏或其他部位栓子、血液高黏、高凝状态	眼底检查可见视网膜栓子
5～45 分钟	先兆性偏头痛（枕叶）	双眼同向性，常双侧交替发作	闪光进行性加重（锯齿缘性闪光）伴暗点	常继发头痛，或不伴头痛
	枕叶病变（罕见）	双眼同向性，总一侧发作		动静脉畸形或其他疾病
	视网膜性偏头痛（视网膜动脉痉挛）	单眼发生	短暂性视力丧失不伴闪光感	为排除性诊断，即使患者存在偏头痛病史
不定，可数小时	多发性硬化患者的 Uhthoff 现象	随体温升高而视物模糊（运动、洗热水澡）		发生于现有或曾有视神经炎病史眼
	干眼症或其他眼表疾病	眨眼可看清，阅读可加重		眼刺激症状、眼红、流泪；体征较少
	其他眼部原因	房角关闭、视网膜静脉阻塞、眼缺血、复发性前房积血、凝视诱发眼眶肿瘤压迫视神经		眼部检查时较为明确

TVOs：一过性视物模糊；VBI：椎基底动脉供血不足。

　　在某些情况下，可能难以确定是否发生过突然的单眼视力下降，或视力下降已有一段时间，患者只是在偶然遮盖健眼时突然发现了另一眼的视力下降。例如，患者可能在狩猎季节使用步枪时偶然发现右眼视力差。

　　显而易见，视力下降时的情境——事发时的周围环境——可为诊断提供重要线索，例如，钝力作用于眉弓部导致外伤性视神经病变，或颈动脉内膜切除术或心脏手术后栓子脱落导致视网膜血管阻塞等。

　　应询问患者是否存在能改变症状的方法——改善或加重症状。对发生一过性视力丧失的患者，特别要注意是否存在促发因素，如视神经炎患者洗热水澡或蒸桑拿后体温上升，可导致视物模糊（Uhthoff 现

象）。一过性视物模糊经常发生视盘水肿患者体位改变时。

伴随症状也可提供重要的诊断线索，如视力下降伴头皮触痛及下颌间断性功能障碍常与巨细胞动脉炎有关，眼球转动痛与视神经炎相关。

阳性视觉现象和幻觉

视觉的偏差可负可正。视力下降——感官视觉体验的缺损或不足即为负性视觉症状。正性视觉症状指的是所看到的物像并非真实世界的反映，患者描述为闪光感、闪电样条纹、锯齿线、复杂的颜色、形状或形成幻觉或错觉（框 1-1）。患者往往不愿主动告诉医生他们是否"看到了东西"，而是需要特意进行询问。正性视觉现象的来源可以是眼睛本身（内视现象，如视网膜受到牵拉或脱离所致的闪光感），也可以由中枢神经系统的视野盲区产生"释放现象"，或从中枢神经系统（CNS）疾病产生的真实幻觉。

框 1-1　幻觉、错觉及妄想

幻觉是在没有相应感觉刺激时所出现的一种知觉体验。幻视是在环境中无视觉刺激状况下的一种图形觉。

错觉是对外界环境刺激的一种不正确的知觉。

妄想是将错觉或幻觉进行整合，形成一系列固定的、虚假的信念的现象。

症状分布的部位可能会对诊断有所帮助：玻璃体或视网膜脱离所致的明亮、单纯的闪光常出现在颞侧视野；先兆性偏头痛常表现呈同向性。Charles Bonnet 综合征（框 1-2）所形成的幻觉常出现于其他疾病所导致患者已经看不见的视野区域，如黄斑变性患眼的中心视野区，或枕叶疾病导致的同侧视野缺损区域。

框 1-2　Charles Bonnet 综合征（致幻视发作）

1769 年，瑞士科学家 Charles Bonnet 生动而详细地描述了其双目失明但精神正常的祖父所产生的幻觉。1936 年，DeMorsier 以"Charles Bonnet 综合征"来描述老年患者的幻视，患者不一定有视力下降的症状。因此，实际上 Charles Bonnet 综合征存在很多表现，并非特指视力下降伴发的幻觉，但此术语多数情况下用于描述致幻觉的产生。

幻视多发生于视力较差的患者（10%～40%），且特征性地表现为位于视野缺损区域的成形或不成形的幻觉形象。存在中心暗点的黄斑变性患者其幻象位于视野中央，枕叶卒中患者所看到幻象位于其同向性偏盲的半侧视野中。成形的幻象可十分生动且具体，患者不说其"像老鼠"，而是详细地描述为一个"有毛、眼睛和粉红色耳朵"的老鼠形象。幻觉形象往往与周围可视区域的环境相衬：所有的面孔都有胡须，成行的小松树长在地毯上。与其他许多原因所致的幻觉不同，患者知道该幻觉是不存在的，通常不会特别在意。可想而知，尤其是有家人同在检查室时，患者往往不愿意提到这些问题。

幻觉可持续出现数年，但常随着时间的推移逐渐消退。对于此种现象，尽管有人推荐使用选择性五羟色胺再吸收抑制剂（SSRI）、抗抑郁药，但并没有切实有效的治疗方法。视觉状态最差时幻视的发作可能会更加频繁，因此，有时在家里（如在黑暗的走廊里可出现症状）增加照明亮度可能会有所减轻。此时对于医生而言，最重要的便是作出该综合征的正确诊断，通常是给出一个临床诊断即可，但在某些情况下，还需要借助神经影像学以及其他检查排除产生幻觉的其他原因，并且要使患者确信出现这些症状并不是他 / 她"精神有问题"所致。

与其他症状学一样，疾病的病程通常是具有诊断价值的。偏头痛所致的闪烁盲点刚开始比较小，而后在 15 ～ 45 分钟内扩大。玻璃体、视网膜病变所致的闪光感被描述为"像闪电一样"。而突发的高强度噪声可以诱发视神经炎患者出现持续数秒的光幻视。

症状发生的情境对于诊断是有意义的，尤其是出现成形的幻觉时：酒精戒断患者的谵妄、帕金森病患者可出现幻觉，催眠和半醒状态的幻觉可见于嗜睡症和睡眠呼吸暂停患者。

众所周知，偏头痛性闪烁暗点与头痛之间存在一定的相关性，但患者可出现偏头痛视觉先兆，但无明显头痛。

表 1-4　正性视觉现象

	名　称	描　述	相　关　疾　病
与疾病相关的内视现象	闪光感、光幻视	短暂的，自发的"光点"	视神经炎及视网膜疾病
	莫尔闪电样条纹	一闪即逝的条状光带，通常在眼球运动时出现于颞侧视野	玻璃体牵引、视网膜脱离，或为正常内视现象
	眼前漂浮物	随眼球运动而出现的黑点或波浪线	玻璃体收缩或后脱离、出血、炎症所致的阴影
正常内视现象	后像	经过长时间视物或被强光照射后在视野固定区域出现的彩色图像，由视网膜色素漂白而致	为正常生理现象，但视网膜功能障碍者此现象可增强
	Scheerer（"蓝视野"内视）现象	大量小而清晰的"蝌蚪"沿小圆圈快速移动，在对以蓝天或白云为背景时看得最为清楚	有人认为是视网膜毛细血管内的白细胞影
	浦肯野视影像	通过移动光源可看见视网膜血管影	患者常诉其在进行裂隙灯检查时看到这种现象
中枢神经系统疾病（详见框5-2）	闪光性暗点		
	不成形的幻觉	毫无意义的图案和光影	
	成形的幻觉	幻觉为真实出现的物体、人或动物	药物或疾病导致谵妄发作，视皮层受累，或在视野盲区"释放"幻觉（Charles Bonnet综合征）

CNS：中枢神经系统。

复视

复视指的是在同一个视野中两次看到相同的视觉影像。然而，患者复视症状常常与视觉混乱伴随出现。视觉发生混乱是因为两个重叠的图像都位于视野中央，导致患者分不清哪个是真实的图像。通常，患者（和医生）发现以"双影"或两个相同但分离的图像来描述复视/视觉混乱视较为容易。若复视的两个图像间分开程度较小，患者会描述为视物模糊而非双影，粗心的检查者可能会将"模糊"考虑为传入障碍（白内障、视神经炎等），因此可造成眼球运动障碍性疾病的漏诊。

由双眼位不正（斜视）所致的复视通常会产生清晰度相同的双影。在这种情况下，遮盖任一眼，患者的复视症状即可消失。单眼复视常由眼前节疾病所致，即使遮盖对侧眼，患眼的复视症状仍然存在（表 1-5）。眼球运动障碍患者尽管眼位明显偏斜，但通常仅诉复视，而核上性眼肌麻痹除复视症状外，常伴有视物模糊。先天性斜视或长期眼位偏斜患者往往存在一眼的视觉抑制，因此可无复视症状。

表 1-5　导致单眼复视的原因

常见：
　　核性白内障
　　眼表疾病（干眼症）
　　角膜前基底膜营养不良（"地图 - 点状 - 指纹印状"营养不良）
　　角膜不规则散光
较少见：
　　牵拉性黄斑病变
　　虹膜切除术后或虹膜萎缩孔
　　晶状体脱位
　　功能性（非器质性）疾病
罕见：
　　"中枢性"（脑性）多视症

患者对复视中两个图像的相对位置及其在不同注视方向上位置变化的描述具有很大的诊断价值。第Ⅵ对脑神经麻痹导致水平复视，图像在麻痹的外直肌的运动方向上分离最大。在远离麻痹肌肉的方向上复视可不出现。垂直性或对角线性复视可能为第Ⅲ或第Ⅳ对脑神经麻痹所致。"A"型斜视是第Ⅳ对脑神经麻痹的典型表现。眼肌型重症肌无力可引起任何方向上的复视，且可随时间而发生变化。复视的图像间分离越大，则第二个图像更易被忽略，患者的耐受性也越佳，而图像相近或重叠时两个图像则会竞争而使患者发生不适。

了解复视发生的时间、过程和病程长短非常重要。短暂的或可变性复视可能是短暂性脑缺血发作、椎基底动脉供血不足、斜视失代偿或重症肌无力所致。突发性复视提示血管性事件如缺血脑神经病变（第Ⅲ、Ⅳ、Ⅵ对脑神经）或脑干缺血。缺血性单条脑神经病变一般在 8 ～ 12 周完全恢复。复视缓慢发生且逐渐恶化提示第Ⅲ、Ⅳ或Ⅵ对脑神经的压迫或眼眶疾病如 Graves 眼眶病。眼肌型重症肌无力患者常病史较长，复视间歇发作且可变，往往晨轻暮重。

复视发生时的情境是非常重要的诊断线索，如腰椎穿刺后第Ⅵ对脑神经麻痹、白内障手术后垂直复视，或脑干卒中后眼球反向偏斜等。头部外伤是导致第Ⅳ、第Ⅵ对脑神经麻痹的常见原因，第Ⅲ对脑神经也偶尔受累，另外，外伤所致的眼外肌损伤或眶壁骨折眼外肌嵌顿也可导致复视的发生。

应询问患者是否存在会影响症状的因素。重症肌无力所致的复视通常在晨起或午睡后改善，在疲劳后加重。如前所述，双眼复视患者在遮盖任一眼后复视症状应消失。主诉复视的患者常会不自觉地闭上或遮盖一眼，否则则考虑其是否为单眼复视（因白内障或其他眼部因素所致）而非神经性疾病。

上睑下垂或瞳孔不等大的出现对于评价眼球运动障碍具有重要价值。第Ⅲ对脑神经麻痹常伴患眼的上睑下垂。瞳孔散大的出现提示为压迫性病变所致，而非缺血、机械原因。重症肌无力可导致单眼或双眼的上睑下垂，可伴眼偏斜（无瞳孔不等大）、面部肌力弱或全身（肢体近端和延髓）肌力弱。眼睑退缩（表现为"巩膜暴露"）常见于 Graves 眼病所致的复视。复视是否伴有眼痛对于鉴别诊断意义重大，如巨细胞动脉炎（缺血性血管炎性脑神经病变）、眼肌麻痹性偏头痛、动脉瘤（压迫第Ⅲ对脑神经）、特发性眼眶炎症综合征以及其他疾病等。

上睑下垂

患者常以极富想象力的方式描述上睑下垂，如眼球或眼睑"水肿""一眼比另一眼小"，或为

"懒眼"。

偶尔，眼睑后退的患者可能会主诉对侧眼的上睑下垂，而双眼非对称性上睑下垂的患者可能认为仅下垂较重眼有问题。眼交感神经麻痹性上睑下垂通常只较正常侧低 1 ～ 2 毫米，而第Ⅲ对脑神经麻痹所致的上睑下垂程度可很轻，也可很重。眼睑痉挛是由眼轮匝肌（牵引眼睑闭合的肌肉亢进）痉挛所致的眼睑不自主性闭合，偶尔可表现为上睑抬起不能，可与上睑下垂（上睑提肌肌力弱）相互混淆。中枢神经系统疾病所致的双眼睑睁不开可表现为明显的上睑下垂，称为开睑不能症。

当上睑下垂较轻不影响其功能时，患者可能并不知晓其发病时长。老照片可为我们提供关于患者外观的客观记录。通常，驾驶证、钱包（或手机）上照片往往的最直接来源，部分患者可能需要回家取其他照片（框 1-3）。上睑下垂因疲劳而变化或两眼交替发生是眼肌型重症肌无力的标志。

框 1-3　"家庭相册查阅法"

患者的相册可为疾病提供极有价值的诊断信息，但目前尚未得到充分应用（也称"家庭相册查阅法"）。老照片可证实某些已存在多年的临床表现，如上睑下垂、瞳孔不等大、斜视、头位或面部不对称等，对简化鉴别诊断或评估流程具有重要意义。例如，先天性上斜肌麻痹失代偿后出现复视症状，可在多年的照片中证实其存在终生的视物歪头症状（图 9-9）。若从照片中看到 5 年前就已经明显存在的霍纳综合征，则可能不需要再进一步进行详查了。

现在是数字时代，患者可能并不需要真正拿过来一本相册，多数情况下患者会将照片导入到其智能手机上，可以将问题的区域放大进行观察（不过，掌握如何利用间接镜头或裂隙灯观察打印出的照片也十分重要）。通常，大多数患者都非常积极也很乐意要求去查找老照片。要尽可能将对临床决断有意义的旧照片进行备份，存入患者的病历中。

大多数手机都有拍照和拍摄视频的功能，患者可较容易地将一些短暂的征象通过照相或视频记录下来，如可变化的上睑下垂或斜视、间歇性瞳孔不等大或其他体征等。患者不一定会主动告知医生其所拍摄的照片或视频是否是在短暂性事件发作的同时拍摄的（尤其患者是"高科技达人"时），需要医生进行询问。这对患者也是一个教育，指导他们在将来再发生短暂性事件的时候通过拍照或拍摄视频进行记录，可提供有价值的疾病信息。

询问病史可知道其上睑下垂发生时的情况，如外伤、配戴隐形眼镜、眼局部用药、眼部手术或神经外科手术等，以缩小鉴别诊断的范围。

小瞳孔伴睑裂缩小可能是眼交感神经麻痹的轻瘫表现，而瞳孔散大伴上睑下垂则提示第Ⅲ对脑神经麻痹的可能。疾病引起眼部疼痛的患者可能表现为"保护性的上睑下垂。"

瞳孔不等大

患者可自行发现其双侧瞳孔不等大，尤其是其虹膜颜色较浅时。但多数情况下是其他人（家人、朋友或医生）首先发现患者的双眼瞳孔大小不等，由此而到医院进一步就诊。因此，与复视或视力下降的患者相比，瞳孔不等大的患者通常少有其他主诉。

有时，两眼间究竟何眼出现了问题并不是显而易见的。患者通常会认为其瞳孔不等大是由"较差眼"的异常所致，但检查者仍需等待完成瞳孔检查后，才能确定究竟是哪只眼的问题——瞳孔较大眼还是较小眼。

尽管有些疾病会导致间歇性双侧瞳孔不等大，但是多数情况下间歇性瞳孔不等大或其程度的改变是因光线变化以及调节反射的影响所致。有趣的是，患者在镜子里检查自己的瞳孔时，常常处于照明强度较大时而且是眼位处于集合状态下—这种情况埃迪（Adie）瞳孔及霍纳（Horner）综合征所致的双眼瞳孔不等大的程度是最不明显的。与检查上睑下垂相似，通过检查患者的驾驶执照或其他照片（在裂隙灯下或间接检眼镜下放大后来看）可知晓瞳孔不等大的病程长短。瞳孔大小及其与上睑下垂、复视相关性的重要性前述已提及。表现为埃迪（Adie）瞳孔的患者因存在调节痉挛，在由看近改为看远时，调节状态发生改变，同时常伴有短暂的视物模糊。

眼痛和畏光

评价面部和眼部的疼痛通常较为困难，原因有：疼痛的症状描述起来较为困难，患者对疼痛的耐受性个体差异较大，可存在继发性改变，疼痛难以客观检测。对于慢性或复发性的疼痛，患者往往想当然有自己的诊断，例如，将偏头痛自行归因为"鼻窦疾病"。

疼痛的位置、特点和严重程度是重要的临床线索。砂粒样异物感是干眼病或其他外眼疾病的典型表现，其描述完全不同于由特发性眼眶炎症综合征所致的继发性"牙痛"，或丛集性头痛所致的"冰锥"样剧痛。让患者对其疼痛的强度进行评分，从 1 分（轻度）至 10 分（最严重的疼痛），具有一定的意义。由后交通动脉瘤破裂引发第 III 对脑神经麻痹所致的疼痛可能是 10 分（"平生最严重的疼痛"），而与第 III 对脑神经缺血性病变相关的疼痛通常评分较低。

在病史中，疼痛的时间特征可能最为重要。丛集性头痛，顾名思义，以"丛集"状态发作，一年中可能只在数月中发生。三叉神经的疼痛非常剧烈，但仅持续几秒钟。女性偏头痛往往与月经周期同步。

头部和眼睛疼痛发生时的情况也可能是某些疾病的一个表现，如眼型带状疱疹、眼科手术或外伤，或与眼内炎性疾病有关的疼痛。

回避行为改变疼痛状态是疾病的重要线索。三叉神经痛患者会间歇性地轻轻触碰，但又会极敏感地保护其"疼痛触发区"。巨细胞动脉炎患者在戴帽子、梳头，甚至将头放在枕头皆可引起疼痛。相反，患者发现自己按摩或推压头部可缓解偏头痛或其他头痛。其他的相关症状，例如偏头痛患者可述眼前一个闪烁暗点，可能有助于诊断。

畏光，字面意思是"恐惧"或躲避光线，有几种不同的表现形式（表 1-6）。首先，此术语描述了有眼部疾病的患者在遇到光线时发生眼痛，如虹膜炎时，瞳孔对光反应牵拉有炎症的虹膜。如果视网膜敏感度处于相对暗适应状态，照射光线太亮，也可引起疼痛，例如从黑暗的电影院走出去到明亮的阳光下时，会出现生理性的畏光反应。然而，其他形式的畏光可能更为复杂：畏光与偏头痛，或中枢神经系统疾病如脑膜炎、脑炎及蛛网膜下隙出血；此外还有部分患者没有明显的眼部或中枢神经系统疾病，但也存在畏光症状。这些复杂的畏光状态并非由传统的视觉通路——视网膜－膝状体－距状裂所介导，而是存在其他的途径。其中一个可能的途径为含有黑素蛋白的内在感光视网膜神经节细胞（IPRGCs）——光敏感的神经节细胞（其无需光感受器细胞的信号输入），通过视觉通路以外的其他通路传递到大脑。

患者也可因强光下视力下降而出现畏光症状，而并非因怕疼而避免光线照射。例如，视锥细胞营养不良或原发性视锥细胞功能障碍（色盲）的患者在亮光下（锥细胞功能占优势）视物较暗光下差，因而会主动避免日光（昼盲）照射。患有眼表疾病或白内障的患者，在亮光下因光散射可导致其对比敏感度降低，因此可能更喜欢不明不暗的环境。有些疾病如眼表疾病（干眼症）的畏光可能存在上述两个因素：光照下眼痛、强光下视力较差。

表 1-6　与畏光相关的情况

眼部疾病
　前节疾病
　　• 干眼症（常见）
　　• 角膜疾病（角膜溃疡、角膜炎、翼状胬肉）
　　• 虹膜炎
　后节疾病
　　• 眼内炎、视网膜炎
　　• 视网膜疾病
　　• 视锥细胞营养不良、视网膜色素变性、白化病、癌相关视网膜病变
神经性疾病
　• 偏头痛（常见）
　• 眼睑痉挛
　• 进行性核上性眼肌麻痹
　• 头部外伤
　• 脑膜刺激征（脑膜炎、蛛网膜下隙出血）
精神性疾病
　• 抑郁（常见）
　• 焦虑、恐惧
其他
　• 宿醉性头痛
　• 药物作用：巴比妥类、苯二氮䓬类、氯喹、哌甲酯、氟哌啶醇、唑来膦酸
　• 纤维性肌痛、慢性疲劳
重度畏光

引自 Digre KD，Brennan KC. Shedding light on photophobia. Neuro-Ophthalmol，2012，32：69，Table 1.

▶ 全身及其他病史回顾

在详细了解当前的病情之后，应询问患者是否存在现病史中未提及的其他眼科问题，如短暂或持久的视觉变化、正性视觉现象、复视、上睑下垂、眼球胀痛或刺痛，或"红眼"（表 1-1）。对于许多患者而言，回顾神经系统疾病史也有必要（例如，可疑视神经炎、卒中、短暂性脑缺血发作或重症肌无力等），应询问患者是否存在头痛、乏力、肢体麻木、动作笨拙、眩晕、言语不清以及混乱、健忘等问题。对于部分患者而言，还有必要询问是否存在一些较为常见的问题，包括发热、寒战、肌痛、关节痛、皮疹、恶心、呕吐、全身乏力、心悸和胸痛等。

患者的视觉主诉可以是某种已知疾病的一种表现，因此需要完整而详细地列出患者已知的医疗信息，包括神经系统及眼部疾病。应具体询问患者是否受到过外伤或接受过手术、放射治疗或化学治疗等。用药史常为医生提供患者在病史中所未能交代的疾病信息。患者可能不会主动提到维生素、营养补充剂、避孕药服用史，以及每日阿司匹林、激素补充剂或其他非处方药物的使用情况，需要医生特意进行询问。同时也应列出患者易发生变态反应的药物、食物、诊断造影剂或环境因素等。患者的家族史也非常重要，尤其是眼部疾病如视网膜色素变性、青光眼、遗传性视神经病变，以及全身性疾病包括神经纤维瘤、糖尿病、系统性高血压、心血管疾病早期，或由脑卒中或心肌梗死而致的过早死亡等。

还应记录患者的社会生活习惯如饮酒、吸烟或非法使用毒品等。通过评估患者人类免疫缺陷病毒感染或其他性传播疾病的危险因素，可能为医生的鉴别诊断提供一些思路。职业史不仅可提供关于患者潜在的毒素接触史，也让医生了解到患者的工作场所对其视觉主诉是否存在影响。

▶ 全面检查

神经眼科的检查主要用于对视觉的传入和传出系统、眼和眼眶（以及颅脑，神经影像）的结构及功能进行评价。通常，医生也需要对眼部以外的区域进行检查，因此要熟知神经系统以及全身的体格检查。

功能

视觉功能的检测是一种感官检测，很大程度上依赖于患者的主观反应，因此受到一定程度的限制。因此，视觉功能检测是一门科学，也是一门艺术。本书用单独的章节结合解剖学以及相应的疾病对感觉和运动系统的检查进行详细介绍（表1-7）。将所有的检查方法人为分成单独的章节进行介绍，似乎破坏了其逻辑性，但这样的排布有利于我们系统了解特定的神经眼科疾病以及其相关的检查方法。

表1-7 神经眼科检查指南

检查项目（建议按顺序进行）	详见以下相关章节	备　　注
整体观察		观察患者的眼球运动、视觉行为、面部运动、外表，同时在整个询问病史和检查的过程中观察其神态
视力	2	检查视力应在检查流程的最初进行，因亮光、眼药水以及压平眼压计均可能影响其结果
屈光度	2、6	了解患者的最佳矫正视力非常重要；如果暂时没有专业的验光设备和技术，可用"针孔"板估测最佳矫正视力
立体视	2	理论上，立体视功能检查应在测视力之前进行，因为遮挡一眼可能会破坏患者原本较弱的融合功能
色觉	2	色盲板、D-15、FM100，或其他色觉测试应在未散瞳且患眼未经过明亮灯光照射时进行
对比视野检查法	2	所有患者均应检查（即使估计视野正常者）
瞳孔	11	检查是否存在RAPD，记录在明暗状态下的瞳孔大小，注意是否存在瞳孔不等大。如果对光反射迟钝，要注意在视近调节时的瞳孔反应
眼球运动	7	观察固视、眼球运动（外转、内收、融合、追踪、扫视），观察眼位（遮盖去遮盖及其他检查）
眼睑	7	观察是否睑下垂、后退，提上睑肌功能以及眼睑疾病
其他脑神经	7、12、13	检查面部运动（第Ⅶ对脑神经）和感觉（第Ⅴ对脑神经）功能。不过，在进行裂隙灯检查之前不可测试角膜敏感度。角膜敏感度测试前不可点用局部麻醉药。询问患者两个眼睛之间点用眼药后的感觉可粗略判断两眼的感觉（第Ⅴ对脑神经）
眼眶/眼附属器	7、12	视诊、触诊、眼球突出度测量
裂隙灯、眼压计	6	如果裂隙灯检查在散瞳后进行，可能会漏掉虹膜红变、Lisch结节、前房解剖以及其他信息。若预期要检查瞳孔对药物的反应，则不能测量眼压或触摸角膜

续表

检查项目（建议按顺序进行）	详见以下相关章节	备 注
Goldman 自动视野计	2、3	理想情况下，视野检查应尽早进行（见上述对比视野检查）。然而，可能到在检查过程进行到此时才能确定是否需要进行正式的视野检查 年轻患者如未散瞳，最好查此项。40 岁以上的患者散瞳（和睫状肌麻痹）对视野的影响很小，可以忽略（如果测试时通过镜片矫正），可节省患者时间。瞳孔小于 3mm 者，视野检查前要散瞳
详细裂隙灯检查		可观察晶状体、前部玻璃体以及眼底（加用 90D 镜头）
直接及间接检眼镜检查		可观察视神经、血管、黄斑和周边视网膜，大多数导致视力下降的疾病均可得到诊断
其他检查		通常还需进行神经系统或普通的体格检查。测量血压、触诊脉搏、听诊（心脏、颈动脉和颅骨），以及耳窥镜检查耳朵等均是简单而有效的诊断手段

RAPD：相对传入性瞳孔障碍。

结构

眼睛是全身唯一能被医生通过检查直接观察到其内外结构的器官，是独一无二的（如不同于肾脏或肝脏）。因此，显而易见，掌握这些眼部检查技术以及相关的解剖结构非常重要。眼部结构的检查远较视功能检查客观，但也取决于检查者的技术和知识水平。临床辅助检查和神经影像学检查（在本章后部进行介绍）明显增强了医生评估视觉系统解剖结构的能力。

综合分析

表 1-7 显示了接诊一例患者所需的一般检查流程。同时也介绍了相关的神经眼科检查方法，具体的检查技术将在各个章节进行详细介绍。

▶ 眼及眼眶检查

对于每一例神经眼科患者而言，无论是否存在主诉，都进行常规的眼科基本检查（框 1-4）。眼科的基本检查耗时极少，但能提供大量的信息——使患者（和医师）少走弯路，节省时间。对于病史复杂的患者，"常规"眼科检查可能会为我们提供意想不到的诊断信息，如发现虹膜上的 Lisch 结节（神经纤维瘤病 1 型的诊断要点）。虹膜结构的异常可造成瞳孔不等大。角膜基底膜性疾病、干眼症、白内障可通过裂隙灯进行识别，从而可解释部分"不明原因的"视力下降（图 1-3）。

框 1-4　神经学和眼部检查

正如表 1-4 所罗列的神经眼科学检查，显然都是从眼科的角度来设计的。但是，除了裂隙灯检查、眼压检查和一些散瞳眼部检查外，其他的大部分检查均可同样用于神经科或眼科门诊。

当怀疑存在眼部疾病时，神经科医生应毫不犹豫地请眼科医生会诊。另外，需要采用手电筒进行检查，寻找角膜和泪膜的映光点，检查球结膜，在一些怀疑房角关闭的病例中需要行虹膜侧照检查来估计前房的深度。在进行眼底检查之前可将直接检眼镜放置于患者眼前一个手臂的距离，来检查红光反射，从而发现屈光间质混浊，如白内障，如果红光反射消失，则提示存在玻璃体混浊或严重的白内障。

续框

过去，眼压的测量需要熟练地使用压平眼压计和裂隙灯的技术和经验，而现在手持眼压计如：Tono-Pen 使简单的床旁或在办公室测量成为可能。然而，如果神经科医生怀疑眼压升高时，需要请眼科医生会诊，对患者进行评估。

神经科医生通常仅能用直接检眼镜查眼底，在未散瞳的情况下仅能看见很局限范围的眼底。尽管有时条件不理想，但显然，对每一个完善的神经学检查而言，对视盘和黄斑的评估是非常重要的。因此，神经科医生散瞳查眼底是合情合理的（虽然，在极少数情况下可能会诱发急性闭角型青光眼），但是如果认为眼底具有诊断的重要线索，则应当进行全面的查眼底、眼底照相以及影像学方面的检查。因此，对于神经科医生来说与身边的眼科医生建立一种专业关系是非常重要的（反之亦然），因为许多神经眼科疾病的诊治需要至少两个这样的专家组成的团队来完成。

尽管眼底（视盘、黄斑、血管、视网膜）的检查技术不在此范围内，但无疑也是非常重要的。视盘的表现通常是传入性视觉障碍患者最重要的诊断线索。通过直接检眼镜、间接检眼镜、裂隙灯前置镜（90D 或类似镜头）检查可观察视盘及视网膜的情况。

对黄斑和视网膜的仔细检查可缩小视神经或颅内疾病（如在前部缺血性视神经病变患眼中出现的高血压性血管改变或糖尿病性视网膜病变，或在感染性视神经视网膜炎患眼中的黄斑星芒状水肿）鉴别诊断的范围。更为重要的是，部分视网膜疾病可能以视神经病变的特点为表现（详见第 6 章）。神经眼科医生须留意微小的视网膜改变，熟悉荧光血管造影、相干光断层扫描（OCT）、视网膜电图以及其他临床辅助检查的应用和结果判读。

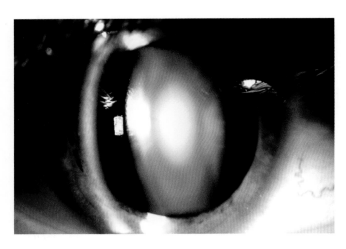

图 1-3　并非所有多发性硬化和视力下降的患者都存在视神经炎

女性，38 岁，长期多发性硬化病史，主诉双眼渐进性视力下降。此种主诉使得医生推测为视神经炎，让患者做了一系列的检查，包括颅脑 CT、颅脑及眼眶 MRI、腰椎穿刺以及众多的实验室检查。在大剂量类固醇激素静脉滴注治疗无效的情况下，患者转诊到神经眼科进行就诊。经过基本的常规检查，发现了导致视力下降的罪魁祸首：双侧"乳白色"核性白内障，如裂隙灯照片所示。患者的病史以及其他检查结果均支持这一诊断（屈光度数改变、轻度弥漫性视野缺损）。行白内障手术后，视力提高到 20/20，视野的弥漫性敏感度降低也提高到正常

▶ 辅助检查

技术的发展产生了很多的先进设备，内科医生不可能让患者把所有的检查都做一遍。因此，要选择合适的诊断工具，要求医生取得详细而有引导性的病史，并了解所有可能影响视力的疾病的病理过程。在有限的时间和有限的资源条件下，如何辨别临床检查的适用性是一项重要技能。

照相

与其他专科不同，照相是眼科的一项重要检查工具。照片可记录疾病的客观状态，包括眼底、屈光间质、眼表、眼附属器疾病以及相关的全身表现等。

照片可记录医生在检查时所看到的状态，为将来的随访提供一个直观的比较。例如，在观察视盘水肿情况是否有改变时，前次就诊时的视盘照片就往往"胜过了千言万语"。事实上，对视盘的连续照相是对视盘水肿病情监测的最重要工具之一。与其他检查相似，医生须按顺序查看在检查过程中所拍下来的所有照片。另外，还要浏览照片进行对比，注意那些在后来的检查过程中新出现的表现，如 Hollenhorst 斑块。在临床检查受限的情况下，眼底照片尤为重要，如眼球震颤、不能合作的儿童（或者成人！），或畏光的患者。数码照片也可经过增强以观察细微的病变，例如，在"无赤光"模式下可看到出血或神经纤维层的缺损。

眼科的临床照片也是教学的基础。眼底照片可经过拼接在一起形成一幅蒙太奇的"大图片"，或以其他方式进行增强。然而，科学的诚信要求，除非明确指出，不能对临床照片的基本信息进行修改（Photoshop 处理）。显然，在保证临床数据真实的前提下，以调整亮度 / 对比度、色彩平衡、裁剪等方法来呈现给读者最清晰数据是可行的。不过，经过操作的临床照片应标记为"非原始图片"。在本医院，我们称经过操作后用于教学的临床图片为示例图片。

眼底荧光血管造影

眼底荧光血管造影是评价视网膜血管性疾病的重要方法，眼底注射荧光染料后，每隔几秒对眼底进行序贯拍摄（图 1-4）。眼底荧光血管造影（FFA）采用的是眼底照相机，它内含一个激发过滤装置，确保闪烁照明光波长为 490nm。而在摄像头上方还存在一个阻塞过滤装置，只允许波长为 525nm 的反射光进入相机。如果改变光的波长或静脉内的荧光染料，将拍摄不到相应的图像。因此，该相机只能显示进入眼内且穿过视网膜动脉、毛细血管和静脉的染料。脉络膜系统也会为荧光染料充满，且在 FFA 可见（图 1-5）。采用此项技术可观察到染料自异常血管（如新生血管形成）的渗漏（如中心性浆液性视网膜病变）以及血管壁的着染（如血管炎）。在接下来的章节中即将介绍，在很多情况下 OCT 已取代 FFA 成为诊断的重要工具，如黄斑囊样水肿（CME），但在很多视网膜疾病的评价中，FFA 仍占据着至关重要的地位。OCT 在评价结构异常性疾病，如黄斑裂孔、视网膜前膜方面优于 FFA，并且，OCT 无需静脉注射。然而尽管如此，OCT 不能对视网膜、脉络膜血管系统进行动态成像，尤其是不能直接观察到新生血管形成以及血管形态，因此仍然不能完全替代 FFA。

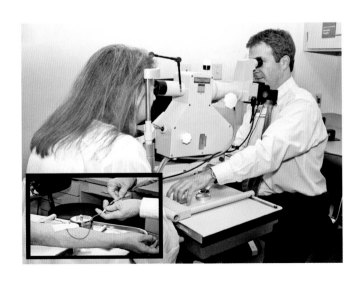

图 1-4　眼底荧光血管造影

眼底荧光血管造影（FFA）需要建立静脉通路，通常在肘静脉处放置一个蝴蝶型穿刺针。注射荧光素钠后，连续拍摄一系列的视网膜照片。通过眼底照相机内置的激发光和过滤镜，可拍摄到荧光染料在眼内的循环情况

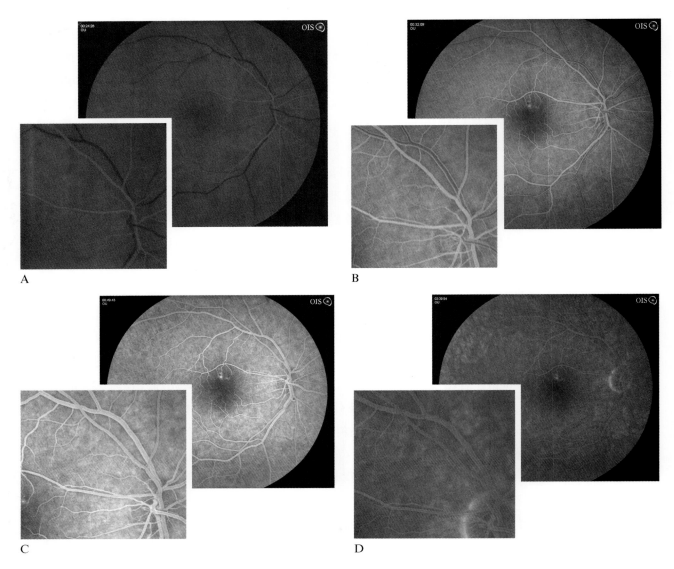

图 1-5 眼底荧光血管造影组图

眼底荧光血管造影（FFA）检查需拍摄一系列眼底图像，并在图像上标注距静脉注射荧光素的时间，以秒为单位。上图为病情稳定的中心性浆液性视网膜脉络膜病变患者眼底荧光血管造影的部分图像。（关于异常的 FFA 表现，可参见图 4-12、6-5、6-6、6-10 和 6-11）。本组图显示了位于中心凹上方的一小片视网膜脉络膜瘢痕。此瘢痕导致了视网膜色素上皮（RPE）的"窗样缺损"，使得来自脉络膜的强荧光不经过 RPE 的阻碍而直接显示出来。此患者这项检查的其他部分均为正常，表现出典型血管造影的几个重要时相。插图所显示的是放大的每个时相视盘处的血管图片。A：动脉期：荧光素染料迅速充填高灌注的脉络膜，在弥漫荧光下可见荧光素填充视网膜动脉，静脉仍呈现暗影。B：静脉早（层流）期：荧光素已穿过视网膜毛细血管床，并开始在静脉内汇集。荧光素首先沿着静脉血管的管壁流动，在整个造影过程中形成一个层流期。C：静脉充盈期：此期动脉和静脉均为荧光素充填。D：再循环期：染料经过视网膜循环后发生再循环，但血管内荧光明显减弱。黄斑区中心凹上方的瘢痕仍呈强荧光，显示为"荧光素着染"

　　神经眼科中 FFA 也有其应用价值，包括巨细胞动脉炎（GCA）患眼中显示脉络膜的缺血，视盘水肿以及其他视神经病变中显示视盘染色，显示视网膜小动脉闭塞和血管炎，以及在不明的视力下降患眼显示隐匿性的视网膜血管异常。

相干光断层成像

相干光断层成像（OCT）于 1995 年形成商业产品为临床所引进，而后在过去的 20 年中快速发展，已成为眼科诊断中最重要的创新技术之一。此技术可显示视网膜及其他眼部结构的横断面图像，且成像快速、无创（不同于 FFA）（图 1-6）。其他针对视网膜和视神经（特别是在青光眼）的光学成像技术还包括激光扫描断层成像（SLT）和偏振激光扫描（GDx 神经纤维分析仪）。下述将简短地介绍目前在神经眼科临床中广泛应用的 OCT。

OCT 通过将光线投射到半透明组织后，对其表面和层间扫描从而形成图像。不同层次的视网膜都是半透明的（光感受器细胞位于视网膜外层，光线须穿过视网膜的各层才能到达感光细胞），因此是 OCT 成像的一个理想模型。OCT 记录的是光线投射路线上物体反射的光的强度。分光器将一束光发射到组织上（测试光束），另一束光发射到一面镜子上（参考光束）。光学干涉的原理（测试光束和参考光束结合在一起）使得被测组织直接反射的光线从其他散射光线中分离出来。光束穿过视网膜各层时产生线性位移，从而形成横断面图像，可以"伪彩"图显示，"暖色"（红色到白色）代表光反射率高的区域，"冷色"（蓝色到黑色）代表反射率低的区域。视网膜厚度以及其他数据均以年龄匹配的正常人进行对照，从而显示出可能异常的概率。"时域"OCT 扫描组织的不同位置时需移动光束，较为耗时，而频域 OCT（SD-OCT）则可快速对黄斑区进行 3D "模块"成像。此种模块（可显示表面轮廓）可以在电脑上进行显示，医生在观察某一特定横断面时将其"切分"开来（图 1-7A）。黄斑区的 OCT 横断面成像不仅仅揭示了视网膜厚度，还可区分视网膜的各个解剖层次，可用于测量和比较（图 1-7B）。

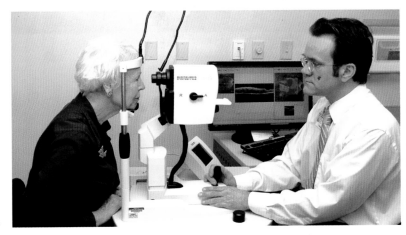

图 1-6　相干光断层成像

相干光断层成像（OCT）扫描为非接触式，于患者而言较为简便。要求患者固视前方的靶目标，以避免眼球运动而降低图像质量。采集快速意味着患者无需保持固视太久。许多设备都具有眼球追踪功能，以避免在扫描过程中小幅度的眼球运动（图示为海德堡的 Spectalis OCT）

OCT 主要应用于黄斑区成像。许多黄斑病变在检眼镜下甚至 IVFA 下也不容易辨认，但在无创的 OCT 检查中却可能显而易见。OCT 所提供的详细的横断面图像已经转换了我们对黄斑疾病的理解和诊断，例如黄斑裂孔、假性裂孔、视网膜前膜、玻璃体黄斑牵引、黄斑囊样水肿、中心性浆液性脉络膜视网膜病变、黄斑变性以及许多其他疾病。上述多种疾病有时变化莫测，甚至可以呈视神经病变的表现（图 6-7 ～图 6-9）。因此，对于神经眼科医生而言，OCT 不失为一个有价值的检查工具，部分不明原因的视力下降通过 OCT 可直接诊断黄斑疾病，从而避免了大范围（且昂贵）神经眼科检查。

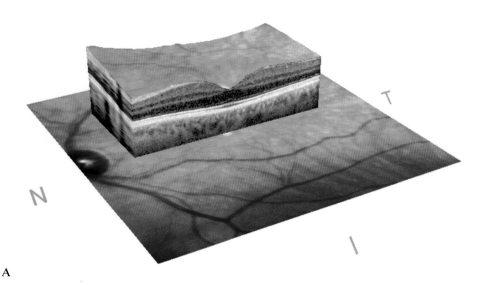

A

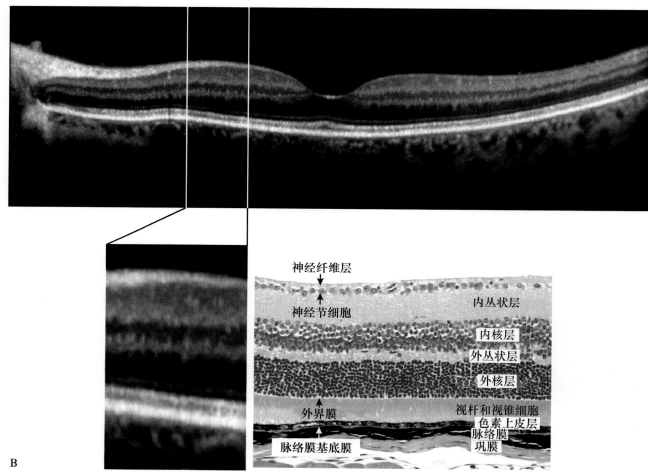

B

图 1-7　黄斑区频域相干光断层成像

A：此三维（3D）相干光断层成像（OCT）的视网膜图显示了在扫描过程中的黄斑区断层成像"模块"。操作者可选择某一个切面进行观察。此为正常患者，可清晰显示黄斑中心凹的轮廓以及视网膜的解剖层次（异常黄斑 OCT 图像视力可参考图 6-7～图 6-9）。B：显示一正常的 OCT 图像，与苏木精和伊红染色（HE）的视网膜组织学的层次相比较，说明 OCT 所示的黄斑区图像与组织学层次存在惊人的相似性。（组织学切片由 Deltagen 公司 San Mateo，CA 提供）

OCT 对视网膜神经纤维层的分析选取了视盘周围的环形视网膜进行断层扫描，并且单独对视网膜神经纤维层（RNFL）的厚度进行了测量。RNFL 分析是青光眼随访的一个重要的工具，但任何视神经病变所导致的神经节细胞的轴突丢失皆可以此进行记录和随访（图 1-8）。对正常人而言，RNFL 的厚度在不同部位存在着很大的差异（上、下、颞、鼻侧），因此要将所测得的患者数据与年龄相匹配的正常人进行比较，以每个相应部位与正常人群间的偏差概率来显示。需谨记，NFL 由视网膜神经节细胞的轴突组成，而后汇合形成视神经。视神经疾病（甚至交叉或视放射）造成轴突损伤以及退行变性均可导致视网膜神经纤维层的最终萎缩。此种改变常可在检眼镜下观察到，表现为视盘苍白和神经纤维层缺损，但 OCT 则可提供关于 NFL 厚度直观的定量分析数据，并有助于判断视神经的完整性。在不同时间点连续进行测量，尤其对于青光眼相关的慢性视神经萎缩，可提供关于视神经健康状况改变的直接而客观的测量数据。然而，需要注意的是，轴突的萎缩是缓慢发生的，在视神经疾病发作时可能不能检测到 RNFL 的变薄，而是需要经过数周或数月，且与病变的部位、严重程度以及病变的类型有关。此外，视盘水肿和视网膜水肿可使 RNFL 肿胀，使厚度的测量失去其临床意义。RNFL 的 OCT 测量有助于神经眼科中确认或记录慢性或进行性视神经病变（青光眼、压迫性视神经病变）后继发的可疑性视神经萎缩，也有助于鉴别慢性疾病如多发性硬化中的弥漫性轴突萎缩。

视盘的 OCT 检查可对视盘的结构进行成像及测量，可对比不同时间点视杯大小的改变以及视盘的水肿情况。视盘的 OCT 成像也有助于对真性和假性视盘水肿进行鉴别，且有助于发现视盘的玻璃疣。

正如上述，OCT 临床应用十分广泛，可能成为神经眼科学最为重要的检查项目。其可直接观察和测量视网膜各层以及视盘的结构，从而为更好地理解神经眼科疾病中结构与功能的关系提供了条件。

超声检查

超声检查在医学中无处不在。从子宫内的胎儿成像到评价心脏功能，这项技术几乎被运用于每一个专科。此非侵入性检查技术通过将声波发射到软组织上，利用其所产生的反射波的特点而形成一个反映软组织特点的声学截面（B 扫描）。其所产生的图像是实时的，可直接观察到组织的动态改变。此外，正如在颈动脉彩超或眼眶多普勒血流成像中所示，多普勒模式可对血流的速率进行测量。

眼球和眼眶的超声检查是一种非侵入性检查方法，但其实用性主要取决于技师的检查技巧（图 1-9）。B 超可产生眼球的剖面图像，即使患眼屈光间质混浊，也可直接观察到其后方的视网膜和玻璃体，例如，成熟期白内障（图 1-10）。A 超模式沿着一条直线测量声波的反射率，主要用于在白内障手术前测量眼轴的长度，以计算人工晶状体的度数。A 超和 B 超均可用于脉络膜视网膜病变的评价，例如可疑的脉络膜肿瘤，可对病变的厚度和内部声学特性进行测量。视盘的超声检查是鉴别视盘玻璃疣的金标准，其在 B 超中显示为非常高的反射信号（图 4-40）。超声也可用于眼眶的检查，可动态观察眼外肌和眶内组织的结构，对诊断限制性眼眶病变如 Graves 眼病等具有特殊价值。超声波的分辨率取决于传导频率及被检查组织的声学特性。若要观察较深处的组织，需使用较低的频率，因此检查眼眶需采用相对较低的分辨率。相反，若要检查较为表浅的结构如眼前节部分，可利用高频率超声的优势：超声生物显微镜（UBM）是一种特殊的高频超声，其可对眼前节部分形成高分辨率的图像。

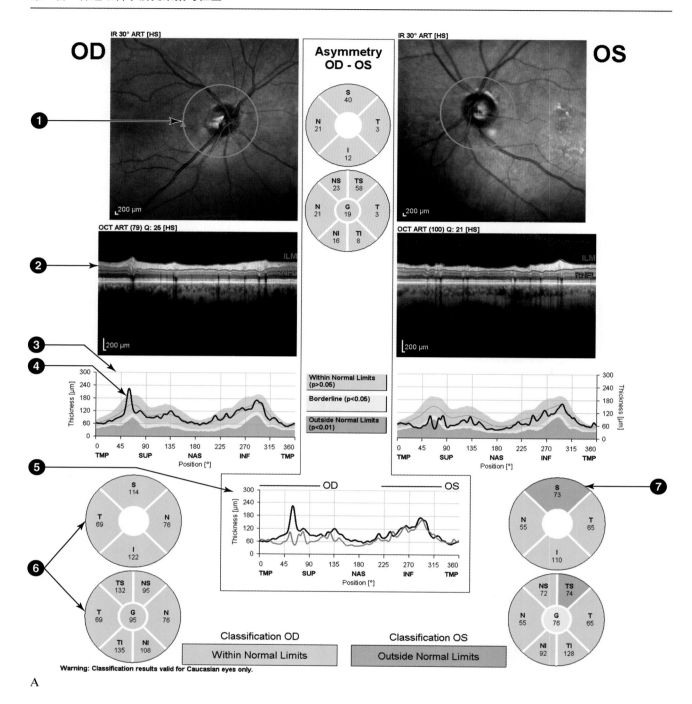

图 1-8　视网膜神经纤维层分析

A：相干光断层成像（OCT）视网膜神经纤维层（RNFL）分析对视盘周围进行了环形扫描❶，并选择性辨别出 RNFL ❷。显示每眼的 RNFL 厚度，并与年龄匹配的正常人进行对比，进行统计分析后以不同颜色进行标示❸。需注意的是，正常 RNFL 的厚度在视盘的不同方位上存在着差异。此报告显示了每一步的分析过程，以使医生能观察到测量过程中的异常或不准确处，如右眼的假性峰值❹，可能为颞上方神经纤维层上的血管影像所致。将两眼的 RNFL 厚度曲线绘制在一起，此图显示左眼上方的 RNFL 较右眼明显为薄❺。将各象限以及更小区域的神经纤维层的平均厚度显示出来并以彩色显示，绿色表示厚度正常，如右眼所示❻，黄色和红色表示相对应的区域异常变薄，如左眼上方所示❼。此患者右眼正常；左眼为青光眼，伴有上方盘沿缩窄和上方 RNFL 变薄

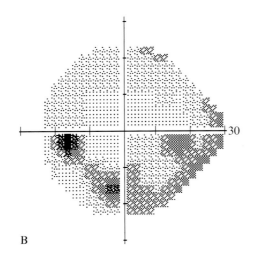

B

图 1-8　（接上页）

B：Humphrey 24-2 视野显示该患者左眼下方的弓形暗点，与 OCT 所示的上方 RNFL 变薄相对应

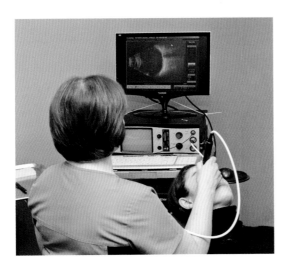

图 1-9　眼超声检查

眼球表面点用局部麻醉剂后，将超声探头直接放置在角膜上，以得到最佳的图像，不过，此项检查也可以在眼睑表面进行。有经验的超声检查技师可在多个 B 超扫描平面对眼球进行系统的检查，并对病变进行标记并输出打印。然而，这是一项实时动态的检查，所获得的信息多数是通过观察眼球运动过程中眼内结构的改变而得出的

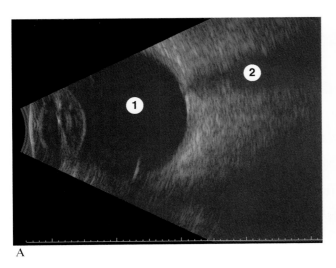

A

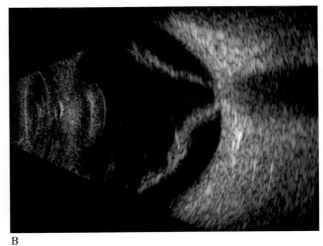

B

图 1-10　B 超

A：正常眼的 B 超扫描图像，玻璃体腔为"无回声"①，视神经的投射声影②，声波不能轻易地穿透高密度的视神经组织。

B：B 超扫描显示漏斗状的陈旧性视网膜脱离，否则，因白内障严重，眼底镜此病变不可见

▶ 神经影像学检查

正如通过裂隙灯和检眼镜可观察眼睛的结构一样，通过神经影像学检查也可观察颅脑和眼眶的结构。计算机断层扫描（CT）和磁共振成像（MRI）可观察到活体眼眶和颅内结构。随着科技的持续快速发展，CT 和 MRI 检查的分辨率进一步提升，可单独对颅内血管进行成像，且可通过成像了解其结构和功能。

计算机断层扫描

CT 采用的是 X 线，通过以计算机为基础的技术对物体进行三维成像，而后以单"片"进行显示。通过静脉注射射线不能穿透的造影剂，可对血管结构和多种病变进行增强。自投入使用以来，CT 技术经历了飞速的发展，分辨率明显提高，X 线的曝光量明显降低，且扫描速度明显加快（图 1-11）。X 线通过骨质结构时会出现明显衰减，使得 CT 对颅底结构的识别（如后颅窝和脑干）与 MRI 相比不尽如人意。CT 图像的扫描方向受到机器内置的环形 X 线探测器阵列平面的限制，轴向扫描较为便捷。早期的 CT 检查进行一次轴向扫描后，需将患者移动数毫米再扫描下一个图像，层间的厚度（间隔）决定了其平面重建图像的分辨率，往往较差。新一代的 CT 扫描仪可在将患者在环形 X 线探测器阵列平面进行连续移动（因此射线呈卵圆形或螺旋形穿过患者，而非离散的轴向切片状）。机器扫描速度更快，层间距更小，软件经过改进后可呈冠状或以其他方位进行显示，分辨率也得到了明显改善（图 1-11B）。CT 检查也存在着缺点，如辐射暴露，碘造影剂的潜在不良反应等。

磁共振成像

MRI 检查通过功能强大的磁力迫使氢原子中的质子进行重新排列，同时又发射一个射频脉冲信号（RF 脉冲）对此磁感排列进行干扰，而当质子重新排列时也会发出其自身的射频信号。通过检测这些信号便可对组织中氢质子的密度进行成像。质子在特定的磁强度下将产生相应的反应频率，所发射信号在三维空间中的位置由磁场所形成的梯度来决定。

回波时间（TE）和重复时间（TR）是射频脉冲信号参数，调整该参数可以改变 MRI 对所检查组织的显示方式。当 TE 和 TR 设置为短时（较低值）时，将获得"T1 加权"图像。T1 图像也称为纵向或自旋 - 晶格弛豫时间图像。当 TE 和 TR 设置为长时（较高值）时，则产生"T2 加权"图像，也称为横向或旋 - 旋相关时间图像。T1 序列显示精细的细节和解剖结构。T2 序列则主要突出病变。脑脊髓液（CSF）和玻璃体在 T1 序列中表现为暗影（图 1-12A），而在 T2 序列中表现亮区（图 1-12B）。钆（GTPA）是一种静脉内造影剂，可显示增强的血管结构、血脑屏障的破坏及其他病变情况。此外尚有其他一些专业的 MRI 技术，可提高其分辨率和对比度（图 1-8），甚至可显示脑部的功能及结构（下述将有相关介绍）。

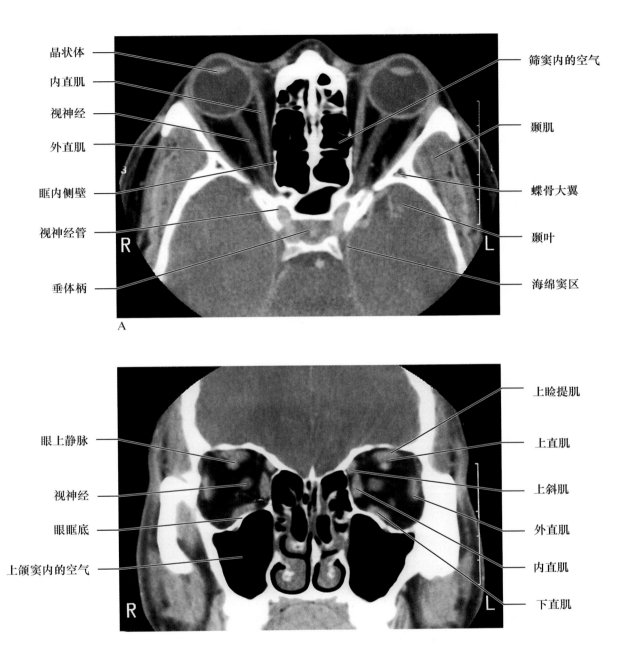

晶状体

内直肌

视神经

外直肌

眶内侧壁

视神经管

垂体柄

筛窦内的空气

颞肌

蝶骨大翼

颞叶

海绵窦区

A

眼上静脉

视神经

眼眶底

上颌窦内的空气

上睑提肌

上直肌

上斜肌

外直肌

内直肌

下直肌

图 1-11　计算机断层扫描

　　图中标记了正常人计算机断层扫描（CT）图像中的重要解剖结构。CT（及磁共振成像）图像所显示的患者的右侧（R）为观察者的左侧（类似于患者坐在检查椅上，面对着检查者）。异常 CT 的图像示例见图 4-36、图 4-41 及图 5-12。A：头颅 CT，轴向平面。在此软组织窗，骨组织呈高亮影，而空气（如筛窦内的）则为黑色。B：头颅 CT 眼眶平面，冠状位，冠状面视图通常是显示眼眶及其内容物的最佳平面

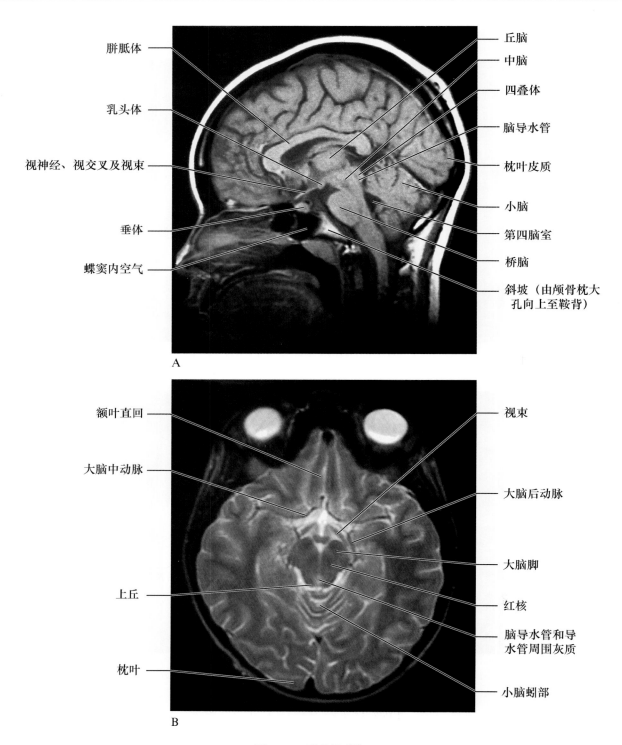

胼胝体

乳头体

视神经、视交叉及视束

垂体

蝶窦内空气

丘脑

中脑

四叠体

脑导水管

枕叶皮质

小脑

第四脑室

桥脑

斜坡（由颅骨枕大孔向上至鞍背）

A

额叶直回

大脑中动脉

上丘

枕叶

视束

大脑后动脉

大脑脚

红核

脑导水管和导水管周围灰质

小脑蚓部

B

图 1-12　磁共振成像

　　此图标示了正常磁共振成像中所示的重要解剖结构。异常 MRI 图像参见图 3-16、图 3-22 ～图 3-24、图 4-22、图 4-23、图 4-26、图 4-27、图 4-39、图 5-5 至图 5-9、图 5-14 以及图 5-17。A：MRI T1 加权像，正中矢状位。通常，T1 加权像所显示的正常大脑的解剖细节较标准 T2 更为详细，在静脉注射造影剂后也是如此。在 T1 加权像中，脑脊液（CSF）和玻璃体为暗区。矢状图像在评估视交叉病变如垂体肿瘤等疾病中尤为重要。B：MRI T2 加权像，于上丘脑水平轴面。需注意的是，T2 加权图像中玻璃体和脑脊液显示为明亮区域。通常 T2 加权像较 T1 图像能更好地显示大脑的疾病状态。通过对比 T1、T2 以及增强图像之间的信号特点，可以获得更多的信息

表 1-8　磁共振成像技术

MRI 形态	TR	TE	技术 / 成像特性	优　点	缺　点
T1 加权 MRI	短	短	CSF（及玻璃体）为暗影，眶脂肪为高亮影。此检查序列运行速度非常快，因此分辨率最高	解剖分辨率高；该序列中使用钆造影剂的以显示疾病的状态	来自眶隔脂肪的明亮信号掩盖眼眶的详细信息（请参阅下面的 STIR 序列）
T2 加权 MRI	长	长	眶脂肪为暗影，而 CSF/ 玻璃体为高亮影。最大限度地提高水含量、状态的差异，从而使其对疾病的显示更为敏感	为表现因炎症、局部缺血、脱髓鞘性水肿的最佳序列	来自 CSF 的明亮信号掩盖脑室周围的细节（请参阅下面的 FLAIR 序列）
弥散加权成像（DWI）			在水弥散有限或较少区域显示为高亮信号，例如细胞毒性水肿	在脑卒中发作后 5 ～ 10 分钟内可出现异常信号	较差的分辨率
短 T1 反转恢复序列（STIR）			反转恢复脉冲序列对某些组织中不必要的高信号进行了抑制	T1 加权像联合对眶脂肪高亮信号的抑制，可显示眼眶的解剖细节	
液体衰减反转恢复序列（FLAIR）	非常长	长		T2 加权像联合对脑脊液高亮信号的抑制，可提高对脑室周围 MS 斑块的	
磁共振血管造影（MRA）			在有或无造影剂的状态下对血流进行成像	在非侵入、无造影剂的条件下对颅内血管进行评价（狭窄、动脉瘤）	因其只能显示在血管中流动的血液，可能不能显示所有的动脉瘤或"全貌"

CSF：脑脊液；MRI：磁共振成像；MS：多发性硬化；TE：回波时间；TR：重复时间。

眼眶成像

在 CT 扫描图像上，因在骨组织处 X 线呈高度衰减状态（CT 图像上呈亮区），而在眶脂肪和鼻窦内的空气处衰减最小（CT 图像上呈暗区），即使不经过增强，也能清晰显示眼眶的结构。眼外肌、血管和视神经呈中度衰减状态，从而使得 CT 对眼眶解剖及病变的显示清晰且对比度极佳（图 1-11B）。冠状位是检查眼眶结构的最佳方位，例如，眼外肌肥大的表现有助于鉴别其为 Graves 眼病还是特发性眼眶炎性综合征；视神经复合体的横截面图像可揭示其体积增大为视神经胶质瘤还是视神经鞘脑膜瘤所致；眼上静脉的扩张常见于动静脉瘘；同时也可对眼眶肿物与正常结构之间的关系进行评估。冠状位图像还可是显示外伤的最佳方位，可观察是否存在眶壁骨折（以及软组织压迫）或视神经管骨折。在过去的检查中，要求患者尽量颈部前伸以获得"真正的"冠状位 CT 图像——因许多急性创伤患者颈椎不稳定，此要求常无法实现——但螺旋 CT 成像技术的应用，使得高质量冠状面重建图像成为可能。给予碘油造影后所显示的病灶影像学特征有助于我们进一步明确疾病的发展过程。因标准的颅脑 CT 所提供的扫描图片不足以反映眼眶疾病，因此在怀疑眼眶疾病时要行眼眶成像影像学检查（薄层，冠状位）。

在标准的 T1 相 MRI 序列上，眶脂肪呈高信号，其细节上的解剖结构较为模糊。采用脂肪抑制序列可降低眶脂肪的高亮影，从而提供足以媲美 CT 成像的眼眶细节。通过在眼表放置一环形线圈，可大大提高眼眶 MRI 的分辨率，但此技术在需要同时对大脑进行成像时不能实现。与 CT 不同的是，MRI 不能对骨组织（或裂缝）或钙化（可能是某些病变如脑膜瘤的重要特征）进行成像。

　　总体而言，在大多数情况下，用于眼眶成像时优先选择 CT，它无需增强，即可较好地显示骨和软组织。然而，当需同时扫描颅脑和眼眶时，MRI 较有优势。因为在大多数情况下，MRI 对颅内容物的成像是优于 CT 的，且也足以显示眼眶的结构。很多情况下，为显示某些眼眶病变的特征，可能两种检查均需选用。

颅脑成像

　　MRI 检查对颅内结构的成像明显优于 CT：颅底的骨性结构限制了 CT 在蝶鞍和后颅窝的分辨率，但在 MRI 上不存在此项干扰；白质和灰质在 X 线下的衰减率相近，但在 MRI 中能轻易将其区别开。此外，MRI 还有一点优于 CT，即可以在各个不同方位进行观察。不过，螺旋 CT 的问世弥补了 CT 的此项不足。

　　发病 1 ～ 2 天的皮质梗死灶在 CT 上显示不够明显，最初表现比为较正常脑组织颜色深，最终在 3 ～ 7 天其对比度才提高。MRI 通常在梗死数小时内即可显示为 T1 的暗区和 T2 的明亮区，若采用特殊序列，甚至可以更早地揭示缺血区域。

　　出血在 CT 上较为敏感，可即刻看到明亮信号影，4 ～ 6 周后其亮度逐渐降低。这一特点使得 CT 成为急性脑卒中考虑进行紧急溶栓治疗的理想选择，存在颅内出血是溶栓治疗的禁忌证。而在 MRI 上，出血区域的信号改变可提供出血性事件的发生时间：短期内在 T2 相显示为中央高亮周边暗的特点，而随着时间的推移，中央会逐渐变暗而周边逐渐变亮。

　　尽管 MRI 对颅内结构的成像具有明显优势，但 CT 成像仍然是观察颅内病变的重要工具，原因如下：CT 是观察急性颅内出血的可最佳工具；因外伤或手术原因体内带有金属的患者不能行 MRI 检查；CT 检查较 MRI 价格稍低；MRI 可造成部分患者的幽闭恐惧，而对 CT 的接受度较佳；有些过度肥胖的患者可能超出 MRI 检查的承受范围，可行 CT 扫描。某些存在"开放式磁场"的 MRI 机器可用于部分幽闭恐惧症或体重较大的患者，但其磁感应强度有限，因而分辨率较标准"封闭式"MRI 低。

脑血管造影术

　　脑血管成像对于多种神经眼科疾病具有重要意义，如动脉瘤、血管阻塞、动静脉畸形、硬脑膜窦血栓形成、动脉夹层及血管炎等。

　　磁共振血管造影（MRA）可特异性地显示血流的特征，从而可清晰地观察颅内的血管结构，也可通过静脉注射造影剂进行增强显影（图 1-13），从而特异性地突出显示静脉的结构 [磁共振静脉造影（MRV）]。然而，目前上述技术较传统血管造影技术在细节和动态显示方面存在着一定的不足，因此敏感性较低。然而，由于 MRA 和 MRV 为无创性检查，因此也非常有用。

　　CT 血管造影（CTA）结合了 3D（螺旋或螺旋 CT）成像及传统的血管内注射造影剂的特点。这样便得出了三维重建的 3D 图像，不仅可详细显示血管状态，也可显示出其周围组织的解剖结构（图 1-14）。随着 CT 成像的质量和采集时间的飞速发展，CTA 和 CT 静脉造影（CTV）在疾病的诊断上已达到与 MRI 相当的价值，如后交通动脉瘤或静脉窦狭窄。

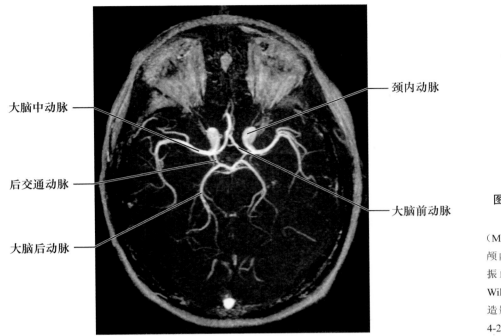

大脑中动脉

颈内动脉

后交通动脉

大脑前动脉

大脑后动脉

图 1-13　磁共振血管造影

通过专业的磁共振成像（MRI）序列可选择性地观察颅内动脉结构。此图像为磁共振血管造影（MRA），显示了 Willis 环的细节。磁共振静脉造影（MRV）的示例可参见图 4-23

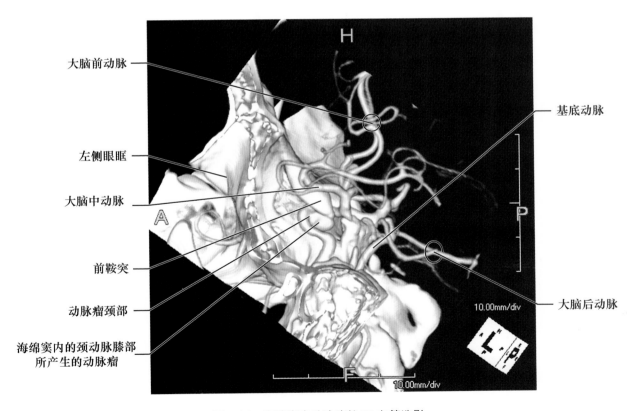

大脑前动脉

左侧眼眶

大脑中动脉

前鞍突

动脉瘤颈部

海绵窦内的颈动脉膝部所产生的动脉瘤

基底动脉

大脑后动脉

图 1-14　海绵窦内动脉瘤的 CT 血管造影

女性，45 岁，表现为眼痛和右侧第三对脑神经麻痹。计算机断层扫描血管造影（CTA）并未显示出预期的后交通动脉瘤，而是右侧海绵窦内动脉瘤，压迫海绵窦内走行的第三对脑神经。此 CTA 显示了颅内动脉和动脉瘤及其周围结构的三维图像。该软件可以调整观察角度及非血管结构的透明度

尽管 MRA 和 CTA 对血管的成像效果良好，不过，经导管血管造影仍然是大多数血管成像的金标准，尤其是需查找动脉瘤或动静脉畸形的情况。经导管造影采用的是 X 线摄影技术，通常经股动脉或静脉将侵入性导管置入血管腔内，通过数字减影血管造影（DSA）技术，在造影剂注入之前将多余的结构减去，以提高图像质量，减少所需的对比剂量，而后再注射碘造影剂进行造影检查。在透视引导下小心地推动导管，可注射到某一特定的血管并成像。与 MRA 和 CTA 不同的是，经导管造影是一种动态检查——神经放射学医生在检查中能看到血液的流动状态（图 1-15A）。此种技术可用于某些疾病的治疗性干预及诊断，如：介入神经放射学医生可通过注射血栓性线圈或粘合剂直接对动脉瘤（图 1-15B）、动静脉畸形及动静脉瘘进行治疗；对于血管狭窄者可植入支架，并可将溶栓药物推送至血管内血栓所在的位置。三维DSA（3D DSA）可对血管结构分层显示，此点对于脑动脉瘤的评估具有特别的价值。3D DSA 图像可与其他的 3D 成像方式进行融合，以显示血管结构的精确位置，其周围的解剖结构在 DSA 上通常不可见。目前 DSA 仍是金标准，但 CT 和 MRI 神经血管成像技术也在迅速发展中。DSA 是一种侵入性技术，选择此项检查还需考虑脑卒中和其他潜在并发症的发生风险。

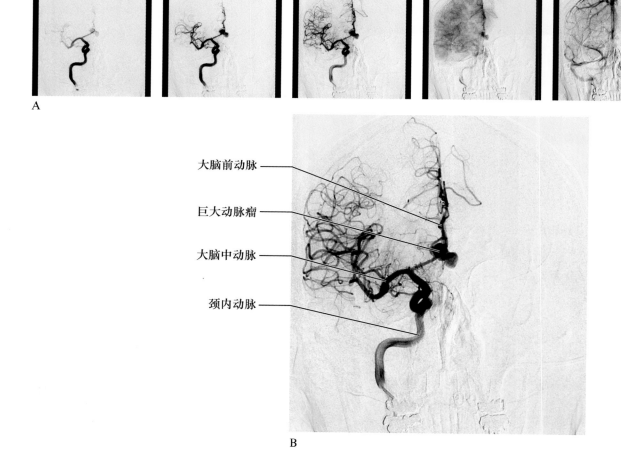

图 1-15 经导管血管造影

通过控制导管在血管内的位置（通过 X 线透视），介入放射科医师可对选定的血管进行注射而后进行观察。实际上，此检查是一个动态的过程，较得到静态图像及纸质报告的检查方式存在一定的差距。A：此序列图像（从右侧颈内动脉注射，前后视角）显示血流从颈内到大脑中动脉和大脑前动脉的过程，而在最后一张图中，通过硬脑膜静脉窦回流。B：此患者右侧 A1 段和前交通动脉的交界处可见一巨大的动脉瘤

功能性神经影像

自 X 线平片及气脑造影术出现以来，神经影像学技术已经经历很长一段时间，不仅可以较详细地显示脑组织的形态和结构，还可以对脑功能的图像和地图进行重建。

功能磁共振成像通过测量（成像）氧合血红蛋白与脱氧血红蛋白的比例来观察的神经活动的改变。此技术的图像分辨率较低，但可对大脑对不同实验性刺激的反应进行实时监控。功能性 MRI 在缺血过程的最早期阶段也较为敏感。

磁共振波谱分析可以检测和测量人体组织中各种物质的代谢水平，可用于诊断中枢神经系统代谢性疾病以及肿瘤代谢评价等。这种技术产生的是光谱信号，而不是图像。磁共振波谱成像（MRSI）结合了光谱和成像的特点，可对选定的代谢物质进行测量，得到分辨率较低的图像。

正电子发射计算机断层摄片术通过描绘自大脑及体内的放射性示踪剂的积聚情况而产生 2D 或 3D 图像。放射性示踪剂（或配体）为带放射性标记的代谢性化合物，经静脉注射入血；不同的代谢活动可采用特定的配体进行查找。正电子发射断层扫描 - 计算机断层扫描（PET-CT）同时进行 PET 扫描和 CT 成像，将低分辨率的 PET 扫描图像叠加在高分辨率 CT 图像上（图 1-16）。PET 和 PET-CT 扫描可用于脑肿瘤、卒中、老年痴呆的诊断（特别是阿尔茨海默病和皮克病）。

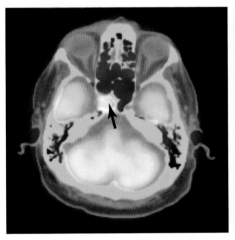

A

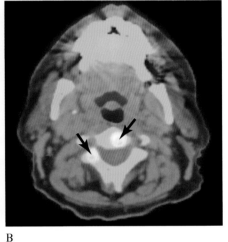

B

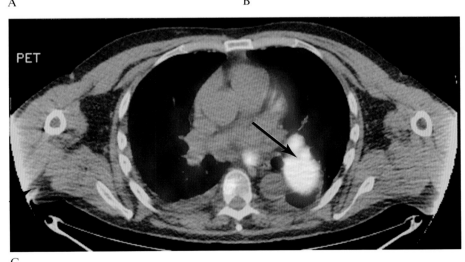

C

图 1-16　正电子发射计算机断层扫描

男性患者，62 岁，表现为渐进性右侧外转不能。磁共振成像（MRI）显示右海绵窦肿物，怀疑为转移性。正电子发射断层扫描 - 计算机断层扫描（PET-CT）显示右侧海绵窦病变及多发转移灶（短箭头）及肺部肿物，推测其为原发肿瘤（长箭头），在颅脑（A 和 B）和胸部（C）均可见上述改变。注意大脑正常的高代谢活性（A）

单光子发射计算机断层显像（SPECT）类似于 PET 扫描，但其使用 γ 射线激发放射性核素，采用 γ 照相机进行成像。示踪剂的摄取和检测速度明显快于 PET，因此，它具有较高的短时分辨率（可用于癫痫），但低空间分辨率相似。

脑磁图采用非常敏感的超导量子干涉器（SQUID）测量大脑中神经电活动所产生的磁场野进行成像。该技术可描绘大脑活动的实时图像（短时分辨率高），但空间分辨率较差。它主要作为一种绘制大脑功能的研究工具，可用于定位大脑病变的活动部位。

▶ 要点

- 列出患者的主诉及最为关注的问题，并在患者完成就诊将其作为基本要点进行总结评价。
- 询问患者的症状，包括以下要点：位置、性质、严重程度、时间、期限、范围、致变的因素及伴随症状。
- 患者视力下降的时间过程（不变、改善、恶化、波动或瞬态）往往是病史中最重要的诊断线索。
- 阳性视觉干扰—闪烁、光点、虹彩锯齿斑点、有形的幻觉——原因多样，有技巧地询问病史是诊断的最关键环节。
- "视物模糊"并不总是为传入性视觉系统的病变所致——眼位偏斜（传出神经视觉系统功能障碍）有时也被描述为视物模糊，而非复视。
- 双眼眼位偏斜（斜视）可导致复视，遮盖任何一眼，复视消失。
- 单眼复视最常由白内障或角膜／眼表疾病引起的。
- 患者的照片（驾驶照上照片等）常有助于明确疾病的持续时间，如上睑下垂、瞳孔不等大或斜视等。
- 偶尔，患者可能会主诉一侧眼睑下垂，而实际上对侧眼的眼睑退缩才是真正的问题所在。
- 患者很容易将瞳孔的不等大归因于"坏眼"的问题，而检查者需要等到完成瞳孔检查后，才能确定究竟是哪侧瞳孔的异常——就是双眼中较小者还是较大者。
- 患者往往对慢性或复发性疼痛有自己的诊断，比如患偏头痛自认为其头痛是"鼻窦疾病"所致。
- 畏光可由眼部疾病（例如眼表疾病、虹膜炎）或中枢神经系统疾病（如脑膜炎、偏头痛）引起。畏光但无明确眼部或脑部疾病（"原发性畏光"）可能存在器质性病因。
- 用药史往往可暗示某些患者在病史询问中未提及的疾病。
- 患者可能并未留意某些药物如维生素、避孕药、每天服用的阿司匹林、激素补充剂，或其他"必要时服用"的药物，可能需要特别标明。
- 花费点时间详细询问病史是很有必要的，通过病史及基本检查，可确定明确诊断需行哪些专业检查。
- 眼科临床影像是眼底、屈光间质、眼表和眼附属器疾病以及相关的全身表现的最佳资料。
- FFA 是在视网膜和脉络膜血管系统成像的检查方法，在揭示新生血管形成和血管渗漏性疾病方面具有特殊的价值。
- OCT 是非创伤性的、对视网膜和视神经各层进行成像的技术，使得先前难以诊断的黄斑疾病不再困难，并且可测量视盘周围视网膜神经纤维层的厚度，为观察视神经的健康状态提供了客观指标。

· CT（即使不进行增强）是眼眶成像的极佳检查方法。

· 多种 MRI 的检查序列可对所采集的图像进行展示和剪裁，以突出某些影像学特征（如：反转恢复用于抑制一些组织中不需要的高信号，DWI 观察早期脑卒中）。

· 当大脑和眼眶均需进行成像时，MRI 因不仅可对颅内容物进行成像且可对眼眶成像，因此优于 CT。

· 脑（经导管）血管造影是目前神经血管成像（动脉瘤、动静脉等）的金标准；CT 血管造影是"高收益"，但需碘剂进行对比。MRA 是无创的，可与 MRI 一起进行，但在某些情况下不如 CTA 敏感。

第二篇

视觉系统

　　眼位于头部的最前方，"看"的过程起始于此处，尔后沿着视觉通路到达大脑的枕叶皮质，视觉信息随后被传递到皮质的多个区域。因此，毫无疑问，除了眼部疾病，许多颅内疾病也可扰乱或损坏视觉通路，导致视力的下降。

　　本部分第 2 章将介绍临床中用于评价视觉传导功能的相关检查，第 3 章将介绍视觉系统中各种视野缺损的特点，第 4 章和第 5 章将探讨视觉传导通路的神经解剖学特点以及影响视觉传统的相关疾病，第 6 章将探讨神经眼科学中的一个常见问题：不明原因的视力下降。

第 2 章

视觉功能检查

　　临床检查主要用于评估视觉器官的结构（如眼部检查和视神经影像学检查）及功能。对视觉结构的检查相对客观，而对视功能的评估却十分主观。

　　为了了解、治疗视觉系统疾病并对其进行随访，评估患者的视觉状态十分重要。这一工作看似简单，却远比想象中困难。视觉是一种感官体验，而感觉检查向来难以操作和判断。大多视功能检查为主观检查，检查者多依赖于受试者接受检查刺激后的描述来判断检查的结果。正因为如此，视功能检查和其他感觉检查具有相同的不足之处——检查主观，且依赖患者的意愿和能力做出的反应。不过，也有部分临床检查不存在主观性，包括生理反应性检查［相对传入性瞳孔障碍（RAPD）、视动性眼球震颤（OKN）检查］和电生理检查［全视野和多焦视网膜电图（ERG）、视觉诱发电位检查（VEP）］。第 1 章中介绍的功能性神经影像学检查理论上也可以归为客观的视功能检查。

　　视功能检查的主观性体现在需要检查者对检查结果进行判断：检查结果的意义受检查条件、患者的表达能力以及各项检查内容之间的相互联系的限制。当患者不能良好配合检查，或者检查的主观和客观内容不一致时（此种情况可见于非器质性视力下降，详细介绍见于第 6 章），视功能检查的结果可能会令人困惑。

　　视觉体验的复杂性使其很难客观量化，它包含的内容十分广泛，如色觉、对比度、阴影以及运动等，不能由一个单纯的数字如"20/30"完全表达。即使是最全面的临床检查，也仅仅能提供视功能的有限信息，且其数据可能与患者的真实视觉体验不能形成直接的联系。为了有效评估患者的视功能，我们还需要联合其他一些检查。选择合适的检查方法需要患者提供直接而且准确的病史，也需要我们充分了解视功能的临床检查方法的特点（和不足）。

　　本章中，我们将介绍评估中心视功能和视野检查以及生理、电生理反应的检查方法及其重要特点，并着重介绍三项评价视觉重要特征的基础视觉检查方法，包括视力、视野以及相对传入性瞳孔障碍（RAPD）检查。

▶ 中心视功能的临床检查

眼睛的视轴以中心小凹为基点。中心小凹位于黄斑中心凹的中心，是与中心视野相对应的、视网膜的特定区域。其独特的结构和神经传导通路使其拥有高分辨率和高敏感度，而二者对于阅读和面部识别等视觉任务十分重要。患者的中心视觉即使有微小的异常，都会出现症状。

视力检查

视力检查通过张贴于墙上的远视力表、近视力表卡片，或者视力投射系统、计算机系统来完成，视力表字符成行排列，从上至下逐渐变小。Snellen 视力表最为常用，其视标是大写英文字母（图 2-1A）。除字母外还有其他的视标形式，如儿童的视力检查所用的成行排列的图片，Landolt 环形视标（形似字母 "C"）和不同方向的字母 "E" 字视标，在此检查中，受试者只需简单鉴别视标的开口方向即可（图 2-2）。不同于 Snellen 视力表，LogMAR 视力表每行的视标数量都是相同的，其一致性对试验研究的数据统计至关重要（图 2-3）。

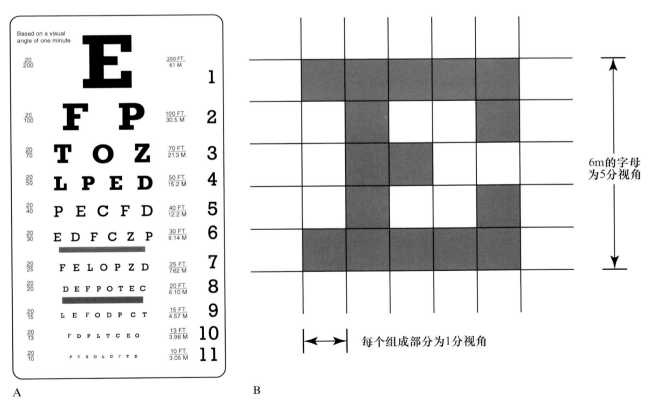

A

B

图 2-1 视力检查

A：Snellen 视力表；B：第 20/20 行的字母对应 5 分视角，其中的每个组成部分为 1 分视角。因此患者至少能够分辨 1 分视角才能看清第 20/20 行的视标

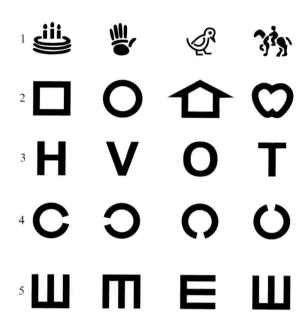

图 2-2 视力检查常用的其他视标

这些不同的视标可用于儿童或文盲的视力检查。受试者只需说出物体的名字或者在对照卡中找出相同的图片，对照卡上有较大的标志，如 Allen 图像（1），Lea 标志（2），HOTV 视标（3）。其他视标，如 Landolt 环形视标（4）和不同方向的字母"E"字视标（5），需患者说出或者指出其开口方向，或者将手中卡片摆成视标开口的方向

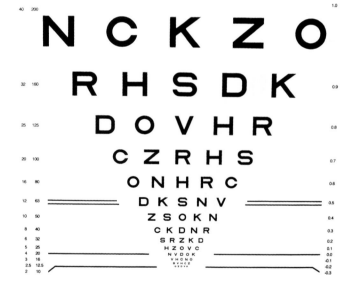

图 2-3 LogMAR 视力表

Snellen 视力表存在一些不足，其中最显而易见的就是每行的视标数量不同，从一行只有 1 个 20/400 的字母，到一行有 8 个 20/20 的字母，变化较大。这将导致患者感知不一致（拥挤现象），同时对视力改变的数据统计也带来一定的障碍。如美国糖尿病视网膜病变早期治疗研究（ETDRS）视力表所示，LogMAR 视力表每行视标数量相同，形成一个倒置的金字塔形状，视标大小呈线性增长，视力通过可辨别视角的对数值来表示（其数值与统计学相兼容）。LogMAR 视力表主要用于临床试验研究。这一视力表的视标选用 Sloan 字母，其形状类似 Landolt 视力表中的"C"形视标

　　绝大多数情况下，眼科医生需要了解患者的最佳矫正视力，因此患者需配戴眼镜后再进行视力检查。

　　视力检查通常距视标 20 英尺（609.6cm）远，此时晶状体调节放松，对患眼真实远视力的干扰（或者对屈光的影响）最小。然而，患者若需床旁检查视力，近视力表则更为实用（图 2-4），对于远视患者（常见于 45 岁以上患者）需配戴双焦镜或阅读镜后方可进行检查。

　　使用 Snellen 视力表检查时，患者可以正确认清一半以上视标的最小一行对应的就是 Snellen 视力。若标注"+"，表示患者还可以正确命名下一行更小的视标；而标注"-"，表示该行有一些视标患者不能正确识别（如 20/30-2，20/60+3）（图 2-5）。

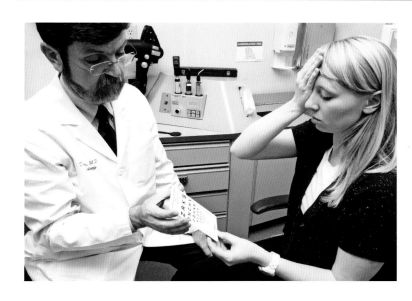

图 2-4 近视力表

近视力表因视标不同，样式众多，可用于床旁视力检查。注意事项：①患者需配戴眼镜（双焦镜或阅读镜）以达到阅读所需的最佳矫正视力；②检查距离应保持一致，通常是 14 英寸（约40cm）；③保证检查环境光线充足；④病历上视力记录应标注应用近视力表及患者是否配戴眼镜

图 2-5 视力符号

❶"VA"是视力的标准符号；❷右眼视力标注在上（通常标注为 OD 或 RE），左眼视力标注在下（OS 或 LE）；❸ Snellen视力需标"+"或"-"，提示受试者可以正确识别下一行的数个视标（+），或者该行有数个视标不能正确识别（-）；❹标"d"或者未标注时，提示受试者与视力表之间是标准检查距离 20ft；"n"提示检查视力使用的是近视力表（与 Snellen 同等的注释，如床旁检查）；❺配戴眼镜的患者检查时不要摘下眼镜（标注"cc"提示矫正视力），如果为裸眼检查，标注"sc"

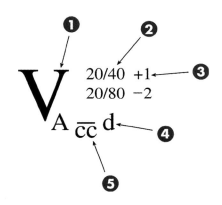

Snellen 视力检查结果通过分数来表达，分子为标准检查距离（通常 20 英尺）。第 20/20 行的视标对应 5 分视角弧度，为正确识别该行的某个视标，受试者需能辨别这一视标所含的 1 分视角弧度（图2-1B）。分母代表所测试字母或视标的相对大小，如 20/200 行的 E 视标是 20/20 行视标大小的 10 倍；分母还可以理解为该行视标所对应 5 分视角时的距离。例如，一个 20/100 视标在距离视力表 100 英尺时与一个 20/20 视标在距离 20ft 时的投射角大小一样：同样是 5 分视角弧度。为了便于理解 Snellen 视力表的检查结果，我们可以这么理解：一个 20/100 视力（在距离视标为 20 英尺时）的患者只能识别一个正常视力的人在距离 100 英尺（1 英尺＝ 30.48cm）时就能看清的视标。

Snellen 视力表标准米制检查距离是 6m。因此，20/20 视力所对应的米制检查结果为 6/6。检查结果在英尺与米之间的换算可以通过简分数来完成，如 20/40=6/12，20/200=6/60。

有些患者视力较差，在 Snellen 视力表的标准检查距离上连最大的视标也不能看清。这种情况下，患者可以向前走，缩短距离，或者改用其他的视力检查方法（框 2-1）。

视力检查不能双眼同时进行，一次只能检查一眼。检查某侧眼时，一定要完全遮挡对侧眼。有时患者用手挡住健侧，检查时健侧眼睛可能会不经意地看到视力表，将对检查结果造成一定的影响。这种情况典型的例子是患者的眼镜使得遮盖物不能完全遮盖非检查眼，或者见于患者为了看清视标而不停地移动头部。为了看清视标，儿童经常用健眼偷看，那就需要患者（或者检查者）用手掌，而不是手指，完全覆盖患儿健眼。配戴眼镜的患者，用手不能遮挡或者不能完全遮挡眼睛时，我们可以在镜片后面折叠放入一个遮盖物，并调整位置保证完全遮住眼睛。

框 2-1　低视力检查和记录

缩短检查距离。在患者不能正确识别 Snellen 视力表中最大的视标时，我们可以让患者走近视力表，或者移动视力表以靠近患者，来缩短检查距离。距离 10 英尺（1 英尺 =30.48cm）时，视标所代表的视角弧度是距离 20 英尺时的 2 倍。因为检查结果的分子提示检查距离，若受试者在 5ft 处只能看清 20/200 视标，其视力可标示为 5/200。由于 Snellen 检查结果可以表达为简分数，这一视力就等同于 20/800。

翻转式 "E" 字视力卡。这一方法不需患者或视力表移动，其 20/200 的 "E" 字卡可以在任何距离进行检查。检查者可以将卡片置于患者所需的最近距离，改变其开口方向（翻转）。例如，若患者在距离 5ft 时可以持续正确识别 20/200 的视标的方向，其视力可记录为 5/200。

指数（CF）。当患者不能正确识别视力表上的所有视标时，可以记录患者可以正确识别检查者指数时的距离，如 CF5'，CF2'。检查者伸出的手指的大小及间距与 20/200 的视标大体相似，因此，CF5' 可以 ≈ 5/200。

低视力检查。某些患者不能看清指数，可以记录其是否可以看见手指移动（HM）。视力严重受损的患者可能只有光感（LP），光感又可以分为 "LP 有投影"，"LP 无投影"，或者无光感（NLP）。

屈光不正对视力检查结果的影响很大。因此，只有排除所有屈光不正的影响，这一检查才能正确反映视路的健康状况。尽管"小孔视力"可以大概测出患者的真正视力，但在条件允许的情况下，对于所有以视力下降为主诉的患者，还是应当尽量矫正其屈光不正，以了解其最佳矫正视力（框 2-2）。

框 2-2　小孔视力

我们十分强调了解患者的最佳矫正视力的重要性。当受试者视力下降时，若通过综合验光仪可以矫正，说明患者只是需要配戴眼镜，而不是需要其他繁琐的检查。相反地，如果视力不能完全通过镜片矫正则提示存在某些病变。当没有综合验光仪或其他验光设备时（比如在神经科门诊），检查小孔视力是个不错的选择。小孔检查法实际上是利用一种光学上的小技巧——小孔起到了一种类似通用镜片的作用，其机制就像一个小孔相机。在患者仅单纯存在屈光不正时，小孔视力检查结果约等于其矫正远视力。小孔可以减少由角膜散光和晶状体散光所致的像差，对于圆锥角膜等不规则散光患者，能得到比用镜片矫正更好的检查结果。白内障、眼表疾病等屈光间质异常所致单眼复视患者在做小孔视力检查时，复视会消失。

患者若有眼镜，在配戴眼镜情况下先后检查两只眼睛的视力（刚开始不用小孔检查）。如果这时视力还不好，则让患者配戴眼镜再同时做小孔镜检查，患者有时可能要几秒钟才能找到小孔，如果此时患者的视力有明显提高，提示其视力下降是由屈光问题（眼镜度数不够等）导致，而非病理性。然而，一定要注意某些疾病也可以导致屈光状态的改变，如白内障可导致近视，视盘水肿或眼眶肿物可导致远视等。

通过一种很简单的办法，即在患者检查视力时注意听他们读出视力表的过程，我们就可以获得很多有用的信息，如一个视野检查有同侧偏盲的患者，总是不能看到每行第一个或最后一个视标。视野明显减小的患者，如视网膜色素变性患者，可能即使视力表放于眼前患者却连视力表在哪儿都找不到，但是一旦患者仅存的视野与视力表"对准了"，患者可能连视力表最小一行的视标也能辨别。

Snellen 视力检查法应用广泛，使得比较某个患者从任何不同地方所检查到的视力比较容易。遗憾的是，这种也只能是相对粗略，因为 Snellen 视力检查法存在一些固有的、不可控制的变量：视力表的显示装置不同、视力表照明系统可存在一定的差异、患者光适应能力不同及检查者的技巧不同等。

对比敏感度检查

真实世界中的视觉体验并不是像诊室中的视力表检查，全都是高对比度的，它有模糊和精细对比的区别（图 2-6）。对比敏感度检查需要受试者辨别"模糊线条"是否存在或其方向。这一检查中光线明亮度呈正弦曲线变化，线条有明有暗（图 2-7A，B）。通过改变线条之间的间距（空间频率）和正弦波的亮度（对比）让患者进行判断，采集其结果数据即可绘制成对比敏感度曲线（图 2-7C），而不是像 Snellen 视力检查所得结果为单纯的数值。与视力检查相似的是，对比敏感度的刺激模式也受一些因素的影响，如挂图、投影系统、近视力表以及由计算机辅助进行检查等。Pelli-Robson 对比敏感度表为常用的检查方法，它结合了经典的视标和逐渐下降的对比度两个因素（图 2-8）。

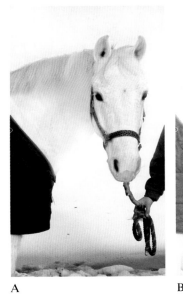
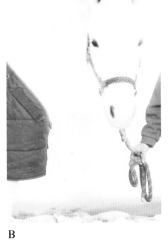

A   B

图 2-6　对比下降的效果

A：对比度正常状态下所看到的图像；B：同一图像，为对比度下降时所见，可见于后囊膜下白内障患者

某些有视觉相关的主诉的患者，检查视力相对正常，但对比敏感度曲线存在异常（框 2-3）。例如，多发性硬化症患者可能在光线波谱的高频和低频末端有较好的检查结果，但是在中间的波谱可能会差一些。慢性视盘水肿和青光眼可能影响曲线的末端，而高频段无明显异常。白内障及屈光不正对高频段末端的影响较其他部分明显严重。

与大多中心视力检查方法相似，对比敏感度检查几乎不能独立诊断疾病，而只能为视力下降提供更多的参考信息。对比敏感度检查作为视神经功能检查的一部分，对于进展缓慢的疾病（如视神经鞘膜瘤、Graves 病导致眼眶受压迫或慢性视盘水肿）的临床诊断具有重要意义。

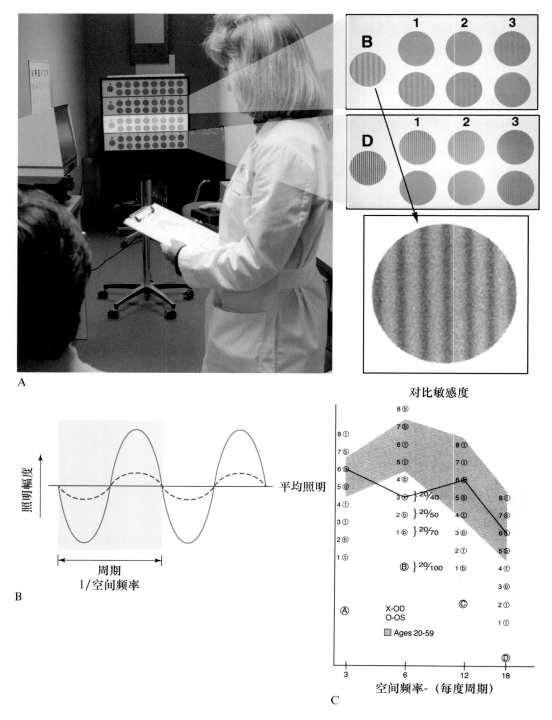

图 2-7　对比敏感度检查

A：这一版本的对比敏感度检查（CSV-1000，美国俄亥俄州代顿 VectorVision 公司）采用远距离、照明检查表进行，称为"强迫选择性检查"，因为受试者需从两个圆环中选择哪一个是有对比敏感度模的式。光栅共分四组，从上到下依次增加空间频率；在每一组，对比度水平从左至右依次下降。B：光栅照明为正弦波曲线，空间频率对应正弦波周期，对比度对应其亮度。图中红色曲线对比度最高，蓝色虚线对比度较低，但是二者有相同的空间频率和平均亮度。C：根据检查结果绘图时，横轴为空间频率，纵轴为对比度；灰色区域为与年龄匹配的正常值范围；该受试者在中间频率存在一个异常的变化，是由之前视神经炎发作史所致

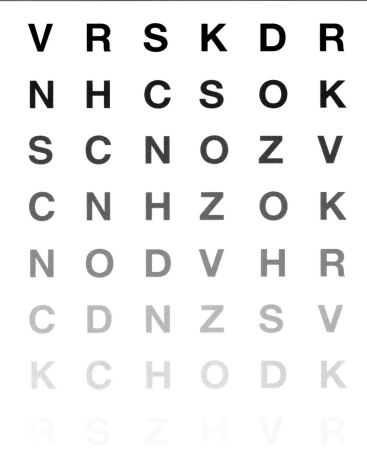

图 2-8 Pelli-Robson 对比敏感度表

大小相同的字母视标，对比度逐渐下降

（引自 Pelli DG，Robson JG，Wilkins AJ. The design of a new letter chart for measuring contrast sensitivity.Clinical Version Sciences，1988，2（3）：187-199.）

框 2-3 视神经膝状体平行通路

视网膜神经节细胞形态多样，每一种形态都包含不同的信息。某些细胞可以定向投射到外侧膝状体核（LGN）以外的区域。哺乳动物的视力系统中，至少有两个单独的轴突可由视网膜神经节细胞投射到 LGN，LGN 又可以投射到视觉皮质。这些平行通路的解剖结构在 LGN 最明显，此处轴突从特定神经节细胞团发出，与 LGN 的神经元群形成突触（图5-13）。这些解剖结构迥异的 LGN 神经元参与形成视觉的不同内容及定义不同的视觉信息处理通道：小细胞性神经元（P 细胞）传送色觉及精细视觉；大细胞性神经元（M 细胞）传送运动觉、立体视觉及低空间频率对比敏感度的相关信息。某些视路系统疾病会选择性地影响某个或其他平行通道导致不同程度的异常，此点对疾病的诊断十分重要。相对于大细胞系统而言，大多数医师更擅长于对小细胞性系统的检查评估。除了对比敏感度检查以外，多数医师并不常规进行 M 系统检查，但其对于评估神经眼科疾病极有意义。

P 系统相关检查

视力检查

色觉

对比敏感度检查（高空间频率）

M 系统相关检查

运动觉

闪烁融合试验

立体视觉检查

对比敏感度检查（低空间频率）

亮度感觉检查

部分视神经疾病患者描述其视物昏暗，而非模糊。例如，视神经炎患者恢复后描述即使双眼视力和视野相对正常，其健眼与患眼间视物亮度仍有明显差别，其患眼在裂隙灯或间接检眼镜的光线下更为耐受。

最简单的亮度检查方法是，依次在双眼前晃动亮灯，请患者比较双眼光亮度的区别。许多医师让患者主观对患眼光亮度分级，与健眼比较，记录其百分比。两眼间的亮度差异还可以通过在健眼上放置不同强度的中性滤光片，尝试客观地匹配双眼来进行判断。因需要健眼来进行对比，亮度检查只适用于单眼疾病患者。

光刺激检查

判定中心视力丧失是由视网膜（黄斑）还是视神经病变所致常常较为困难。相对于正常视网膜，有病变的黄斑感光细胞需要更长的时间从强光（光刺激）中恢复，但是该光刺激的恢复时间在视神经疾病中无明显异常。光刺激检查是这样进行的：首先分别确定患者双眼在正常检查条件下所能识别的 Snellen 视力表上最小的一行。然后，患者双眼分别暴露于强光（如间接检眼镜）下 10 秒来刺激黄斑，分别记录双眼从不能到可以再次正确识别 Snellen 视力表上那行字母所需的时间。光刺激恢复时间延长提示黄斑病变，而不是视神经病变。与亮度检查类似，光刺激检查主要用于单眼受累的患者（需健眼对照）。

Amsler 方格检查

Amsler Grid 是一个由细线组成的方格表，中间有一个靶点（图 2-9）。这一检查对于诊断伴随黄斑疾病的视物变形十分有效，也可作为辅助诊断和患者在家中自我监控的工具。黄斑病变患者可能会指出方格表中线条弯折、扭曲或变形。

Amsler 表格也是一个有效的中心视野检查方法。将表格置于眼前 33cm，以中心靶点为中心，表格大约覆盖周围 10° 视野（每一格为 1°）。中心视野缺损患者可能看不到表格中心的黑点，或发现表格中某些线条缺失或颜色变淡。

Amsler 表格形式多样：打印纸片、卡片、在线版本（适用于黄斑变性患者家中电脑网页检查）和智能手机终端软件，可能存在一定的差异，如黑色背景白色线条，或表格线条对比度存在一定程度的下降等。

色觉检查

色觉异常分为先天性和后天性两种。先天性色觉异常多源于染色体编码三种视锥细胞所产生的色素中某一种的异常。这一异常在英文中的表达方式为：加一前缀表示为某种色素的缺失，如 portan= 红，deuteron= 绿，tritan= 蓝；加一后缀标注表示完全缺失（-opia）或部分缺失（-anomaly）。例如，红色视锥细胞色素完全缺失表达为 portanopia，而绿色视锥细胞色素部分缺失表达为 deuteranomaly。

三种视锥细胞色素需保持正常浓度才能辨别整个色轮光谱。大多先天性色素不足是由 X 染色体上编码红绿色素的基因异常导致，因此常见于男性（男性成人和儿童总人数中 8%）。先天性色素不足导致的色盲常常为单纯红绿色盲，其配色功能缺陷是可以估计预测到的。

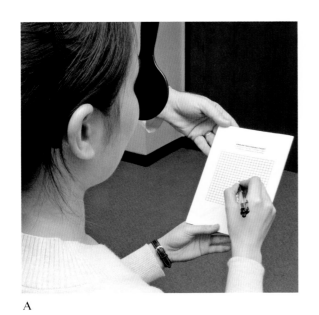

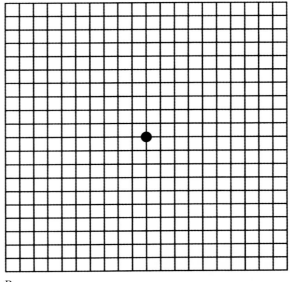

图 2-9　Amsler 方格检查

　　A：受试者配戴阅读镜达到最佳矫正近视力后，将 Amsler 表格置于一侧眼前，保持阅读距离（14 英寸或 40cm），指导患者直视表格中心黑点，并提问：能否看到表格的四个角？线条是否有模糊、雾状、扭曲、弯折、颜色灰暗或缺失？B：大多 Amsler 表格评分结果为打印的小纸条，患者（在检查者协助下）可通过绘图或将结果直接写在表格上，将见到的异常表格部分记录下来，然后放入患者的病历（或扫描到医学电子病历记录）。C：视网膜前膜致视物变形患者绘制的 Amsler 表格，此与图 6-7 为同一例患者

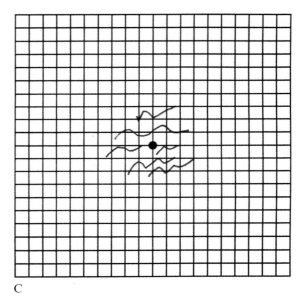

　　后天性色觉异常可能源于视神经或视网膜疾病（少数情况下亦可见于皮质疾病）。据报道，视神经疾病常常影响对红绿色觉的辨别，而黄斑病变会导致更多蓝黄融合（Kollnerg rule）。然而，与先天性色觉异常不同的是，后天性色觉异常常常无差别地影响各个锥细胞通路。因此，后天性色觉异常对色轮光谱的影响更加广泛，Koollner rule 只是一个粗略的指导方针。

　　大多数临床色觉检测方法都是针对先天性色觉缺陷的检出和分类而设计的，但也同样可用于后天疾病的判断。

Farnsworth-Munsell 100 色觉检查

　　最耗时（同样也令患者疲惫）的临床色觉检查是 Farnsworth-Munsell 100 色觉检查（FM-100）。这是一个最小色觉差异检查法，即便是正常受试者，此检查也较难进行，且容易出错。

此检查将存在细微色差的 85 个小视标按色谱顺序排列（图 2-10）。因检查耗时也枯燥乏味，FM-100 在临床上仅偶尔使用。Farnsworth D-15 是与 FM-100 相类似的一种色觉分级检测法，但耗时短得多（仅 15 个）且能获得与 FM-100 相似的信息（图 2-11）。

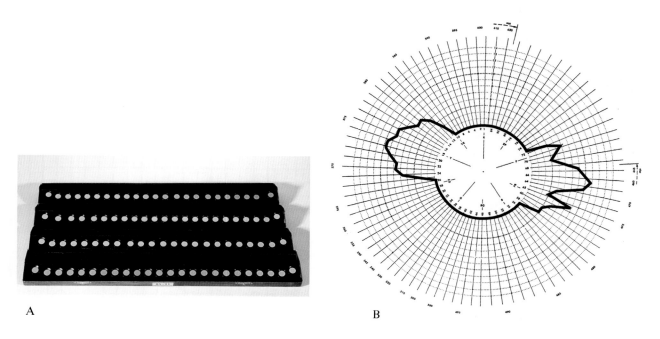

图 2-10 Farnsworth-Munsell 100 色彩检查

A：给患者四个盒子的色块，其中每个盒子里的第一个和最后一个色块固定在各自的格子里，剩下的所有色块混合在一起。患者需按照要求将色块重新排序，使其颜色由第一个到最后一个形成一定的颜色梯度，最后，四个盒子中色块的颜色形成连续的环形。填好这四个格子后，我们就能得到患者的色轮光谱。B：Farnsworth-Munsell 100 色觉检查（FM-100）的结果绘制为环形，与中心圆环的距离越大，表示色轮中该点误差越大。此例患者的误差轴表现为典型全绿色盲

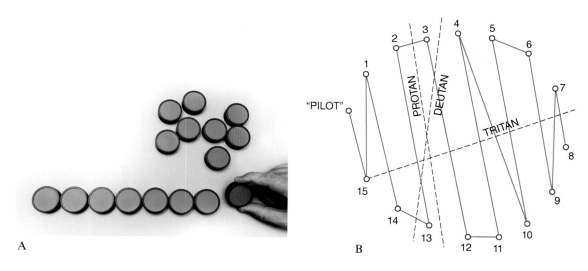

图 2-11 Farnsworth D15 检查

A：与 Farnsworth-Munsell 100 色觉检查（FM-100）不同，本检查不需 100 个视标，只需排列 15 个，使其颜色渐变。B：将受试者排成的序列中每个视标后面的数字连接起来，然后将其贴在一个环形绘制表上。完全正常者会排列成一个圆环。此图为全红色盲患者排列的图形

假同色图

Ishihara 及 Hardy-Rittler-Rand 色盲本可以十分快速地评估患者的颜色辨别能力，为临床常用检查（不同于 FM-100）。在这些检查中，数字、字母或其他符号被隐藏于色点随机排列形成的背景中（图 2-12）。其中的阴影和色彩使得先天性色觉异常的患者不能辨别其内隐藏的符号。色盲本检查最初用来检测先天性色觉异常，但是通常有助于后天性色觉异常的检测。

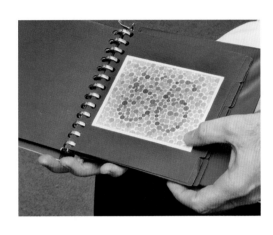

图 2-12　假同色图

色盲检查通常采用色盲本，置于阅读距离，依次检查双眼（检查一眼时，可粘上、夹上或用手挡住另一眼）。显而易见，部分患者需配戴眼镜以达到最佳矫正视力。要求患者说出不同颜色点混合在一起时形成的图像

颜色对比

判断单眼色觉异常的简单但是灵敏的方法，即令患者分别用健眼与患眼观察，比较红色瓶盖的颜色。与亮度检查类似，患眼色彩饱和度的下降可以通过患者自行进行颜色分级，以与健眼色彩饱和度的百分比表示。

立体视觉检查

立体视觉是大脑所具备的一种特殊能力，通过将双眼所获得的图像合成而形成对深度的感知。两眼在略微不同的角度看到的物体像所包含的信息使其可以感知深度（图 3-11）。立体视觉的建立需要在儿童时期眼球正位且视觉发育正常，因此，立体视觉检查原本主要用来评估眼球运动系统的状况（图 2-13）。但是，立体视觉建立还需要双眼视力正常，即患者需要比较好的双眼中心视力才可以具备立体视觉。因此，立体视觉检查对于单眼非器质性视力下降的患者可能有特别的诊断价值。

图 2-13　立体视觉检查

Titmus Fly 立体视觉检查法是临床常用的立体视觉检查方法。尽管这一方法设计用于儿童检查，但同样适用于各年龄段的患者。这一矢量图技术需要患者配戴有极性镜片的眼镜，双眼分别看到分离的图像，具有正常立体视觉的受试者能够看到图像呈现为三维图形。检查的第一步是，要求被检测者捏住其一个翅膀提起苍蝇（具有大体正常的立体视觉的患者能看到苍蝇翅膀突出于色板上方、因而会有从空中拿起翅膀的动作）；然后，要求被检测者指出从图板中"突出来"的动物和圆环。后两个检查分几个步骤进行，检测过程中逐步提高立体视觉难度，因此可以获得患者立体视觉的精细弧度定量结果

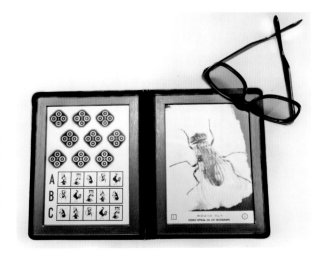

中心视力的其他检查方法

视觉系统如此复杂，眼科、神经科和心理科领域有各种视力相关的心理 - 物理学检查方法也就在情理之中。在常规视力检查方法之外，每位神经眼科医师都有自己比较喜欢的特殊检查（框 2-4、框 2-5）。为了得到具有临床意义的视功能检查结果，所选的检查方法应便于理解、易于操作，且可提供直接能用于疾病诊断和视功能随访的精简信息。相比本章介绍的常规检查，还有许多检查方法更具科学性和精确性，但是患者很难配合其操作，因此未能用于日常的临床检查。

框 2-4 Pulfrich 现象

双眼视神经传导速率不同时，会在观察空间移动的物体时形成错误的视觉感知。证实这一视错觉的经典方法是，令患者注视与视线垂直平面上的钟摆，单侧视神经炎患者（或一眼前放置有中性滤光片的正常受试者）会感觉到钟摆的轨迹不是平面上的弧形而是一种奇怪的轨迹：钟摆向患眼方向移动时感觉它向离开自己的方向移动，而向健眼移动时感觉它弯向自己的方向。并不是所有人（只有大约四分之三的）、在一眼前放置有中性滤光片的正常受试者可以看到这一现象，因此这一检查并无特别的诊断价值，但不失为一个有趣的现象。

框 2-5 临界闪烁融合检查

荧光灯、电视、电脑的显示器看起来是持续发光，但实际上它们是在快速发射闪烁光。因为正常视神经传导速率有限，不能传送快速光波，导致我们错以为这些快速发射的闪烁光是持续平稳的光源。临界闪烁融合检查：给患者一个光刺激，其亮度按照正弦波曲线而变动，其频率和亮度可控可调。此检查目的是寻找到被检查者的最低临界频率，即光刺激看起来连续时的最低频率。视神经炎、视神经脱髓鞘等疾病可影响神经传导速率，即使视力和视野恢复正常，临界视觉融合界值频率也会明显降低。临界闪烁融合检查为检查大细胞系统功能的方法（框 2-3）。

▶ 视野检查

前述视功能检查都旨在衡量中心视觉，在阅读和面部识别等需要精细辨别的活动中十分重要。然而，某些患者可能中心视觉正常，但仍有致残性视力丧失。视网膜色素变性、青光眼、慢性视盘水肿等疾病可严重损害周边视力，但仍可保留一定的中心视力。由于本章主要介绍检查视觉感觉功能的方法，下面将介绍如何进行视野检查，但是关于如何分析解释这项非常有用的检查结果，将于第三章介绍。

视野：大小和形状

视野指眼可以见到的范围，其范围为颞侧 90°、鼻侧 60°、上下均约 70°（图 2-14）。进入眼的光线经过角膜和晶状体聚焦在视网膜上形成一个倒立像。传导视网膜信息至大脑的轴突在离开眼球时形成视盘，使原本连续的视网膜"毯"在此处不连续。视盘位于视轴鼻侧 12°～15°，不含感光细胞。因此，在每只眼睛的颞侧视野，各有一个大约宽 5°、高 7° 的椭圆形盲点（图 2-14）。这一生理盲点即使在单眼视物时也很少被注意到。检查自己的视野范围和生理盲点大小及位置的方法很简单（框 2-6）。

全视野中各处视力水平并不一致。对应于黄斑中心凹排列紧密的感光细胞，视野中心的光线、颜色、线条和边缘敏感度均最强。视网膜感光细胞的密度从黄斑部到周边部不断下降，相应的，周边部视野的敏感性和分辨率也逐渐降低。视野常被形象地描述为一座"视力山"（图 2-15），一个三维空间（3D）的山峰，山峰不同的高度对应着相应部位视野的敏感度（框 2-7）。视觉系统疾病可以"砍掉"某些部分视野，形成陡峭的悬崖，或者使该"视野山"看起来像被部分淹没而变小，或在其内部形成山谷或洞穴，从而使之轮廓发生改变。视野检查的目的就在于试图准确地测量和记录健康人以及疾病状态下该"视野山"的形态，这不仅是一门非常具有挑战性的科学技术，也是一门艺术。

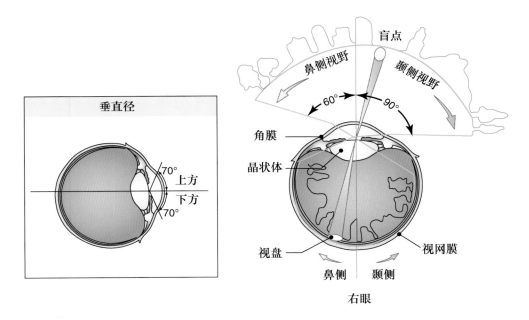

图 2-14　视野的范围和生理盲点的位置

进入眼内的光线经过角膜和晶状体聚焦在视网膜上形成一个倒立像。视觉系统将其成功呈现出一个大范围全景，其垂直径和水平径如图所示，在颞侧视野中存在一个投射盲点

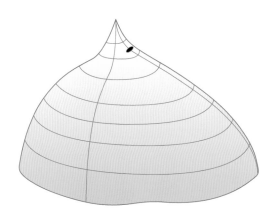

图 2-15　视岛

视野的大小和敏感度经常被描绘成黑暗的汪洋中一座孤立的山峰岛，其高度代表视野的敏感度。中央的峰顶对应中心凹的高敏感度区。周围的山坡走行陡峭，向下延续到各个方向。靠近中心峰顶处有一个黑色的"无底洞"（小卵圆形暗点），代表颞侧视野中的生理盲点

框 2-6　视野的自我检查

伸出手臂（举起拇指）就可以帮助评估自己视野的水平范围。闭住左眼，在右眼正前方选择一个物体作为视靶，盯住视靶，在手臂放于目标颞侧 90°时仍可见右手拇指。方法相同，可测得右眼鼻侧视野可达到鼻侧 60°。鼻侧视野小于颞侧并非由于鼻遮挡，而是由于光线所能延伸到的颞侧周边视网膜不像能达到的鼻侧视网膜那么远所致（图 2-14）。

自我检查生理盲点的方法：单眼固视某个固定目标，移动手中的小物体（如铅笔上的橡皮）达到固视点颞侧大约 15°的位置，物体就会消失，而移出这一区域，又会再次出现，此处即为生理盲点。

框 2-7 视野峰的动态改变

在多种因素例如光线条件、视网膜适应性以及瞳孔大小等的影响下，视野峰的高度和形状常可发生变化。例如，对于暗适应状态下的视网膜，黄斑区高密度的视锥细胞敏感性较差，而分布在中心凹以外至少 10° 的视杆细胞分布密集区敏感性则最高。因此在暗适应环境中，视野峰顶会明显变平。

视野峰的概念主要适用于白光条件下检测到的视网膜敏感度。然而其形状也取决于检测时视标的类型。例如，蓝光刺激和移动刺激所检测的视野，旁中心区较中心凹区更加敏感，因此受此类刺激产生的视野峰的形状更类似火山状而不是山峰状。

视野检查技术

对比视野检查法

对比视野检查是检查者用手或简单的物体来比较患者各方位视野的一种方法。患者遮盖一只眼（通常由患者自己用一只手遮挡），未遮盖眼固视检查者的鼻。检查者观察患者的眼睛以确定其是否按要求固视。尽管医生们最常用的对比视野检查法就是通过观察患者四个象限的"数指"能力，从而辨别视野的损伤程度，但此法灵敏度不高，仅能检测到缺损非常严重的部位。同样是对比视野检查法，但是如果快速地进行数指检查，意味着检查者的手指在每一个象限部位仅非常短暂地停留，则可能发现更多隐匿的视野缺损。

最有力的对比视野检查是要求患者对视野各象限里的物体进行比较。第三章中将会进一步说明对水平及垂直子午线方位的视野进行比较具有非常重要的意义。最简单的比较测试是，令患者注视检查者两只手的掌面，来比较两个象限的视野（图 2-16A）。例如，对位于患者视野上方两象限的手掌面进行比较时，询问患者哪只手较清晰、较明亮或者更易看到。同样，下方象限的视野比较也是如此进行。其他类似该项检查的方法还有：使用红色视标（例如散瞳药的红色瓶盖）来比较不同部位视野的色觉情况（红色饱和度）。询问患者在不同象限中两个完全相同的红色物体看上去其红色明暗度是否一致，或者使用同一红色视标至于 4 个象限进行比较。通过让患者比较周边视野中（通常在鼻侧以避开生理盲点）和正对检查者鼻尖部位（正对着患者视轴）的红色视标的颜色饱和度，可以检测出患者是否存在中心暗点。

对比视野检查一次只检查一只眼，但检查者也可以在患者双眼睁开的状态下进行视野检查（有别于以下将要讨论的正式视野计检查），这样可以识别出重叠的同向视野缺损。检查报告中通常用阴影表示损伤区，也可以对每一象限的视野进行简要的文字描述（图 2-16B）。

每一例患者都要进行对比视野检查，即便是某些即将进行正式视野计检查的患者，也很有必要。通过这种方法，可以描绘出视野缺损的基本特征，评估患者的理解和反应力，有利于医生为每例患者选择合适的视野检查方法。因此，对比视野检查是视神经检查的标准项目之一，是需要掌握的最重要的视野检查方法。

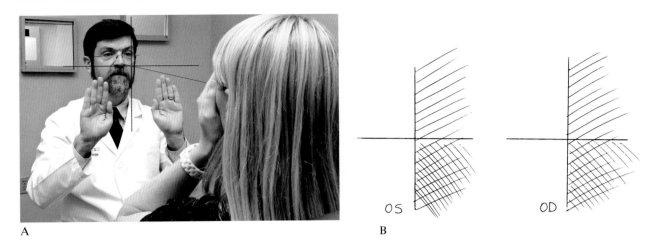

图 2-16 对比视野检查法

A：使用简单的视标（手指、手掌或散瞳药的红色瓶盖）可对比单眼或双眼在四个象限及中央的视野情况。B：对比视野检查法的结果是采用交叉线、阴影或文字在十字形草图中进行描述。注意要从患者的角度进行描述，右眼的视野在右侧，左眼的视野在左侧（框2-8）。该图描述的是右侧同向性视野缺损，下方较上方更为严重

正式视野检查

尽管根据对比视野检查所获得的视野损伤形态对某些导致视野损伤类疾病的诊断十分有效，但该检查方法中存在着太多的影响因素，降低了不同就诊间检查结果的可对比性。并且，对比视野检查法仅仅是对视野情况进行的粗略评估，受受检者和检查者双方主观因素的影响。正是由于存在上述不足，促进了正式视野检查的进一步发展。正式视野检查即利用相关设备对视野进行定量、可靠、可重复的检查，通过对比，追踪不同时间段视野的变化。开展视野检查方法的初衷多源自于青光眼类疾病，这是因为该类疾病的治疗，很大程度上依赖于能否明确患者存在进行性视野损伤。

目前对于患者"视野峰"的形状评估主要有两种方法：静态和动态。静态视野是检测网格线中每个特定点位的视野敏感性（即视野峰的高度或纬度）。这是下面将讨论的多数自动（计算机化）视野检查的基础。在动态视野检查中，将不同大小和亮度的刺激光源缓慢地从视线外移进视线内，患者一看到视标立即告知检查者。所有方位的视野检查均要重复进行，将所有各方向位点的检查结果相连将得到一条高度线（等视线），类似地形图中的轮廓线。虽然目前动态视野检查很大程度上已经被静态视野检查代替了，但它依然是神经眼科医生一项重要的检测工具。

视网膜并非像胶卷那样平铺着，而是像半球形一样衬于眼球内壁。自动视野计和 Goldmann 视野计的视标位于半球形弧面内。理论上当眼睛直视弧面中央时，可以对整个视野范围进行检查。而平面视野计（例如下面将讨论的正面视野计屏）仅限于对中央视野进行检查，它需要视标离固视位置更远才行：即检查平面要无限延长以使视标的离心率接近 90°。

自动（计算机化）视野检查

自动视野检查多数是静态视野：即对视野范围中预选点的阈值进行检测（图 2-17）。用特定大小和强度的光源进行短暂刺激，光源强度在可疑阈值上下浮动，以获得患者在预设点位能够分辨出的最暗的光刺激强度，即该点位的光刺激阈值。计算机会随机检测和复测大量点位，直到获得所有点位的光阈值。

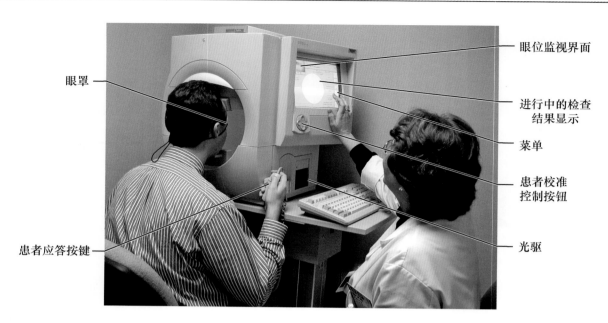

眼罩

眼位监视界面

进行中的检查结果显示

菜单

患者校准控制按钮

光驱

患者应答按键

图 2-17 自动视野检查

图示为 Humphrey 视野分析仪 Ⅱ（Humphrey Instruments Inc.，San Leandro，CA）的工作场景

阈值可以体现出视野计中光刺激的"分贝衰减"（图 2-18）。低阈值表示光强度衰减较少因而光源比较明亮，因此也就意味着患者在该点位视野敏感性较差。反之高阈值则意味着较好的视觉敏感度。这些数值与"视野峰"上相应检测点（图 2-18）的高度相对应。灰度图是将测得阈值进行差值替换，用稠密的点状表示低敏感区。检查过程中，检查者在监视器中观察患者的眼睛，鼓励患者固视前方，并且观察过程中是否存在其他失误。

多数自动视野计可以检测全周视野范围，但由于耗时太长，通常将检查范围控制在30°以内。很多自动视野计也有动态视标，但这种模式并不常用。Humphery 自动视野计中最常见、最实用的检查模式是30-2（30°内查76个点）和24-2（与30-2类似但略去颞侧最周边的点位）。10-2模式主要针对中心视力进行详细检查，有利于排查患者是否存在旁中心暗点或明显的周边视野丢失（图 2-19）。有时也会适当提高刺激光源强度，尤其是对于视野严重损伤的患者（图 2-20）。尽管最常见的模式（30-2和24-2）可以检查的视野范围相对受限，但对于普通神经眼科疾病的诊断仍具有重要意义。

检查者对患者进行筛查时，也可以使用阈上刺激。筛查时不会对每个点位的阈值进行检测，因此可以减少检查耗时，但对于追踪不同时间段视野损伤的变化意义不大。

自动视野计可以通过参考电脑化的数据库来比较患者与正常对照组的视野差别。它可以对测得的数据进行复杂分析并对可信度进行评估（图 2-21）。

中心视力很差的患者（不超过 20/100）很难在视野检查中保持固视。Humphery 视野计可以使用如下固视系统，即嘱患者盯住视野计屏中由4处灯光形成的钻石形光源中央。这种方法对于细小的中心暗点的检测尤为有效。

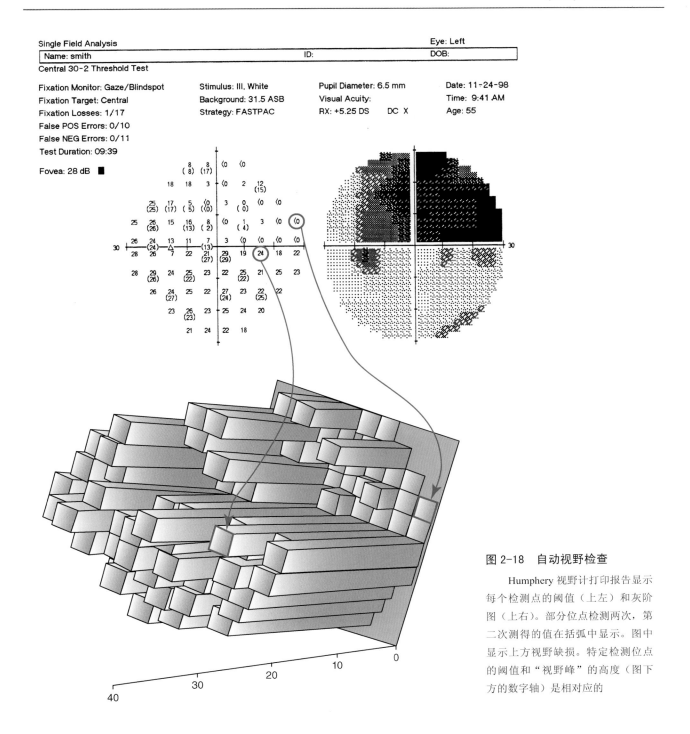

Name: smith   ID: DOB:

Central 30-2 Threshold Test

Fixation Monitor: Gaze/Blindspot   Stimulus: III, White   Pupil Diameter: 6.5 mm   Date: 11-24-98

Fixation Target: Central   Background: 31.5 ASB   Visual Acuity: Time: 9:41 AM

Fixation Losses: 1/17   Strategy: FASTPAC   RX: +5.25 DS   DC X   Age: 55

False POS Errors: 0/10

False NEG Errors: 0/11

Test Duration: 09:39

Fovea: 28 dB ■

图 2-18 自动视野检查

　　Humphery 视野计打印报告显示每个检测点的阈值（上左）和灰阶图（上右）。部分位点检测两次，第二次测得的值在括弧中显示。图中显示上方视野缺损。特定检测位点的阈值和"视野峰"的高度（图下方的数字轴）是相对应的

　　自动视野计设备有很多。尽管其中有些可以进行电脑化的动态视野检查，但多数都是进行静态阈值分析或利用阈上刺激进行筛查。倍频视野计（FDT）没有用点光源而是采用交替对比的敏感图形作为视标来评估视野范围大小，耗时仅需几分钟。FDT 通常用于视野筛查。

　　虽然自动视野计（例如 Humphery 视野计）的程序设计是自动化的，但仍然需要患者具有一定的反应能力和配合能力，因此作为一项主动检查，还是具有明显的局限性。即使是理解能力较强的且配合良好的患者，每次测量也会受情绪等因素影响。因此要想得出一些重要的临床结论，可能还需要进行多种视野检查以获得更有意义的临床数据。

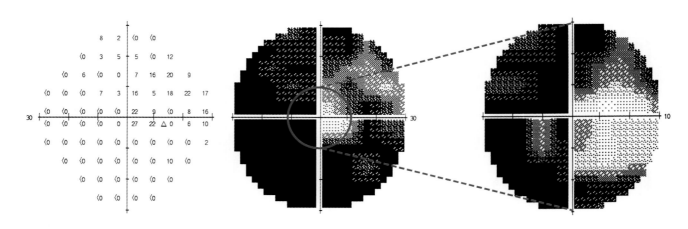

图 2-19　比较 30-2 和 10-2 自动视野检查

女性，56 岁，右眼视神经疾病，伴有严重的视野缺损，视力仅 20/60。Humphery30-2 视野（左侧）显示右眼仅存很小范围的中央视野，周边视野几乎消失。10-2（右侧）仅检查中央视野，实质上是将中央 10°的视野进行了放大。与 30-2 不同的是，10-2 集中检测患眼有视力的视野范围，对中央视岛进行了更为细致的描述。尽管 30-2 对于评估视野的整体情况非常重要，但 10-2 对特定患者的随访更为重要

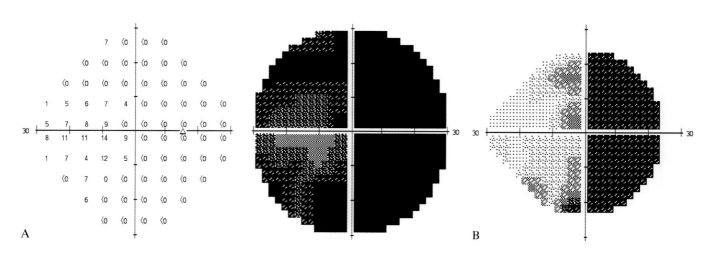

图 2-20　计算机化自动视野检查中提高视标大小

女性，32 岁，因患严重的脑膜脑炎导致双侧视神经萎缩，左眼无光感。A：右眼存在严重的视野丢失，但仍有 20/25 的视力，但在 Humphrey30-2 视野检查中（Ⅲ型，4mm² 大小视标），患者仅能看到少数几个视标（注意，视野报告中多数均值 <0）。B 当再次用 V 型视标（64mm²）进行检查时，结果就会好很多，患者可以看到更多的视标。在 Humphery24-2 检查中，可以看到沿垂直径线外颞侧视野偏盲，这与视交叉的损伤有关。此时 V 型视标可以更清楚地揭示患者视野的情况，较Ⅲ型视标更有利于对患者的视野情况进行随访评估

Goldmann 视野检查

Goldmann 视野是一项发展较早的视野检查，可以描绘出标准化的、可重复的视野图。它是在 1945 年由 Hans Goldmann 发明，尽管目前已大量被自动视野计替代，但对于神经眼科医师仍具有重要的临床意义，对于学生仍有重要的教学意义。

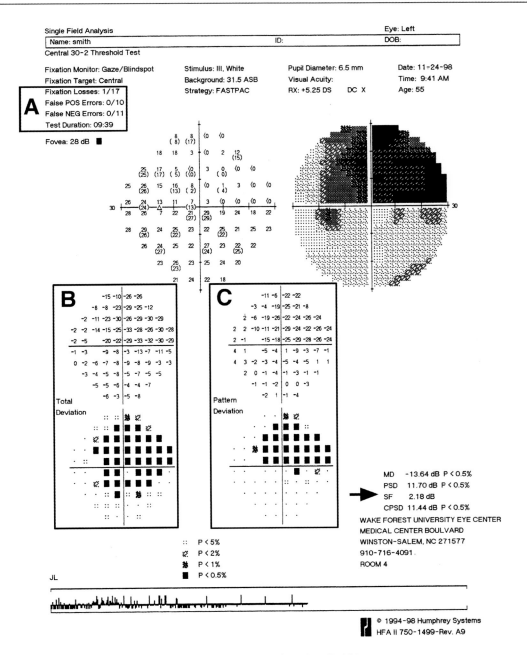

图 2-21　自动视野检查：统计学分析

该软件除了计算视野阈值外，还对检查的可信度和一致性进行分析，同时将患者数据与同年龄段对照组数据库进行比较

A：可信度数据：以分数表示，分母是检查次数，分子是其中出现错误的次数。固视丢失：检查中视标偶尔会出现在生理盲点位置上而不应被患者看到，如果患者示意看到了视标，就意味着其眼位发生偏移，出现固视丢失。固视依从性也可以通过监视器中追踪瞳孔的情况进行判断；具体信息可见报告底部的图形。假阳性错误：有时患者会认为视标规律出现而做出预判断，因此检查程序中有时会"漏掉一个视标"而出现较长间歇。如果对此应答，就是假阳性错误（图 6-16D）。假阴性错误：在已经建立了阈值的区域呈现一个最亮的光刺激，如果患者不能应答即为假阴性错误。短时波动（右下方箭头）：计算多个点位、不同的两次检查获得的阈值之间差值的平均数，是反映检查一致性的指标

B：总体偏差：计算机将测得各点阈值与同年龄段对照组进行比较，得到总体偏差图。负值代表患者敏感性较正常对照组低。然后电脑描绘出每个点位的发生偏差的概率：小方块越黑代表该点位出现视觉敏感性异常的统计学可信度越大。总体偏差能够显示出灰度图（图 3-14、4-33、4-34）中不太明显的异常改变。平均偏差（MD，标注在短时波动上方）基本上就是总体偏差分数的平均值

C：模式偏差：某些情况（例如白内障）可引起视野弥散或整体敏感度下降。通过在整个视野均匀一致地加上视觉敏感度，可以对上述情况造成的影响进行调整。该病例中，视野损害的"纬度特征"在模式偏差图中比在总体偏差图中表现得更为明显，正是因为校正了中度白内障导致的视野整体敏感度下降所致（图 3-3）

Goldmann 视野是一种手工进行的动态视野检查方法。操作者将点光源从患者视野范围外向范围内移动来进行检查。操作者可以从一系列标准化大小和亮度的视标中选择适合的视标。视标投射至白色有标准刻度和照明背景的弧形视野计中（半径 33cm）（图 2-22）。要求患者的眼睛固视弧面中心部。检查者需指导患者注视弧面中央发出固定光源的小洞。中央小洞处还安置了监视镜，检查者可以通过监视镜指导患者的固视情况。检查者通过移动与光源发射器机械连接的指示器臂杆，来控制视标的位置。刺激光源的大小、亮度和持续时间均受检查者控制。检查者将给定亮度和大小的光刺激从患者视野外移向视野内。患者一看到视标需立即示意，检查者可以直接记录指示器的位置（图 2-22B、图 2-23）。重复将视标从视线外沿放射状子午线向视线内移动，直到获得充足的点信息形成一条闭合循环线，并对其进行评估。这条线被定义为等视线，即线上所有点的视觉敏感度是一致的。操作者还可以通过改变视标的亮度和大小来获得另一条等视线。等视线类似于高度图中的外廓线，详尽地勾勒出"视野峰"的轮廓——包括可能被视觉系统疾病导致的各种形状，如火山口、峡谷以及湖泊（图 2-23）。"视野峰"上的坡度较缓时，等视线之间的距离较大；视觉敏感度变化较大（坡度较为陡峭）时等视线之间的距离较近，在完全视野丢失的点则陡峭直降与邻近的等视线形成重合。

除了描绘周边视野形状坡度之外，检查者还可以检测出视野中的暗点。暗点是指视野中敏感度下降的局部区域，类似于"视野峰"表面的坑洼或者火山口。如果在某个位点患者连最大（或最亮）的刺激光源也看不到，即称为绝对暗点，如果只是其中某些刺激光源看不到，称为相对暗点。将视标放在患者看不到的暗点区，然后向外移动直至患者可以看见视标，以确定暗点区的边缘，从而勾勒出暗点的形状。生理盲点即是绝对暗点，可以用相同方法进行描绘。实际上描绘生理盲点通常是检查者进行 Goldmann 视野检查的第一步，因为这种界限清楚的绝对暗点的检测是患者熟悉视野检查的好方法，也使检查者可以很好地评估患者的理解合作能力。

对比视野检查可以为 Goldmann 视野检查者提供有用的信息。例如，当对比视野检查提示视交叉疾病时，Goldmann 视野检查者会花更多的时间沿垂直径线仔细进行检查来确定损害的情况。

尽管背景照明、刺激光强度以及大小均可以进行详细量化和标准化，然而正如对比视野检查法一样，这种检查仍是一种主观检查法。成功的 Goldmann 检查依赖于患者自身保持固定并能理解基本的操作指令。此外，还需要检查者具备一定的经验和策略，可以使患者在因疲劳而影响结果可信度之前，描绘出视野情况。

计算机化的自动视野检查在很多临床领域已经替代了 Goldmann 视野检查，原因如下：精准地进行 Goldmann 视野检查，需要检查者经过多年的努力才能掌握，目前正在成为一门丢失的艺术；而计算机可以提供标准化测试，并不会受到检查者个体差异的影响。但是，有些患者就是在一个真实的人（检查者）的引领与交流下比在电脑化的自动视野计上能够获得更好的检查结果（理论上，即使是自动视野检查，检查者也应当在场并能与患者进行良好的互动，但是在繁忙的门诊经常难以实现）。以下几种情况，Goldmann 视野检查仍是非常有效的手段：检查非常周边的视野；存在致密中心暗点的患者（用黑色电工胶带做成的大"X"可以为这样的患者提供良好的固视点）；需要进行详细指导才能进行正式视野检查的患者（图 2-24）。

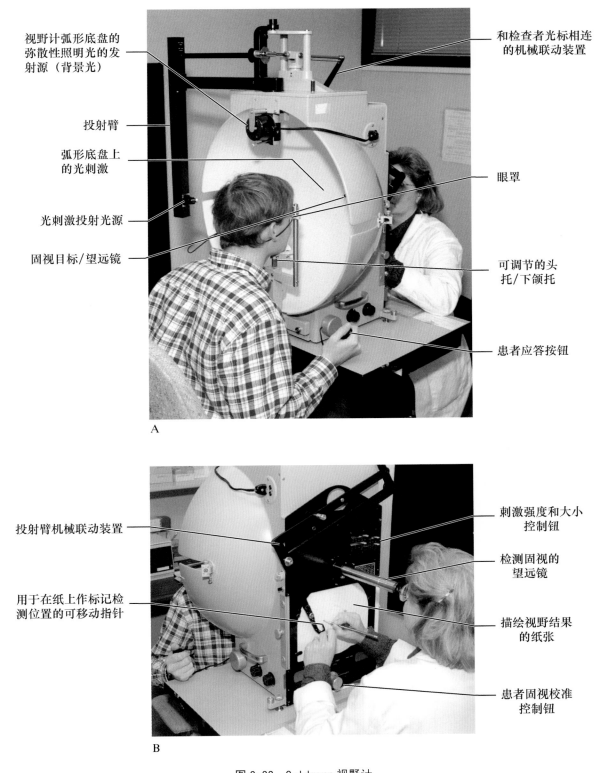

视野计弧形底盘的
弥散性照明光的发
射源（背景光）

投射臂

弧形底盘上
的光刺激

光刺激投射光源

固视目标/望远镜

和检查者光标相连
的机械联动装置

眼罩

可调节的头
托/下颌托

患者应答按钮

A

投射臂机械联动装置

用于在纸上作标记检
测位置的可移动指针

刺激强度和大小
控制钮

检测固视的
望远镜

描绘视野结果
的纸张

患者固视校准
控制钮

B

图 2-22 Goldmann 视野计

A：Goldmann 视野计患者一侧；B：检查者一侧

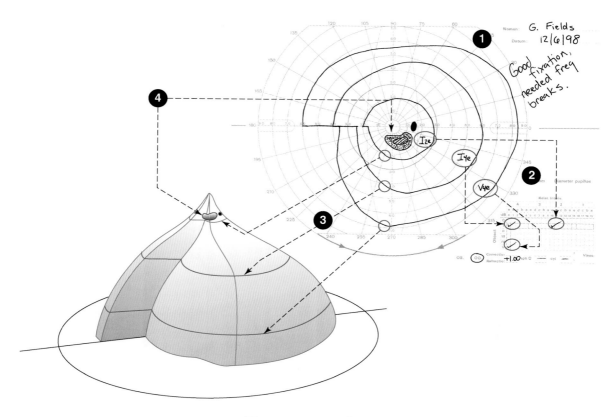

图 2-23　Goldmann 视野

　　此例患者的视野异常为鼻侧阶梯，即下方鼻侧视野缺损。另外，在下方的弓形区域还有小的暗点。同时以"视野峰"方式显示了视野损害。请注意以下几点：①对可信度进行评价；②标注等视线名称；罗马数字名称表示光刺激的大小，阿拉伯数字和字母表示光刺激的强度。通常用不同颜色的笔来描绘每一条等视线，并标记视标参数；③每一条等视线都可以被认为是"视野峰"轮廓图中的一条纬度线。通过等视线之间的距离可以判断损伤区的陡峭程度；当相邻等视线非常接近几乎重合时即意味着相应坡度十分陡峭，当等视线分开时，坡度变缓；④暗点与周边视野不相连，是检查者描绘完周边等视线后对下方视野进行分点检查发现的

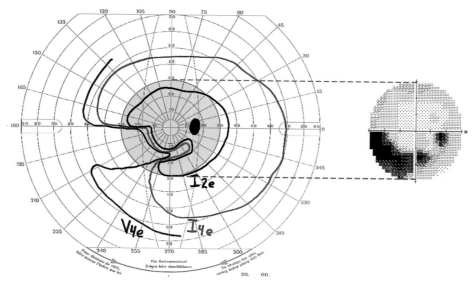

图 2-24　比较计算机标准化自动视野检查和 Goldmann 视野检查

　　前部缺血性视神经病变的患者分别用 Goldmann 视野计和 Humphrey 视野计进行检查发现存在下方弓形视野缺损。可以看到 Goldmann 视野检查范围可以到达极周边部。Humphrey30-2 视野只针对中央30°范围内视野进行检查，但通常也足以诊断多数视野损伤，并且对随访观察患者视野变化十分有利

正切视野屏

尽管有人认为讨论正切视野屏只是一种对"老古董"的兴趣而已，但是理解这种"低科技含量"的视野检查法的基本原理和潜在应用价值对于如今的视野检查者还是很重要的。正切视野屏检查是一种利用屏幕进行的动态检查（图 2-25A），因此仅限于检查视野范围 30°以内。视标是一个很小的磁性盘（大小标准化），由检查者在黑色毛毡图标墙前进行手工移动。与 Goldmann 视野检查相似，在不同经线上重复测量以得到等视线和暗点（图 2-25B）。

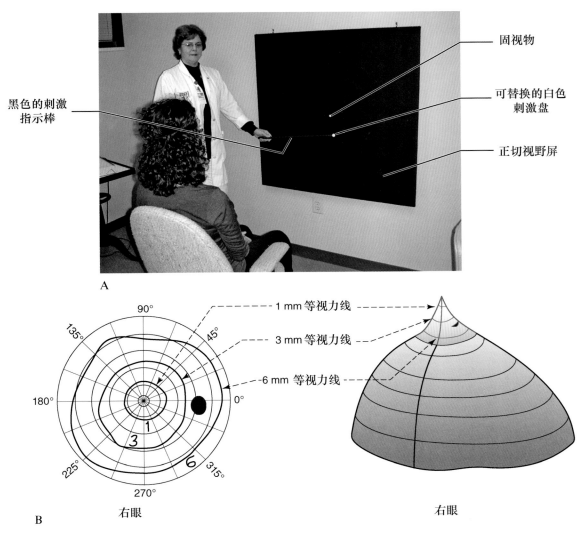

图 2-25　正切视野计屏

A：患者坐在距离黑色图表一米之外的位置。该图表对于患者而言是均匀一致的黑色，但仍有一些隐匿的标识有助于医生进行检查：不同大小的白盘置于黑屏前作为视标。B：如同 Goldmann 视野检查一样，该检查结果需要手工绘图，绘制与视标大小一致的等视线（左侧）。注意正切视野屏仅对中央视野进行检测，即只与"视野峰"顶部相关（右侧）

随着当前正式视野检查仪的发展，正切视野屏已经很少使用了（尽管一些医生有时会灵活将普通的墙壁当成临时正切视野屏进行检查）。这种检查仍具有一些超越 Goldmann 视野和自动视野检查的优势：很容易在双眼睁开的状态下进行检查（有利于诊断精细的同向性中心性视野缺损），而且很容易增加被检查者与视野屏之间的距离（增加了投射在屏幕上的视野缺损范围）。后者尤其更有利于诊断功能性（非器质性）视野缺失类疾病（第 6 章中进行讨论）。

视野检查结果判读

尽管有时患者主诉只有一只眼睛出现问题，但要想解释视野异常，至关重要的一点仍是需要评估双眼视野的情况（框 2-8）。可以在患单眼疾病的患者随访中，只对患眼进行检查，但一定要先评估对侧眼确认其未受影响后才能进行。

框 2-8　明确视野检查结果的方向
视野检查的结果是从患者的角度进行描述的，即右侧视野在右边，左侧视野在左边（图 3-6C，图 3-13 ～图 3-15）。用这种定位方式可以正确地使生理盲点位于颞侧视野中。这种表示左右视野的方法惯例是与多数临床检查信息相反的（例如眼底照相、眼球运动检查及其他以检查者角度进行描绘的结果）。正确地定向和标记视野图以防混淆是非常重要的。

要充分认识视觉系统疾病引起的各种特殊类型的视野缺损，一定要先掌握视觉通路的神经解剖学（第 3 章中将对视觉通路"线路图"中各种损伤导致的不同类型视野损害进行讨论）。

▶ 生理和电生理反应

以上讨论的视功能检查需要患者理解力好、配合度高。患者需要全身心配合进行视觉、色觉以及视野方面的检查。所幸对医生而言，有几项"客观"视功能检查供医生选择。这些检查包括生理反应（RAPD 和 OKN 检查，在第 7 章讨论），电生理检查（全部或多焦 ERG 和 VEP 检查），以及功能性神经影像学检查（功能性磁共振检查等，在第 7 章讨论）。RAPD、ERG 和 VEP 检查将在后面进行讨论。这些客观视功能检查对于患有功能性（非器质性）视觉损伤患者的重要意义在第 6 章中进行讨论。

相对传入性瞳孔障碍（RAPD）

瞳孔光反射是 RAPD 检查的基础（也称 Marcus-Gunn 瞳孔检查）。对于患有严重单眼视功能损伤的患者（视网膜或视神经疾病），光照健眼时的瞳孔反射比光照患眼时更加灵敏。当明亮的光线在健眼和患眼之间快速而完全地交替照射时，这种差别最为明显（图 2-26）。那只在明亮光线照射下瞳孔光反射最差的眼称为有 RAPD 的眼。某些患者两眼间差别不明显；可能只观察到瞳孔收缩幅度轻微下降。但某些患者这种差别非常明显：当光线照向它时 RAPD 阳性的患眼瞳孔不是缩小而是散大。RAPD 按程度不同从 1 级（几乎察觉不到的 RAPD）分到 4 级（非常明显的 RAPD）。RAPD 程度可以通过中和密度滤镜来进行定量：在检查 RAPD 时，把有不同度数的滤镜放在健眼前进行观察直到 RAPD 被"中和"为止（图 2-27）。如果即使用最强亮度的光线照射瞳孔依然没有反应，即称"黑蒙"。

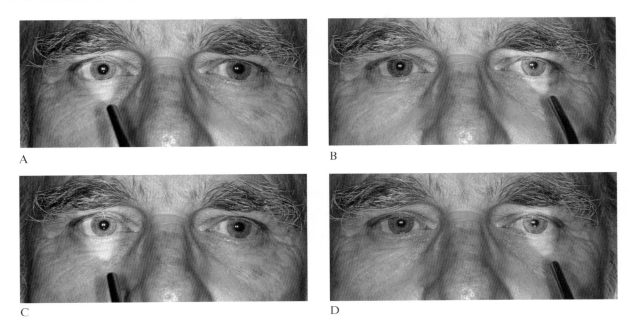

图 2-26　相对传入性瞳孔障碍检查

相对传入性瞳孔传导障碍检查需要在暗环境中进行，以使得瞳孔应答反应最为明显。要求患者固视远方视标，避免近反射伴随的瞳孔收缩。亮光迅速在双眼间交替照射，时隔约 1 秒，仔细观察被照眼的瞳孔反射情况。传入能力相同的瞳孔会出现对称相等的瞳孔收缩反应。有单眼视网膜或视神经疾病的患者，患眼瞳孔会出现较弱的反应，尤其是与健眼相比时该体征更为明显。此图显示的是一例右眼缺血性视神经疾病的患者。A：当光照患病的右眼时，瞳孔收缩比较微弱。B：当光照健康的左眼时，瞳孔明显收缩。即使 RAPD 存在，每眼瞳孔大小都是保持不变的。C、D：由于许多因素都可以影响瞳孔反应，所以检查需要多次重复；医生需多次重复操作，直到确定多次结果都一致以确保检查的可信性

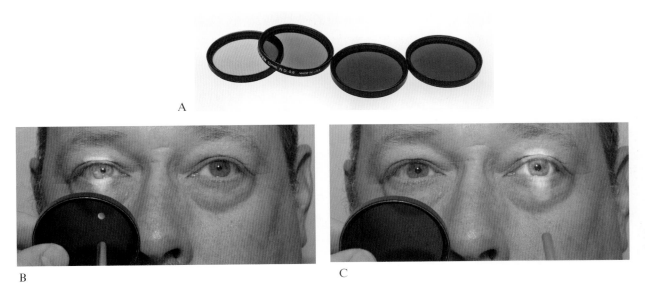

图 2-27　中和密度滤镜的使用

为对 RAPD 进行分级，可以将密度递增的中和密度滤镜放置在患者健眼前，以减弱光刺激中和 RAPD。A：这是一套中和密度滤镜，是摄影的标准配置，因此很容易买到。滤镜有 0.3、0.6 和 0.9 对数单位。有两个 0.9 单位的滤片比较好，因为这样就可以把滤镜互相叠加产生 1.2、1.5 和 1.8 对数单位的滤片效果。B：当双眼间互相交替的光刺激照射健眼时（对患者而言是右眼），将滤片放置于光源前。需要注意的是，滤片放置的方式要能够使得检查者可以透过滤片上方清楚观察到瞳孔的反射情况。C：几次试验之后，发现 0.6 对数单位的滤片可以中和该患者的瞳孔反应。因此该患者左眼 RAPD 度数为 0.6 对数单位

由于双眼瞳孔反应的一致性（对于传出通路正常的患者），任何一只眼睛都可以用来进行 RAPD 的观察判断。在临床工作中，观察被照眼的瞳孔反射只是更为方便而已。对于虹膜损伤或瞳孔不可见的患者，可以在交替照射时观察健眼瞳孔变化来判断 RAPD。

直接检眼镜可以用来评估 RAPD，尤其是对于虹膜颜色较深的患者、孩子或者配合差的患者十分有用。把检眼镜放置在距离患者的眼一臂距离处，通过检眼镜观察患者角膜上的红光反射，可以很容易观察到瞳孔情况。将检眼镜的光在双眼间交换，通过上述方法比较瞳孔反应情况。

RAPD 检查对于患有单眼（或者不对称）疾病的患者非常有效，因为是把患眼的瞳孔反应与健眼进行比较来观察患眼的功能损害。如果是双眼患病，最初观察到的 RAPD 随着病程的发展程度变小，则既可能意味着较差眼的功能有所改善，但也可能是由于较好眼视功能的降低所致。

由于 RAPD 检查是唯一一项不依赖于患者配合度的视功能检查，因此该检查很重要。

电生理检查

从光感受器细胞向大脑传递视觉信息的神经活动中包含了大量的电位信息。计算机技术可以对这些视网膜和大脑产生的微弱电信号进行检测。通过多次重复测量刺激和应答，利用计算机信号叠加技术可以从周围电噪声中将低电压的电反应分离出来。

视网膜电图

视网膜接受光照后可以诱发视网膜神经通路的电级联反应。细胞极性发生的变化可以造成眼电位细小但可以测量到的变化。这种变化可以通过在皮肤上放置参考电极、在角膜上放置记录电极的方法来测量（图 2-28A）。通过对信号进行加权平均，出现一系列波形，发生于外层视网膜（光感受器细胞）的反应（a 波）向下偏转，接着出现与内层网膜活动相符的向上偏转波形（b 波，图 2-28B）。通过改变光照背景、强度、颜色和时间，可以分别评估视锥细胞和视杆细胞的电反应情况。

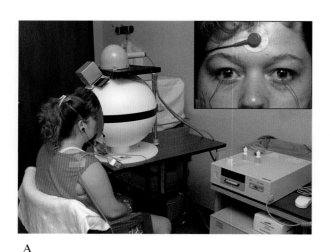
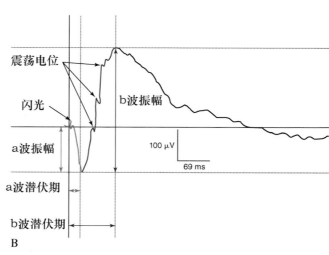

A   B

图 2-28　视网膜电图

A：一种特制的角膜接触电极放置于患者角膜上，地线连接在皮肤上。Ganzfield 弧形板（左上）可以产生不同颜色和亮度的视标，均匀照射患者视网膜。计算机（右下）收集数据，通过信号平均技术检测出低电压的电波。B：电波包括外层视网膜产生的 a 波和内层视网膜产生的 b 波。振荡电位是叠加于 b 波复合波上的高频振荡，也可以检测内层视网膜的功能

视网膜电图（ERG）对评估患有"无法解释的视觉损伤"的患者具有重要作用（第 6 章）。例如，某些类型的视网膜色素变性，视网膜看起来可能正常，但在 ERG 检查中可以出现明显异常（图 3-6）。癌症相关视网膜病变（CAR）通常也会出现 ERG 异常，此时可能不会有任何明确的视网膜查体阳性指征。发生视网膜中央动脉阻塞后，可能仅会遗留很少的网膜改变，但 ERG 改变却很典型，表现为 a 波正常（源自未受影响的外层网膜）而 b 波缺失或明显减小（由于视网膜内层缺血所致，图 6-4B）。

ERG 可以检测视网膜功能，但不包括神经节细胞或其他远端结构的电反应。因此，患有视神经疾病的患者 ERG 检查应该是正常的。

另一种 ERG 检查方法是使用交替的棋盘样网格作为视标（模式翻转 ERG）。一般认为这种刺激诱发的电信号可以主要反映神经节细胞层功能。

多焦 ERG

标准的 ERG 检查使用明亮的闪烁光源照亮整个视网膜。当疾病局限于很小的区域，例如黄斑时，视网膜的总体电反应可能并不会出现异常。多焦 ERG 可以对视网膜各个区域分别进行检测，更像视野检查，最终产生一份多焦点的视网膜功能图。该项检查要求患者注视计算机产生的六格形图形—通常是由 61 或 103 个鳞片样的六边形（中央部较小周边部较大）组成。检查过程中每个六边形的出现或消失看似随机但其实是预先设定好的。检查中的任何时刻，一半六边形是明亮的另一半则是暗的，使得刺激图形的整体亮度保持不变（图 2-29A，B）。如同标准的全视网膜 ERG 一样，使用角膜或下穹隆电极采集视网膜产生的电信号。这些复杂信号经过 20 ～ 30 分钟的采集后，通过电脑进行分析，推算形成每个六角形所对应的视网膜 ERG 信号（图 2-29C）。如此，再与年龄相匹配的正常对照组进行对比，就形成一组 ERG 信号矩阵。数据通常以 3D 轮廓图显示，因为形状比起信号实际的波幅更直观而容易理解。正如"视野峰"一样，3D 多焦 ERG 的中央部呈最高峰值，离中心凹越远信号幅度下降越大（图 2-29D）。与全视网膜 ERG 相似，多焦 ERG 的信号来自内层视网膜（光感受器细胞和双极细胞），与视网膜神经节细胞无关。因此，这种检查可以很好地区分视网膜 / 黄斑疾病与视神经疾病。由于检查过程中视网膜分成各个小单元，因此还可以对视网膜疾病进行定位（中心凹部和中心凹外）。全视网膜 ERG 包括了整个视网膜应答反应，有时会掩盖局部细小的网膜损伤，因此对于检测黄斑疾病多焦 ERG 比全视网膜 ERG 更加敏感。对于无法解释的中心视力下降但视网膜查体正常的疾病，例如视锥细胞营养不良、氯喹中毒、急性特发性生理盲点扩大、隐匿性黄视网膜黄斑分支动脉阻塞等，ERG 检查十分有意义。这项检查要求患者能够良好配合并保持固视。

视觉诱发电位

放置在头皮部枕区的电极可以记录刺激相关的电信号（图 2-30）。和 ERG 类似，直接记录到的信号很微弱，需要计算机进行加权平均。患者需要盯住电脑监视仪中心点，监视仪显示交替出现的棋盘格样图案。获取的复合信号反映了从视网膜到视皮质视觉通路的完整性（图 2-30B）。信号的时间和波幅的变化可以鉴别某些视通路中疾病的类型或损害部位。例如，视神经炎患者因视神经脱髓鞘而降低传导速度，影响信号传递时间（潜伏期延长）。尽管这项电生理检查不要求患者对刺激信号进行主动应答，但仍需要其保持固视中心点，并通过一定幅度的眼集合动作使其可以聚焦在交替出现的棋盘格图形上。基于此点原因，视觉诱发电位（VEP）可能不是能够把功能性视力下降患者"抓出来"的最好的检查工具，因为如果被检查者不能进行适当的固视和聚焦，即使视功能正常也可能会记录到异常的 VEP 改变。

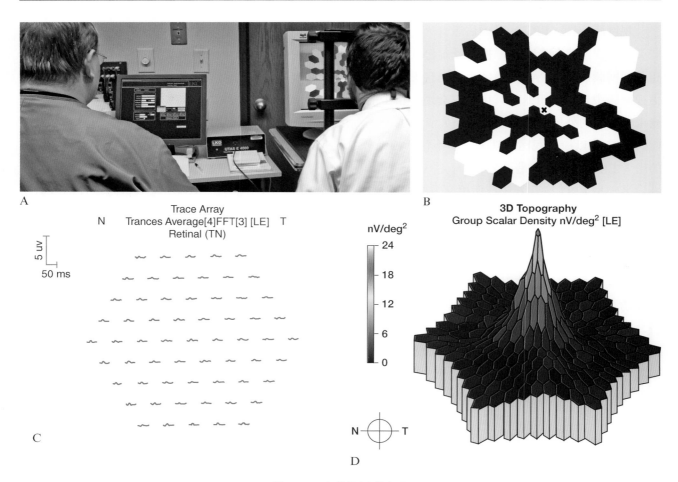

图 2-29　多焦视网膜电图

　　A：多焦视网膜电流图。电极放置于患者被检眼的下穹隆（见图示）。B：多焦 ERG 检测模式。六角形看似随机地变黑或变白。C：多次重复后便可以检测出与每个六角形相对应的视网膜各部位的信号。D：对信号进行分析后，可以得到反映视网膜敏感度的 3D 图，中央部位的峰值与中心凹相对应

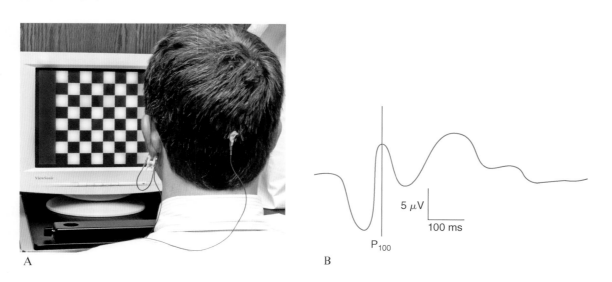

图 2-30　视觉诱发电位

　　A：电极放置于枕部，记录以棋盘格模式刺激诱发的电信号。B：复合信号反映了眼部到皮质中枢视觉通路的完整性。将各主要波形的潜伏期和波幅进行双眼间比较以及与同年龄段正常对照组相比较，可以确定是否异常

除了交替出现的棋盘格刺激，也可以用明亮的弥散闪光刺激来进行 VEP 检查。相对于棋盘格刺激，这种方式获得的信号波形不够直观清晰，因此特异度和敏感性均较差，但优点是不需要患者高度配合。

▶ 要点

- 任何单一的临床检查也无法全面评估视功能。
- 视功能基本评估包括最佳矫正视力、视野检查及观察是否存在 RAPD。
- 视功能异常时，应检查最佳矫正视力（通过验光）。如果无法进行验光，检查小孔视力对于矫正部分屈光异常也有一定的意义。
- 对比敏感度分级和对比视力检查比采用高对照性的视力检查（例如 Snellen 视力表），更为接近患者看到的"真实世界"。
- 光亮度检查、光负荷试验和色觉对比检查对于患有单眼疾病的患者更有意义，因为健眼可以用来与患眼作对照。
- Amsler 方格表可以检测视物变形症，同时对中心视野检查也十分有效。
- 假同色表可以用于检查先天性色觉异常，同时对某些后天获得性色觉异常的检测也有效。
- 对于主诉视力变差的患者，仅仅检查中心视力是不够的，应对整个视野情况进行评估。
- 进行对比视野检查有助于检查者判断采用何种类型的正式视野检查以及检查策略对评估患者病情更加有利。
- 自动视野检查是一项静态检查：确定预设好的视野中各个点的阈值（患者可以看到的最暗的光）。
- Goldmann 视野是一项动态检查：给定大小和亮度的光标从视野外移进视野内。将患者首先看到的一系列点相连可以得到等视力线。
- 由于 RAPD 检查不依赖于患者的配合度，作为一项观察视觉损伤的客观检查，应强调其有效性。
- ERG 检查视网膜整体功能，对于诊断视网膜疾病例如色素性视网膜炎十分有帮助，单纯视神经疾病 ERG 检查的结果应为正常。
- 多焦 ERG 可以分别检测显示视网膜各个区域的功能，很像视野检查，最终形成一份多焦点的视网膜功能图。
- 正常的 VEP 检查对于评估视觉系统的功能十分有用，但异常结果除了疾病原因外，也可能源自于患者本身因素（例如注意力不集中、固定或聚焦差等）。

第 3 章

理解视野缺损

本章阐述了眼球和视觉系统的解剖结构损害是如何造成特征性的、可识别的视野缺损类型的。其中涉及的原则适用于所有的视野检查法（例如，对比视野检查法、自动视野检查法、Goldmann 视野检查法以及第 2 章中提到的其他方法）。除了本章中给出的视野例子外，建议读者看一下本书中其他的自动视野计和 Goldmann 视野计检查的相关举例。

第 2 章中讲到，每只眼的视野范围为注视点颞侧 90°、鼻侧 60°、上方 70°、下方 70°（图 2-14）。因此每只眼的视野范围为类椭圆形，注视点颞侧范围较鼻侧大。尽管一次只测量或展示一只眼的视野，但我们应牢记左右眼的视野范围也存在着重叠区域。眼球运动系统使双眼保持在同一个共同的注视点上。因此在共同注视点左右 60° 的范围内为双眼共同的视野区，而视野最颞侧 60°～90° 的范围则只能为一眼所看到（图 3-1）。这一视野范围被称为颞侧新月。

视觉传入系统包括眼球（光学结构、屈光间质、视网膜）、视神经、视交叉、视束、外侧膝状体、视放射和视（枕）皮质（图 3-2）。视觉信息通过代表视野的特定部位的轴突束传导。轴突的分布线路图看起来错综复杂，但实际上其设计极富逻辑性。

本章将讨论视觉传导系统中各部分的结构，着重介绍解剖结构是如何决定疾病特征性的视野缺损类型的。

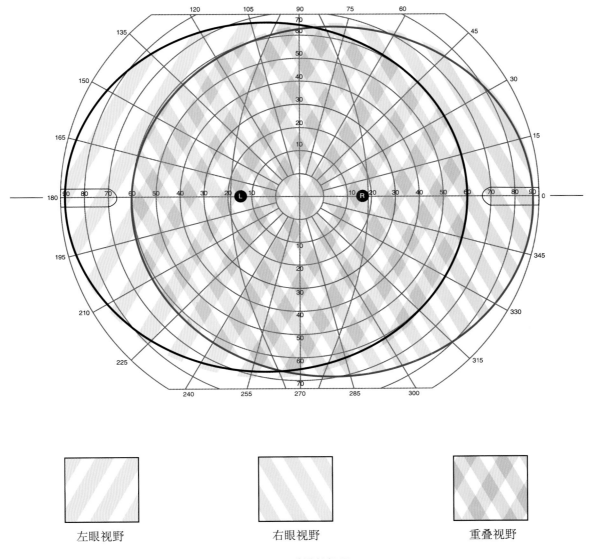

左眼视野　　　　　　右眼视野　　　　　　重叠视野

图 3-1　重叠的视野

双眼注视时左右眼视野存在部分重叠区域。每只眼的颞侧 60°～90° 范围内只能被一只眼看到（颞侧新月）。注意每只眼生理盲点的位置（L= 左眼生理盲点，R= 右眼生理盲点）

▶ 光线和屈光间质

尽管视觉的神经通路从视网膜开始，但视觉传入系统应从光线进入眼球开始。泪膜、角膜、瞳孔和晶状体组成光学系统，将外部图像的光线聚焦在视网膜上形成影像。光线入眼后，在晶状体后极附近形成一个节点，而后聚焦在视网膜上，形成一个倒立、翻转的物像。总体而言，这种外界物体在视觉传入系统中"反向代表"的特性会在整个传入性视通路中持续。因此，颞侧视网膜的病变会导致鼻侧的视野缺损，视觉系统（视网膜、视神经、甚至视皮质）下方的病变会导致上方的视野缺损。

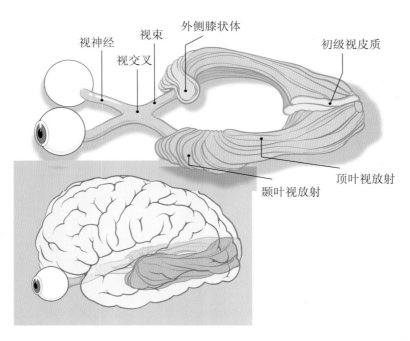

图 3-2 视觉传入系统

上方图示视觉传入系统的主要组成部分。左下示视觉系统在大脑中的相对位置

屈光不正未矫正或屈光间质混浊（如白内障）导致总体上的视野敏感度下降。前部屈光间质中散在的混浊（如角膜白斑或特定形状的白内障）不会在视网膜上形成影像，因此不会造成相应的局部视野缺损。但它们会减少聚焦在视网膜上的光线量，因此可导致总体上的视物模糊。此种情况下，"视野峰"外形保持不变，但其整体高度降低，形象而言为部分下沉入"黑暗之海"。因此，前节的病变可导致静态视野（图 3-3）阈值总体降低（框 3-1）。这种情况在 Goldmann 视野检查中表现为视野缩小，原因是其等视线范围较正常人同心性缩小。

框 3-1 描述视野缺损的常用术语

一致性：左右眼同向性视野缺损相似的程度。视束病变所致双眼的视野缺损是同向性的，但并不一致（视野缺损的形状和深度不同）。枕叶病变可形成高度一致的同向性视野缺损。

缩窄：在动态视野检查中，视野的敏感度整体降低，其特定等视力线的范围比正常小，称为等视线（和视野）缩窄，形象描述就好像完整的山部分陷入黑暗的海洋中。向心性缩窄表明视野普遍、均一的受到影响。

敏感度降低：在静态视野中，如果视野中的一点阈值低于正常，被称作敏感度降低。静态视野中广泛的敏感度降低类似动态视野中的向心性缩窄。

偏盲：这一术语是指累及半侧的视野缺损（例如，垂直子午线的右侧或左侧）。理论上而言，这一术语可以指单眼的视野缺损，但通常指双眼同向性的视野缺损。

异向性：这一术语指双眼在垂直子午线相反的两侧出现视野缺损。因双颞侧或双鼻侧就可以很清楚地描述异侧缺损，因此此术语较少应用。

同向性：双眼在垂直子午线同侧的视野缺损称作同向性缺损。使用这一术语时通常认为病变位于视交叉以后的部位。同向性有右侧或左侧（受损视野的方向），可以是象限盲或者偏盲，经常被描述为一致性或不一致性（定义同前）。例如，右侧视束病变可能造成左侧不一致的同向性缺损，左侧枕叶病变可能导致右侧同向性偏盲。

续框

子午线：通过视野图注视点的线。在描述和解释结果时以垂直和水平子午线最为常用。

象限盲：类似于偏盲，只是仅一个象限受累。指水平和垂直子午线同侧的缺损（表 3-1）。

暗点（希腊语，"黑暗"）：局部区域敏感度降低，周围环以正常的视野，类似山上的洞穴或坑。如果患者连最亮的刺激光标（检查设备的）也看不见，则为绝对暗点，如果能看到一些刺激光标，则是相对暗点。也可以用陡峭或平缓来描述暗点的形态，还可以通过位置（中心暗点、中心性、旁中心性）或形状（弓形、阶梯或环形）对暗点进行描述。理论上而言，一个以上的暗点应称为 scotomota，但现代语境也常接受 scotomas。

视野：这一术语有两个意义。一般指眼睛可以看到的空间范围，也可指视野检查所描绘的曲线、绘图、电脑绘图或地形图。

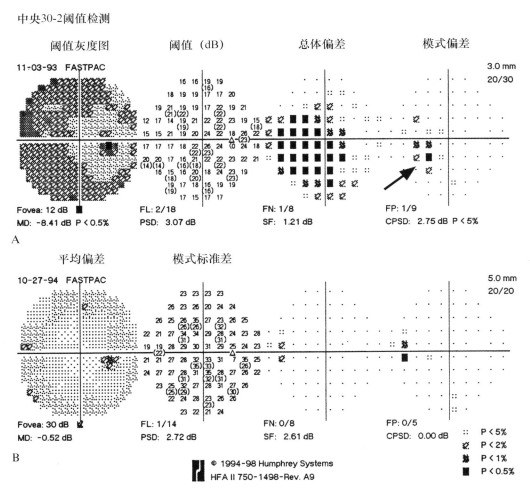

图 3-3　前部屈光间质混浊对视野的影响

眼前节的混浊不会成像于视网膜上，但会导致进入眼光量的整体减少，造成视野敏感度的整体下降。此患者有白内障和青光眼，表现为视野普遍性敏感度降低（A），行白内障手术后视野的上述改变消失（B）。注意观察模式偏差图中显示的一个小的鼻侧阶梯，即使在普遍性视野损害时也存在（箭头所示）。这幅图是将 Humphrey 视野分析仪里先后两次视野检查的结果以一种易于比较的方式打印出来的。电脑也可以对先后不同时间点的视野检查结果进行统计学比较

▶ 视网膜

解剖结构

光线聚焦在视网膜形成物像，而后再由视网膜将精细的形状、阴影和颜色转化成电冲动谱。视网膜的结构看起来与通常的理解似乎不符，其接收光线的细胞——光感受器细胞位于视网膜最深层，远离光线进入的初始部位（图3-4）。然而，这种解剖特征是符合其代谢特征的，光感受器细胞在形成视觉的过程中代谢旺盛，它位于视网膜外层，可以持续地从视网膜色素上皮和脉络膜血供中获取营养。

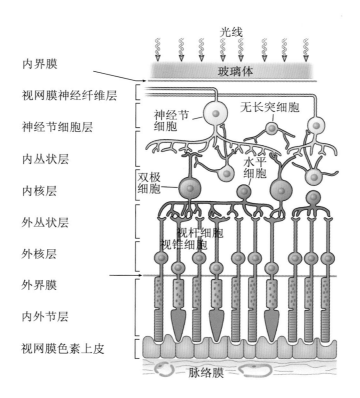

图 3-4 视网膜结构

视网膜横断面简图。需注意的是，光线必须穿过数层视网膜结构后才能到达视锥细胞和视杆细胞。因光感受器细胞代谢率高，这样的结构使其较易从视网膜色素上皮层和高血流的脉络膜循环获取营养。内层视网膜的神经节细胞接受由双极细胞传递并调控的来自数个光感受器的传入信号。水平细胞与周围的光感受器细胞相连并对其进行调控，无长突细胞与部分双极细胞连接。神经节细胞的轴突走行于内层视网膜表面形成神经纤维层，传出眼球形成视神经（引自 Haines D, Fundamental neuroscience. Philadelphia: Churchill Livinstone, 2006.）

每只眼的视网膜含有超过一亿两千五百万的光感受器细胞，但只有约一百万的轴突离开眼球。这是因为视网膜中层的神经细胞接收由光感受器细胞形成的图像信息后，再将精炼的信号传输给视网膜内层的神经节细胞。神经节细胞走行于视网膜最内层，在视盘的神经视网膜边缘聚集后穿出眼球形成视神经。

在视网膜周边部，一个神经节细胞接收成百上千的光感受器细胞的信号，但在中心凹处，一个神经节细胞只接受几个甚至一个光感受器细胞的信号。因此，黄斑区光感受器细胞与神经节细胞的比例以及神经节细胞在黄斑区的密集使中心凹处视网膜的空间辨别力明显高于周边视网膜。因此，视网膜的中央部位分辨率（感受野）很高，而周边部分辨率较低。黄斑区的大部分光感受器细胞是视锥细胞，向周边移行视锥细胞的密度迅速降低。中心凹处没有视杆细胞，向周边其密度逐渐升高，在中周部达到峰值，而后往周边其密度又进一步降低（图 3-5）。视锥细胞对强光最敏感，而视杆细胞在弱光中起主要作用。因此，主要依赖视杆细胞功能视物的患者（视锥细胞营养不良或其他导致中心盲点的疾病）会主动回避强光照射（昼盲症），而有视杆细胞功能不全的患者（视网膜色素变性患者视杆细胞功能受损）则夜间视物不清（夜盲症）。

视野缺损

本章稍后将会介绍由于视觉系统的解剖结构特点是如何形成沿水平或垂直子午线"刀切般直线"分界的自然视野的，以及像"扫帚形"分布的神经纤维层分布如何造成边缘锐利的视野形状。深层（外层）视网膜的病变没有这种神经纤维层状分布特点，造成的视野缺损通常表现为边缘模糊的视野缺损，而且视野缺损的形状通常直接与病变的形状一致。例如，以视杆细胞萎缩为主的视网膜色素变性，其中央黄斑（以视锥细胞组成为主）未受损，在视野中周部形成环形暗区（图 3-6），就与视杆细胞分布在此处相对集中有关（图 3-5）。

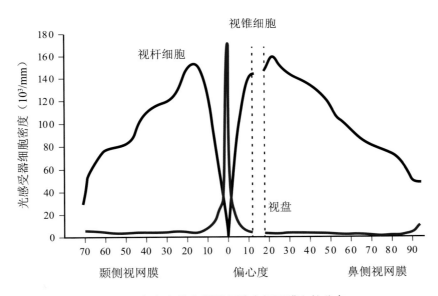

图 3-5　视杆细胞和视锥细胞在视网膜上的分布

人类的视网膜上存在近七百万视锥细胞，而所有的视锥细胞均集中于黄斑区。视网膜上存在一亿两千万视杆细胞，而以中心凹旁 15°～30°处分布最为密集 [引自 Osterberg G. Topography of the layer of rods and cones in the human retina. Acta Ophthalmol（suppl 6）：8，1935.]

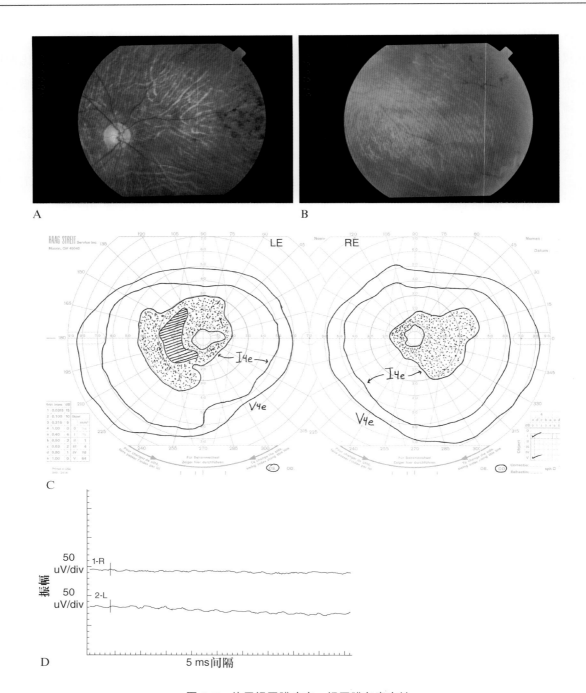

图 3-6 外层视网膜病变：视网膜色素变性

老年女性，75 岁，主诉持续终生的双眼视力逐渐下降，自述物体在视野中消失后又可再次出现。15 年前被诊断为视网膜色素变性，其母亲和外祖母有相同病史 A：眼底照相示视盘轻度色淡，小动脉变细，视网膜色素上皮脱色素，色素颗粒沉积。B：视网膜中周部可看到 RPE 层骨细胞样色素沉积。C：Goldmann 视野检查显示"环形暗点"，中心视野及远周边视野保留。当物体在视野内移动或改变注视点时，暗点内的物体很容易被丢失，与垂直或水平子午线并无明确关系。因内层视网膜未受到影响，视野缺损的形态并不遵从神经纤维层的分布特点。此患者的眼病主要影响视杆细胞，因此其视野缺损的特点与视网膜中周部视杆细胞密度相对集中有关（图 3-5）。D：此患者闪光视网膜电图（ERG）显示为一条平直的线，即为光感受器细胞和外层视网膜病变的表现（与图 2-28B 正常 ERG 比较）

黄斑处感光细胞的感受域很小，意味着此处的外层视网膜病变一般会造成相应形状的局部视野缺损（　）。但是，在黄斑以外的部位，感光细胞的感受域扩大，局部病变不会造成相应明确的暗点，而是总体光敏感度降低。例如，周边部全视网膜光凝形成的多处病变表现为视野的总体缩窄，而非成百上千的暗点。视网膜上的病变一般可以通过检眼镜观察到，这与后部视路病变不同，

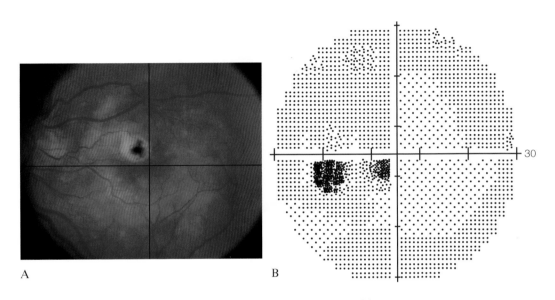

图 3-7　黄斑局部病变患眼的视野缺损

女性 45 岁，黄斑组织胞浆菌性脉络膜视网膜病变复发。A：病变位于左眼中心凹的鼻上方（以十字为准线）。B：视野缺损与病变部位和可见损伤的范围精确对应。注意视野图是以患者看到的方向展现的。光线入眼后在视网膜上投射出倒置的图像，因此，生理盲点位于左侧（颞侧视野），该患者的病变投射于注视点的颞下方

▶ 神经纤维层 / 视盘

解剖结构

视网膜的神经纤维层位于视网膜内层，由视网膜神经节细胞轴突组成，在眼球光学中心（黄斑中心凹）的鼻侧近15°处聚集形成视盘。为了保持中心凹处的高敏感度和对比度，视网膜的神经节细胞轴突在向视盘移行的过程中均绕开中心凹走行，因此其路线不一定全是直线。而且，视网膜的中层和内层也呈现被从中心凹"拉开"的放射状，从而尽可能减小对中心凹处精细成像的干扰。这样，神经节细胞的轴突在内层视网膜形成了一幅奇特的神经纤维线路图：颞侧的轴突在中心凹的上方或下方形成一个拱环，绕开中心凹后再会聚到视盘处，由此，在中心凹颞侧视网膜就形成了一个水平"缝隙"，水平缝隙上方的神经节细胞轴突向中心凹上方绕行，而水平线以下的神经节细胞轴突则向中心凹下方绕行。视盘鼻侧的神经节细胞发出的轴突则直接到达视盘，呈放射状（图3-8）。视盘和中心凹之间的神经节细胞轴突的走形路线也相对较直。黄斑区高度密集的神经节细胞轴突形成密集的神经纤维层进入颞侧的视盘，即乳斑束。

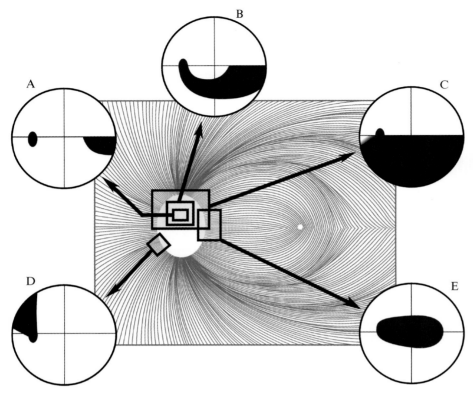

图 3-8　视野缺损的类型：视神经 / 神经纤维层

鼻侧神经纤维到达视盘的路径相对较直，颞侧神经纤维则呈弓形从黄斑上方或下方绕过。注意，A ～ E 所示视野缺损可以出现在水平线的上方或下方，图中只给出了其中一种表现。A：鼻侧阶梯（图 4-13B、图 4-18D、图 4-26B）。B：弓形暗点（图 3-9）。C：水平半侧性视野缺损（图 4-10，图 4-26C，图 6-3A）。D：颞侧楔形（图 3-10）。E：中心性暗点（图 4-32 ～ 图 4-35）

视野缺损

影响视神经、视盘、神经纤维层（内层视网膜）轴突的病变造成的视野缺损通常与神经纤维走行排列的相平行，通常边界清晰、沿水平子午线分布（表 3-1）。因轴突在视盘处聚集，许多视神经相关的视野缺损与生理盲点相连或指向生理盲点。常见的由视神经疾病所致的、能反映神经纤维层结构的视野缺损类型包括鼻侧阶梯、弓形暗点、水平性视野缺损、中心暗点以及颞侧楔形暗点。

表 3-1　与垂直和 / 或水平子午线的关系

与垂直子午线的关系		
病变部位	从解剖学方面解释视野缺损与垂直子午线的关系	备注
视交叉后病变	后部视觉通路轴突的走行路线决定于一条将视野分为左和右两个半侧视野的垂直分界线	同向性视野缺损
视交叉体部病变	累及交叉纤维，形成双颞侧（异侧）视野缺损	因邻近的视神经和视束也可能受累，很少表现为完全对称
交界性暗点	除了同侧视神经，视交叉处的交叉纤维（来自对侧视神经）也受累	仅对侧眼视野缺损位于垂直子午线一侧，患眼表现为视神经相关视野缺损
与水平子午线的关系		
病变部位	从解剖学方面解释视野缺损与水平子午线的关系	备注
视神经、视盘、神经纤维层	黄斑中心凹上方和下方神经纤维层轴突特殊的走行形成一个水平分界线	表现为单眼视野缺损（如鼻侧阶梯、水平半侧性视野缺损）（除非为双侧病变）

续表

视网膜：半侧动脉或静脉阻塞	视网膜血供上下分开，阻塞部位相应的神经节细胞层和神经纤维层受累	表现为单眼的视野缺损（除非为双侧病变）
黄斑变性或其他黄斑或视神经病变导致的中心暗点	视野缺损点位于注视点边缘，人为移动注视点，可表现为注视点上方或下方暗点	造成视野缺损位于水平（偶尔是垂直）子午线一侧的假象

与水平以及垂直子午线均存在相关关系		
病变部位	从解剖学方面解释视野缺损与水平以及垂直子午线的关系	备注
枕叶（最为常见）	在原始视皮质，代表水平线上方视野的纤维被距状裂分开，并且由各自的大脑后动脉分支供血	因此距状裂上方或下方的梗死可以造成规则的象限盲，位于垂直和水平子午线一侧
颞叶	代表上方视野的颞叶纤维走行于脑室系统下角周围	颞叶纤维所位于的解剖空间相对独立，是颞叶梗死/病变导致上方象限盲（而非偏盲）的原因
顶叶	顶叶纤维在走行过程中有一段较短的行程与颞叶纤维相对分离，但是很少造成下方象限盲	有顶叶病变的患者，常存在较为严重的神经损伤，常不能意识到或不能表达视野缺损

NFL：神经纤维层。

鼻侧阶梯

鼻侧阶梯状缺损是由于视神经病变使起源于黄斑颞侧的、长的弓形轴突受损所致，这部分轴突绕过中心凹，从上方或下方进入视盘。鼻侧阶梯刚开始可能仅表现为鼻侧视野中水平子午线上方或下方小范围的敏感度下降（图 3-8A）。尽管鼻侧缺损不与生理盲点相连，但其视野缺损沿着朝向生理盲点的弓形路线继续进展，最终将形成弓形暗点。鼻侧阶梯在视神经病变（包括青光眼）中很常见，因此在视野检查中要格外注意鼻侧视野。

弓形暗点

弓形暗点体现了黄斑周围呈弓形走行的视网膜神经纤维轴突走行路径。可以很宽，为鼻侧阶梯向生理盲点方向的延伸（图 3-8B），也可为注视点周围界限清晰的窄的弓形缺损（Bjerrum 暗点）。也可为其他类型，包括沿弓形路线的延伸（Siedel 暗点）的生理盲点扩大（Goldmann 术语也称"生理盲点扩展"），以及弓形束上孤立的暗点（图 3-9）。

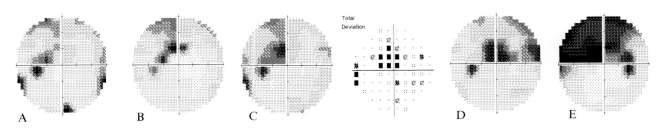

图 3-9 弓形暗点模式图

图示为一位原发性开角型青光眼患者的视野随时间改变情况（此患者的视盘见图 4-38）。A：2008 年 10 月，24-2 Humphrey 视野显示生理盲点向上扩大（Siedel 暗点）。B：2009 年 8 月：生理盲点的扩大在注视点上方呈弓形（Bjerrum 暗点）。C：2010 年 11 月，暗点进一步进展，向上方半侧扩展。灰度图上（左侧）显示视野缺损位于垂直子午线的一侧，此处存在一定的误差，正如总体偏差图示（右侧），实际上暗点已越过了垂直子午线。D：2011 年 11 月，此时暗点明显向上方扩展，完全位于水平子午线的一侧。E：患者的左眼持续显示为较宽的弓形暗点，接近为完全的半侧缺损

水平半侧性视野缺损

视盘上方或下方神经纤维轴突的受损可形成水平半侧性视野缺损，为位于水平子午线上方或下方的广泛视野缺损（图 3-8C）。弓形暗点加重后可形成水平半侧性视野缺损。

生理盲点性中心暗点

这一视野缺损将中心视野和生理盲点相连，为进入视盘颞侧边缘的轴突受损所致，此视野缺损常为椭圆形，横跨于水平线两侧（图 3-8E）。偶尔，生理盲点性中心暗点也可呈水平状，位于水平线上方或下方。而独立的中心暗点（注视点中央视野缺损区与生理盲点之间为正常视野区）在黄斑疾病中较视神经疾病更为常见。

颞侧楔形视野缺损

视神经疾病造成视盘鼻侧直线走形的放射状神经纤维层损伤的患眼，可表现为颞侧视野内相应的从生理盲点发出的楔形缺损（图 3-8D）。此类视盘相关的视野缺损并不常见，且因多数自动化的检测方法均集中于更易受损的鼻侧视野，此类视野缺损没有受到足够的重视。因视盘鼻侧的视网膜没有明确的水平界限，颞侧楔形视野缺损在水平线上分界不明显。

与视网膜病变类似，眼底检查经常可以发现导致视神经/神经纤维层类型视野缺损的病变，如视盘水肿、青光眼视杯扩大或视盘苍白等（图 3-10）。

因轴突在视神经内保持相应的排列规律，即使是视神经后方的病变也可能造成与神经纤维层排列相应的视野缺损类型，而此类后部视神经的病变刚开始在眼底检查中可能不明显，但最终会表现为视盘苍白。轴突走行路线上（从内层视网膜到外侧膝状体）任何地方的损伤都会造成神经节细胞的退行性萎缩，最终导致神经节细胞的丢失。这种萎缩不仅会导致视盘苍白（或视杯扩大），也会造成神经纤维层轴突的丢失。这种神经纤维层的缺损在 OCT 神经纤维层扫描分析图像上能清晰显示（图 1-8A），检眼镜下也可以观察到，尤其是绿光（无赤光）下（图 3-10B）。

▶ 视交叉

解剖结构

起自视网膜神经节细胞的轴突绝大多数沿视神经、视交叉、视束走行，在外侧膝状体（LGN）交换神经元（其中小部分神经节细胞轴突投射到其他部位，框 2-3）。轴突从 LGN 发出后，继续向后走行，与枕叶的原始视觉皮层中的神经元形成突触。从左侧视觉空间传来的信息投射到右侧枕叶的视皮质，右侧视空间的信息投射到左侧枕叶视皮质（图 3-11）。这种重排是由于左右眼发出的轴突在视交叉内重新分布、改变路径形成左右视束所致。

注视点左侧的图像投射到右眼颞侧半视网膜和左眼鼻侧半视网膜。右眼视神经中来自颞侧半视网膜的轴突不交叉，直接进入右侧视束。左眼视神经中来自鼻侧半视网膜的轴突在视交叉内交叉到对侧后，进入右侧视束。类似的，形成左侧视束的轴突对应于右半侧视觉空间。由此而言，双眼代表颞侧视野的轴突（来自鼻侧视网膜）经交叉后进入对侧视束，而代表鼻侧视野的轴突不在视交叉内交叉（图 3-12）

直接进入同侧视束。代表颞侧（更大的）视野的轴突比鼻侧多，因此，在视交叉内进行交叉的神经轴突（53%）较不交叉的为多。据报道，代表中央颞侧视野的轴突（来自黄斑区的轴突）在视交叉内的位置较为靠后，而代表上方颞侧视野的轴突（鼻下方的神经纤维）交叉位置较为靠前。

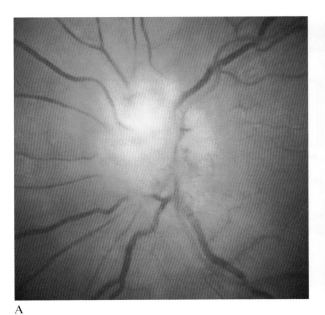

A

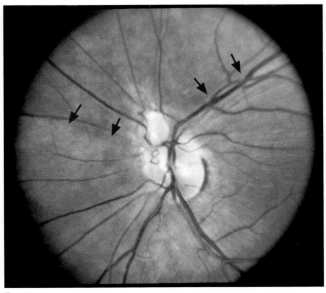

B

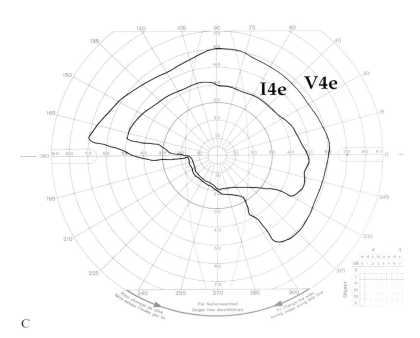

C

图 3-10　视盘／神经纤维层病变：视盘周围弓形体病脉络膜视网膜炎

　　女性患儿，13 岁，左眼视力下降 1 周。A：眼底检查发现视盘周围水肿，玻璃体内可见细胞。进一步检查发现弓形虫抗体效价增高。B：口服抗生素和激素治疗后，病灶部位以及相应的炎症反应明显好转，但视野缺损未改善。尽管病灶很小，但因神经纤维层和邻近的视盘受累，导致通过病变区域的全部轴突萎缩。检眼镜下可见神经纤维层缺损边缘的条带（箭头所示），绿光（无赤光）下显示效果最佳。C：Goldmann 视野检查显示自生理盲点向鼻侧和颞侧延伸，至周边视野包围成一个大的楔形缺损，和神经纤维层的缺损区域相对应

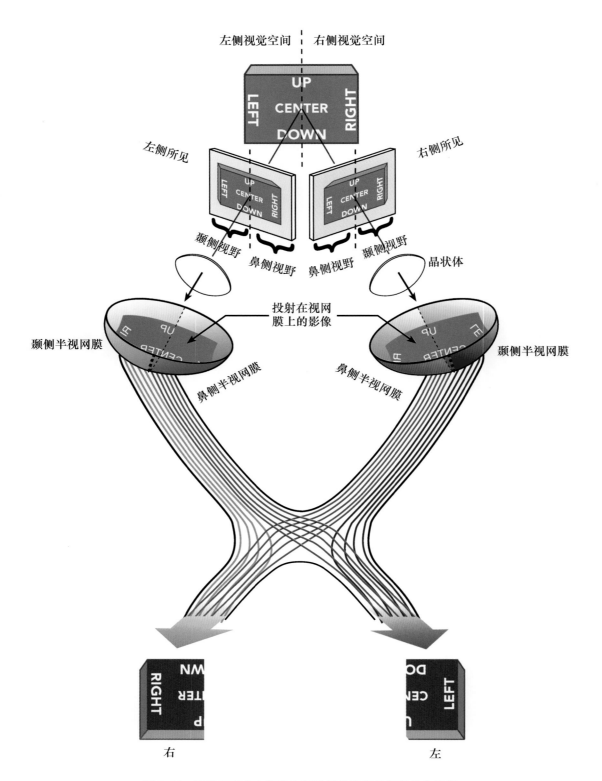

图 3-11 视觉系统中右侧和左侧半视觉空间的信息分布路径

注视点右侧视觉空间的信息投射至左侧视觉皮层。发自右眼鼻侧半和左眼颞侧半视网膜的轴突需向左侧视觉皮层走行（反之左侧视觉空间信息投射也遵循类似的路径）

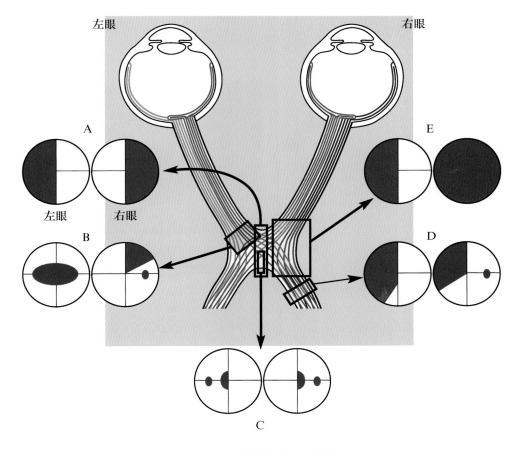

图 3-12　视野缺损类型：视交叉

　　视交叉病变导致的视野缺损有其特征性。A：双颞侧视野缺损。这种类型的视野缺损由视交叉体部的交叉纤维病变所致（图 3-13、图 5-4、图 5-6）。B：交界性暗点。视神经和视交叉连接处的病变造成同侧眼的视神经相关视野缺损和对侧眼的颞上视野缺损（图 3-15，图 3-16，图 5-5）。C：双颞侧旁中心视野缺损。累及视交叉后切迹处中心交叉纤维的病变可以导致此种类型的视野缺损。D：非一致性同向性视野缺损。视束病变导致的视野缺损是同向性的（视交叉后视觉通路病变），与视觉通路上更靠后的病变相比，其视野缺损更为不一致（图 5-8、图 5-9）。E：累及整个半侧视交叉的病变会导致同侧视神经和视束的损伤，仅遗留对侧眼的鼻侧半视野（图 3-16、图 4-28、图 5-7）

视野缺损

　　视交叉内这种轴突的走行形式在视网膜上形成一条经过黄斑的垂直线（假想线），两侧神经节细胞轴突沿此线精确分离。因此，以垂直子午线为边界的视野缺损是典型的视交叉体部或视通路上更为靠后（视束到视皮质）病变的视野缺损类型，而这种视野缺损在视交叉之前的视觉传导通路（视神经或视网膜）的病变中很少见。所有位于两条视神经在视交叉处汇合点之后的病变都会造成双眼视野的改变。因此，对于所有视力下降的患者，即使其主诉仅涉及一眼，了解双眼的视野状态也非常重要。

双颞侧视野缺损

　　累及视交叉中央体部的病变主要影响的是交叉纤维，而这些纤维代表了双眼的颞侧视野。此种情况下的双颞侧视野异常很少表现为绝对的、对称的、双颞侧半的视野缺损（图 3-12A、图 3-13），而以双眼不对称的视野缺损更为常见，双眼颞侧视野损伤的程度不同，也可累及中心视野。偶尔，前部视交叉的病变可仅影响到一眼的交叉纤维，造成单眼颞侧视野缺损，此时需和非器质性病变进行鉴别。累及视交叉后切迹的病变（黄斑交叉纤维）可能会造成双眼颞侧旁中心的视野缺损（图 3-12C）。沿垂直子午线分布的双颞侧视野缺损几乎可以肯定诊断视交叉体病变，但其他情况也可以导致这种视野损害（表 3-2，图 3-14）。

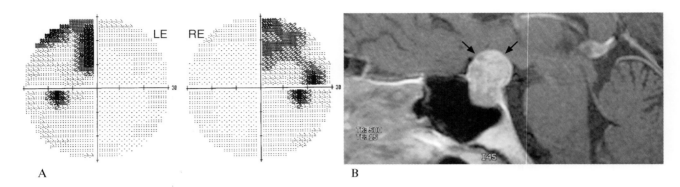

图 3-13　视交叉压迫导致的视野缺损

女性患者，39 岁，主诉视物模糊和持续的轻微头痛。A：位于垂直子午线一侧的双颞侧视野缺损。这表明病变累及视交叉体部。B：MRI（加强矢状位，T1 加权像）显示蝶鞍 / 蝶鞍上一肿物异常增强信号，表现与垂体腺瘤一致（箭头）

　　理论而言，双鼻侧视野缺损是由颈动脉或其他病变压迫视交叉两侧引起的，但此种情况极其少见。双鼻侧视野缺损几乎都由双侧视神经病变导致，而非视交叉压迫所致。绝对的双鼻侧偏盲没有生理依据，需考虑非器质性的视野缺损。

表 3-2　导致双颞侧视野缺损的原因

视交叉体病变：
　　通常沿垂直子午线分布（图 3-13），可能同时有视神经相关视野缺损与之重叠。
"大生理盲点综合征"：
　　如多发性一过性白点综合征（MEMDS）、急性区域性隐匿性外层视网膜病变、急性特发性生理盲点扩大综合征（AIBSE）等。其特点包括：不局限于垂直子午线的一侧、缺乏眼底改变以及 ERG 异常（第 6 章）。
高度近视视盘斜入：
　　颞侧视盘旁萎缩弧或视网膜凹陷导致生理盲点向中心凹延伸。视野缺损可以是萎缩弧引起的绝对暗点，或视盘颞侧视网膜凹陷导致的屈光性盲点，不局限于垂直子午线的一侧。常见于眼轴长（高度近视）的患眼（图 3-14），但视盘异常还需考虑是否合并其他的颅内病变。
视盘水肿引起的生理盲点扩大：
　　水肿引起的视盘扩大导致视盘周围视网膜向外上方移位，引起相对的和绝对的生理盲点扩大。视野缺损以生理盲点为中心，注视点不受累及（图 4-20）。
双侧视神经病变伴中心性视野缺损：
　　以中毒性 / 营养性和遗传性视神经病变最为常见。这些暗点范围常累及中心视力，不局限于垂直子午线的一侧（图 4-33 ～图 4-35）。
罕见原因：
　　象限性视网膜色素变性，睑皮松弛症（上睑外侧下垂）。

交界性暗点

　　交界性暗点是视神经和前部视交叉连接点处损害所致的视野表现（图 3-12B）。通过视交叉最前部的神经轴突来自对侧眼鼻下方的视网膜（框 3-2）。因此，视神经和视交叉连接处的病变会导致对侧眼颞上方的视野缺损，此外，视神经病变还可导致同侧眼相应的视野缺损（图 3-15、图 3-16）。**颞侧视野缺损**

通常没有症状，除非检查者坚持要了解双眼的视野状态，否则很难被发现。

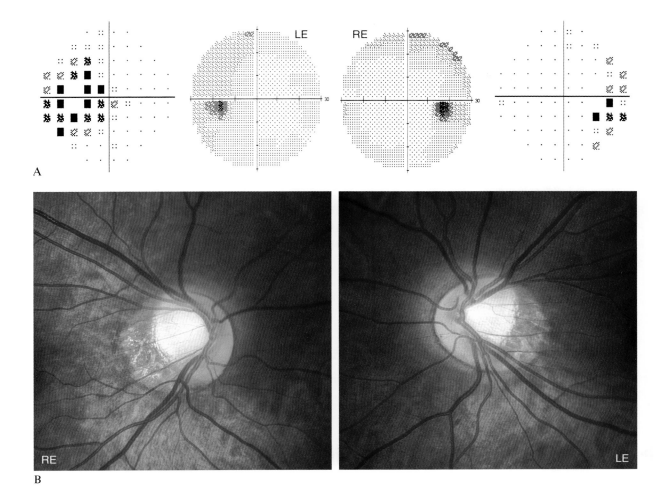

图 3-14　近视伴视盘倾斜患者，双颞侧轻度视野缺损

　　24 岁男性，身高 7 英尺（2.134m），在进行常规眼科检查时，通过筛选倍频技术（FDT）视野检查发现了双颞侧视野缺损。此时需考虑是否存在垂体肿瘤的可能（伴有可疑性肢端肥大和双侧视野缺损）。不过，随后的脑部磁共振（MRI）发现，视交叉、垂体和脑都未见异常。A：Humphrey30-2 阈视野测量结果发现了双颞侧轻微视野缺损（在图示的整体偏差图中最为明显），不以垂直子午线为界。B：眼底检查显示视盘异常倾斜，视神经的倾斜插入伴随着视盘颞侧盘周视网膜的轻微凹陷，导致"屈光不正性暗点"，当患者处于最佳矫正视力状态时，此区域因聚焦不清而无法得到清晰的物像

框 3-2　Wilbrand 膝？

　　代表颞上方视野的轴突（鼻下方神经纤维）在视交叉前部通过时，形成一个弯曲向后延伸进入对侧眼视神经内形成视束。此概念是由 Hermann Wilbrand 对一例单眼眼球摘除术后的患者进行视交叉尸检后，于 1904 年提出的。单眼视神经的完全性萎缩使得观测健眼视神经轴突的走向成为可能，可见健眼的视神经轴突越过视交叉，并且向前环形进入对侧萎缩的视神经中，此结构被称为 Wilbrand 膝。此概念基本上已得到临床验证，视交叉前部的病变常影响对侧眼颞上方视野，并且从视神经发展到视交叉的病变会一开始表现为颞上方的视野缺损，随后进一步发展影响到下方的视野（图3-16）。然而，Horton 于 1997 年发现，上述"膝"是单眼眼球摘除后形成的假象（健眼的神经轴突因瘢痕萎缩而被牵拉向对侧视神经），并且，在无视神经萎缩的尸检标本中未发现此"膝"。因此，认为根本就没有 Wilbrand 膝，关于下方交叉走行的神经轴突（代表颞上方视野）和对侧视神经以及视交叉结合处的距离最近的理论是正确的，但并没有向前形成一弯曲后再进入对侧视神经。

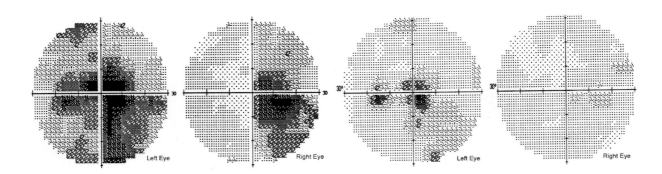

图 3-15 交界性暗点

24岁女性，多发性硬化患者，主诉左眼进行性加重的视物雾感。右眼视力20/20，左眼视力20/200，双眼视盘外观正常。Humphrey视野检查显示左眼中心暗点，但意外发现了右眼颞侧的视野缺损，此即为交界性暗点（上方）。磁共振（MRI）证实左侧视神经与前部视交叉连接处存在脱髓鞘性神经病变，导致来自右眼鼻侧的（代表颞侧视野）部分神经纤维受累。此时可考虑大剂量激素静脉输注进行治疗，但此患者未经治疗病情自行好转。之后的视野检查显示了右眼颞侧视野缺损的恢复以及左眼中心视野暗点的显著改善（下方）。最终，患者左眼的视力提高到20/30

联合性视野缺损

肿瘤是同时损害视交叉及其邻近结构的最常见病变（详细介绍见第五章）。因颅内肿瘤的大小、部位各异，其对视觉系统所造成的压迫性损伤也各有差别，常同时累及视神经、视交叉以及视束。因此，视交叉的病变常常导致复杂的视野缺损（图3-12E）。

▶ 视交叉后病变所致的视野缺损

视觉传入系统后部（视交叉后）的病变导致同向性、一致性程度不同的视野缺损，单侧病变可不影响视力（框3-1）。下面将首先对这些重要的视野缺损类型作总的介绍，而后讨论视束、外侧膝状体、视放射和枕叶病变所导致的特定类型的视野缺损。

同向性视野缺损

视束内的视神经轴突来自双眼且代表着同侧视觉空间的信息（图3-11）。例如，右侧视束代表了左侧的视觉空间，即左右眼左侧的全部视野。视束的轴突在同侧的外侧膝状体换元，而后通过视放射向同侧大脑枕叶皮质传递视觉信息。因此，视束和视束之后的视觉通路病变会导致同向性的视野损害，即病变对侧的、不越过垂直子午线的视野缺损（表3-1）。例如，右视束、外侧膝状体或枕叶的病变会导致左侧同向性的视野缺损。

一致性与非一致性

两眼分别看到的视觉空间互相重叠但又存在着略微的差别。例如，右眼的颞侧和左眼的鼻侧所看到的都是右侧视觉空间的图像就是如此（图3-1）。视皮质把双眼视觉空间图像之间的轻微差别进行融合，

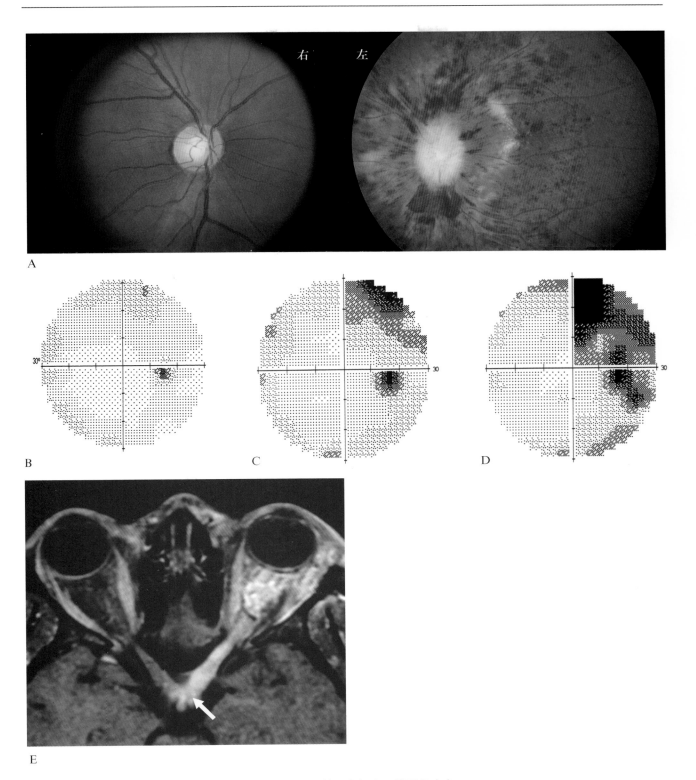

图 3-16 由视神经向视交叉进展的病变

非洲裔美国男性，27 岁，主诉左眼快速视力下降至无光感。通过检查诊断为神经系统结节病。患者对激素治疗和随访的依从性都较差。A：左眼视神经发现了大范围渗出，右眼眼底和视盘都正常。B：右眼自动视野计检查未见明显异常。C：2 个月之后，右眼出现了颞上视野缺损，提示视神经病变已向后方发展，并且已到达视神经和视交叉连接处。D：4 个月之后，颞侧视野缺损的扩大提示病变已侵犯了视交叉。E：MRI（轴向）结果显示，整个视神经均表现为增强信号，且增粗，同时，视交叉也受到累及（箭头所示）。本病例为视神经的病变导致了同侧眼黑蒙的情况下、最严重的交界性暗点的例子

从而形成了深度的感知。在两眼分别形成的两幅画面中的视觉信息向大脑传递的过程中，其起源相距很远（起源于两只不同眼中的视网膜神经节细胞），但是神经纤维轴突最终都在一侧的大脑枕叶汇合。在一侧视束中，来自双眼的神经轴突在到达外侧膝状体之前依然独立走行，相距较远。在外侧膝状体到枕叶皮质的走行中，双眼相应的轴突越来越互相靠近，最终到达枕叶原始视皮质的同一个位点。因分别代表双眼相应视野区域的神经轴突和皮质神经元距离在枕叶皮质距离很近，枕叶的病变导致的同向性视野缺损在形状和深度上几乎完全对称一致，此类视野缺损即为高度一致性视野缺损。视束的病变也会导致同向性的视野缺损，但因来自双眼的神经轴突距离上相对较远，其所致的视野缺损可能是非一致性的（在形状和深度上不完全相同）。由此产生了一个规律：**在视交叉和枕叶之间的通路中，越往后的病变（越靠近枕叶的）越倾向于一致性较高的同向性视野缺损**。因无法评估其一致性的程度，完全的同向性偏盲（可发生在视束到视交叉之间任何部位的病变）不能用于定位病变在后部视觉通路的位置（图 3-17B、图3-18）。

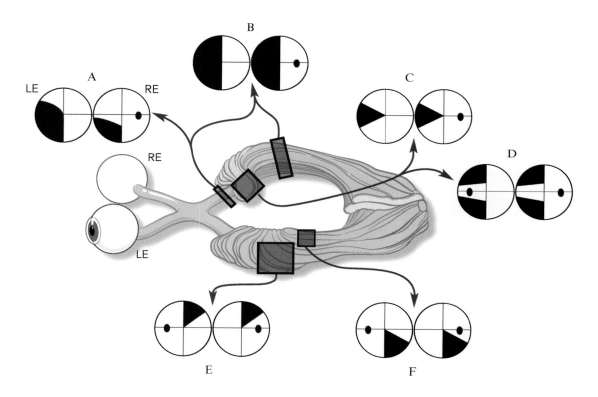

图 3-17　视野缺损的模式：视束、外侧膝状体和视放射

　　A：右侧视束病变会导致左侧非一致性的同向性视野缺损（图 5-9）。B：完全的左侧同向性偏盲可以将病变定位在视交叉之后，但因不能根据其一致性程度精确定位，病变的具体定位不详（图 3-18）。C、D：右外侧膝状体的缺血会导致左侧象限盲，此类不常见的同向性楔形视野缺损尖端指向固视点且横跨在水平子午线上。或者，与此相反，出现不累及水平子午线的视野缺损。偏盲的形态同外侧膝状体核内部的结构及血供有关（图 5-12）。E：颞叶病变会导致同向性上方象限的视野缺损，或者至少是同向性的上大于下的象限性视野缺损。F：顶叶病变会导致下大于上的同向性视野缺损（图 5-14）

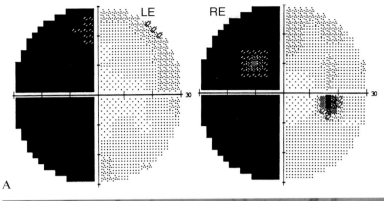

A

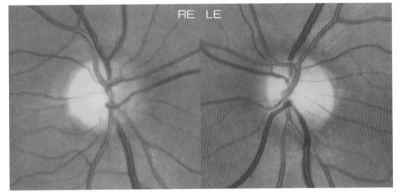

B

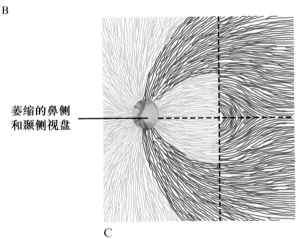

萎缩的鼻侧和颞侧视盘

C

图 3-18　视束综合征

　　女性患者，43 岁，因空难遭受了严重的闭合性头部撞击伤。A：表现为左侧完全性同向性偏盲，此视野检查结果可以是视束到枕叶皮质的任何部位的损伤所致。因此不能用于定位损伤部位。B：右侧视盘颜色轻度变淡，伴随上方和下方的神经纤维层缺损。左侧视盘（存在颞侧视野缺损的眼）表现为"领结形"萎缩，苍白向颞侧和鼻侧延伸。左眼同时存在 0.6LU 的相对性传入性瞳孔障碍（RAPD）。左眼视盘苍白以及 RAPD 为临床提供了该完全性右侧同向偏盲是右侧视束损伤所致的诊断依据。C：源自鼻侧视网膜（因而代表颞侧视野）的视神经轴突的丢失形成了特征性的"领结形"视盘苍白

对视力的影响

　　单眼的同向性偏盲即使表现为完全性视野缺损，也可以不影响视力。左侧大脑半球的病变可影响患者的阅读能力（失读症），但不影响视力。存在同向性偏盲的患者仅能辨认视力表上视野保留侧的字母。双侧后部视觉通路的病变导致的双侧均出现同向性偏盲，则会导致双眼对称性的视力下降。

▶ 视束

　　瞳孔纤维在到达外侧膝状体之前就从视束中分离出来，走行入上丘臂，最终和中脑的顶盖前核形成

突触。相对于代表鼻侧视野的神经纤维来讲，代表颞侧视野的神经纤维传入光反射通路的成分更多，因此在损伤时对瞳孔光反射的影响更大。因此，右侧视束的损伤会导致双眼同向性非一致性的视野缺损（图 3-17A）。而且，病变对侧眼会出现轻微的 RAPD。和所有外侧膝状体前的病变相似，随着时间延长，神经突触的萎缩会逐步导致视盘苍白。在有些患者中，对侧眼的视盘苍白会表现为"领结征"（图 3-18）。

▶ 外侧膝状体

解剖结构

外侧膝状体是双眼视网膜神经节细胞轴突的目的地。各侧的视束终止于对应的外侧膝状体，视网膜上不同起源部位的轴突与不同层次的外侧膝状体形成突触（详见第五章）。

视野缺损

外侧膝状体的孤立性病变很少见，且常与血管性疾病有关。视野缺损为同向性，但有时不一致。并且，由于特殊的神经结构和血供特征，会形成特殊的象限性视野缺损（图 3-17C、D，图 5-12，图 3-19）。

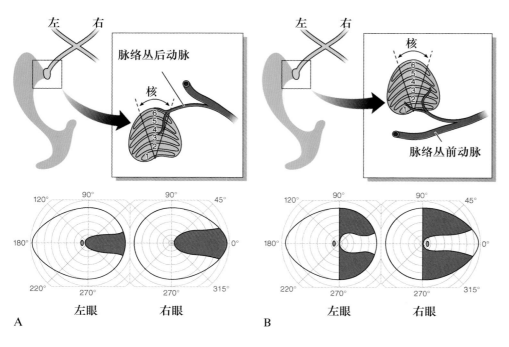

图 3-19 外侧膝状体性象限盲

如果脉络丛后动脉阻塞，外侧膝状体的血管病变就会影响到外侧膝状体核的中央区，而如果脉络丛前动脉阻塞，血管病变会影响到核的周围区域，从而导致两种特殊的同向性视野缺损（引自 Kline LB. 神经眼科学综述指南. 第七版. Thorofare, NJ: SLACK.2013）

▶ 视放射

解剖结构

起自外侧膝状体的神经元轴突投射至大脑后极的枕叶皮质。初级视皮质（Brodmann 17 区）位于双侧大脑半球的最后部，向上、向下朝各大脑半球的中间部延伸，并进入距状裂中。上方的投射纤维由外侧膝状体穿过顶叶投射至距状裂的上方，代表下方视野；而下方的投射纤维后方直接对应的是脑室系统颞侧角，因此不能直接向后延伸，而是向前形成一个弯曲（Meyer 环），走行于脑室系统外缘，向前穿过颞叶，然后重新回到与位于上方顶叶内的纤维平行的方向向后走行，代表上方视野（图 3-17）。代表周边视野的纤维向前绕行得更多些，离颞叶前部尖端约 5cm 处。因此，颞叶切除术治疗顽固性癫痫的范围若超出了此点，将会切断上述纤维，导致上方同向性的视野缺损。

视野缺损

视放射病变所致的视野缺损是同向性的，并且病变越往后，视野缺损的同质性越高。颞叶病变会导致上方同向性视野缺损，或者至少是上方重于下方的视野缺损（图 3-17E）。经典表现是上方同向性、扇形的视野缺损，形似"天上的馅饼"。顶叶病变会导致下方重于上方的同向性视野缺损（图 3-17F）。顶叶病变的患者很少首诊于眼科医生，因为这些病变会导致伴随的严重神经系统症状，以至于患者意识不到视野的缺损（或有相关的主诉）。这些神经系统症状同时也会导致多数患者无法进行正规的视野检查。

▶ 视皮质

解剖结构

初级视皮质从大脑后极沿着左右大脑半球的内侧面延伸，再深入到距状裂的皱褶中。枕叶后极代表中心视野，而周边视野则对应着大脑半球枕叶更深处的沟回（图 3-20）。以距状裂为界，将视网膜上半部（代表下半视野）和下半部纤维投射区域（代表上半视野）分隔开。

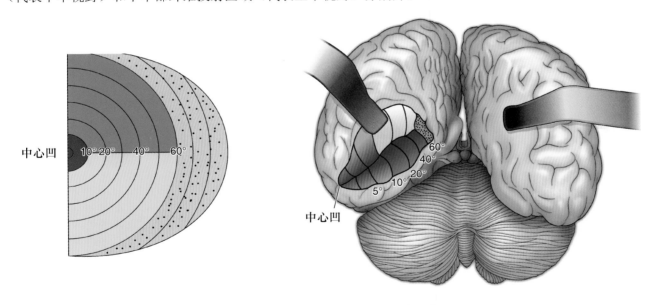

图 3-20 大脑皮质图和相关视觉区域

大脑后极向两侧分开（暴露内侧面）形成两个半球，图中可见距状裂（左脑半球）。彩色阴影部分代表初级视皮质。中心视野区域（黄斑中心凹）对应着枕叶尖端，以此区域为中心逐渐向远端延伸，代表着相应的周边视野。图中标示了左侧视皮质（下图）与右侧视野（上图）的对应关系。中心视野所对应的视皮质范围明显大于周边视野所对应的皮质区域：初级视皮质中超过 80% 的区域均对应着中央 30° 的视野，60° 范围以外的皮质区域（点状区）所对应的是单眼的颞侧新月视野区

枕叶的后极及其内侧面 40% ～ 50% 的区域都对应着中心视野（图 3-20）。在前面的视网膜解剖学章

节中强调过，代表着中心视力的黄斑区在其很小范围内神经节细胞和轴突高度密集，而如此小区域的黄斑视网膜神经纤维对应着与之很不相称的、较大的视皮质区域。

视野缺损

枕叶病变导致的视野缺损是同向性的，并且具有高度一致性，其他相关特征将会在下面进一步介绍。

分水岭梗死

枕叶皮质的尖端（后极）是大脑中动脉和后动脉支配区域的分水岭。低血压事件因造成颅内灌注不足可致分水岭性缺血梗死，最终将导致中心性同向性的视野缺损（图 3-21B、C）。小范围旁中心性的视野缺损会导致视物模糊和阅读困难，但视力和眼底检查结果可以正常，因此正确诊断比较困难（图 3-22）。

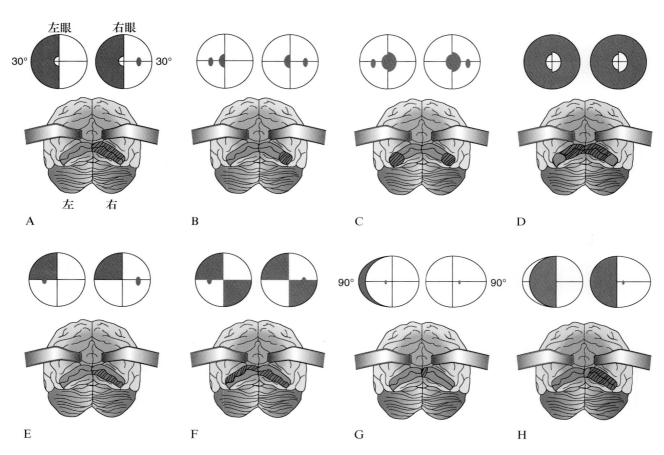

图 3-21　枕叶病变的视野缺损类型

图示为暴露枕叶内侧面，显示大脑病变以及相应的视野缺损类型。A～F：自动视野计测量所得的视野（30°范围）；G～H：Goldman 视野计测得的视野。A：右枕叶梗死导致的同向性偏盲伴中心视野回避。B：右枕叶尖部大脑中动脉和大脑后动脉之间的分水岭梗死导致双左侧同向性中心性视野缺损（图 3-22、图 5-17）。C：双侧枕叶尖部病变导致双眼中心性视野缺损。此种情况可由严重低血压所致的分水岭梗死导致。D：双侧枕叶梗死引起双侧同向性视野缺损，伴中心视野回避。此种情况多见于双侧大脑后动脉循环先后发生梗阻，同时发生梗阻较为少见。E：右枕叶距状裂下部病变，导致左侧上象限的同向性视野缺损（图 3-23）。F：一侧枕叶距状裂以上部位及另一侧距状裂以下部位的梗阻，造成此特殊类型（棋盘格样）的双眼同向性视野缺损。G：左眼颞侧新月状视野缺损，右眼无相应的视野缺损，为右枕叶内侧面最前方病变所致。H：右眼除初级视皮质最前端之外的枕叶视皮质病变，导致左同向性偏盲，左眼颞侧新月状视野回避（图 3-25）

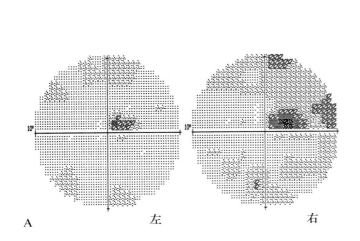

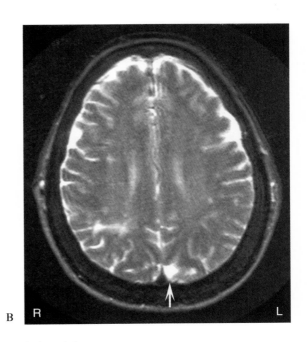

图 3-22　较难检出的同向性旁中心暗点

女性患者，66 岁，表现为突发视物模糊，阅读时尤为明显，诉阅读时经常漏掉字词。但是视力检查为 20/20，Humphrey30-2 视野检查也正常，双眼检查亦未见异常。A：直到进行了 Humphrey10-2 视野检测以后，才明确导致其主诉的原因。检查的结果显示：双眼右侧旁中心视野微小暗点（注意：此项检查仅 10°而非 30°范围）。B：MRI 证实了左脑枕叶后极的梗死性病变（箭头）

黄斑回避

所有的单眼视交叉后病变都不影响中心视力，但黄斑回避指的是枕叶病变导致的同向性视野缺损有中央 5°以内视野存留的现象（图 3-21A）。这种情况多见于缺血性病变累及大脑后动脉，而大脑中动脉依然供应大脑皮质尖端，因此保留了相应的中心视力。

视野损害遵循水平分界线

视皮质被距状裂分为上下两部分（由不同来源的血液供应），距状裂以上和以下的病变会导致水平线以下和以上的同向性视野缺损（表 3-1）。此种视野缺损总是以水平线为分界，且呈同向性，与视神经病变引起的视野缺损较易区分（图 3-21E、图 3-23）。

双侧枕叶病变

双侧枕叶尖端的病变可能导致双眼对称性视力下降（不同于单侧枕叶病变），伴双侧同向性中心视野缺损。仔细检查视野会发现垂直子午线附近大小不对称的同向性视野缺损（图 3-21C）。相反的情况是，不累及枕叶尖端的双侧枕叶梗死会导致除中心视岛之外的周边视野缺损（图 3-21D、表 3-3）。一侧枕叶距状裂以下部位及另一侧距状裂以上部位的梗死，会导致不常见但形态特殊的双眼同向性象限性视野缺损（棋盘格样）（图 3-21F）。双侧枕叶梗阻常不对称，但常导致同向性且高度一致性的视野缺损（图 3-24）。

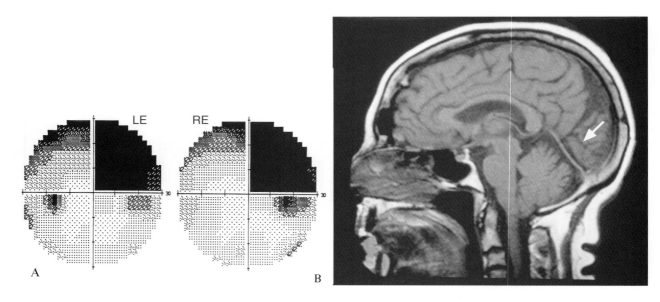

图 3-23　象限盲

　　女性患者，70 岁，常规体检中发现了视野缺损。此患者并未发现任何视力受损症状，否认卒中病史。A：Humphrey30-2 视野检查显示右上象限同向性偏盲（不超过水平线和垂直线）。B：MRI（T1 像）矢状位证实其左枕叶距状裂下方的视皮质萎缩，推测可能是陈旧性梗死所致

表 3-3　周边视野缺损伴中心视野回避

病变位置	疾　　病	备　　注
视皮质	双侧枕叶梗死伴黄斑回避	双眼视野受损，仔细检查可发现不超过垂直线小的的视野缺损。眼底镜检查正常
视盘	进展型青光眼 视盘玻璃疣 慢性萎缩性视盘水肿	视盘呈严重的青光眼性萎缩（视杯）。视野检查发现中心视岛和不越过水平中线的鼻侧阶梯 可见的或埋藏型视盘玻璃疣（图 4-40） 通常双侧受累，但可不对称（图 4-25）
视网膜	视网膜中央动脉阻塞，睫状视网膜动脉未受累 视网膜色素变性	视网膜急性水肿，但是睫状视网膜动脉供血区不受累（图 4-4） 为双侧性（图 3-6）
其他	非器质性视力下降或自动视野检查异常	存在非器质性视力丧失的患者常表现为视力差（提示应存在中心暗点），但其视野检查表现为显著的视野缩窄，伴中心视力完好，互相矛盾

颞侧新月区

　　初级视皮质最深部对应着对侧眼颞侧 30°范围的视野区域（颞侧新月区），而鼻侧视野不存在此区域，因此明显小于颞侧视野。除此区域外，其他部位的初级视皮质都接受双眼视神经的传入（图 3-1）。有时，当大脑后动脉阻塞时，该颞侧新月区不会受累（图 3-21H、图 3-25）。而此处视皮质的孤立性病变则可导致单眼颞侧新月区的视野缺损（与枕叶病变均导致双侧同向、一致的视野缺损的规律不符），但此种现象比较罕见（图 3-21G）。

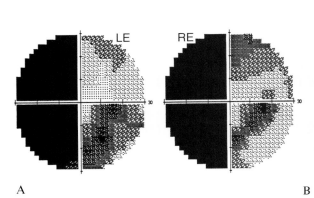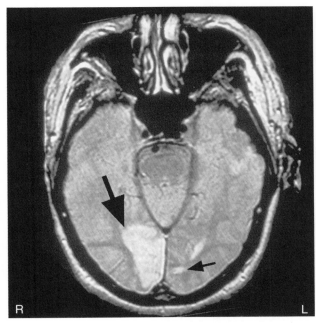

图 3-24　双侧枕叶梗死

　　男性患者，82 岁，主诉左眼视力突发视力下降。双眼的视力均为 20/30。A：Humphrey30-2 视野检查证实左侧同向性偏盲，同时伴有右侧同向性且一致性的视野缺损。B：MRI（T1 加权相伴增强）显示相应的梗死：右侧枕叶皮质的大范围梗死（大箭头）以及左侧枕叶的微小梗死（小箭头），后者并未累及枕叶尖端（中心视野回避）

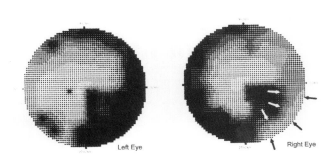

图 3-25　颞侧新月区回避

　　左侧大脑后动脉阻塞致枕叶缺血患者的全视野自动静态视野图（octopus 视野计）。视野测量范围为 90°，检测范围明显扩大，在 Goldmann 视野计上更为典型（注意左眼视野中生理盲点的位置）。箭头显示右眼颞侧的新月区视野保留。代表颞侧新月区的大脑枕叶视觉皮质在两半球中央沟的最前端，梗死未累及此处。颞侧新月区非常特殊，因为只有它是单眼的——它代表的是一眼颞侧 60°～90° 范围的视野，对侧眼的受限制的鼻侧视野（仅达周边 60°）范围中没有与之相对应的部分

▶ 要点

- 单眼的视野范围：颞侧 90°，鼻侧 60°，上下均为 70°。
- 白内障及其他前节疾病会导致弥漫性视野敏感度下降。
- 累及深层（外层）视网膜的疾病（如视网膜色素变性）所导致的视野缺损不以垂直或水平子午线为界。
- 影响视神经轴突、视盘或视网膜神经纤维层的疾病表现为与神经纤维走行相一致的特殊类型的视野缺损：如鼻侧阶梯、弓形暗点、水皮半侧性视野缺损、颞侧楔形缺损以及中心－盲点性视野缺损等。
- 即使患者仅诉一眼的视野缺损，也必须检查其双眼的视野状态。
- 累及视交叉中央体部的病变常导致双眼不对称的双颞侧视野缺损。

- 双鼻侧视野缺损常由双眼视神经病变所致，而非视交叉旁的压迫引起。

- 一眼的视神经相关性视野缺损同时伴有另一眼的颞上象限视野缺损，通常暗示着视交叉与视神经连接处的病变（交界性暗点）。

- 视束和后部视觉通路的病变引起双眼同向性视野缺损。

- 视交叉和枕叶之间的病变，病变越往后（越靠近枕叶）所导致的视野缺损的一致性越强。

- 因完全性同向性偏盲的视野缺损的一致性程度无法评估，无法据视野缺损的类型对病变部位进行准确定位。

- 单侧同向性偏盲不影响视力。

- 视束病变导致同向性、不一致性的视野缺损，常伴病变对侧轻度的 RAPD，以及"领结状"的视神经萎缩。

- 颞叶病变导致同向性视野缺损，上方的缺损程度较下方为重（常表现为上方楔形缺损）。

- 顶叶病变导致同向性视野缺损，下方的缺损程度较上方为重。

- 颞侧 60°～90° 范围的视野区域（颞侧新月区）仅为一只眼所见，其对应着代表性皮质区域为对侧初级视皮层的前部尖端，此部位仅接受单侧视觉纤维的传入。

- 枕叶梗死偶尔会导致对侧眼颞侧新月区回避的完全性同向性偏盲。

- 枕叶病变常导致除中央 3°～5° 视野以外的同向性全视野缺损。

第 4 章

视神经疾病

在第 3 章中，视觉感觉系统中轴突的组织排列是理解各种视野缺损形式的基础。本章，前部视觉感觉系统的神经解剖学是理解视神经异常及其临床表现的前提。

▶ 视神经的解剖

视神经起源于视神经节细胞从巩膜穿出眼球的交汇处，在解剖上终止于与对侧视神经轴突融合的视交叉处。视神经在解剖上又分为眼内段、眶内段、管内段和颅内段（图 4-1）。

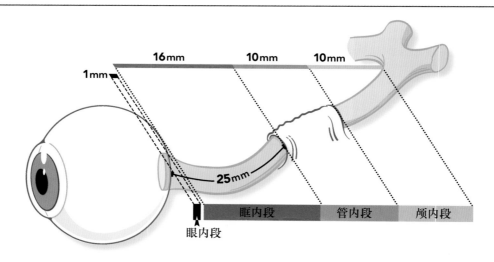

图 4-1　视神经的解剖分段

球内段

视神经的短的球内段通常是指视盘，这部分可通过检眼镜看到，称为视盘。视盘通常为椭圆形，内径为 1.5 ～ 1.75mm，通常其长轴位于垂直位。大多数情况下，在视盘中央可以看到轴突很少的视杯，其周围环绕粉红、环形的神经视网膜盘沿（图 4-2A）。组成盘沿的神经轴突是"尾部"朝向我们的——它们从视网膜神经纤维层传过来，然后成直角进入巩膜通道内。尽管轴索的数量在正常人中相对恒定，但是巩膜通道的直径则是因人而异。当巩膜通道小，轴索则被挤压在一个狭小的空间（图 4-2B）。这些小的、没有视杯的视盘常被称为"高危视盘"，因为它们通常跟视盘梗死［前部缺血性视神经病变（AION）］相关。巩膜通道开口大者常见大视盘和中央大视杯，可能会被误诊为青光眼的特征性病理性大视杯。

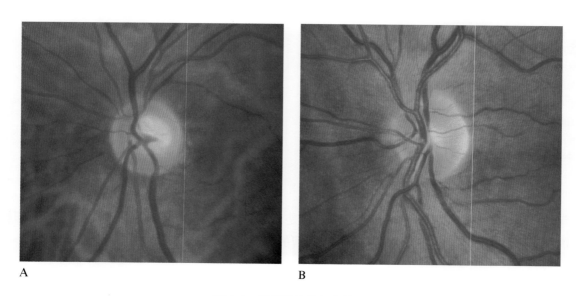

图 4-2　检眼镜下的视盘外观

A：正常的左眼视盘，杯盘比为 0.5。注意神经视网膜盘沿为粉红色，中央可见视网膜动脉和静脉，并且可以看见其血管的分支。B：正常的左眼视盘，杯盘比 <0.1。这种视盘的形态可能增加发生前部缺血性视神经病变的风险

　　视神经轴突穿过筛板后汇集成束。这些纤维隔板是由巩膜组织延续而来，有将近 200 个开口。筛板进一步将视神经球内段分为筛板前、筛板、筛板后三部分。视盘水肿是由于轴浆流经筛板时堵塞造成筛板前轴索的肿胀而引起。轴浆流停止和视盘水肿可由压迫、缺血、中毒或炎症等引起，不具有疾病特征性。

　　在眼球后，2 ～ 6 根睫状后短动脉（眼动脉的分支）在视神经周围以环形排列穿透巩膜。这些血管在脉络膜层形成一个不完全的吻合环（Zinn-Haller 动脉环），供应了高流量的脉络膜循环和视盘。虽然视网膜中央血管自视盘穿过，但几乎不对视盘提供血供（图 4-3）。血栓形成、低血压、血管炎性闭塞或其他疾病导致睫状后动脉的血供不足会导致缺血性视神经病变的发生。

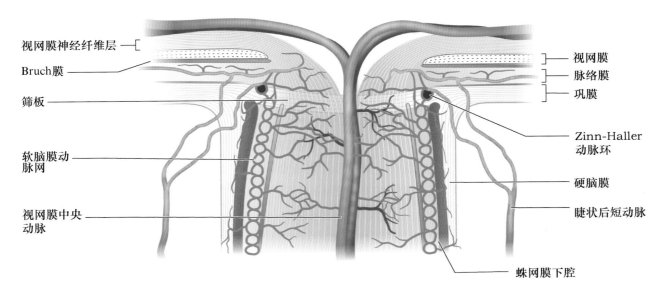

图 4-3　前部视神经解剖和血供

注意观察有丰富的软膜血管网以及部分来自视网膜中央动脉的血管滋养球后视神经。与此形成对照的是，筛板前及筛板部分的神经没有视网膜中央动脉的供给，只是依靠睫状后短动脉供血，后者还需负责脉络膜丰富的血供。（引自 Weinstein JM. The pupil. In Slamovits TL, Burde R，associate editors. Neuro-ophthalmology，vol 6. In Podos SM，Yanoff M，editors: Textbook of ophthalmology. St Louis，1991，Mosby.）

　　筛板前及筛板处的视神经轴突中存在大量的线粒体，通常认为其原因是，这些无髓鞘的视神经进行电信号传导需要更多的能量。这也许可以解释为什么筛板前的视神经易患影响线粒体功能的疾病，如遗传性、毒性和营养失调，以及如前部缺血性视神经病变和青光眼等因素。

眶内段

　　穿过筛板后，神经节细胞轴突就有了髓鞘，使视神经直径增大两倍，直径超过了 3mm。髓鞘是由少突胶质细胞构成，在中枢神经系统的白质中也可见到。周围神经的髓鞘则是由施旺氏细胞构成。因此，视神经在组织学上是属于大脑白质而不属于周围神经。支持视神经属于中枢神经的临床证据：视神经不像其他脑神经一样可以再生；视神经炎在多发性硬化（一种影响大脑白质和脊髓的中枢神经系统疾病）中很常见。

视神经的眶内段从球后到眶尖约为 25mm。由于从球后到眶尖的空间距离仅有 15mm，所以视神经于此段有一个弧形弯曲，这部分额外的长度保证了眼球足够的活动空间而不受视神经的束缚（图 4-1）。在眼眶内，视神经被视神经鞘包绕，向后与穿过视神经管的硬脑膜相延续，向前由巩膜包绕。视神经鞘包裹着颅内脑膜组织的延伸——软脑膜、蛛网膜和蛛网膜下腔的脑脊液。增高的颅内压可以通过视神经管直接传导至视盘，导致双侧水肿（称视盘水肿）。脑膜瘤可以在眶内视神经鞘的硬脑膜上生长，就如同在颅内脑膜上生长一样。

在眶尖，视神经鞘和纤维环融合（Zinn 环），该纤维环是四条直肌和上斜肌共同的肌腱附着处。这种解剖结构解释了为什么球后视神经炎引起的视神经炎症会因眼球转动时诱发疼痛。

与视盘相比，眶内段视神经的血供更丰富充足。眼动脉分支在视神经表面形成大量纵向的软脑膜血管，后者进一步形成了穿向视神经中央的穿支血管。视网膜中央动脉在眼球后大约 10mm 处进入视神经，也为此段眶内段视神经进一步提供血液供应（图 4-3）。有如此强大的血液供应，球后视神经很少发生缺血，与此形成对照，视盘梗死则相对常见（如 AION）。

管内段

管内段视神经约有 10mm 长，起始于蝶骨小翼的视神经孔，终止于视神经穿出视神经管并进入颅内处。从眼眶开始，视神经管向内上方走行并进入颅内。薄纸样的骨片将视神经管从与蝶窦分开，这段视神经在蝶窦外侧壁呈凸起状。除了视神经外，视神经管内还走行眼动脉（部分还伴随有交感神经纤维）。

视神经管内的占位性病变（如视神经管内段脑膜瘤）不需要很大就可以对视神经造成压迫，进而引起视力下降，而且其在神经影像学上不易被发现。眶缘的加速或减速钝挫伤，能将力传递至视神经管，造成视神经撕裂、挫伤以及视神经剪切力的损伤，伴或不伴有视神经管骨折。视神经管内的出血或水肿可造成额外的缺血性损伤。

颅内段

颅内段视神经为视神经进入颅内处至视交叉部分。长度大约为 10mm，但是个体差异大（3～18mm）。视神经从颅底大约呈 45°向上，并在正中矢状面处交汇形成视交叉。视神经从视神经孔出来后，前床突位于视神经的外上方，下额叶和嗅神经索位于视神经的上方。此处视神经的血供包括位于外侧的颈动脉，以及位于上方的大脑前动脉和前交通动脉。颈动脉从海绵窦发出，眼动脉是其颅内第一分支，走行于视神经下表面，进入视神经孔。颈动脉-眼动脉瘤（通常较大且双侧发病）或颈动脉迂曲扩张和移位会造成颅内段视神经的压迫。

▶ 临床表现

获得性视神经疾病通常导致视盘苍白、病理性视杯加深或视盘肿胀。先天性视盘异常（将在本章末进行讨论），产生多种视盘异常表现，这很容易与获得性疾病相混淆。

视盘苍白和视杯加深

构成视神经的轴突，从内层视网膜到外侧膝状体的突触终端段走行过程中，任何部位都可能受到疾病的影响。致命性的轴突损伤会导致轴突逆行和顺行性变性，最终导致源头的视网膜神经节细胞死亡。远离视盘的轴突损伤可导致视神经功能障碍但不伴有任何急性视盘异常的表现。但随着时间的推移，视盘萎缩和视网膜内层的神经纤维层丢失会逐步明显，而且反映病损程度。大多数神经眼科的疾病，轴突的丢失表现为正常情况下呈粉红色的盘沿颜色变苍白，但是盘沿的容量无明显丢失。弥漫性视盘苍白是多种视神经病变的最终共同通路，因此不具有诊断意义。然而，节段性视盘苍白的部位却对诊断具有指导意义，如 AION 的节段性或水平性视盘苍白、视束损伤的单侧"领结样"萎缩（视交叉损伤则是双侧类似视盘改变），中毒性、营养性或遗传性的视神经病变所表现的特征性的视盘颞侧苍白（图 4-10D；图 4-34A，C；图 5-4B；图 5-9B）。轴突丢失也可表现为视杯加深。视杯增大是青光眼的特征性表现，但是也可见于其他视神经疾病。如果视杯加深但是残余的盘沿苍白，则提示存在青光眼以外的其他病因（图 4-39B）。

视盘肿胀（水肿）

"视盘水肿"这次词语原本的含义是：由血管渗出导致细胞外液潴留所致的视盘肿胀。但视盘肿胀的真正病理生理机制其实并非如此，所以用"视盘肿胀"则更为恰当。但在临床工作中这两个词语互换通用，在本书中我们采用了临床习惯最常用的"视盘水肿"一词。

筛板前轴突肿胀导致视盘隆起和增大。筛板前的轴突中富含线粒体，当此处轴突的正常顺向轴浆流被机械压迫、缺血或中毒性代谢过程所阻断时可导致轴突肿胀（图 4-4）。当视盘周围的轴突因肿胀而变得隆起和模糊时，视盘与周围视网膜之间原本清晰的边界也随之变得模糊。受损的轴突和视盘血管的渗出液也对视盘肿胀起作用。很多视神经的损害都可导致视盘肿胀（表 4-1）。增高的颅内压传递至由视神经鞘膜包绕的视盘，由于筛板处的压差，使得轴浆流停滞。前部缺血性视神经病变由于缺血而导致视盘肿胀。感染、脱髓鞘或巩膜炎引起的炎症，同样可造成视盘肿胀。由于视盘肿胀可由多种疾病过程所致，因此病史、体格检查、辅助检查（如神经影像）和临床病程都是诊断的关键。各个鉴别诊断重要的特征都列在图 4-5 中，各种疾病的细节都在本章讨论。

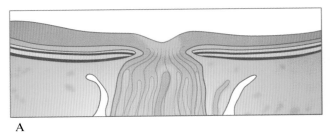
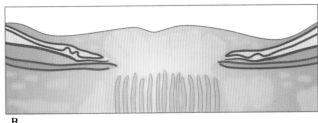

A

B

图 4-4　筛板前视盘水肿

A：正常视盘的横断面. B：视盘水肿的视盘横断面。注意观察筛板前肿胀是由于视盘水肿而致轴浆流停滞所致（引自 Liu GT，Volpe NJ，Galetta SL. Neuroophthalmology: Diagnosis and Management，Book with DVD-ROM. 第 2 版. Saunders/Elsevier，2010.）

表 4-1 视盘隆起的病因

视盘水肿（颅内压升高）

视神经炎

前部缺血性视神经病

    非动脉炎性

    动脉炎性（GCA）

    糖尿病性视盘病变

压迫

    Graves 眼病

    脑膜瘤

    眼眶肿物

浸润（炎性和肿瘤）

    结节病

    淋巴增生性障碍

    神经胶质瘤

感染

    梅毒

    莱姆病

    猫抓病

    弓形体病

Leber 遗传性视神经病（LHON）

静脉充血

    视网膜静脉阻塞

    视盘静脉炎

    硬脑膜海绵窦瘘

其他眼部疾病

    葡萄膜炎

    低眼压

    黄斑囊样水肿

系统性疾病

    高血压危象（恶性高血压）

    严重贫血

    低氧血症

    发绀型心脏病

    尿毒症

视盘肿瘤

    血管瘤，血管母细胞瘤

    黑色素细胞瘤

    转移瘤

外伤

毒物

    胺碘酮

    甲醛

假性视盘水肿

    异常视盘

    视盘玻璃疣

    神经胶质增生症

    视盘倾斜

GCA：巨细胞动脉炎。

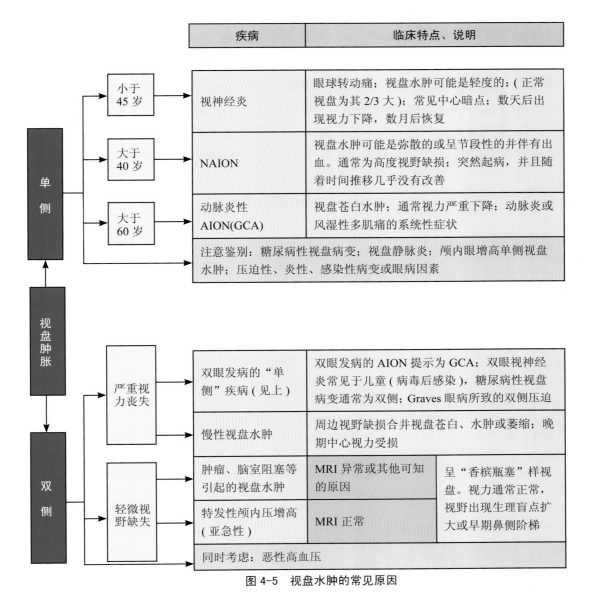

疾病	临床特点、说明	
视神经炎	眼球转动痛；视盘水肿可能是轻度的；（正常视盘为其 2/3 大）；常见中心暗点；数天后出现视力下降，数月后恢复	
NAION	视盘水肿可能是弥散的或呈节段性的并伴有出血。通常为高度视野缺损；突然起病，并且随着时间推移几乎没有改善	
动脉炎性 AION(GCA)	视盘苍白水肿；通常视力严重下降；动脉炎或风湿性多肌痛的系统性症状	
注意鉴别：糖尿病性视盘病变；视盘静脉炎；颅内眼增高单侧视盘水肿；压迫性、炎性、感染性病变或眼病因素		
双眼发病的"单侧"疾病（见上）	双眼发病的 AION 提示为 GCA；双眼视神经炎常见于儿童（病毒后感染），糖尿病性视盘病变通常为双侧；Graves 眼病所致的双侧压迫	
慢性视盘水肿	周边视野缺损合并视盘苍白、水肿或萎缩；晚期中心视力受损	
肿瘤、脑室阻塞等引起的视盘水肿	MRI 异常或其他可知的原因	呈"香槟瓶塞"样视盘。视力通常正常，视野出现生理盲点扩大或早期鼻侧阶梯
特发性颅内压增高（亚急性）	MRI 正常	
同时考虑：恶性高血压		

图 4-5　视盘水肿的常见原因

　　尽管有导致视盘肿胀的疾病很多，但详尽的病史及体格检查有助于将诊断范围缩小。通过了解视盘水肿是单侧还是双侧、患者的年龄以及视力下降的程度和持续时间就可以将最可能的诊断判断出来。缩写：AION，前部缺血性视神经病；GCA，巨细胞动脉炎；MRI，磁共振成像；NAION，非动脉炎性缺血性视神经病

　　癌细胞、炎性细胞和（或）感染性病原体浸润视盘是造成视盘隆起的另一种机制。通常，这些情况也会导致视盘肿胀。一些正常但存在变异的视盘可出现隆起因而造成视盘水肿的假象（表 4-2，图 4-43B）。

伴随体征

　　因轴突肿胀使得视盘迅速扩张可致视盘及盘周血管损伤，从而造成多个层面的出血：深层、盘周视网膜下出血、点状 / 斑块状视网膜内出血、神经纤维层出血（通常为火焰状）和（极少情况下）视网膜前或玻璃体积血（图 4-6、图 4-7）。棉绒斑为神经纤维层梗死所在，可出现在视盘或者视网膜神经纤维层

（图 4-8）。血管改变包括视盘表面毛细血管扩张（毛细血管床增多）或静脉淤阻（静脉内径扩张）。视盘和盘周视网膜的毛细血管扩张常见于 Leber 遗传性视神经病（LHON；图 4-35A）。视盘上的静脉血管侧支循环可见于视神经鞘脑膜瘤、慢性视盘水肿或视网膜静脉阻塞的代偿期。轴突肿胀导致的眼内段视神经直径增大，从而形成盘周视网膜脉络膜的同心圆性皱褶，称为"Paton 线"（图 4-6）。脑脊液压力增高可引起视神经鞘膨胀充盈，导致眼球后极部压陷，从而出现黄斑区脉络膜皱褶并呈放射状指向视盘，这种现象也见于 Graves 眼病或眶内肿物（图 4-9）。各种原因引起的视盘高度水肿均可伴发黄斑水肿（图 4-8），但最常见于感染或感染后自身免疫过程（视神经视网膜炎）所伴发的视盘水肿（图 4-32A）。

表 4-2　区别真性视盘水肿和变异视盘（假性视盘水肿）

变异视盘的常见特征
 直径小无视杯
 常有静脉搏动，但也可能没有
 自视盘尖部发出的视网膜中央血管增多（视盘血管分支增加）
 扇形或不规则视盘边缘，可见视盘玻璃疣
 血管穿过视盘边缘但不模糊
 FFA 通常不渗漏但是会着染
真性视盘水肿的共同特征
 除非极度水肿情况下，中央视杯一般还存在，
 视盘的"毛细血管床"增加
 盘周 NFL 混浊，使得穿过视盘边缘的血管变得模糊
 可见同心圆状盘周视网膜脉络膜皱褶（Paton 线）或放射状脉络膜皱褶
 小而亮"假性玻璃疣"：视盘长期水肿后沉积在视盘表面的脂蛋白样残留物
 视盘上或盘周的棉绒斑
 视网膜出血：线状出血（最常见），但也可能为点状、斑片状，视网膜下或视网膜前玻璃体下出血
 静脉搏动消失（然而，20% 的正常视盘也可无静脉搏动）
 FFA 上可见渗漏和着染

FFA：眼底荧光血管造影；NFL：神经纤维层。

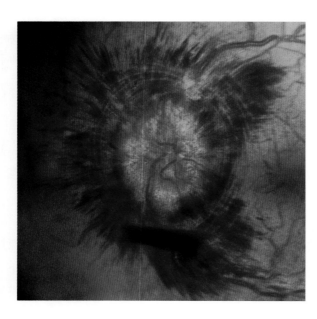

图 4-6　严重的视盘水肿

 患者有严重的视盘水肿，其颅内压增高并且有高血压。视神经隆起增大。神经纤维层出血（火焰状出血）和视网膜内出血（点状 / 斑块状出血）。肿胀的视神经隆起并向外侧推挤脉络膜和视网膜，形成盘周的同心圆状视网膜脉络膜皱褶，称为"Paton 线"

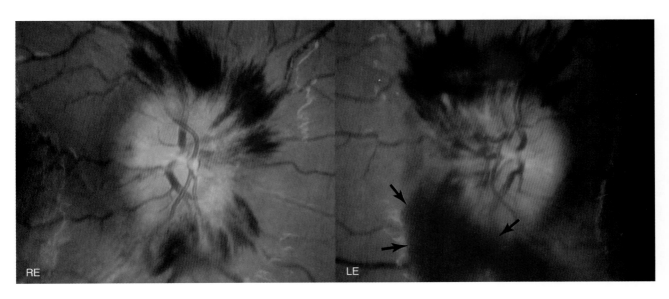

图 4-7　视盘水肿伴视网膜出血

　　该视盘水肿的患者出现视网膜神经纤维层（NFL）出血，呈火焰状出血，如右眼所见。出血的形态反映了神经纤维层在内层视网膜的分布。左眼在 NFL 出血的同时还存在视网膜前出血（箭头处）。视网膜前的血液可在视网膜表面流动，仅被玻璃体所限制，这类出血称为玻璃体下出血。视网膜前出血也可突破进入玻璃体腔，形成弥散的玻璃体积血，从而影响对视网膜的可见度

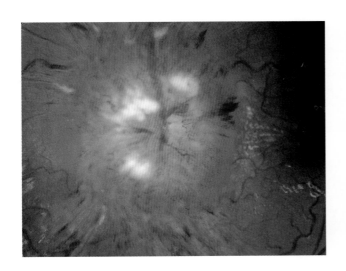

图 4-8　视盘水肿伴棉绒斑

　　此为 5 级视盘水肿，其视盘表面的白色斑片状改变为神经纤维层梗死，称为棉绒斑。其出现提示缺血。尽管其在恶性高血压中较常见，但是也可见于任何原因造成严重视盘水肿。另外，黄斑水肿的残留物形成了黄斑局部星芒状表现

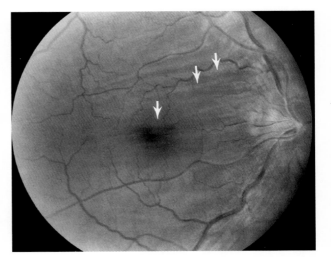

图 4-9　特发性颅内压增高所致的脉络膜皱褶和视盘水肿

　　因脑脊液压力增高而膨胀的视神经鞘压迫眼球后极部而形成的黄斑线状条纹（箭头），从而使眼轴缩短（产生远视性屈光改变）

▶ 缺血性视神经病变

　　前部缺血性视神经病变（anterior ischemic optic neuropathy，AION），顾名思义，由缺血所致。"前部"指的是缺血导致视盘损伤，并且能由检眼镜观察到。AION 是由于 1 支或多支供应视盘的睫状后短动脉的

低灌注造成。非动脉炎性 AION（NAION）很常见，很可能是由于冠状动脉粥样硬化导致的血栓形成或低灌注引起视神经血供不足所致。动脉炎性 AION 较少发生（占 AION 的 5%～10%），是因为巨细胞动脉炎（GCA）使得供应视盘的动脉发生炎性阻塞所致。这种更具毁坏性的 AION 会导致双眼失明以及致残性系统性血管疾病。

后部缺血性视神经病变（PION）是指视盘后视神经梗死，发病初期视盘外观正常。PION 很少见（原因在于在前面所述的球后视神经的血供充足），几乎无一例外的发生于以下两种情况：血管炎（大多数是 GCA），或因为手术或创伤造成严重的失血和（或）低血压。

非动脉炎性前部缺血性视神经病变（NAION）

NAION 是成年人尤其是 50～70 岁成人发生突然、无痛、单眼视力丧失的一种常见原因（图 4-10）。常见于系统性高血压（50%）和（或）糖尿病（25%）患者。通常，患者有动脉粥样硬化的其他全身表现，如心绞痛、陈旧心肌梗死，或脑卒中病史。睡眠呼吸暂停、偏头痛、肾脏透析和吸烟是其他潜在的相关因素。

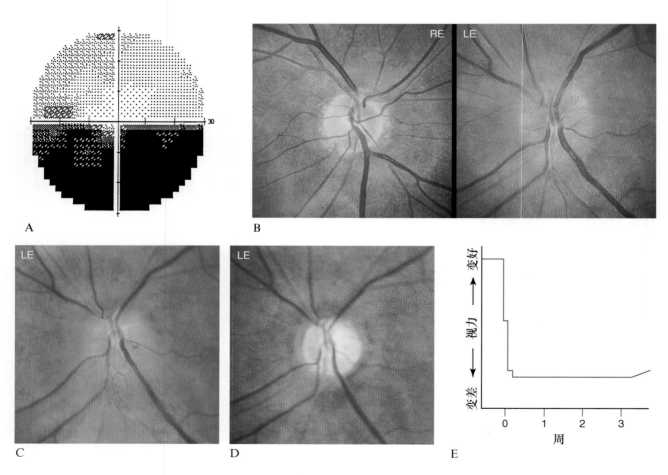

图 4-10　非动脉炎性前部缺血性视神经病变

患者男性，62 岁，起床后出现左眼无痛性视力下降。A：左眼下方视野严重缺损（右眼视野正常）。B：右眼视盘正常，但中央缺乏明显的视杯结构，提示此患者具有典型 AION "高危视盘"的无视杯。左眼视盘肿胀。视盘水肿主要累及视盘上半部分，使得下半侧视野缺损。C：6 周后，左眼上方视盘肿胀减轻，但颜色苍白。但下方视盘却更为肿胀，并且伴有毛细血管扩张，这可能意味着对其余视神经的"过度灌注"。D：6 个月后，左眼上方视盘苍白，下方视盘仍然淡红。E：视力下降的进程。此疾病发生视力下降是突然的，但也可在几天后逐步下降。一些患者的中心视力随着时间的推移可能有轻度改善，但是视野缺损是永久的

症状

视力可轻度至重度下降，通常是在患者起床时发现。视力丧失通常是无痛性的，但可伴有轻度眼球疼痛。发病后视力下降通常较稳定，但有些患者可能在数天后视力逐渐下降。有 5% ～ 10% 的患者可在发病后几周出现视力持续性快速下降。

体征

视野损害通常为中心性视野缺损混合水平性半侧视野缺损（图 4-10A），但任何与视盘损害相关的视野缺损均可发生。通常患者能很准确地描述出其下半部（或上半部）视野缺损。偶尔中央视力可保留，但大多数视野缺损同时包含了中心视野缺损。

视盘肿胀通常呈红色、充血，可能呈弥漫性或节段性。例如，下半视野缺损对应上方视盘的节段性水肿，而下方视盘相对正常（图 4-10B）。视盘通常小，且为无视杯的"高危视盘"，应和对侧眼（健眼）视盘作对比（图 4-10B）。被诊断为 NAION 的患者，如果其杯盘比为中度或较大，则应考虑不是 NAION，而可能是其他的疾病（如动脉炎性 AION）。视盘周围的神经纤维出血常伴随视盘水肿。视网膜小动脉病变可提示患者有高血压、糖尿病或动脉粥样硬化等全身性疾病的存在，但其余眼底检查基本正常。视盘水肿通常在 3 ～ 6 周后缓解，遗留视盘苍白（图 4-10C）。

病因

NAION 被认为是视盘卒中，源于睫状体后动脉的供血不足。动脉粥样硬化是一种老年性疾病，全身血管性疾病如高血压和糖尿病会加速动脉粥样硬化的进程，使血管管径严重狭窄，此时血栓形成甚或轻度的低血压即可导致缺血。这些患者的视盘通常是"拥挤的"、无视杯的，可引发一系列连锁反应：缺血引发水肿，狭窄拥挤的视盘发生水肿可致组织压力增高从而引起进一步的缺血，如此恶性循环地不断加重水肿和缺血。

缺血发生的时间，通常是在晚上和清晨，这是由于夜间低血压的缘故，这个概念由 Hayreh 等在 1994 年首次提出。夜间，当患者睡眠时全身血压通常降低。长期慢性高血压（或其他血管疾病）可以破坏动脉的顺应性和局部的自身调节，使得夜间低血压波动达到一定的严重程度从而引发 NAION。长效降血压药物可能进一步加重夜间低血压。不少患者叙述在其发病前数周或数月曾换用更强或更长效的降血压药物。显然，停用降血压药物是不现实的，但可建议内科医生给患者在早上服用长效降压药，或使用短效降压药来避免夜间低血压。

鉴别诊断

最重要的鉴别诊断是区别 NAION 和巨细胞动脉炎引起的动脉炎性 AION（图 4-5）。对于每一例 AION，医生应该特别询问关于血管炎的全身症状。在 35 ～ 45 岁的成人中很难区别视神经炎和 AION，需要同时考虑两种疾病的可能性（表 4-3）。表 4-1 列举了视盘隆起的其他因素。

表 4-3　动脉炎性和非动脉炎性 AION，以及非动脉炎性 AION 和视神经炎比较

	在老年患者中，区别动脉炎性和非动脉炎性 AION 较为困难		
		在年轻患者中区分非动脉炎性 AION 和视神经炎较为困难	
	AION 中 5% ～ 10% 有动脉炎性 AION（GCA）	AION 中有 90% ～ 95% 为非动脉炎性 AION 视神经炎	视神经炎
年龄	>50 岁（50 岁以下非常少见）	45 ～ 70 岁	小于 45 岁
性别	女 > 男	女 = 男	女 > 男
视盘外观	通常苍白水肿，视盘偶尔为正常（在 PION 中）。任何杯盘比皆有可能	节段性或弥漫充血性视盘水肿伴盘周出血和棉绒斑。杯盘比小	只有 1/3 有视盘水肿（2/3 视盘正常）。通常视盘水肿较轻，不伴有出血或棉绒斑
最终视神经萎缩	弥漫苍白，但是仍有视杯	节段性或弥漫苍白（无视杯）	弥漫苍白
视力改变	急性、严重	急性、不严重	亚急性（几天 / 以周后下降）
对侧眼	如果未经治疗有 75% 会急性发作	极少急性发作；30% 终生发作可能，15% 5 年内发作	成人很少双眼发病（但有 50% 出现对侧眼视野缺损的亚临床症状）
疼痛	头皮触痛和头痛	少见	通常在视力下降前有眼球转动痛
对侧眼症状	在 AION 发病前出现 TVL，复视	无	急性幻视，以及病情恢复后出现 Uhthoff 现象
全身症状或体征	GCA 症状：头痛、头皮触痛，下颌或舌间断性劳力后疼痛，发热，盗汗，乏力，消瘦	危险因素包括高胆固醇血症，高血压，糖尿病，其他血管疾病等	MS 症状：瘫痪，平衡障碍，复视，截瘫，尿失禁等
视力预后	一些患者在最初静脉使用类固醇药物后可得到改善	视野极少能改善（但有些视力能改善）	常常会有戏剧性改善：经过数周到数月的时间
立即治疗策略	立即使用大剂量类固醇药物从而挽救视力并降低对侧眼的发病风险	无肯定有效的治疗。Hayreh 认为急性期使用类固醇是有益的（2008）	在每一例视神经炎的治疗中考虑使用静脉使用甲泼尼龙；不要单独使用低剂量口服皮质激素
实验室检查	ESR 和 CRP 升高（但不总是）	ESR 和 CRP 正常	ESR 和 CRP 正常
MRI	仅用于排除其他疾病；视神经可能增强	仅用于排除其他疾病；视神经增强少见	有帮助；可能显示视神经增强或白质改变（提示 MS 可能）
FFA	FFA 显示视盘充盈迟缓和着染，脉络膜低灌注	充盈迟缓和视盘着染，但通常没有脉络膜高灌注	无充盈迟缓。视盘如果肿胀则有着染

CRP：C 反应蛋白；ESR：红细胞沉降率；GCA：巨细胞动脉炎；IV：静脉内；FFA：眼底荧光血管造影；MRI：磁共振成像；MS：多发性硬化；PION：后部缺血性视神经病；TVL：一过性视力丧失。

评估

大多数病例需要检查红细胞沉降率（血沉）、C 反应蛋白及全血细胞计数，以排除动脉性炎性因素。对不知是否患糖尿病或高血压的患者应对这两种疾病进行评估，最好建议去内科进行全面的检查。45 岁以下的患者且无已知的危险因素，应进行以下的血清学检查：高脂血症、血管炎（风湿免疫血检查）、高凝状态以及梅毒（表 4-4）。对有呼吸睡眠暂停症状患者可能需要进行睡眠评估。

如果病史已符合为 AION（急性起病、病程平稳），并且眼部检查也与之相符合（视盘肿胀），则一般不需要进行神经影像学检查。如果考虑与视神经炎鉴别，则需要用 MRI 来排除多发性硬化的可能。如果

患者出现近期近视力下降伴有视盘苍白则可能需要神经影像学检查来排除压迫性神经病变的可能（如脑膜瘤、蝶鞍旁或蝶鞍区肿瘤或 Graves 眼眶压迫性疾病）。

表 4 - 4　可引起血管阻塞的血液学异常

高凝状态
　蛋白 C 缺乏
　蛋白 S 缺乏
　抗凝血蛋白Ⅲ缺乏
　抗磷脂抗体
　　• 狼疮抗凝血因子
　　• 抗心磷脂抗体
　Leiden Ⅴ因子突变（因此而导致蛋白 C 抵抗）
　高同型半胱氨酸血症
红细胞异常
　红细胞增多症
　镰状细胞病和其他
白血病

治疗

对 NAION 尚没有确实、有效的治疗手段。然而，一些专家，如 Hayreh 和 Zimmerman（2008）认为急性期口服或静脉使用皮质激素是有效的。视神经鞘开窗法作为一种可能的治疗选择是由缺血性视神经病变减压试验（ischemic optic neuropathy decompression trail，IONDT）最先使用的，但此研究显示了这项手术对患者视功能恢复并无好处，相反可能还有危害。每日使用阿司匹林可以降低对侧眼的发病风险。显然，潜在的诱发因素应该得到解决，如失血、贫血、睡眠呼吸暂停或诱发低血压的因素。如上所述，应回顾患者降血压药物的使用情况。NAION 与治疗性功能障碍药物的潜在关系（磷酸二酯酶抑制剂）已被提出，但因果关系尚未被证实。因此可提醒一眼已发病的患者注意这类药物的潜在危险性。

临床过程

患者应该在数周和数月后重复视野检查以确认视野缺损没有进展。一旦 NAION 完成了发病的过程并且视盘变得苍白，NAION 的疾病过程在同一只眼中不会重复发生。可能的原理：因缺血而死亡的轴突会腾出空间给剩余的轴突，从而有效地缓解了视盘的拥挤。大约一半 NAION 的患者随着时间的推移视功能会有轻微的改善，通常表现为视力轻度提高（图 4-10E）。对侧眼的发病率 20% ～ 40%，尽管它通常在数年后发生。双眼同时或相继发病，则强烈提示了血管炎（如 GCA）或其他原因（如胺碘酮毒性视神经病变）的。与视网膜血管病变不同，尚未证实 NAION 与脑血管和心血管事件风险增加相关。

动脉炎性前部缺血性视神经病变

动脉炎性前部缺血性视神经病变是因为 GCA 导致睫状后动脉的血管炎性闭塞造成。视力丧失比 NAION 要严重，并且可双眼同时或在很短的时间内相继发病。GCA 患者通常大于 60 岁，而且每增加 10 岁患病率就越大。动脉炎性 AION 在 60 岁以前少见，文献显示仅有小部分患者在 40 岁阶段发病。GCA 患者中，女性患者比男性患者约为 3：1。非裔美国人该病很少见。

病因

GCA 是特发性系统性血管炎，由小动脉和中动脉的管壁炎症所致，常累及颅外动脉。炎症过程可以使管壁显著增厚、管腔闭塞、血流受阻，从而导致缺血性后果（图 4-11）。

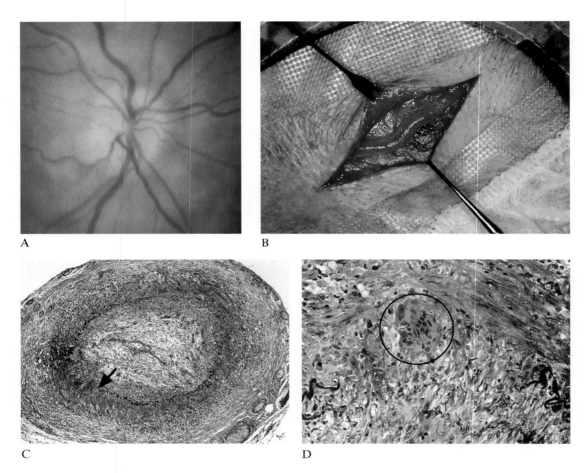

图 4-11　动脉炎性前部缺血性视神经病变（巨细胞动脉炎）

74 岁，老年女性，描述右眼有数日发生短暂视力丧失，之后在就诊前 2 天，右眼出现"脱脂（奶）"的感觉，次日晨起后出现右眼视物不见。她主诉全身乏力，颞侧头皮触痛 2 周。检查显示右眼仅有光感，伴视盘苍白、水肿。尽管红细胞沉降率（ESR）于她的年龄相对正常（41mm/h），但基于其病史和检查结果，仍然考虑为巨细胞动脉炎（GCA）。给予患者静脉使用大剂量的类固醇激素治疗，颞侧动脉活检确诊为 GCA。A：右眼视盘苍白水肿。B：活检时暴露的颞侧动脉。动脉增粗且苍白。C：颞侧动脉横断面。苏木精-伊红（HE）染色，×100。管腔被大量增厚的动脉管壁填塞。可以看到内弹力层断裂（箭头）。D：高倍镜下可以看到一个多核巨细胞（圆圈内）

症状

GCA 患者可因单眼或双眼的缺血性视神经病变导致快速而严重的视力丧失。不可逆性失明之前会有持续数秒到数分钟的短暂性失明，类似于一过性黑矇（表 1-3）。虽然视力丧失本身是无痛的，但患者通常会述及新发的头痛（或多或少持续的），头皮触痛，持续咀嚼后下颌痛。头皮触痛可能继发于头皮动脉充血或缺血。头皮触痛可能会很强烈，以致患者躺在枕头上、梳头或戴帽时都会感觉头皮疼痛。咀嚼时下颌疼痛、吞咽时疼痛或讲话时舌疼痛是由于相应肌肉的受累。系统性血管炎的其他临床表现包括体重下降、食欲减低、全身乏力、肌肉痛、关节痛和低烧。

风湿性多肌痛（polymyalgia rheumatica，PMR）是一种慢性风湿免疫病，其特点为近端肩部和臀部疼痛而不伴触痛。PMR 可能为 GCA 的前驱疾病或是与 GCA 同时发生的伴随疾病。

体征

动脉炎性 AION 的视野缺损可与非动脉炎性 AION 相似，尽管视力和视野常受损更严重。患者出现无光感（NLP）的情形并不少见。视盘的外观与非动脉炎性 AION 的无法区别，但是它通常为弥漫的水肿和苍白（图 4-11A）。有时，动脉炎可引起后部缺血性视神经病变（PION），此时视盘外观正常或仅轻度急性受累。大于 55 岁患者有急性、严重的视力下降，其视盘和视网膜正常，或者视力下降表现超过视盘水肿的程度，在确诊为别的疾病之前，应考虑 GCA 的可能（表 4-5）。双眼同时或迅速相继发生的 AION 应首先考虑 GCA。与 NAION 不同，在动脉炎性 AION 之后可能出现类似青光眼的视杯加深。

表 4-5　获得性严重视力丧失伴相对不显著的眼底改变

球后视神经炎
　年轻成人，单眼视力下降伴 RAPD
视神经脊髓炎（Devis 病）
　严重视力丧失，通常双眼，常合并长的纵向横贯性脊髓炎
压迫性视神经病变
　视盘最终变苍白，但最初看起来正常
后部缺血性视神经病变
　GCA 患者 >55 岁，伴急性视力下降和系统血管炎的症状
　围术期视力下降：通常与大量失血和（或）低血压有关
　放射性视神经病变：通常发生在头部放射治疗后数年
急性外伤性视神经病变
　受伤后数周出现苍白
视交叉疾病
　通常视交叉、视神经和视束损伤的视野缺损模式会同时存在
视交叉后疾病
　单侧视交叉后疾病：对侧同向偏盲不影响视力
　双侧枕叶疾病：（表 5-3）双侧对称一致性的视野缺损和对称性的视力下降
球后炎症或浸润性病变
　神经结节病，特发性眼眶炎症综合征起病初期可不引起视盘苍白水肿
视网膜动脉阻塞
　急性视网膜水肿消退后，视网膜可仅有轻微改变
副肿瘤性视神经病变和视网膜病变
　双侧，对称，缓慢进展的视野缺损
中毒性和营养性视神经病变（以及中毒性黄斑病变）
　双侧，进行性中心视力下降

AION 患者出现少见的睫状视网膜动脉分布区域的视网膜梗死也高度提示其病因为动脉炎。这种关联并不奇怪，因为视盘和盘周脉络膜是由相同的血管供应——睫状后短动脉。眼动脉受累可同时导致缺血性视神经病变和视网膜中央动脉阻塞，这种罕见的组合，可见于 GCA 引起的严重缺血。

发炎的颞动脉（或其他头皮动脉）触诊时通常感觉似一根僵硬的"绳子"伴有轻微搏动或搏动消失，因此 GCA 有另外一个名称——颞动脉炎。幸运的是，这些频繁受累的动脉的浅表位置使手术活检较为容

易进行。

30% ～ 40% 的 GCA 患者出现视力下降。如果疾病未被发现或未予治疗，那么多达 3/4 的动脉炎性 AION 患者会在数周内出现对侧眼的视力下降。早期发现该病对防止双眼盲是尤为重要的。其他 GCA 的血管表现见表 4-6。

表 4-6 巨细胞动脉炎（GCA）的缺血表现

眼部
　前部缺血性视神经病变
　后部缺血性视神经病变
　中央或分支视网膜动脉阻塞
　脉络膜梗死
　眼缺血综合征
　缺血性脑神经病变
　眼外肌缺血
全身
常见
　• 下颌，舌头，和吞咽持续活动后疼痛，少数情况下有舌头"酸痛"主诉
　• 头痛和头皮触痛，头皮坏死很罕见
　• 不适，憋气感，体重减轻，发热，盗汗
　• 多肌痛
不常见
　• 冠心病（心肌梗死，累及主动脉）
　• 肠系膜血管供血不足
　• 卒中

鉴别诊断

对 AION 患者评估的重点是区分其为动脉炎性还是非动脉炎性，（表 4-5）。一些专家建议应用荧光造影来区分二者。由 GCA 所致的后睫状动脉严重供血不足的患者，在造影早期显示有脉络膜低灌注区域，以及脉络膜充盈明显迟缓（图 4-12）。

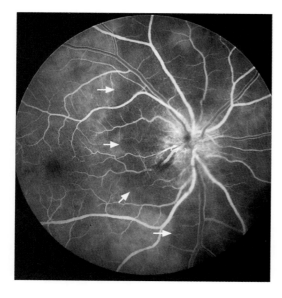

图 4-12 动脉炎性前部缺血性视神经病变的 FFA 表现

巨细胞动脉炎前部缺血性视神经病变患者造影早期显示典型的大面积脉络膜无灌注区（箭头）

双侧显著的视盘水肿伴轻微视力下降的患者更倾向于考虑是由于颅内压升高而导致的视盘水肿，而不是双侧的动脉炎性 AION，因为后者会出现典型的视力显著下降。

55 岁以上患者出现急性、严重的视力下降，不伴明显的视盘或视网膜改变，则可能是由 GCA 引起的后部缺血性视神经病变（PION）；其他疾病的鉴别诊断见表 4-5。

评估

尽管目前尚无确诊 GCA 的特异性血液学指标，但是魏氏沉降率（ESR）增高（通常 >50）和 C 反应蛋白（CRP）增高有助于此病的诊断。也可出现血小板增多症，慢性病贫血以及轻度肝酶异常。

红细胞沉降率（ESR）是炎症的非特异性指标，当患者有感染、纤维蛋白 - 管型、肾病，肿瘤或糖尿病时也可增高。ESR 的正常值随年龄增长而升高。男性正常值高线约为年龄除以 2，女性为年龄加 10 再除以 2。即使如此严格的标准，一些患者 ESR 增高却并没有明确的疾病。另一方面，有高达 20% 的 GCA 患者其 ESR 正常。因此，这项重要的临床检测指标必须结合患者的其他症状和体征来阐释。CRP 增高更为敏感（一项研究中显示为 100%），CRP 和 ESR 均升高对诊断 GCA 的特异性为 97%。

受累动脉（图 4-11C，D）活检显示有特征性病理改变是最终确诊依据。疑诊 GCA 的患者，甚至是临床诊断看似明确的患者，也应进行颞侧动脉活检。活检阳性虽然对急性期的治疗方案影响不大，但这对于制定患者数月或者数年的治疗方案是非常有益的，尤其当患者由于类固醇治疗而出现全身疾病发生时。

GCA 的血管炎并不连续，在病变区域之间会间隔有正常或愈合的区域。因此，颞侧动脉活检长度应该至少 2 ～ 3cm，因为短距离的组织活检，或不是完全连续的切片，可能会遗漏病变区域。一个单独的动脉标本可以诊断 80% ～ 90% 的 GCA 患者。大多数医生提倡如果患者有明确的临床表现，但最初的颞动脉活检阴性，则应该行对侧颞动脉活检或其他有症状处的头皮动脉检查。两个部位的活检将敏感度提高至 90% 以上。一些医生用一次手术同时对双侧的颞动脉进行活检。

因此，一个患者怀疑患有 GCA 应该检测 ESR 和 C 反应蛋白，立即给予类固醇治疗。如果可能，应该在开始应用类固醇的 1 ～ 2 周内进行颞动脉活检，因为明确的阳性活检率（显示具有诊断意义的巨细胞）将在类固醇治疗数周后降低。不过，即使经过数月的治疗，仍可见到血管内弹力层不连续，提示经治疗后"愈合"的动脉炎。

临床表现、ESR、CRP、颞动脉活检通常就足以确诊此病。在非典型病例，可能需要行神经影像学检查来排除图 4-5 和表 4-5 中所列出来的各个鉴别诊断。在 50 岁以上的患者中 GCA 是最常见的引起缺血性视神经病变的一种血管炎，但有时也需要实验室检查来排除其他的血管炎如系统性红斑狼疮、多发大动脉炎、单纯疱疹或变应性肉芽肿性血管炎（Churg-Strauss 病）。

治疗

立即使用类固醇可以防止双眼失明，后者是诊断或治疗延误时常见的后果。对视力急剧下降的患者，静脉使用大剂量类固醇的确可以恢复部分视力。通常的方案为静脉使用 250mg 甲泼尼龙每六小时一次，数日。基于患者的年龄和潜在的并发症，常需住院进行此治疗。即使患者没有急性视力丧失，但是临床表现提示为 GCA，也应立即开始每日 60 ～ 80mg 口服泼尼松，直到施行活检以确定进一步的治疗。

GCA 患者通常需要口服糖皮质激素 1 年或以上。通过密切监测患者的 ESR，C 反应蛋白及症状，大多数患者在经过数月的治疗后可逐渐减量。与内科医生联合是非常必要的，明确糖皮质激素治疗所引起的潜在全身并发症。偶尔，可加用非激素的免疫抑制如甲氨蝶呤，以便泼尼松更快减量（尤其是糖尿病患者）。

糖尿病视盘病变

糖尿病患者出现视盘水肿和视力下降则很可能患有糖尿病视盘病变（又称糖尿病视盘炎）。在临床表现上与典型的非动脉炎性 AION 的不同之处：①年龄较轻（15～40 岁）；②视野缺损和视力下降不严重；③双侧多见；④视力下降能随着时间推移得到改善（图 4-13）。尽管在 1 型糖尿病患者中最常见，但是这种情况也会发生在 2 型糖尿病患者。视盘水肿通常是弥漫性而非局部的，视盘可见细小的弥漫性毛细血管扩张，可能很难与新生血管区分。若为双侧，糖尿病视盘炎可能类似于视盘水肿（通常称为"糖尿病性假性视盘水肿"）。有些糖尿病视盘炎和 AION 可能在某些情况下是难以区分的。糖尿病视盘炎的确切病因尚不明确，但可能是一种类型的视盘缺血。尽管一直主张口服、眼周和玻璃体腔使用皮质激素治疗，但是目前尚无确切有效的疗法。

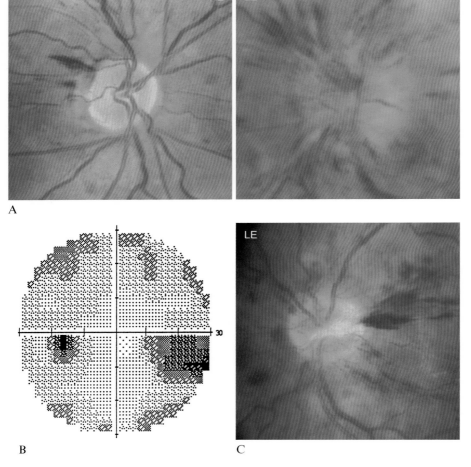

图 4-13 糖尿病视盘病变

一例 37 岁的胰岛素依赖型糖尿病患者主诉其左眼突发视力改变。A：右眼视盘不水肿，但双眼可见糖尿病视网膜病变。左侧视盘弥漫性水肿并伴视盘旁出血。B：左眼自动视野计检查显示仅有小的下方鼻侧阶梯，较视盘水肿程度所提示的视野缺损明显轻微。视力为 20/80。右眼视野正常。C：三个月后，左眼视盘水肿几乎消退，遗留轻度苍白。中心视力提高到 20/40，但视野缺损保持不变

视盘静脉炎

视盘静脉炎是导致单侧视盘肿胀一个不明原因，多发于 20～30 岁健康患者。患者表现无痛性，轻

度视力下降。视盘显示弥漫充血性视盘水肿，伴静脉扩张和火焰状视盘旁出血。视盘表现提示为视网膜中央静脉阻塞（CRVO），但出血通常就在视盘周围，不向远处延伸，周边视网膜没有出血（图 4-14）。这个疾病很可能是视网膜中央静脉阻塞的一个变异型。其临床评估应该与年轻 CRVO 患者相同：评估高凝状态（表 4-4）。

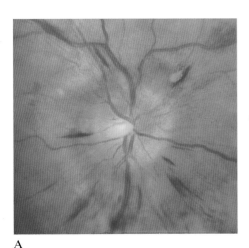

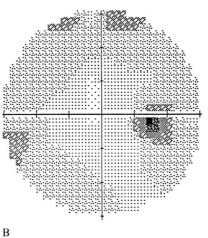

A　　　　　　　　　　　　　B

图 4-14　视盘静脉炎

　　35 岁男性，描述有一个"污点"在其右侧视野。最佳矫正视力右眼为 20 / 40，左眼为 20 / 20。A：右眼视盘水肿伴视盘旁出血、棉绒斑和静脉扩张。不同于视网膜中央静脉阻塞，周边视网膜未见出血。眼底改变和症状在 4 个月后逐渐消失。B：右眼自动视野检查显示轻微的弥漫性敏感度下降，平均偏差为 -4.43D。左眼视野正常（平均偏差为 -2D）

放射性视神经病变

　　放射性视神经病变（RON）是亚急性的、无痛性视力下降，通常发生在对眼部或中枢神经系统（CNS）肿瘤进行放射治疗（外粒子束和 γ 刀治疗）后数年。它可出现视盘水肿，类似于 AION，或球后或视交叉病变，在疾病初期视盘正常。视力丧失通常是渐进的、严重的。患者可能同时伴有放射性视网膜病变或中枢神经系统放射性坏死的临床改变。

　　在放射治疗后 1 ～ 2 年（或更久）后急性起病的 RON 相对少见。这种急性病变是由阻塞性微血管病变所致的一个缺血过程。可能是放射治疗造成的最初的小动脉和毛细血管内皮细胞受损后，逐渐积累至高峰而形成的血管事件。

　　评估 RON 患者必须考虑原发肿瘤复发的可能性以及其他疾病。糖皮质激素、高压氧、抗凝治疗已经应用并取得一定的成功。

▶ 视神经炎

　　视神经炎是引起 15 ～ 45 岁的年轻人急性单眼视力下降的典型原因，眼球转动可诱发或加重眼痛（图 4-15）。3/4 的视神经炎患者为女性。视神经炎这个名词是指视神经的炎症，因此可以用来描述任何能引起视神经炎症的情况。然而，大多数医生把该名词用于专指特发性脱髓鞘性视神经疾病，如伴有多发性硬化的视神经病变，或一些具有类似临床病程的特发性视神经疾病。

　　很多关于视神经炎的临床认识来自视神经炎治疗试验（optic neuritis treatment trial，ONTT），一项由美国国立卫生研究院（NIH）资助的，对急性视神经炎进行评估的全国性前瞻性随机研究。这项重要研究所提供的信息不仅包括对视神经炎的治疗，还包括其特征性临床表现、视力转归以及视神经炎患者患多发性硬化的危险性。

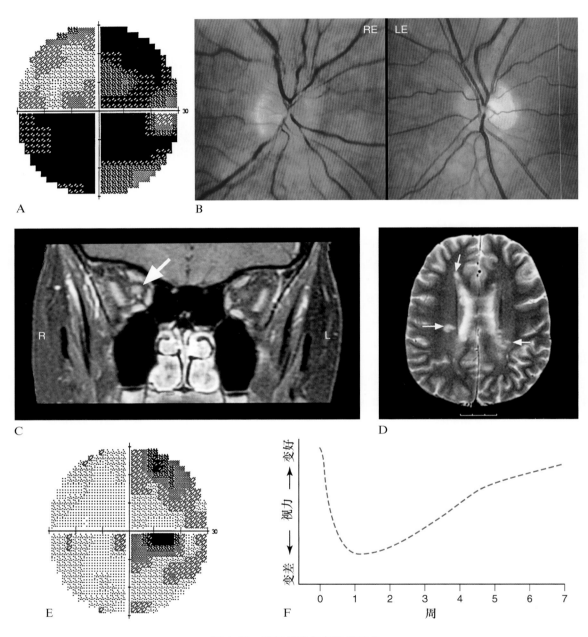

图 4-15　视神经炎与多发性硬化

　　女性，32 岁，右眼眼球转动疼痛伴视力下降。A：右眼最初的视野显示在三个象限呈致密的视野损失。视力为 20 /
80，有 1.2 个对数单位的相对传入性瞳孔障碍（RAPD）。左眼正常。B：右眼轻度弥漫性视盘水肿，左视盘正常。C：眼
眶磁共振成像（MRI）（T1 加权像增强，冠状位）显示右侧视神经增强（箭头）。D：脑部磁共振成像（T2 加权像，轴向
位）显示多发性硬化特征性的脑室周围白质斑块（MS）（箭头）。右侧脑桥显示额外的 T2 信号异常（未显示）。依照视神
经炎治疗试验（ONTT）的建议，给予三天的静脉大剂量甲泼尼龙治疗。E：在发病初始 3 周，视野显著改善。仍残留轻
度的中心暗点，视力 20 / 40。2 年后视野和视力最终恢复正常，但仍存在轻度的 RAPD。F：视力下降的时间进程。视神
经炎通常会在数天至一周时视力持续下降，随后的数月则缓慢稳定地恢复。患者的视力和视野近乎可以恢复正常，但是患
眼在主观上会有明确的亮度和视觉质量上的异常

症状

视神经炎通常导致单眼视力下降，患者描述雾视或色觉减退。视力下降可能持续 2 ～ 7 天，从这个时间节点后视力开始缓慢提高，数周或数月后视功能通常达到或接近正常（图 4-15F）。眼球后疼痛（眼球运动可加重此症状），通常先于视觉症状出现，并持续存在于视力下降的整个过程中。如上所述，疼痛可能源于 Zinn 环处眼外肌牵拉发炎的视神经所致。偶尔，患者主诉看到由眼球运动或响亮的声音所引发的短暂闪光点（photopsias，闪光幻觉）。如果神经系统病史及症状的回顾发现既往或同时伴发神经系统疾病，如一过性肢体麻木、无力，肠道或膀胱失禁或平衡障碍等，则提示多发性硬化诊断的可能性。

很多视神经炎活动期或已恢复的患者可能会在体温升高时出现患眼视物发暗，如运动后、淋浴或桑拿后、发热时。这种短暂的视力下降被称 Uhthoff 现象，这可能由于体温升高或血液的 pH 值或离子浓度的改变，使得视神经纤维传导短暂受损所致。

体征

视力通常受影响。色觉和对比敏感度下降可能比单纯从视力损害程度所预测的更为严重（图 2-7C）。视野缺损可能包括任何与视盘相关的视野异常。尽管中心暗点是其典型表现，水平性视野缺损也很常见（在 ONTT 研究中比中心暗点更常见），从而在一些病例中很难与 AION 相鉴别。无症状的眼常常也可发现轻微的视野异常。RAPD 的程度通常比从视野缺损预测的值大。但是，如果对侧眼患过视神经炎则这次新发病的急性视神经炎患者仅有轻微或没有 RAPD。即使当患者的视力、视野和色觉已恢复，但 RAPD 以及患眼和健眼间的亮度差别仍将持续存在。

受累视神经的传导速度延长在视觉诱发电位（VEP）上显示为潜伏期延长。这项检查在诊断有明显症状的患眼意义不大，因为常规视功能检查就足以证明其曾经患过或正患有视神经炎。然而，神经科医生对于主要表现为非眼部的、单一症状的、疑诊为多发性硬化的患者，常常会选择 VEP 检查来寻找多部位的脱髓鞘证据。单侧视神经炎患者可观察到 Pulfrich 现象（框 2-4），这是病变视神经信号传导延迟的直接后果。

三分之二的患者视盘最初正常，与其后部的脱髓鞘表现一致。其余三分之一的患者表现为视盘水肿，通常是弥漫性的、轻度的，偶尔伴少量视盘和神经纤维层出血（图 4-15B）。与视神经视网膜炎的黄斑水肿和水肿残留不同，此病黄斑不受影响。随着时间的推移，几乎所有患者均会出现视盘苍白，但可能很轻微。有时在无症状的眼中也会出现视盘苍白，说明患者以前曾患有亚临床的视神经炎。在一些多发性硬化的患者中可出现葡萄膜炎和周围视网膜静脉鞘，但通常位于远周边部视网膜（需要间接检眼镜才可见）。

病因

目前认为导致视神经炎发生的原因是自身免疫攻击少突胶质细胞包裹轴突而形成的神经髓鞘所致，尽管也会出现部分轴突丢失，但免疫攻击的对象不是轴突。髓鞘节间的信号快速传导称为跳跃式传导。视神经髓鞘脱失显著影响视力，因为当跳跃式传导破坏时视觉信息的传导则会明显减慢。随着视神经炎病程恢复过程中的时间推移，即使髓鞘修复不完全，跳跃式传导和感觉动作电位可恢复到接近正常。该过程与多发性硬化患者大脑有髓白质纤维束的髓鞘损伤和恢复的过程一致。因此许多视神经炎患者存在或将来会发生 MS 不就足为奇了。

鉴别诊断

如果是年轻患者近期出现严重的视力下降、有明显的 RAPD 而且视盘正常，需要与其鉴别诊断的疾病就比较少，包括视神经炎和若干其他一些可能性不大的疾病（表 4-5）。应当考虑压迫性视神经病变的可能，但是视神经炎诊断过程中必要的神经影像学检查可以排除此可能的诊断。如果患者存在视盘水肿，需鉴别诊断的疾病就会比较多，需要考虑更多的可能病因，包括 AION（表 4-3），Leber 遗传性视神经病变（LHON）和浸润性或感染性神经病变（图 4-5）等。

评估

对于年轻的、典型视神经炎患者，虽然有各种各样的、大量的临床检查可以考虑，但是 ONTT 研究确定了神经影像学检查是对确定治疗方案唯一有帮助的临床检查。正如下面将要讨论的，头颅 MRI 如果显示白质斑块（图 4-15D），则建议考虑使用大剂量静脉类固醇治疗。应采用颅脑和眼眶的钆增强磁共振成像（MRI）为治疗方案的选择提供依据、评估患者是否符合多发性硬化诊断、并且用于排除其他疾病（如视神经鞘脑膜瘤）。眼眶的脂肪抑制 MRI 常可显示受累视神经不同程度的增强（图 4-15C），但也可能是正常的。

治疗

ONTT 将 457 例视神经炎患者随机分为 3 个治疗组：无治疗（安慰剂组）、口服中等剂量的泼尼松和大剂量静脉使用甲泼尼龙 3 天（然后改口服泼尼松 11 天）。这项研究的结果以及推荐的组合治疗方案汇总于表 4-7。ONTT 中静脉使用类固醇组的患者需住院，每 6 小时静脉滴注甲泼尼龙 250mg，持续 3 天，随后改为口服泼尼松并逐渐减量，持续 11 天。许多医生在应用这一方案时进行了调整，使之更适合家庭静脉治疗，即 500mg 甲泼尼龙，一天两次，甚至 1000mg，一天一次，用 3 ～ 5 天。

表 4-7　ONTT 的发现和建议

发现	建议
单纯接受中等剂量口服类固醇治疗的患者，其视神经炎的复发率比其他两组显著增高	不要单纯使用口服中等剂量泼尼松治疗视神经炎
增强 MRI 显示有两个或两个以上的白质斑块的患者，比 MRI 正常者更有可能发生 MS。MRI 有异常的患者若静脉使用类固醇，可使发生 MS 的风险降低，但效果仅持续约 2 年；3 年则没有持久的效果	增强 MRI 有助于预测 MS 的发生率，如果诊断不确定时应该行此项检查。对于有白质斑块的患者应考虑静脉使用甲泼尼龙治疗，以减少出现其他神经系统症状的短期风险。另一方面，由于该治疗对于减少 MS 发生并没有明确的长期优势，因此如果选择不予治疗也不失为一种合理的方案
静脉使用类固醇治疗的患者比未治疗患者视力提高得快，但所有患者在 6 个月至 1 年时都提高到相同的程度	尽管静脉使用类固醇对视力的恢复没有长期优势，但是当患者的唯一的一眼或相对较好的眼受损时，则使用大剂量激素治疗使其视力更快速地恢复，对患者是有益的

MRI：磁共振成像；MS：多发性硬化；ONTT：视神经炎治疗试验。

在选择典型的视神经患者进行大剂量激素治疗时，另一个需要考虑的问题是激素的不良反应：患者是否有其他潜在的疾病使其接受糖皮质激素治疗时可能存在较大风险。在 ONTT 研究中，年轻的、除视神经炎外没有其他疾病的视神经炎患者，接受静脉皮质激素治疗的并发症极为少见，但有个别病例出现短暂的精神症状、血糖升高和急性胰腺炎。

临床过程

ONTT 已经证实，无论治疗与否，约 90% 的患者一年内视力可提高至 20 / 30 以上。发病后 3 ~ 5 周，主观和客观视野的改善应该很明显（图 4–15E，F）。如果此时不改善，尽管仍可以符合神经炎诊断，但就应该注意更多地考虑其他的鉴别诊断了。持续数月的进行性视力下降对于视神经炎非常不典型，需要重新复查眼眶和颅脑的 MRI 或 CT。

激素依赖性视神经病变的表现是：当患者使用类固醇时症状改善，当类固醇减量时症状加重。这种情况在炎症或肿瘤时比视神经炎更为常见，所以相应地做进一步的检查以排除其他疾病（表 4-8）。

表 4-8　激素依赖性视力下降

肿瘤
视神经胶质瘤
视神经鞘脑膜瘤
嫌色细胞腺瘤
颅咽管瘤
髓母细胞瘤
淋巴组织增生性视神经浸润 / 压迫
脑膜癌病
副肿瘤性
视网膜病
视神经病变
炎症
结节病
特发性眼眶炎性综合征
血管炎：肉芽肿性血管炎（韦氏肉芽肿），贝赫切特病（白塞病），GCA
托洛萨 - 亨特综合征
IgG$_4$ 相关的全身性疾病
其他
自身免疫性视神经病变
视神经脊髓炎（Devic 病）

GCA：巨细胞性动脉炎。

如果患者头颅 MRI 显示有白质斑块，或在视力下降的同时出现其他神经症状的患者，则应该由神经科医生评估是否有 MS。纵向视神经炎研究（LONS）对 ONTT 患者 15 年的随访数据显示：50% 的患者在其一生中将发展成符合临床诊断的 MS（如果 MRI 上有病变该风险系数为 75%，如果 MRI 正常则为 25%）（框 4-1）。有几项研究的结果支持当患者有单个脱髓鞘改变和 MRI 病灶时，使用干扰素治疗可以减少发展为 MS 的概率（框 4-2）。然而，在决定治疗方案时必须考虑以下因素：对于那些即使不治疗也不会进展为 MS 的患者，使用干扰素所产生的不良反应、危险性以及治疗费用。

框 4-1 多发性硬化

多发性硬化（MS）是原因不明的自身免疫性疾病，大脑、脊髓和视神经的白质出现局灶、片状破坏。该病在女性中更为常见（女：男 =2：1），最常见于 25 ～ 40 岁的成年人。MS 患者的一级亲属患 MS 的发病风险增加 20 倍。距赤道距离越远，MS 的发病率愈高。患者在 15 岁以后移居别处则其发生 MS 的风险与出生地相同，在 15 岁之前移居别处，其发病风险似乎更接近新居住地 MS 的发病风险。

MS 发生的四种基本形式：缓解复发型、原发进展型、继发进展型和大病灶型。视神经炎是缓解复发型和继发进展型 MS 的常见特征，而在其他类型中罕见。

MS 的全身表现包括肢体无力、小脑功能障碍（引起眩晕和共济失调）、面部和身体麻木、尿潴留或尿失禁。许多患者有过可逆性神经系统功能障碍发作，发作间隔可能为数月或数年。约三分之一的 MS 患者最终不造成身体残疾或缩短预期寿命。但是，另一方面，约 10% 的患者临床损害持续进展。明确诊断 MS 时年龄较大的患者比年轻患者预后差，而且属于原发进展型的可能性更大。

MS 的诊断是通过识别在时间和空间上影响中枢神经系统的不同区域的、彼此分隔开的神经系统症状和病灶来完成的。尽管磁共振成像异常、脑脊液寡克隆区带阳性以及 IgG 水平升高可支持诊断，但 MS 的诊断仍然是临床诊断。

框 4-2 仅有单一症状的脱髓鞘事件患者的治疗

目前有三个前瞻性研究，将首次单发急性脱髓鞘事件（不仅仅是视神经炎）并有头颅 MRI 上白质病灶的患者随机分为干扰素治疗组和安慰剂组。三个研究均显示干扰素治疗能显著降低患者随后进展为临床明确的多发性硬化（clinically definite multiple sclerosis，CDMS）的风险。

高危人群干扰素 Avonex 多发性硬化预防对照研究（controlled high-risk subjects Avonex multiple sclerosis prevention study，CHAMPS），随机挑选 383 例患者：治疗组静脉点滴皮质激素，然后每周肌内注射干扰素，对照组或静脉给予类固醇和肌内注射安慰剂。3 年后试验终止，因为干扰素治疗组的 MS 的发生率明显降低的结论已经很明确。

多发性硬化的早期治疗研究（early treatment of multiple sclerosis study，ETOMS），随机挑选 308 例患者每周肌内注射 Rebif 或者安慰剂，结果显示 Rebif 治疗组比安慰剂组进展为 CDMS 的概率低（34%：45%）。

重组干扰素 β-1 用于新出现的多发性硬化的初始治疗（betaseron in newly emerging sclerosis for initial treatment，BENEFIT）研究，468 例患者随机分为隔日皮下注射重组干扰素 β-1 组或安慰剂组，治疗组比安慰剂组发展为 CDMS 的可能性低（28%：45%）。

变异

视神经炎可发生于系统性红斑狼疮（systemic lupus erythematosus，SLE）以及其他自身免疫性疾病。视神经炎可以是病毒性疾病或免疫接种的反应所致。或者，是"特发性"的，其表现与临床进程与 MS 相关的视神经炎相同但没有明显的神经系统其他部位症状。继发于邻近眼球、眼眶或鼻窦疾病的视神经炎症将在以下进行分别讨论。

儿童可能会出现双侧视盘水肿、视力丧失，可能是源于感染后的视神经炎或脑膜脑炎 [急性播散性脑脊髓炎（acute disseminated encephalomyelitis，ADEM）]。这些儿童病例将来发展成为 MS 的风险比成年患者低。尽管 ONTT 证实在许多视神经炎患者的无症状眼有非常小的视野缺损，然而双侧有症状的视神经炎的成年患者很少见。

视神经脊髓炎（neuromyelitis optica，NMO；Devic 病）是一种炎性脱髓鞘疾病，与 MS 在某些方面相似，但它是一个独立的疾病。区分 MS 和 NMO 很重要，因为二者的治疗和预后都不同。在 NMO 中，免疫攻击的目标是星形胶质细胞，而不是 MS 中的少突胶质细胞。NMO 的特点：可以单侧或双侧同时发生视神经炎以及造成下肢无力或麻痹的脊髓脱髓鞘病灶。通常发生在儿童和年轻人（图 4-16；图 1-1）。在神经影像学上，脊髓特征性的表现为有三个以上连续纵向脊髓节段累及。与 MS 不同，患者往往出现双侧视神经炎，双眼同时发病或短暂间隔后相继发病。与 MS 相比，NMO 中视力影响通常更严重且不易恢复，眼球转动疼不常见。NMO 抗体是一种直接针对水通道蛋白（aquaporin）4 的抗体，水通道蛋白 4 在星形胶质细胞足突中有高度表达。约 70% 的 NMO 患者血清 NMO 抗体阳性。治疗包括免疫抑制剂如硫唑嘌呤和利妥昔单抗，大剂量静脉使用皮质激素，急性期时考虑血浆置换。用于治疗 MS 的 β-干扰素可能会加重 NMO，所以区分 NMO 和 MS 尤为重要。

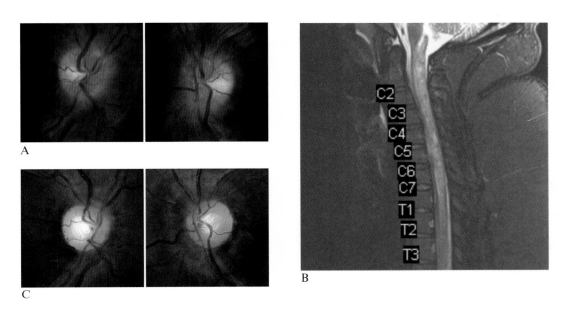

图 4-16　视神经脊髓炎

　　18 岁的非裔美国女性双侧视力丧失伴视盘水肿。A：下肢无力，尿失禁，颈椎磁共振成像（MRI）显示除了双侧视神经增强（未显示），还有 C1 至 T1 平面长距离的纵向脊髓病变。B：视神经脊髓炎（NMO）抗体阳性。甲氨蝶呤治疗和每月静脉滴注甲泼尼龙使视力和其他神经症状改善。C：视盘水肿消退，随后双侧视盘苍白

▶ 视神经周围炎

　　视神经周围炎（optic perineuritis，OPN）是视神经炎的一种，看似不常见，但应该被认识，因为该病的发病机制和治疗均不同于脱髓鞘性视神经炎。OPN 是特发性眼眶炎症综合征（IOIS；在第 8 章讨论）范围内的一种炎症性病变，累及视神经鞘和眶内组织，但脱髓鞘不是原发病理机制。OPN 可以是巩膜炎、GCA、结核病、梅毒、肉芽肿性多血管炎（韦格纳肉芽肿病）的一部分，但通常为一种孤立的特发性疾病。通常女性比男性更多见，典型表现为单侧发病，但也并非绝对如此。OPN 通常急性发病，眼痛伴有不同程度的视力受累。根据受累部位不同，视盘可能表现为水肿或正常。冠状位 MRI 上其特征性表现：发炎的视神经鞘呈面包圈（doughnut）样改变，MRI 轴位呈现"轨道"征（图 8-4）。视神经鞘活检显示非特异性炎性淋巴细胞浸润和神经鞘增厚，偶见肉芽肿性炎症。

▶ 视盘水肿

视盘水肿（papilledema）本身的含义是指视盘肿胀。但是，该术语通常特指由颅内压升高所致的双侧视盘肿胀。

视盘水肿发生机制

脑脊液（cerebrospinal fluid，CSF）由脑室内的脉络丛产生，经第三脑室中线和中脑导水管，流至第四脑室。从第四脑室，脑脊液从中央孔（Magendie 孔）和外侧孔（Luschka 孔）流至大脑和脊髓周围的蛛网膜下隙，以及延伸入眼眶的蛛网膜下隙（包绕在视神经周围、由视神经鞘形成与眼眶的分隔）。CSF 由蛛网膜颗粒吸收进入相邻的硬脑膜静脉窦（图 4-17）。

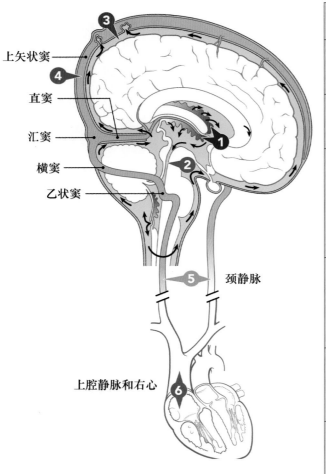

	CSF 产生和流动	每步潜在的病理机制	注释
1	CSF 由侧脑室和第四脑室的脉络丛产生……	脉络丛乳头状瘤产生过多的 CSF	CSF 产生过多只是颅内压升高的一个极少见的原因
2	脑室间的流动……	导水管狭窄和其他非交通性脑积水原因	流出受阻引起脑室扩大
3	进入蛛网膜下腔，并被蛛网膜颗粒吸收……	脑膜炎（细菌、病毒、寄生虫），癌性脑膜炎	吸收不充分和 CSF 流动受阻会损害蛛网膜绒毛
		药物等，见表 4-9 可能的原因	对主动转运机制的毒性作用（推测而未被证实）
4	进入相邻的上矢状静脉窦。静脉血流通过硬脑膜静脉窦，引流至……	硬脑膜静脉窦血栓形成，硬脑膜 AVM	升高的静脉窦压力使 CSF 流出减慢
5	颈部的颈静脉系统	根治性颈部淋巴结清扫术（损伤颈静脉系统）上腔静脉综合征	任何阻碍远端静脉血流的因素均可导致颅内静脉窦的静脉压增高
6	上腔静脉和右心	右心衰竭（充血性心力衰竭，肺源性心脏病）	

图 4-17　与脑脊液流动和吸收障碍相关的颅内压升高的原因

颅内的脑脊液压力升高，压力通过视神经管传递至眼眶内视神经鞘包绕的蛛网膜下隙空间内，导致视盘的组织压力增高，顺向轴浆流停滞。轴浆流停滞引起筛板前轴突肿胀，导致视盘肿胀。另外，颅内压增高也使神经乳头内静脉压升高进而导致静脉充血和迂曲、毛细血管扩张、出血。视神经鞘和视神经软脑膜之间有小梁组织，所造成的大脑和眼眶之间脑脊液的传输阻抗因人而异。神经鞘解剖结构的变异会导致一些特殊情况：少数情况下，颅内压增高导致双侧视盘水肿的程度不对称，甚或只出现单侧视盘水肿；在极少数情况下，颅高压患者甚至不出现视盘水肿。

颅内静脉窦血栓、硬脑膜动静脉畸形（dural arteriovenous malformations，AVMs）、右心衰竭或根治性颈淋巴结清扫术等可导致上矢状窦的静脉压升高，进而降低脑脊液吸收，从而引起颅内压增高。脑膜炎、蛛网膜下隙出血、中毒或有些药物可损坏蛛网膜颗粒或导致其功能异常，中脑导水管狭窄和肿瘤可导致脑室流出道阻塞。这些因素均可引起 CSF 压力升高（见图 4-17）。脑肿瘤增大显然是诸多导致视盘水肿的原因中最令人担忧的。

尽管许多导致颅内压升高的病因在神经影像检查上显而易见，然而有一组颅内压增高的患者，其神经影像学表现是正常的。特发性颅内高压（假性脑瘤）是指一组病因不明的、常见于显著肥胖的女性的颅内压升高和视盘水肿。

特发性颅内高压（假性脑瘤）

特发性颅内高压（idiopathic intracranial hypertension，IIH）是指不明原因引起的颅内压力升高和视盘水肿，主要见于介于青春期和更年期之间的肥胖女性。神经影像学基本正常，没有肿瘤或脑室系统梗阻（框 4-3）。女性与男性的比例约为 8∶1。肥胖在此类患者中所占的比例：女性中超过 90%，男性为 60%，儿童为 30%（图 4-18）。

框 4-3　特发性颅内高压的诊断标准

症状　**所有出现的症状都必须只能用颅内压增高或视盘水肿来解释**。常见症状包括：头痛、一过性黑蒙、周边视野缺损、搏动性耳鸣、水平性复视。不常见的症状：颈、背、肩痛，恶心，呕吐或畏光。出现不典型症状则应怀疑颅内高压或视盘水肿为继发性，应相应寻找其潜在的原发病因。需注意患者可能有 IIH 却完全没有症状，只是偶然发现视盘水肿后才诊断此病。

体征　**所有出现的体征都必须只能用颅内高压或视盘水肿来解释**。除了单侧或双侧第Ⅵ对脑神经麻痹外，无神经系统病变体征。需要注意的是：视盘水肿并非诊断 IIH 所必需；在极少数情况下，视盘正常，根据患者的症状怀疑为 IIH，进而通过腰椎穿刺来确诊。视盘正常无水肿的患者也就没有视力丧失的风险。

神经影像学　MRI 或对比增强 CT 显示没有脑积水、肿物、结构损害或血管异常。MRI（有或无增强）联合 MR 静脉造影是最好的影像学方案。所有非典型病例（男性和非肥胖女性）都应该进行此项检查，因为这些检查能明确是否有硬脑膜静脉流出道阻塞、AVMs 和其他容易与 IIH 混淆的疾病。

腰椎穿刺　腰椎穿刺测得的颅内压升高、脑脊液成分正常。CSF 压力应 >250mmH$_2$O。压力 200mmH$_2$O 属于可疑但不足诊断标准。该诊断阈值是基于患者侧卧位、腿部伸展放松方式测得的压力。目前没有针对在其他体位做腰椎穿刺测得的 CSF 压力的诊断标准，如俯卧位影像学引导下的 LP。

排除其他明确可以导致颅内压增高的原因　这项很重要，因为有一些情况和药物是基本明确可以导致颅内压增高的。这种情况下，即使其他诊断标准都满足了，但却并非真正"特发"的，而是继发的。这种情况应被称为"由……原因引起的颅内高压"。

AVM，动静脉畸形；CSF，脑脊液；CT，计算机断层扫描；IIH，特发性颅内高压；LP，腰椎穿刺；MR，磁共振；MRI，磁共振成像。

与 IIH 相关的术语都有些令人困惑以及不精确。本临床疾病往往被称为**假性脑瘤**（pseudotumor

cerebri），但这个术语包括除了肿瘤外其他任何可以引起颅内高压的疾病。使用**良性颅内高压**（benign intracranial hepertension，BIH）这个术语也存在异议，因为该疾病可能出现严重的视力影响因而并不"良性"。**特发性颅内高压**这个名称似乎可以明确界定本节所讨论的一组患者，但在某些情况下，可以比较肯定地明确某个潜在的原因，而此时该病就不应该称为真正的特发性颅内高压（表4-9）。我们认为最好的方法是，除非可以明确颅内压增高的原因，否则就使用 IIH 这个术语来命名本节所讨论的、确属于特发性的情况。如果导致颅内压增高的原因明确了，就应使用相应明确的原因来完整命名，比如"维生素 A 中毒继发性颅内高压"。

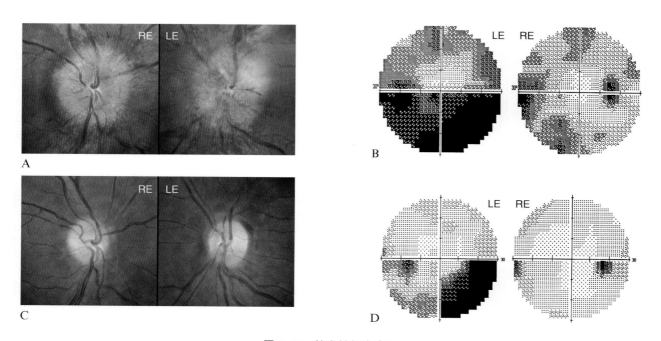

图 4-18 特发性颅内高压

40 岁女性，头痛和左眼一过性黑蒙 8 个月，左眼视物模糊 2 个月。颅脑增强磁共振成像（MRI）正常，腰椎穿刺显示脑脊液成分正常，而压力升高为 368mmH$_2$O。乙酰唑胺 500 毫克一天两次，配合有效的减体重计划，大约在 6 个月内，视盘水肿消退。A：就诊时双侧视盘水肿。左眼颞侧盘沿可见 Paton 线。B：就诊时的视野。左眼视野显示出致密的下方视野缺损。右眼可见下方鼻侧阶梯。C：1 年后的视盘照相显示视盘水肿消退，残留轻度苍白。D：视野缺损改善，但左眼仍有一个致密的下方鼻侧阶梯

症状

尽管不是见于所有 IIH 患者，头痛仍是 IIH 最常见的症状。患者经常诉及当弯腰或咳嗽时头痛加重。另一个常见症状为搏动性耳鸣，常被描述为单耳或双耳"听到呼呼的心跳声"。患者常描述有短暂的（2～5秒）随体位改变而出现的单侧或双侧视力丧失，称为"一过性黑蒙（transient visual obscurations，TVOs）"。这一现象很可能与轻微的系统血压下降引起肿胀的视盘血供下降有关。慢性视盘水肿可以引起永久性视力丧失。视神经鞘显著肿胀也可压迫眼球后部、引起黄斑脉络膜皱褶从而导致视物模糊（图4-9），或者由于使眼轴缩短，从而引起患者屈光度产生远视偏移。可导致第 VI 对脑神经功能障碍而出现短暂或持久的水平复视。

应特别关注患者的病史，包括：既往一年的用药史、体重增加或减少、头部外伤、睡眠呼吸暂停症状和既往任何颅内或头颈部手术。应评估片剂或饮食（肝脏、时尚饮食）中维生素 A 摄入量。曾认为月

经不规则以及激素水平的变化可能与 IIH 发病相关，但是由于这种情况在这个年龄组女性太常见了，因此至今为止的研究能够提供的这两个因素与 IIH 相关的证据力度非常微弱。

表 4-9　其他原因引起的颅内高压

有些患者可能满足框 4-9 列出的所有 IIH 的标准，除了最后一条：没有其他的原因。与颅内高压有关的情况与药物根据其作为颅内高压原发病因的确定程度如下：

极有可能的

　颅内静脉压升高的原因（图 4-17）

　• 硬脑膜静脉窦血栓形成

　• 动静脉畸形

　• 颈静脉功能不全（双侧根治性颈部淋巴结清扫）

　• 上腔静脉综合征

　• 肺动脉高压所致的右心衰竭

　疾病

　• 肾上腺皮质功能不全（Addison 病）

　• 甲状旁腺功能减退症

　• 睡眠呼吸暂停

　• 肾衰竭

　• 缺铁性贫血

　药物

　• 四环素，多西环素和米诺环素

　• 维生素 A：饮食、维生素片、相关类维生素 A 药物

　• 左炔诺孕酮（避孕植入物和宫内节育器）

　• 长期使用类固醇后停药

很可能的原因

　药物

　• 合成代谢类固醇（可能导致静脉窦血栓形成），十氯酮（kepone）

　• 用于巴特综合征的酮洛芬或吲哚美辛

　• 用于甲状腺功能减退患儿的甲状腺替代治疗

　• 生长素缺乏患者的生长素替代治疗

可能的原因

　药物

　• 苯妥英

　• 碳酸锂

　• 萘啶酸

　• 磺胺类抗生素

经常被引用，但未经证实的原因

　药物

　• 类固醇的摄入量

　• 复合维生素摄入量

　• 口服避孕药的使用

　其他

　• 维生素 A 缺乏症

　• 甲状腺功能亢进症

　• 妊娠

　• 月经初潮

　• 月经不规则

IIH：特发性颅内高压。

体征

视盘肿胀的表现可有不同（图 4-19）。典型表现为视盘弥漫均匀隆起，呈现"香槟酒瓶塞"样外观。常出现神经纤维层出血和视盘周围视网膜深层出血（图 4-18A）。双眼视盘水肿的严重程度常常不对称，偶尔为单侧水肿。很难区分视盘形态变异与真正的视盘水肿的情况并不罕见（表 4-2）。据报道，患者脑脊液压力 ≥ 200mmH$_2$O 时，正常的视盘视网膜中央静脉搏动会消失。但是，正常视盘中至少有五分之一也没有中央静脉搏动，因此中央静脉搏动消失顶多只能作为协助诊断颅内压增高一个"软"指标。

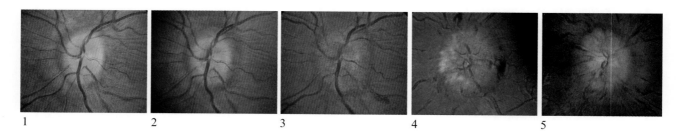

1 2 3 4 5

图 4-19 改良的 Frisen 视盘水肿分级

（1）1 级视盘水肿。"C"形 270° 轴突晕状水肿使大部分的视盘边界模糊，仅留视盘颞侧一缺口（视盘边界清晰）。（2）2 级视盘水肿。视盘 360° 轴突光晕状水肿，包括颞侧部分。（3）3 级视盘水肿。除了像 2 级一样整个视盘边界模糊，视盘水肿还使得视盘边缘的一些大血管有些模糊。（4）4 级视盘水肿。视盘水肿足以掩盖视盘表面的部分大血管。（5）5 级视盘水肿。视盘肿胀严重，视盘表面的所有血管部分或全部被遮蔽。

视功能检测显示，早期视盘肿胀时患者视力和视野可正常。视盘扩大使视盘周围视网膜向上方和侧方移位，可产生相对和绝对的生理盲点扩大（图 4-20）。随着时间的推移，慢性视盘水肿和缺血性损伤会引起轴突死亡和视神经萎缩，出现视野缺损。鼻侧阶梯是最常见的早期缺损（图 4-18B，D），晚期整个视野呈向心性缺损。中心视力很少受影响，除非到了疾病的晚期（或出现暴发性视盘水肿），因此单独靠视力这个指标评估疾病进展几乎没有帮助。少数情况下，中心视力可因以下情况而受损，视盘周围脉络膜新生血管膜和视网膜下出血（图 4–21）、脉络膜皱褶和黄斑水肿。

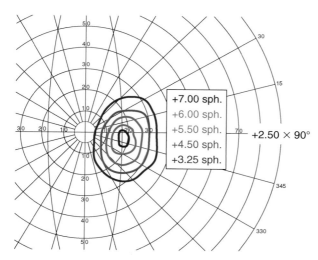

+7.00 sph.
+6.00 sph.
+5.50 sph.
+4.50 sph.
+3.25 sph.

+2.50 × 90°

图 4-20 视盘水肿的生理盲点扩大

视盘水肿的患者视野检查常显示生理盲点扩大。这很可能是由于视盘水肿引起视盘周围视网膜隆起所致的屈光效应，而非视神经功能障碍。视盘水肿患者的 Goldmann 生理盲点视野图显示，当增加正的镜片使患者聚焦前移，将焦点落在隆起的视盘周围视网膜感觉层上，可使生理盲点缩小。

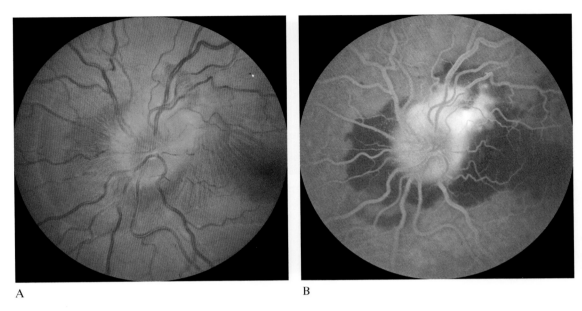

A　　　　　　　　　　　　　　　　　　　　B

图 4-21　与视盘周围脉络膜新生血管膜相关的视盘水肿

　　视盘水肿的患者可能会形成视盘周围脉络膜新生血管膜（choroidal neovascular menbrane，CNVM），进而可以造成中心视力急剧下降（中心视力下降并非视盘水肿的典型表现）。其原因可能是肿胀的视神经拉伸或挤压周围的 Bruch 膜边缘，使脉络膜血管进入视网膜下间隙。A：视盘水肿合并视网膜下出血；B：眼底荧光血管造影（FFA，晚期）肿胀视神经荧光着染、视盘上缘 CNVM 强荧光，视网膜下出血致该处脉络膜荧光遮蔽

　　IIH 的颅内压升高并不损伤颅内结构。因此，患者除了视力受损外，如果出现神经系统功能障碍，则应该考虑是其他疾病导致颅内压增高而不是 IIH。这条原则中唯一的例外是第Ⅵ对脑神经麻痹。目前认为 IIH 造成第Ⅵ对脑神经麻痹的原因是，由于第Ⅵ对脑神经与脑干和颅底紧密相贴，颅内压变化以及颅内脑组织的位置的相应变化可牵拉和损伤第Ⅵ对脑神经。

病因

　　IIH 的脑脊液循环并没有明显的脑结构性异常导致的阻塞。研究显示，问题出在蛛网膜颗粒对脑脊液重吸收障碍。某些药物可导致 IIH 的事实符合这个观点，因为毒素可能干扰蛛网膜颗粒吸收脑脊液的转运机制（表 4-9）。

　　肥胖在这种疾病中的作用尚不明确，但这似乎是一个致病因素，因为仅仅减肥通常就可以缓解 IIH。许多研究者推测脂质代谢相关激素机制与 IIH 的发病有关。IIH 可能与睡眠呼吸暂停相关，该疾病也更常见于肥胖患者。

鉴别诊断和评估

　　双侧视盘隆起的鉴别诊断见图 4-5。最重要的鉴别诊断应包括脑部肿瘤、脑室系统梗阻或硬脑膜静脉窦血栓形成。考虑这些原因时应该立即行神经影像学检查（图 4-22）。尽管 CT 扫描通常就足以排除颅内占位性肿块，但是增强 MRI 在显示浸润性肿瘤等疾病时更优于 CT，尤其当同时也做了磁共振静脉造影（magnetic resonance venography，MRV）时，对静脉窦血栓形成（图 4-23）、动静脉畸形或血管瘤的显示更具优势。

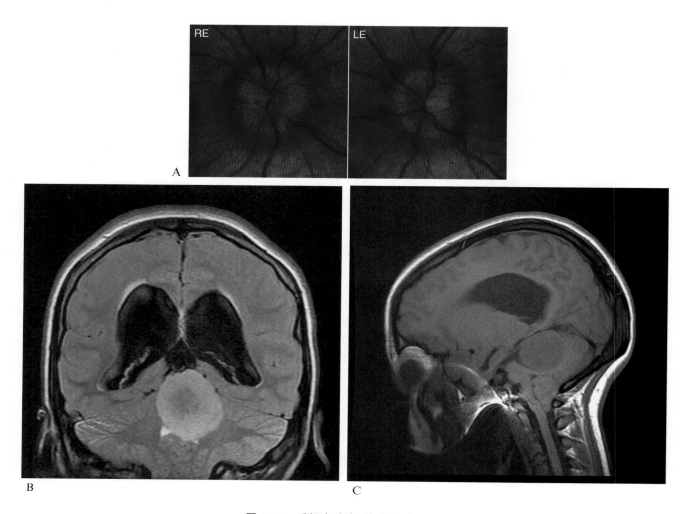

图 4-22　后颅窝肿块引起的视盘水肿

患者女性，14 岁。因偶尔头痛，验光师对其进行检查后，发现了视盘隆起并转诊到神经眼科。患者述及一个月内发生两次近乎晕厥，其中一次发生在参加庆祝游行后，但是除此之外没有任何其他神经症状和全身表现。检查双眼视力 20 / 20，视野正常，眼底检查双侧视盘肿胀。A：立即行急诊神经影像学检查，尽管此项检查的必要性受到了相对无症状的患者本人及其母亲的质疑。MRI 冠状位 T1 相显示后颅窝肿块引起了梗阻性脑积水；B：矢状位 T1 像显示小脑扁桃体下疝约 1.5cm；C：患者 MR 检查后直接转入神经外科 ICU，随后进行了开颅肿瘤切除手术。病理诊断低分化胶质瘤。此病例说明视盘水肿患者，特别是儿童，迅速进行神经影像学检查是十分重要的

　　所有患者均应该测量血压（使用适宜大小的袖套），因为严重高血压可以出现双侧视盘水肿（图 4-24）。同时具有颅内高压和高血压的患者视力预后较差。在任何一种情况下（IIH 或严重高血压），如果血压骤降都可导致急性、严重的和永久性的视力丧失。除了恶性高血压外，后部可逆性脑病综合征（posterior reversible encephalopahty，PRES）也可出现视盘水肿和视网膜缺血。PRES 患者表现为中枢神经系统水肿（尤其是枕叶）、头痛、神志不清、癫痫发作和视力丧失。

　　真正的**特发性**颅内高压在男性患者是很少见的。初诊为此病的一些患者，随后被发现患有隐匿性硬脑膜动静脉畸形、睡眠呼吸暂停或其他可识别的潜在病变。

　　需要做基线自动阈值视野检查（如 Humphrey30-2 或 24-2）和视盘照相，因为这些参数是评价疾病进展和治疗效果最可靠的指标。

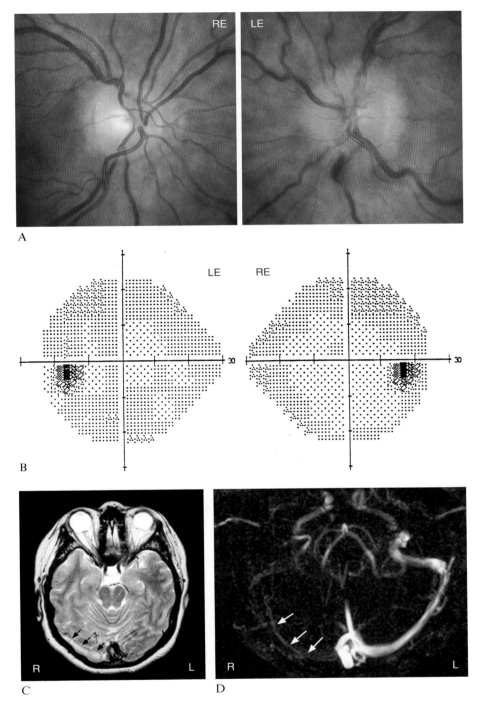

A

B

C

D

图 4-23 硬脑膜静脉窦血栓形成引起的颅内高压

患者女性，32 岁。主诉严重头痛，且近 3 周程度逐渐加重。A：双侧视盘水肿，左侧更加明显。B：视野基本正常，仅生理盲点略有扩大。C：颅脑 MRI（T2 加权像，轴位像）显示在右横窦（箭头）和乙状窦信号增强（而非正常流空），提示血栓形成。D：磁共振血管造影（MRA）显示右横窦（箭头）和乙状窦血流消失。患者被转入神经科并给予乙酰唑胺和抗凝治疗。尽管视盘水肿在 2 个月内缓解，但却存在长期慢性头痛

即使临床表现很典型，也必须进行腰椎穿刺来确诊特发性颅内高压。除了记录 CSF 的压力，还必须检查 CSF 内是否有出血、感染和肿瘤的相关证据。CSF 压力是在头部、双腿自然放松状态下身体侧卧位时测量的。压力 >250mmH₂O 则明确存在颅内高压；压力 200 ～ 250mmH₂O 提示存在颅内高压，但不能确诊 IIH。确诊颅内高压后，就只在很少数有特别需要的情况下才再次行腰椎穿刺。由于脑脊液的再生速度很快，所以这个操作本身也并非有效治疗方案。由于脑脊液压力每小时都有明显波动，因此腰椎穿刺也并非监测治疗效果的可靠方法。

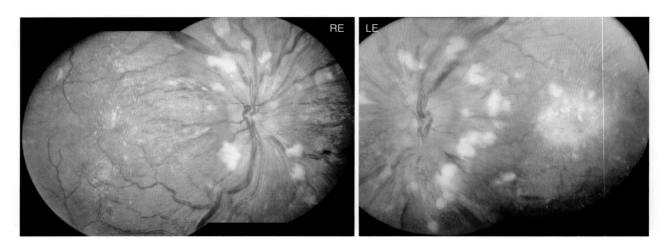

图 4-24　重度恶性高血压的双侧视盘水肿

患儿男性，9 岁。因视物模糊来诊，推测存在视盘水肿。眼底拼图显示双侧充血性视盘水肿伴视网膜出血、棉絮斑、视网膜小动脉狭窄和黄斑水肿渗出。血压 200 / 105mmHg，患儿随后转入儿科 ICU 进行高血压的紧急处理。神经影像学表现符合后部可逆性脑病综合征（posterior reversible encephalopathy syndrome，PRES），进一步检查确诊为肾血管性高血压

最好由眼科医生和神经科医师共同协作对这种疾病进行诊断和治疗。眼科医生负责随访疾病进展和潜在视觉损害的重要指标（视野和视盘外观）。神经科医生通过神经学检查和腰椎穿刺来明确诊断，并协助对头痛进行药物治疗。

治疗

治疗方案包括观察、节食减重、药物治疗和手术。患者没有明显的视野缺损，一般不需要药物或手术治疗，尤其是当可疑的病因去除后，如停用维生素 A 或抗生素、脑膜炎或头部外伤的恢复期、肥胖患者成功减肥等。

如何强调减肥的有效性也不过分。即使是仅仅减去几磅体重也比任何药物治疗更有效果。尽管医生在对肥胖女性讨论其体重时可能会有些尴尬，但是也必须明确告知患者。家庭医生、内科医生或者信誉良好的以医学为基础的减肥机构应该给患者提供健康、安全的减肥建议和治疗。在病态肥胖时可以考虑减肥手术，但必须仔细权衡这种手术的风险。尽管减肥手术能够快速减肥且最终可对 IIH 有利，但如果患者出现了低血压或贫血，则可能会加重视盘水肿和视力减退。

乙酰唑胺（diamox）属于碳酸酐酶抑制剂，通过减少脑脊液的产生来降低颅内压。该药一天两次、每次至少 500mg 是普遍有效的，在 3～4 周时效果明显（图 4-18）。不良反应包括四肢、面部感觉异常、味觉障碍（特别是对碳酸饮料）和消化不良。所幸的是变态反应（过敏反应）、再生障碍性贫血和Stevens-Johnson 综合征等严重并发症极为罕见。单独使用托吡酯（妥泰）或与乙酰唑胺联合使用均有效。托吡酯也是一种碳酸酐酶抑制剂，其还有额外的作用，可治疗头痛和抑制食欲。呋塞米（速尿）在本病的治疗中效果较差。尽管长期口服皮质激素的作用与降低颅内压的目标相反，但是对于暴发性病例术前短期大剂量静脉使用皮质激素对保护视力是有帮助的。

视神经鞘开窗术或神经外科分流手术（脑室－腹腔分流术或者腰部脊髓腔－腹腔分流术）用于药物治疗后仍有进行性视野缺损的患者（图 4-25）。视神经鞘开窗术开放神经鞘从而有效降低了视盘处脑脊

液的传输压力，使脑脊液转移到眶内组织处并进行吸收。这种方法可以有效逆转视盘水肿，但长期效果并不确定。神经鞘开窗术对脑脊液的压力（通过腰椎穿刺或颅内压监测）没有显著影响，但有研究报道，50% 患者头痛改善以及 70% 患者对侧视盘水肿改善。但是，对严重头痛并且经过积极的药物治疗无效的患者来说，神经外科分流手术中还是使其获益最大的治疗手段。

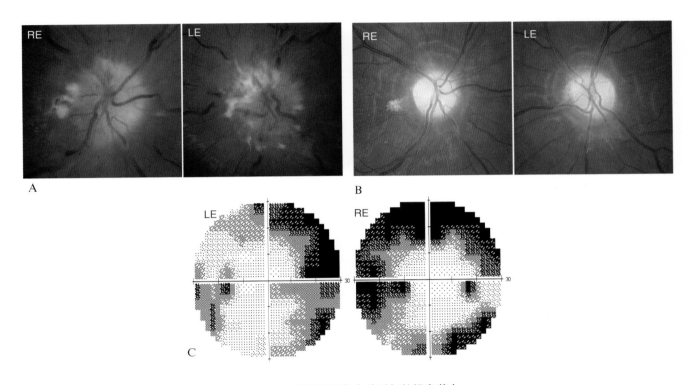

图 4-25　顽固性视盘水肿引起的视盘苍白

患者女性，17 岁，肥胖。因特发性颅内高压口服乙酰唑胺和妥泰，但其严重头痛仍无法缓解，并出现进行性视野缺损。A：视盘隆起和棉絮斑，药物治疗后无改善。患者进行脑室 - 腹腔分流术后成功缓解了头痛。B：几周后视盘水肿消退，视盘变平但呈现苍白。视盘水肿消退后，在视盘周围出现同心圆状的"浴缸环"，可作为曾经高度水肿的标志；右眼水肿消退后可见视盘黄斑部视网膜硬性渗出。C：脑室 - 腹腔分流术后患者最初视野有改善，但最终留下了永久性视野缺损，与遗留的视盘苍白相符。虽然脑室 - 腹腔分流术获得成功，但是分流装置出现故障的可能性使得我们必须对患者的视野和视盘形态进行密切监测。视盘苍白（萎缩）后，即使颅内压再次增高也不可能再出现视盘肿胀。在这种情况下，随访视野改变来观察病变是否进展比随访视盘外观更有意义

特发性颅内高压患者在磁共振血管造影中可能会有颅内静脉横窦局灶狭窄。在大多数病例中，这一表现并非颅内压增高的原因而是其结果，但这一表现在 IIH 中的重要性尚并不十分清楚。这种表现需考虑给患者进行介入治疗，如针对狭窄的硬脑膜静脉窦进行血管内扩张和支架植入，尤其是在狭窄区域存在显著的压力梯度的情况下。但是这种治疗方法目前仍非常有争议。医生需要意识到，支架术后需要进行长期抗凝治疗，而后者会使以后患者需要为保护视力而进行急诊视神经鞘开窗术或外科分流术时情况变得复杂而难以掌控。因此，需要谨慎权衡介入治疗的必要性。

临床表现

由于慢性视盘水肿患者即使有严重的周边视野缺损，其视力仍可以维持在 20/20，因此需要时常进行

正式视野计检查来随访疾病进程。显然，对视盘外观进行的连续观察提供了疾病的过程中最直接、最客观的信息。尽管标准的视盘水肿分级在临床上十分有用（图 4-19），但是其分级的文字描述不能取代连续的眼底照相来作为随访视盘外观随时间变化的"金标准"。不论进行何种治疗，均需对患者定期随访（包括视野检查和视盘的评估），因为治疗过程中随时可能出现治疗的失败。分流手术装置的失效可能不会引起头痛，但会造成周边视野的隐匿性缺失，这种情况常常被忽略，直到视力严重受损以及视盘出现不可逆损害时。

大多数需要进行药物治疗的患者对乙酰唑胺反应良好，视盘水肿 3 ～ 6 个月就消退。待视盘水肿消退，可以停用乙酰唑胺并定期随访，特别是已经减肥成功的患者。有些患者不再复发，另一些患者则成为慢性、终身性疾病。

视盘水肿的其他原因

颅内压增高的许多症状和体征都涉及眼部，所以眼科医师经常是颅内肿瘤、硬脑膜静脉窦血栓形成、神经内科或神经外科等很多疾病患者的首诊医生。上述很多疾病，都是眼科医师在看到视盘水肿后进而进行神经影像学检查才得以诊断的。显然，及时将病人转诊给相关的专科医师是一项最重要的处置。尽管如此，眼科医生在对这类患者的多学科疾病治疗过程中仍不可或缺：视盘形态和视野的连续观察经常对疾病的治疗过程起到决定作用。

▶ 压迫性视神经病变

视神经的机械性压迫可导致轴突死亡，但也可能只造成神经脱髓鞘而不引起永久性轴索损伤。缺血在压迫神经病变的发病机制中起着重要作用，因为肿瘤可通过机械压力来阻断局部血供，或"偷走"其血供。与其他脑神经不同，视神经轴突在受到致命损伤后不会再生。然而，成功解除视神经（或视交叉）处的压迫可以显著改善视野缺损，推测这是由于髓鞘再生和部分受损轴突的恢复。及时诊断至关重要，因为早期干预才能尽可能地恢复视力。

视神经鞘脑膜瘤

视神经鞘脑膜瘤是单侧进行性视力丧失的病因之一，最常见于 40 ～ 50 岁女性（女：男为 3：1）（图 4-26）。视神经鞘脑膜瘤占原发性视神经肿瘤的 1/3、所有眼眶肿瘤的 5% 和所有脑膜瘤（大部分是颅内）的 1%。通常为单侧，也可是双侧，尤其是与 2 型神经纤维瘤病相关时。

症状和体征

患者诉渐进的、无痛的单眼视力丧失。可出现任何一种与视神经相关的视野缺损。Goldmann 视野的典型表现是中心暗点逐渐（或突然）与周边暗点相连。眼球突出的发展程度取决于脑膜瘤的大小和位置，肿瘤如果限制眼球运动可以出现复视。极少数情况下，侧视可诱发视神经或血管受压，从而导致凝视诱发黑蒙症（gaze-evoked amaurosis）。

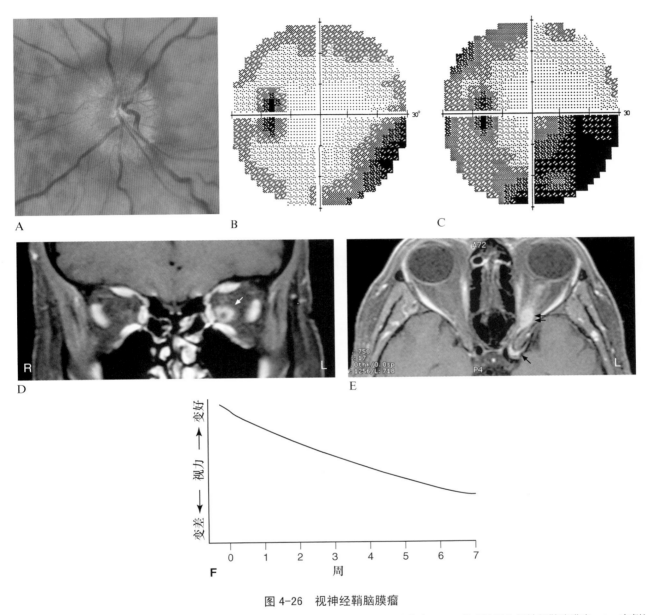

图 4-26　视神经鞘脑膜瘤

　　患者女性，51 岁，左眼视盘水肿 3 年，CT 检查正常。因自觉视力下降行进一步检查，MRI 检查诊断为视神经鞘脑膜瘤。A：左侧视盘慢性、弥漫性水肿。确诊后 3 年视盘外观没有改变。B：确诊时左眼自动视野检查显示鼻侧阶梯，视力 20/20。C：四年后鼻侧阶梯逐渐扩大，接近象限性视野缺损，此时视力为 20/40。D：眼眶 MRI（增强，冠状位）显示脑膜瘤为一个增强的肿块，包绕着被挤压、且未被增强显示的视神经（箭头）。E：MRI（轴位）脑膜瘤出现在眼眶内（双箭头）并通过神经管延伸至颅内（单箭头），但未累及视交叉。F：视力下降的时间曲线。压迫性损害一般表现为稳定的视力下降

　　视神经鞘脑膜瘤的经典三联征包括视盘苍白、视盘静脉间侧支血管形成和进行性视力丧失，但是上述表现并非一成不变的出现。根据病变的位置和持续时间视神经可表现为苍白萎缩或者肿胀。当视网膜中央静脉阻塞时视盘可出现视网膜脉络膜静脉侧支形成（也叫视 - 睫状分流）。神经影像学检查显示神经 - 神经鞘复合体增厚。眼眶 CT 通常显示视神经鞘增强，而视神经本身并不增强，在轴向呈"双轨征"，在冠状位呈"牛眼"状。

病因

视神经鞘脑膜瘤起源于眶内段视神经鞘的脑膜组织。与颅内脑膜瘤类似，这种肿瘤很少出现转移，但是会压迫邻近结构而引起局部损伤。在眶内，肿瘤倾向于包绕视神经，使髓鞘移位、轴突中断或视神经血供受阻而造成损伤。有些脑膜瘤有激素类受体，一旦暴露于外源性激素（如避孕药）或孕期高浓度的孕酮和雌激素时，则可能会快速生长。

变异

视神经鞘脑膜瘤可以延伸到视神经管，或起源于视神经管内的硬脑膜。由于视神经管的限制，哪怕很小的脑膜瘤也会导致视神经明显受压，而在神经影像学上却很难被发现。起源于眶内神经鞘的脑膜瘤常通过视神经管延伸到颅内。脑膜瘤也可以起源于颅内硬脑膜，压迫颅内视神经或视交叉。蝶骨翼脑膜瘤通常累及眶内和颅内。这些肿瘤也可以向侧方延伸，造成特征性颞窝处填充，并可在检查时被触及。

儿童的脑膜瘤不同于成年人，其侵犯性极强、致死率高。

鉴别诊断和评估

视盘苍白、视盘侧支血管和进行性视力丧失这三联征也会出现在结节病或视神经胶质瘤。视神经鞘脑膜瘤其眼底表现可类似视网膜静脉阻塞：静脉阻塞所产生的侧支分流血管与视神经鞘脑膜瘤的类似；脑膜瘤可以导致静脉血液淤滞，二者都可以导致视盘水肿。视神经鞘脑膜瘤导致的视盘水肿和视野缺损最初可被误诊为缺血性视神经病变或视神经炎（特别是患者"突然"发现视力下降）。但随后的缓慢而持续的视力下降则高度怀疑为压迫性视神经病变（图4–26F）。

当怀疑压迫性视神经病变时需要进行神经影像学检查：颅脑和眼眶MRI（增强同时眶脂肪抑制）或者颅脑和眼眶的增强CT。有时增大的神经很难与视神经胶质瘤和炎症性疾病（如结节病、视神经周围炎）相鉴别。同时行MRI和CT检查，能够缩小鉴别诊断范围，并评估肿瘤的颅内生长情况。极少数情况下，需要进行肿物活检来明确诊断和制定治疗计划。

治疗

对视力良好且病情稳定的患者，单纯观察而不进行治疗干预是很合理的。视神经鞘脑膜瘤的自然病程高度变异：可以多年静止不变，也可以进展迅速。视力显著下降或症状进展的患者可选择放射治疗，已被证实可以非常有效的逆转或阻止视力下降。大多数患者无需手术，因为切除视神经鞘脑膜瘤总会损伤视神经的血供，从而导致失明。如果肿瘤侵犯颅内，是否选择手术比较困难，取决于以下因素的综合考虑：肿瘤是否威胁对侧的视神经或视交叉；肿瘤的大小、位置和肿瘤生长方式；患眼的残余视力等。

视神经鞘脑膜瘤可以通过神经影像学检查随访。但是细致的视神经功能监测可能更为重要，因为肿瘤进展在影像学检查时不一定表现明显，而且患者的视力情况在治疗决策中更为重要。因此，视力、视野、RAPD检查和其他视神经功能检测（如对比敏感度、色觉测试），以及眼球运动和眼眶检查（比如检测眼球突度）需要定期随访。

视神经压迫的其他原因

Graves 眼病（甲状腺眼病）的眼外肌显著增粗可压迫眶内段视神经。Graves 眼病的表现会在第 8 章中进行详细讨论。需要注意的是，在甲状腺眼病没有出现其外在可见的眼部体征时，可能就已经存在视神经病变了（图 8-7）。其他影响眶内段视神经的占位性病变包括毛细血管瘤、眼眶静脉曲张、黏液囊肿、转移癌、纤维发育不良或感染性囊肿，以上情况均可产生压迫性视神经病变。就如同视神经鞘脑膜瘤，任何眶内占位性病变均可引起凝视诱发黑蒙症。

管内段视神经十分脆弱，易受到硬脑膜的脑膜瘤或骨疾病（如纤维性发育不良）的压迫。颅内段视神经的视交叉同样可受上述疾病的影响（参见第 5 章），特别是颅内脑膜瘤（鞍旁和蝶骨翼脑膜瘤）和 Willis 环前部动脉瘤。

▶ 内源性肿瘤

视神经胶质瘤

视神经胶质瘤常见于儿童；10 岁以下患儿占 70%（图 4-27）。主诉一般是视力下降，也可能因视力差引起斜视或眼球震颤而被家长发现。是否出现眼球突出取决于肿瘤在眼眶内的体积和位置。眼底可能表现为视盘正常、视盘水肿或视神经萎缩（苍白）。

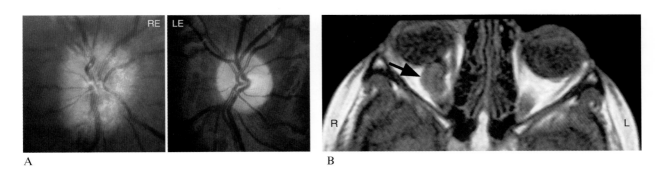

图 4-27　视神经胶质瘤和神经纤维瘤病

患儿女，6 岁。因右眼内斜就诊。因牛奶咖啡斑和家族神经纤维瘤病（neurofibromatosis，NF-1）病史被诊断为 NF-1。确诊时患儿视力 20 / 80，并且视力稳定 3 年未治疗。A：右侧视盘弥漫性隆起、水肿，左侧视盘正常。B：MRI（T1 轴向位）显示明显增粗的视神经（箭头）伴有眼球突出

大约一半的视神经胶质瘤发生在视神经的眶内段，其余的发生在颅内段。约有 50% 的视神经胶质瘤患者合并神经纤维瘤病 I 型，约有 15% 的神经纤维瘤病 I 型的患者隐藏着神经胶质瘤。

病理检查显示，青少年型视神经胶质瘤的肿瘤组织为纤维状细胞的星形细胞瘤，细胞学形态为良性。在儿童时期肿瘤增长缓慢或不活跃。前段视路的胶质瘤发生在成年期则明显不同，常表现为恶性增生并迅速导致失明和死亡（图 4-28）。

儿童胶质瘤的典型的影像表现为视神经和（或）视交叉的梭形肿胀，这种情况可能导致内分泌功能障碍和下丘脑受累，因此有必要对所有视神经或视交叉胶质瘤的患儿进行内分泌评估。如前述，同时也需要对患儿的全身体征进行评估以确定其有无神经纤维瘤病。

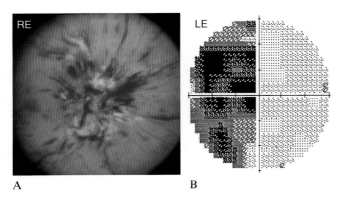

A B

图 4-28　成人前部视路胶质瘤

患者男性，36 岁。右顶叶区多形性胶质母细胞瘤，已接受常规治疗和 γ 刀治疗，完全性左侧视野偏盲。随后出现右眼视力下降，2 周后降至无光感。神经影像学显示恶性胶质瘤向前延伸至右侧视神经。A：右眼视盘明显隆起并伴有视网膜静脉淤滞；左眼视盘正常。B：自动视野显示仅存左眼鼻侧半视野，右眼已经无光感。视野缺损是由于病变累及右侧视束和右侧视神经

尽管治疗方案仍有争议，但大多数医生倾向于对静止期的患儿采取保守的"观察和等待"。当出现单眼失明、影响美容的眼球突出或者是孤立的眼眶受累时可以考虑手术切除。放疗和化疗的适应证和有效性均不确定。

淋巴组织增生性疾病

视神经肿瘤可能表现奇形怪状的视盘隆起和浸润，也可能表现为随着球后疾病的进展视盘由最初的正常逐渐变为苍白。急性白血病浸润性视神经病变属于肿瘤急症范畴，因为积极的放射治疗可以挽救视力（图 4–29）。如果出现以下情况，应该考虑浸润性视神经病变的可能：确诊的淋巴组织增生性疾病患者或严重全身病患者出现视力下降；或是患者病史和检查不符合普通视神经病变诊断。感染（比如结核）和炎症（结节病）本身就可以是浸润性的，鉴别诊断（表 4–10）时应该考虑。此外，视神经病变因类固醇药物好转，并且停用后恶化（激素依赖性神经病变）的患者，可以是浸润性视神经病变或真菌感染（如曲霉病、毛霉菌病）所致（表 4–8）。颅脑和眼眶的增强 MRI 可显示视神经增强或其他颅内病灶。

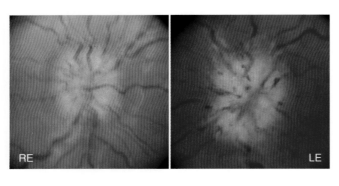

RE LE

图 4-29　急性白血病性视神经浸润

患儿男性，10 岁，急性淋巴细胞性白血病，出现双侧视物模糊。双侧视神经扩大、隆起，伴出血和棉絮斑，提示急性白血病性视神经浸润。急诊视神经放射治疗后恢复了部分视力。

表 4-10　浸润性视神经病变

淋巴组织增生性疾病
　白血病
　　• 单核细胞白血病
　　• 急性髓细胞白血病
　　• 急性淋巴细胞性白血病
　　• 慢性淋巴细胞性白血病

    淋巴瘤

    浆细胞瘤

    多发性骨髓瘤

转移癌（特别是乳腺癌和肺癌）

癌性脑膜炎（特别是乳腺癌和肺癌）

炎症性疾病

    结节病

    系统性红斑狼疮

    肉芽肿性血管炎（韦氏肉芽肿病）

感染性疾病

    肺结核

    梅毒

    隐球菌病

    弓形体病

    弓蛔虫病

    巨细胞病毒

    球孢子菌病

    曲霉菌病

    莱姆病

其他内源性肿瘤

黑色素细胞瘤是罕见的视盘色素性肿瘤，在黑人中比较常见（图 4-30）。组织学构成为痣细胞。一般来说是无症状的良性肿物，但也有极少数可以恶变。

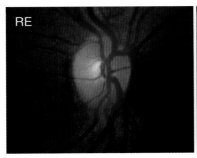 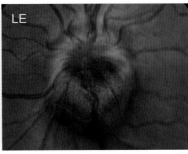

图 4-30 视盘黑色素细胞瘤

偶然发现的左眼视盘黑色素细胞瘤，对比右侧视盘正常

▶ 炎症性视神经病变

视神经的炎症可以因多种原因引起。原发性炎症性视神经病变包括结节病（图 4-31、框 4-4）和特发性眼眶炎症综合征（详见第 8 章）。由于炎症伴随感染、肿瘤、自身免疫病和其他视神经病变，因此很难将其原发病归类（表 4-10）。

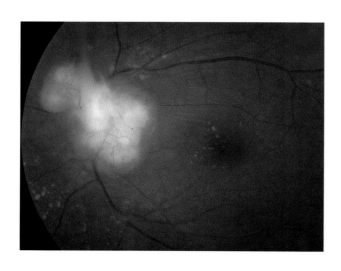

图 4-31 结节病样视神经病变

除了视盘水肿，该神经系统结节
病患者还表现为视盘周围肉芽肿

框 4-4 结节病

结节病是多系统特发性肉芽肿性炎症疾病，通常出现在肺和皮肤组织，也可以累及眼、眼眶和颅内视觉系统。本病常见于 30～50 岁患者，但也可发病于任何年龄。在美国，黑人发病率至少是白人的十倍以上。

在病理学上，病变组织被非干酪性肉芽肿浸润。虽然本病在临床表现和病理学检查时均与肺结核相似，但是结节病没有病原体。

虽然部分结节病的患者无临床症状，但其他患者可出现严重的全身和神经系统改变。大多数患者的全身症状包括萎靡不振、乏力、发热、体重减轻和出汗。肺部常常受累，常规胸片显示肺门和纵隔淋巴结肿大，CT 检查最为明显。肺实质受累可引起咳嗽、气短和喘息。皮肤表现为结节性红斑、结节性肉芽肿、冻疮样狼疮和黏膜病变（包括结膜）。类似于肺门淋巴结肿大，无痛和对称的外周淋巴结肿大也很常见。其他受累器官包括肝、脾、泪腺、腮腺、肌肉、心脏和中枢神经系统。

潜在的眼和眼眶的受累包括肉芽肿性葡萄膜炎、结膜、眼外肌、泪腺和视神经浸润。

中枢神经系统受累则称为神经系统结节病，通常累及视神经、视交叉、视束。也可出现其他脑神经病变。面神经是易受累的脑神经。脑膜或脑室疾病可引起颅内压升高、视盘水肿。脑膜的神经系统结节病也可产生占位效应、对邻近组织产生压迫，并且在临床上和神经影像学上均很难与脑膜瘤相鉴别。结节病累及脑实质可引起神经内分泌紊乱（如下丘脑受累引起糖尿病性尿崩症）、癫痫、脑病或类似多发性硬化症的脑白质改变。结节病也可以累及脊髓、周围神经和肌肉。

结节病的诊断往往来自常规体检、影像学（胸片的肺门淋巴结肿大，MRI 的脑部病变）或血清学检查（升高的血管紧张素转换酶、高钙血症、高丙球蛋白血症）。一些患者需要进行腰椎穿刺脑脊液分析来鉴别神经系统结节病、感染或肿瘤。通过常规检查、镓增强扫描、PET 检查和其他影像检查找到病灶后，可以进行活检（经纤维支气管镜取材、脑膜、脑、皮肤、淋巴结、泪腺或结膜活检）对病变组织进行病理诊断。如果活检不能确诊，应考虑诊断为"可疑但未被证实"。

结节病对静脉或口服类固醇治疗反应很好，因此出现治疗失败应考虑诊断是否正确。可能需要采用类固醇助减剂（如环磷酰胺、甲氨蝶呤和麦考酚酸酯）和手术来治疗结节病的并发症，从而增加治疗效果同时减少糖皮质激素的不良反应。

▶ 感染性视神经病变

视盘水肿合并黄斑部星芒状改变

视盘水肿合并黄斑星芒状改变（ODEMS）是一个描述性的术语，包括了许多不同的疾病过程，其特点为存在视盘水肿和黄斑水肿。术语视神经视网膜炎常与 ODEMS 互换使用，但视神经视网膜炎用来特指感染因素。

　　非感染性疾病可产生视盘水肿合并黄斑水肿，包括高血压性视网膜病变及术后黄斑囊样水肿（Irvine-Gass 综合征）。高血压性视网膜病变总是双侧病变并伴有其他视网膜表现（图 4-24），黄斑囊样水肿不总是出现"星芒状改变"。周边视网膜的渗出性病变（Coats 病、毛细血管瘤）可出现黄斑部星芒状改变，但视盘通常不受影响。糖尿病性黄斑病变偶尔伴有糖尿病视盘病变或视盘新生血管形成，往往会产生漩涡状水肿残留且与本病不难鉴别。临近视盘的视网膜大动脉瘤可引起黄斑渗出和视盘水肿。任何原因引起的视盘水肿在极重的情况下，都可能合并黄斑水肿和星芒状皱褶。这表明在视盘水肿极为严重的情况下，ODEMS 的鉴别诊断需要考虑所有能造成视盘水肿的疾病。

　　视神经视网膜炎确切的病理生理学机制尚不清楚，但可能涉及由感染性病原体或感染后的免疫反应（感染后自身免疫机制）引发的视盘和黄斑区血管的渗出性改变。敏感的血清学检查表明猫抓病的病原体巴尔通体（Bartonella henselae）是视神经视网膜炎的常见致病因素。其他能导致视神经视网膜炎的感染过程包括弓形虫病、弓蛔虫病、梅毒、莱姆病和病毒。Purvin 和 Chioran 报道（1994 年）双侧、复发和特发性视神经视网膜炎视力预后不良。

猫抓病视神经视网膜炎

　　猫抓病（cat-scratch disease，CSD）引起的视神经视网膜炎，一般是儿童或年轻人在接触猫几周后引起的发热性疾病（图 4-32）。本病是由被病原体感染的猫抓伤后传播，或者可以通过猫身上的跳蚤传播到人。

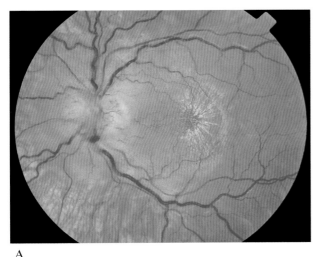

A

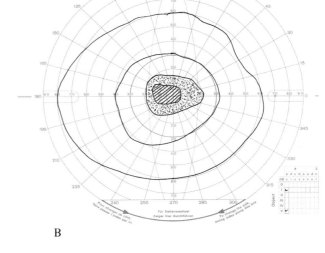

B

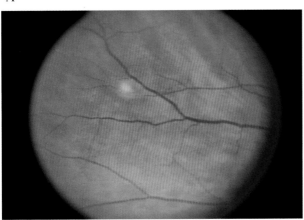

C

图 4-32　猫抓病视神经视网膜炎

　　患儿女性，10 岁。主诉左眼视物模糊，出现在 4 天自限性发热后 2 周。患儿常与家中小猫玩耍，巴尔通体（Bartonella henselae）酶联免疫分析结果阳性。A：左眼底视盘水肿，水肿残留形成黄斑星芒状改变。视盘颞侧局限隆起提示肉芽肿。B：Goldmann 视野计显示致密的生理盲点性中心暗点。视力为指数 / 2 英尺。患者口服多西环素治疗 10 天，100mg/d。一个月后视力提高到 20 / 100，四个月后视力 20 / 20，并且视野恢复正常。C：另一例猫抓病患者视神经视网膜炎的周边眼底。即使视神经视网膜炎局限于单眼时，双眼通常都出现深层脉络膜白点

症状

全身症状包括发热、萎靡不振和全身淋巴结肿大，通常在 1～2 周后缓解。只有少数猫抓病患者出现视力下降和视神经视网膜炎。视觉症状通常在全身症状好转后 2～3 周出现。许多患者已经记不起之前的全身疾病。医生要特别询问患者发热、咳嗽、萎靡不振、淋巴结肿大、猫或小猫的接触史，以及在合适的情况下询问潜在的性传播疾病史。

本病视力下降的时间过程类似视神经炎，可能持续下降几天或几周，然后在随后几个月内缓慢恢复。可出现眼球转动痛，但不像视神经炎那样常见。

体征

视野缺损通常为中心暗点和生理盲点性中心暗点。这类视觉损害一般不能单独用黄斑病变来解释，也提示视神经功能障碍。与视神经炎相似，本病通常伴色觉异常和 RAPD。

视盘表现为轻到中度弥漫性水肿，常因视盘肉芽肿出现视盘局部隆起。视盘水肿常伴有黄斑内层 Helen 纤维层内呈放射状排列的白色水肿沉着物，呈星芒状（图 4–32A）。急性期黄斑水肿可能比较轻微，因此患者可能被诊断为视神经炎。通常在视觉症状出现后一周左右，黄斑区出现特征性的水肿沉着物。星形放射状条纹可以完全包绕中心凹，或仅限于一个象限。玻璃体内可能存在少量细胞。偶尔在周边视网膜可见到白色深层的脉络膜病灶，甚至出现在对侧无症状眼（图 4–32C）。

评估

如果患者具有典型的病史以及体征，可能不需要进一步评估。因高血压视网膜病变可以导致黄斑区星芒状改变，故所有患者均应检查血压。实验室研究可能有助于诊断，包括全血细胞计数和分类、弓形虫病效价、梅毒、莱姆病血清学检查。巴尔通体血清效价（间接免疫荧光法）阳性结果具有特异性，有助于对可疑病例的确诊，但是阴性结果也不能排除猫抓病。

治疗

猫抓病的视神经视网膜炎视力预后良好，不管治疗与否大多数患者的视力都有显著恢复。这种自愈病程该病的治疗效果难以评估。如果临床病程迁延不愈，很多医生使用环丙沙星、多西环素或其他抗生素来治疗猫抓病的视神经视网膜炎。

其他感染性视神经病变

病原微生物可通过以下途径感染视神经：①病原体直接浸润视神经；②刺激视神经产生局部炎症反应或自身免疫系统攻击视神经；③感染病灶的局部肿块效应；④炎症反应造成的血管痉挛或血管阻塞降低局部血供。涉及多种病原体（表 4–10），梅毒可以通过不同的方式影响视路，故在大多数视神经病变时，应考虑此鉴别诊断。

▶ 中毒性和营养性视神经病变

中毒性和营养性视神经病变特征为：缓慢、双侧、对称的中心视力下降。中毒性和营养缺乏症通常被放在一组的原因有两个：许多情况下他们共同造成了视神经病变，中毒性和营养缺乏形视神经病变临床表现均为双侧，且本质上相同。此外越来越多的证据表明，中毒性和营养性视神经病变都是通过影响线粒体对视神经造成损伤（框 4–5）。

框 4-5　线粒体视神经病变

视网膜神经节细胞对线粒体功能障碍非常敏感，线粒体损伤通常首先出现视神经病变所致的视力下降。影响视神经的线粒体病可以是先天性的或后天性的。先天性 / 遗传性异常可能是线粒体 DNA 突变的结果，如 Leber 遗传性视神经病变（LHON），因此而表现为母系遗传的方式。然而，线粒体病也可能由于核 DNA 染色体位点的突变所致，这些染色体位点编码的产物在线粒体中起作用（如显性视神经萎缩和 OPA1 基因），其表现为经典的孟德尔遗传方式：常染色体显性或隐性遗传。每种遗传性线粒体病有不同的外显率和其他全身表现。目前已知的线粒体疾病在不断增加。对线粒体功能障碍机制的理解有助于采用更有针对性的治疗方案，包括基因治疗。

后天性线粒体视神经病变通常由于中毒性 / 营养性因素影响到线粒体功能，而导致轴突损伤和细胞死亡。乙胺丁醇就是最常见的例子：与其他抗生素一样，其抗细菌及抗病毒的机制可直接损害线粒体，导致视神经病变和视力下降。

某些患者可能同时具有基因缺陷和易感性，抗生素或营养缺乏等后天性诱发因素会促使视神经病变的发生，比如 LHON 的患者，抗生素或酒精可以诱发视力下降。这可能是 1991—1993 年在古巴流行的"热带性弱视"视神经病变的机制。

视野显示为双侧生理盲点性中心暗点（图 4-33）。视盘最初可能正常，最终无可避免地发展为颞侧苍白。仔细观察会发现乳头黄斑束的神经纤维层丢失。病因包括：酒精中毒和维生素缺乏、乙胺丁醇和其他药物毒性。其他原因在表 4–11 中列出。

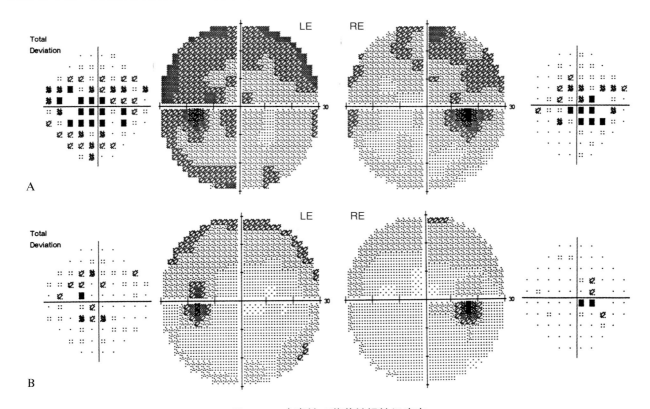

图 4-33　中毒性 / 营养性视神经病变

59 岁男性患者，诉双眼视力逐渐下降，患者承认大量饮酒，但认为自己膳食结构平衡。双眼视力 20/80，裂隙灯和眼底镜检查正常。A：视野表现为双侧生理盲点性中心暗点，在总偏差图中尤为明显。怀疑营养性视神经病变，开始给予复合维生素及每日 1mg 叶酸，同时建议内科医生调理膳食及可能存在的酗酒。B：四周后，自动视野计检查视野明显改善，同时双侧视力提高到 20/30。又过了 6 周后，患者的视力和视野都恢复正常。患者述其对维生素的治疗依从性好，但承认其饮酒并没有太减少

表 4-11　常见的中毒性／营养性视神经病变

药物
　抗生素
　　· 乙胺丁醇（盐酸乙胺丁醇，抗分枝杆菌药）
　　· 异烟肼（INH，抗分枝杆菌药）
　　· 利奈唑胺（斯沃，抗菌药）
　　· 氯霉素（廉价抗生素，在发展中国家常用）
　　· 链霉素（常见的氨基糖苷类抗生素）
　氢化羟基喹啉（氯碘羟喹是一种抗真菌和抗原虫的药）
　5-氟尿嘧啶（化疗药）
　双硫仑（安塔布斯，用于治疗慢性酒精中毒）
　胺碘酮（可达龙，帕斯罗恩，用于治疗慢性心律失常）
毒性物质
　甲醇
　乙二醇
　重金属（铅，三氧化二砷）
　一氧化碳
　氰化物
营养不良
　硫胺素（B$_1$）
　维生素 B$_{12}$（恶性贫血）
　叶酸
中毒性／代谢性和营养性混合因素
　烟草酒精性弱视
　古巴流行性视神经病变（CEON）
　其他"热带性弱视"

INH：异烟肼。

　　酒精中毒是中毒性／营养性视神经病变的常见原因。酒精中毒所导致的营养缺乏是最重要的损伤因素，但是酒精及其代谢产物的毒性作用也不可忽视。大多数患者在补充维生素后病情有了显著改善，特别是补充了叶酸和维生素 B 后。嘱患者到物质滥用专科治疗可以预防再次发生酗酒和继发性营养不良。如果同时吸烟和酗酒，会产生协同性视神经毒性（烟酒中毒性弱视）。

　　B 族维生素、叶酸缺乏和烟酸缺乏可能导致营养视神经病变。如今，维生素 A 缺乏性视神经病变并不常见，但在极少数情况下也会发生，如厌食症或 Roux-en-Y 减肥手术后。维生素 B$_{12}$ 吸收障碍（恶性贫血）所致的视神经病变可能很难诊断，这是因为视神经病变可出现在明显的贫血和巨红细胞症之前。

　　乙胺丁醇通常用于治疗结核病和不典型的结核分枝杆菌感染。与其他抗生素一样，它对视神经的影响可能与视神经线粒体的毒性作用有关（框 4-5）。当添加其他毒性药物到患者的治疗计划时，患者原本已耐受的剂量可能会导致视神经的毒性作用；或者由于慢性感染导致体重下降，使剂量／千克体重比增加。停止药物通常会使患者的视力慢慢恢复，这通常需要几个月的时间。

　　胺碘酮与双侧视神经病变有关。这种病变与前部缺血性视神经病变极其相似。这种常用的抗心律失常药物可能最常应用于容易发生 AION 危险人群中，因此很难证明其与视神经病变之间的因果关系。然而胺碘酮导致的视神经病变不同于 AION 之处在于双侧视神经同时受累，视力在几周和几个月内逐渐下降，而非突然下降，视力下降程度轻，视盘水肿持续时间长，停药后视力能够恢复。注意大部分毒性视神经病变没有显著的视盘水肿，胺碘酮（和甲醇）则是例外。

▶ 遗传性视神经病变

遗传性视神经病变包括了许多不同的遗传疾病，并具有不同的遗传方式。常染色体隐性遗传方式的视神经病变与婴幼儿的严重视力下降有关。显性遗传性视神经病变特征性地表现为起病晚且病情轻，很难与中毒性 / 营养性视神经病相鉴别。Leber 遗传性视神经病变（LHON）以线粒体突变遗传，表现为独特的非孟德尔遗传方式。视神经萎缩常见于伴发脊髓小脑疾病、耳聋、共济失调及运动感觉神经病变的遗传性神经退行性变疾病有关。尽管很多遗传缺陷会导致视神经病变，但是越来越多的证据表明这些遗传缺陷大多数是损害了线粒体的能量代谢。高代谢率的视神经可能尤其容易发生线粒体的能量代谢障碍（框 4-5）。

常染色体显性（KJER）视神经萎缩

这种显性遗传性疾病可以引起双侧、对称的、缓慢的中心或生理盲点性中心视野损害（图 4-34）。视力异常通常开始于 4 ～ 10 岁的儿童期，缓慢持续进展直至青少年早期。通常到青少年中期时视力稳定在 20/100 左右。Farnsworth-Munsell 100 色盲试验表现为蓝色盲（蓝 - 黄）。由于该疾病的遗传方式通常存在不完全外显，其显性遗传方式在家系中可能并不明显。尽管很多患者在一生中其视力都低于正常，但一些病人直到成年后才出现症状。应仔细询问患者的家族史，尽可能地描绘出家系图，识别所有已知的或潜在的受累个体。典型的视盘表现为颞侧苍白，但也可表现为相对正常。可出现视盘黄斑束的神经纤维层缺损。大约 2/3 的患者有与染色体 3q 区域相关的遗传缺陷，称为 *OPA1* 基因，其编码产物在线粒体功能中发挥重要作用。

Leber 遗传性视神经病变（LHON）

LHON 是一种可引起无痛性视力下降的遗传性疾病，主要发生于男性（90%），可发生在各个年龄段，但典型的发生于 20 ～ 30 岁（图 4-35）。LHON 只是线粒体视神经病变中的一种（框 4-5）。

这种遗传缺陷具有特有的表现，患者在出生时视力正常，并持续到 20 ～ 30 岁。直到一眼突发视力下降，紧接着对侧眼在几周或几个月内出现相似的情况。诱发因素尚不清楚，但滥用酒精或烟草或营养缺乏可能在其中发挥一定作用。视野损害通常表现为中心或生理盲点性中心暗点。并且在数月内持续加重。视力损害可轻可重。

视盘可以轻度充血伴视盘周围神经纤维层水肿，也可正常。视盘毛细血管扩张是其典型表现，但除非有意识地寻找，否则很难辨认。与视盘新生血管不同，这些血管在 FFA 中不发生荧光渗漏。视力下降后不久出现视盘苍白，视盘周围血管改变消失。因此，这些特征性视盘周围毛细血管的扩张最好在健眼中观察。

LHON 的遗传异常位于线粒体的 DNA。尽管大部分遗传信息位于核性 DNA（染色体）上，但线粒体中小股的环形 DNA 编码某些重要物质，参与产生能量的线粒体氧化磷酸化过程。三种线粒体 DNA 基因缺陷已确定与 LHON 有关。根据点突变在高度保守的线粒体 DNA 序列的位置，其被称为 11778（占 70%，也称 Wallace 突变）、14484 和 3460。

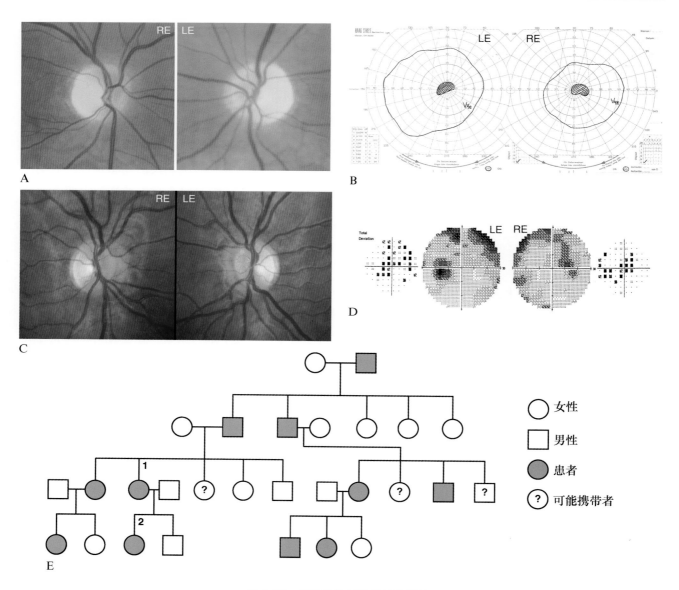

图 4-34　常染色体显性视神经萎缩

　　患者女性，43 岁，一生中其视力均低于正常。有视力下降的家族史，遂带其 18 岁无症状的女儿来做检查。A：母亲的视盘表现为弥漫性苍白，颞侧更甚。B：Goldman 视野检查表现为双眼中心暗点，双眼视力 20/200。C：女儿的视盘表现为双眼颞侧苍白。D：女儿的自动视野检查表现为双侧浅淡的中心暗点，双眼视力 20/50。E：家系图示家族 4 代人中已知或可疑患此常染色体显性遗传性视神经病变（Kjer）成员。（1：母亲；2：女儿）

　　线粒体遗传病有其特有的遗传方式。在受孕时，精子中的线粒体 DNA 被受精卵排斥在外，下一代最终只接受从母体来的线粒体 DNA。因此，LHON 的遗传缺陷从女性携带者身上遗传给男性和女性下一代。所有的女性下一代都是携带者，偶尔可以发病。尚不清楚为什么携带这种遗传缺陷的女性不容易发病。但 Giordano 等（2010 年）提出雌激素可能有保护作用。所有携带此遗传缺陷的男性下一代通常会发病，但并非绝对，但男性不会遗传给下一代。LONH 是由母性遗传，但男性下一代患病最多。

　　很多 LHON 的患者开始被认为是视神经炎，因为两者临床表现相似。然而，LHON 没有眼球转动痛（常见于视神经炎）。当临床表现提示 LHON，基因检测可以确诊，使得患者无需做其他大量检查。一旦基因突变明确，应做患者和家族的遗传咨询。由于 LHON 可能有心脏传导异常，因此应行心电图检查。此外，应建议有 LHON 患病风险的患者不要吸烟和限制酒精摄入，因为吸烟、酒精和其他环境因素可能会诱发视力下降。应用直接针对线粒体功能的口服补充物，如辅酶 Q10，其效果并不令人满意。有些药物，例如艾地苯醌片（是辅酶 Q10 的衍生物）的有效性刚刚显出些许希望。大概 10% 的患者出现不能解释的自愈，通常发生于视力下降后多年（更多见于 14484 突变，而非 3460 或 11778 突变）。

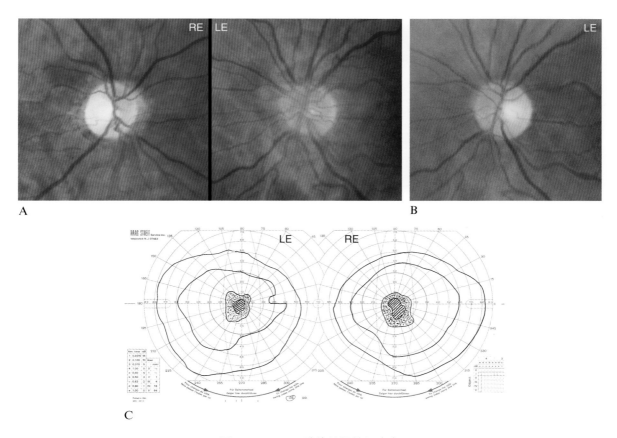

图 4-35　Leber 遗传性视神经病变

患者男性，19 岁，诉右眼突然视物模糊，并持续加重。右眼起病 2 个月后，左眼视力迅速下降。发现线粒体 DNA3460 位点突变，确诊为 LHON。A：右眼起病 2 个月后，恰好在左眼出现症状之前的双眼视盘像。右眼视盘颞侧极小的苍白。左眼视盘充血，出现视盘周毛细血管轻度扩张。B：双眼受累后 3 个月的左眼视盘。视盘充血和毛细血管扩张消失，出现颞侧轻度苍白。C：Goldmann 视野显示：双侧生理盲点性中心暗点

▶ 外伤性视神经病变

外伤性视神经病变（TON）可由直接或间接机制引起。直接性外伤性视神经病变包括异物对眶内神经损伤，球后注射针造成的损伤或视神经管骨折时骨脆片刺伤视神经（图 4-36）；间接损伤更常见，发生于眶缘或前额的钝挫伤（减速或加速），如儿童骑车时头撞上自行车或三轮车的把手。间接性外伤性视神经病变可以没有视神经管或眶壁骨折，也可以没有损伤的外部体征。

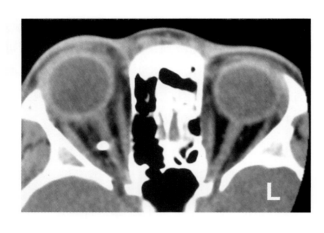

图 4-36　直接性视神经外伤

　　患儿，男性，12 岁，右眼眶异物伤，伤口入口位于颞侧结膜，刚好避开了眼球。CT 显示异物毗邻右眼视神经。在急性期，右眼视盘表现正常，但 4 周后视盘变苍白

症状

　　通常在受伤后立即出现视力下降，常常很严重（约一半患者无光感）。部分患者可以先有一个"安静"期，几小时或几天后出现视力急骤下降，推测可能是由于在视神经管的局限空间内，视神经水肿或出血所致。

体征

　　外伤性视神经病变最初视盘和视网膜可以表现正常，在 1 ～ 2 个月后，出现视盘苍白，偶尔出现视杯扩大（尤其在儿童和年轻人）。少数情况下在急性期出现视盘水肿，说明存在外伤相关的 AION。视神经挫伤通常不是孤立的表现，除了头和身体的外伤，同时可能发生眼附属器、眼眶和眼球的外伤。

病因

　　直接外伤的机制并不神秘，轴突及其支持组织被剪切力、压迫、挫伤和（或）血供的中断损伤。间接性外伤性视神经病变的机制：由于眼眶呈锥形，外力较易传导至眶尖和视神经管（图 4-37）；相对于进入视神经管处、位置相对固定的管内段视神经以及视神经向前与眼球连接处，眶内段视神经的剧烈运动会产生剪切力。其他视神经的损伤还可发生于视神经管局限的空间内视神经水肿或出血所致。视神经缺血可引发骨筋膜室综合征，造成进一步的水肿和压迫。水肿和缺血的恶性循环很可能是外伤后几小时或几天后迟发的视力下降的机制。

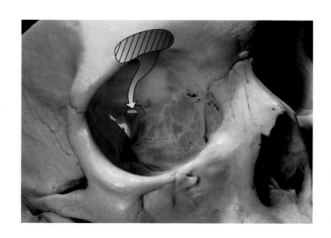

图 4-37　间接性外伤性视神经病变

　　尽管没有骨折，但对眶缘打击产生的外力可以传导至视神经管，挫伤视神经

鉴别诊断

在大部分患者，外伤性视神经病变是不证自明的。病史、检查和其他外伤表现可以明确诊断。偶尔，患者出现视神经苍白，而病史不明确，这些患者需要做神经影像检查。进行性视力下降伴视盘苍白与外伤性视神经病变不符合，提示压迫性视神经病变。

评估

由于大多数病例都需要寻找颅骨和眶骨骨折，因此颅脑和眼眶 CT 检查或许比 MRI 更适合作为一项初步检查，冠状面图像能够提供大部分信息（CT 技术的发展已不需可能存在颈脊髓损伤的患者伸展颈部了）。如上所述，必须要检查可能并存的眼球、眼附属器、眼眶、和头部外伤。评估这些患者的视神经损伤程度往往会比较棘手，因为患者可能存在危及生命的、需要首先处理的外伤。

治疗

关于外伤性视神经病变的治疗仍存在争议。理论上，在急性期静脉内应用大剂量糖皮质激素似乎是合理的，但迄今为止，没有充分证据证明这种治疗的有效性。事实上，严重头部外伤后糖皮质激素应用的随机研究（CRASH）报道给头部外伤患者大剂量激素治疗增加了死亡率。在没有明显的颅脑损伤时，大剂量激素治疗是有一定作用的，但这种治疗必须个体化，而且患者需要知晓潜在的风险，以及其有效性并未得到证实。经颅或经筛窦的视神经管减压术，也已作为外伤性视神经病变一种治疗方案。从对损伤机制的理解而言，减压手术的理论基础看起来是合理的，但其有效性仍有待证实，而且需要考虑到手术可能的并发症。手术解除骨折碎片对视神经的压迫或侵犯仍存在争议。眶内稳定的金属异物可以不需清除。

总之，没有已经证明的对外伤性视神经病变有效的治疗方法。至少 25% 的外伤性视神经病变的患者未经治疗，而视力仍会改善。因此，对大多数病例而言，观察可能是最合理的方法。

▶ 青光眼

青光眼，作为导致视神经损害最常见的疾病是如此普遍和复杂，以致形成了一个眼科亚专科来投入到对其的研究和治疗中。青光眼不是一个单独的疾病，而是认为由眼压升高导致视神经损伤相关的一系列的疾病。然而，眼压在青光眼发病中的作用并未被搞清楚，损害部位究竟是视神经还是神经节细胞也不明确，青光眼视神经萎缩（表现为视杯扩大而非苍白）的机制仍不清楚。在很多患者，眼压升高的原因是显而易见的，如出血、炎性产物或虹膜机械性的贴附阻碍房水流出（例如继发性青光眼）。继发性青光眼通常急性或亚急性起病，伴有其他眼部体征和症状，如眼痛、眼红。最常见的青光眼是原发性开角型青光眼（primary open angle glaucoma，POAG）。POAG 是一种特发性眼压升高，以视杯扩大和进行性周边视野缺损为特征的慢性视神经萎缩。POAG 患者通常没有红、痛表现，直到进展到严重的视力下降之前可以一直无症状（图 4-38）。

对青光眼的深入讨论超越了本书的范围，但因为青光眼的检查和治疗与本章讨论的其他视神经疾病有很大的不同，因此，认识这种常见的视神经病是很重要的。

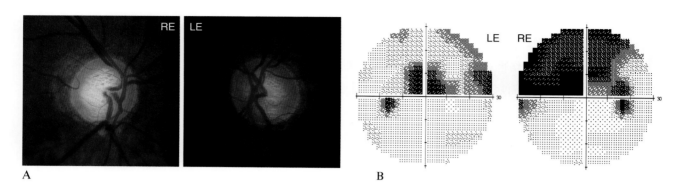

图 4-38　原发性开角型青光眼

患者，男性，54 岁，患有原发性开角型青光眼。A：双眼杯盘比扩大，约 0.9。变窄的盘沿仍为粉红色，而未变苍白，下方的盘沿明显变窄，出现盘沿切迹。B：Humphery-30-2 自动视野检查显示与下方盘沿切迹一致的上方阶梯型视野缺损。尽管视野损害严重，但患者双眼视力仍有 20/30。这是图 3-9 中的同一患者，随着时间推移，视野损害有进展

大部分青光眼以眼压升高为特征。然而，眼压与视野损害的进展并非总是相关的。视力下降也会发生在眼压正常的患者中。诊断低眼压青光眼（也称正常眼压青光眼）时，需要鉴别其他可能的疾病，例如压迫性视神经病变。

神经轴突的萎缩导致视杯扩大，神经视网膜组织缺损主要发生于视杯上方和下方，导致视杯在垂直方向扩大，出现盘沿的"切迹"。青光眼通常不会引起盘沿的苍白。视杯扩大伴有盘沿苍白的患者很可能是其他疾病而非青光眼所致，需要进一步的检查（例如神经影像检查）。

青光眼视野损害常常与视杯扩大的程度和位置有关。视野损害的类型与慢性视盘水肿极其相似，直到疾病的晚期仍保留中心视力。视盘边缘特征性的火焰状出血意味着将出现新的视野改变。

有时候其他的视神经病变会被误诊为青光眼。与视杯扩大不相一致的视野缺损、盘沿苍白、早期中心视力丧失提示为青光眼以外的疾病（图 4-39）。

▶ 视盘玻璃疣

视盘玻璃疣是一种未知来源的埋藏于视盘筛板前基质内的矿化的半透明的结晶体（图 4-10）。视盘玻璃疣在白人的发病率约为 1%，通常为双侧（75%）。视盘玻璃疣可以是不完全外显的常染色体显性遗传。

显微镜下，玻璃疣表现为同心的层状透明物。氨基酸、酸性黏多糖、钙、含铁血黄素染色阳性，但淀粉染色阴性。

症状

视盘玻璃疣通常是在常规眼科检查中偶然发现。偶尔患者会有周边视野缺损。极少数会表现为进行性、逐步的周边视力功能下降。视盘玻璃疣患者也可以发生类似视盘水肿所导致的一过性视物模糊的症状。

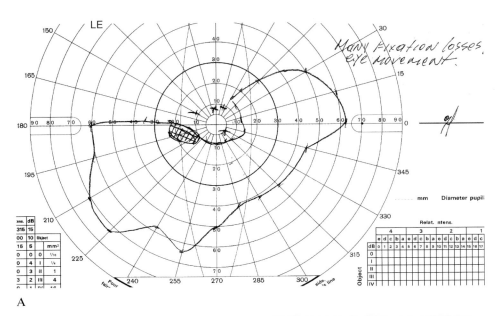

A

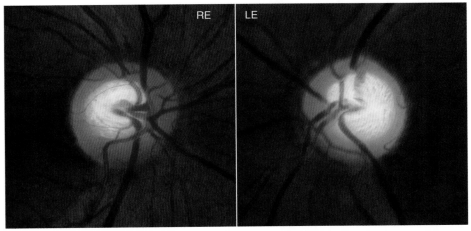

B

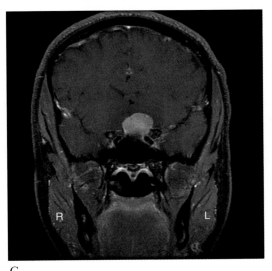

C

图 4-39 视杯扩大和视盘苍白

患者，女性，45 岁，诉左眼逐渐视力下降。患者曾诊断左眼青光眼，但眼压正常。右眼视力 20/20，左眼 4 英尺（1.22m）数指。A：Goldmann 视野显示左眼致密中心暗点，伴上方视野缺损，与视神经相关的视野缺损一致，但中心暗点在青光眼很少见。右眼视野正常（无图示）。B：右眼视盘正常，杯盘比 0.6，左眼杯盘比 0.8，似乎可以诊断青光眼。然而，不仅有视杯扩大，而且盘沿变白，这让我们怀疑青光眼或许不是正确的诊断。C：中心暗点、视盘苍白以及视杯扩大提示压迫性视神经病变，而行神经影像学检查。MRI（冠状位 T1 增强）显示蝶骨平面的脑膜瘤压迫视交叉前的左侧视神经

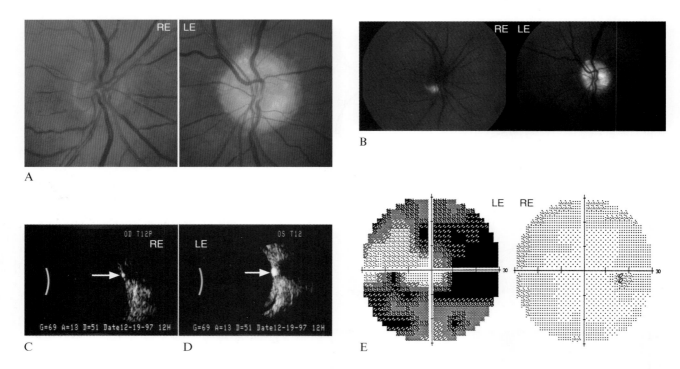

图 4-40 视盘玻璃疣和视野缺损

患者，男性，62 岁，诉右眼视力好于左眼多年。A：右眼视盘正常，左眼视盘玻璃疣。B：在不注入荧光染料的情况下，利用荧光血管造影的滤光片，可见到自发荧光。右眼视盘下方可见微弱的自发荧光，提示埋藏性视盘玻璃疣。左眼视盘呈弥漫的自发荧光。C：尽管在眼底镜下不明显，但右眼 B 超显示埋藏性玻璃疣为高回声（箭头）。D：左眼 B 超显示视盘玻璃疣的高回声信号（箭头）。E：左眼出现致密的周边视野缺损，保留中心视力（20/25），右眼视力和视野正常

体征

在儿童和年轻人，视盘玻璃疣可埋藏在视盘下，眼底镜检查时不能被看到（图 4-41）。视盘隆起，表面凹凸不平，类似视盘水肿（假性视盘水肿）（表 4-2）。随着时间推移，视盘玻璃疣显现，可能是由于其上的神经纤维萎缩所致。成人的视盘玻璃疣通常在眼底镜下可以明显看到，表现为闪亮的、黄色、"冰糖"样结晶体，从视盘神经纤维中暴露出来。可出现视网膜下线状出血。视盘玻璃疣可以出现与之相关的视盘周围脉络膜新生血管膜（图 4-42）。视盘玻璃疣可以伴有视网膜色素变性和血管样条纹。

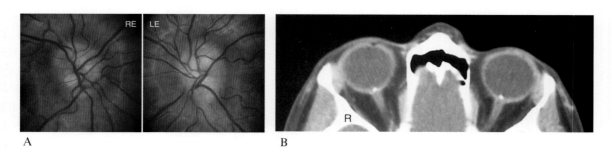

图 4-41 埋藏性视盘玻璃疣所致的假性视盘水肿

患者，女性，76 岁，有视盘隆起和头痛。视力和视野正常。颅脑 CT 结果正常。视盘 B 超显示埋藏性视盘玻璃疣（图 4-40）。A：视盘隆起，表面凹凸不平。B：再次阅片，患者的颅脑 CT（轴位、骨窗）显示不透 X 线的玻璃疣

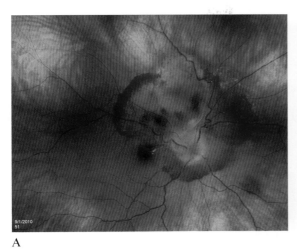
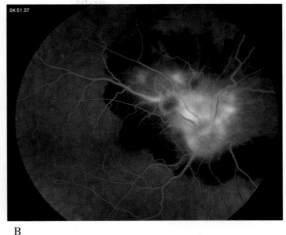

图 4-42   视盘玻璃疣和盘周脉络膜新生血管膜

A：眼底拼图可见明显的盘周视网膜下出血。B：眼底荧光血管造影（晚期）显示上方盘周脉络膜新生血管强荧光，以及广泛视网膜下出血遮蔽脉络膜荧光

可出现视盘相关的视野缺损，伴有相应的视网膜神经纤维层缺损。奇怪的是，中心视力几乎从不受累。视盘玻璃疣是保留中心视力而周边视野缩窄的可能病因之一（表 3-3）。

病因

视盘玻璃疣患者视力下降的确切机制仍不清楚，但很可能与其所造成的视盘拥挤状态有关。轴突的萎缩可能继发于视神经轴突受压，但视盘玻璃疣的位置和程度与视野缺损的相关性不强。一些患者可以急性起病，其表现除玻璃疣之外，还有真性视盘肿胀，提示与玻璃疣相关的 AION。

鉴别诊断与检查

埋藏性视盘玻璃疣可以表现为视盘水肿（假性视盘水肿）。另一方面，不能将慢性视盘水肿时所出现的小的、闪光的水肿残留物误认为是玻璃疣（表 4-2）。眼底镜下不明显的视盘玻璃疣在眼眶超声中可以被容易地辨认，表现为局部的高回声密度（图 4-40C，D）。玻璃疣中的钙成分使其在视盘的 CT 图像中可以清晰显示（图 4-41B）。玻璃疣有自发荧光现象，可以利用荧光血管造影相机（不用荧光素）的标准滤光片和激发滤光片显示（图 4-40B）。OCT 也可以用于显示视盘玻璃疣。

发现视盘隆起的患者存在玻璃疣，可以为患者省去大量为寻找视盘水肿病因而做的辅助检查。然而，视盘玻璃疣的存在并不能排除其他疾病——视盘玻璃疣患者也可出现真性视盘水肿。医生应积极寻找其他可能的疾病的表现，并注意与视盘玻璃疣不一致的表现。例如进行性视力下降不是视盘玻璃疣的典型表现，这种患者需要进一步检查，包括神经影像检查以发现可能存在的视神经压迫。

治疗

如上所述，视盘玻璃疣所致的视力下降的机制还不完全清楚。一些医生建议局部用药，例如，阿法根（酒石酸溴莫尼定），降低眼内压改善眼内血流灌注。

▶ 视盘异常

　　视盘形态变异指先天性而非后天性视盘外观异常。视盘形态变异可以是轻微的，并不影响视神经功能（拥挤的、隆起的、倾斜的视盘），或者表现为显著的视路发育异常（发育不全，不发育或缺损）（图 4-43）。

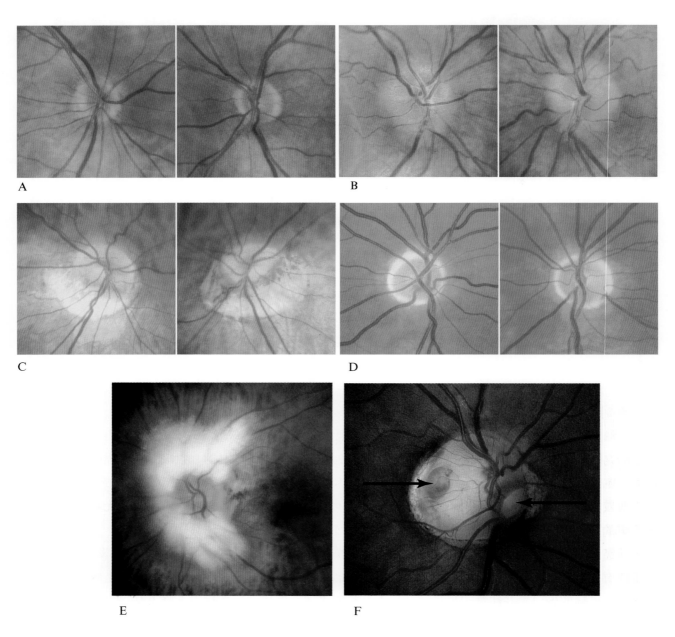

图 4-43　视盘异常

　　A：无视杯的小视盘。B：视盘异常隆起，未发现玻璃疣。C：高度近视患者视盘倾斜，颞下方弧形斑。D：视盘发育不全的双环征。E：有髓鞘神经纤维类似视盘水肿。F：视盘小凹（箭头）

视盘拥挤

没有视杯的小视盘可能存在发生 AION 的风险（图 4-43A）。

不伴玻璃疣性视盘隆起

一些视盘形态变异表现为视盘隆起，但并没有隐匿的视盘玻璃疣（图 4-43B）。这种视盘外观通常见于年轻患者，通常为双侧，类似视盘水肿。如果患者表现这样的视盘外观但是临床检查没有发现玻璃疣时，要考虑其他导致视盘隆起的可能原因。这些视盘中有一部分最终也发展为玻璃疣。表 4-2 列出了一些特征来区别真性视盘水肿和假性视盘水肿。

视盘倾斜

这种视盘形态变异由视神经在眼球的止端倾斜引起，常出现于轴性近视（图 4-43C）。相对于视盘周围正常视网膜平面而言，视盘鼻侧隆起，颞侧缘和邻近的视网膜凹陷。视盘垂直径增大，伴有视盘颞侧白色新月状改变，为视网膜色素上皮在视盘边缘终止的位置。颞侧视网膜凹陷可以产生屈光性暗点，偶尔类似由于视交叉疾病产生的双颞侧视野缺损（图 3-14，表 3-2），也可发生下方、上方和颞侧视盘倾斜。

视网膜有髓鞘神经纤维

胚胎形成初期，前视路的神经髓鞘就从外侧膝状体核开始形成并逐步向前行进，在胚胎足月时到达并终止于视神经筛板。人群中不到 1%，其视神经髓鞘会不同程度地、异常延伸至眼内及视网膜神经纤维层。这使得视网膜神经纤维层呈现白色、不透明的、边缘呈羽毛状的斑片状改变，通常临近视盘，可与视盘水肿或视网膜缺血混淆（图 4-43E）。偶尔，有髓鞘神经纤维可以出现于周边视网膜，而非视盘附近。有髓神经纤维与疾病无关，一般不会引起视力下降。

▶ 视盘发育不全

顾名思义，视盘发育不全是指视盘的不完全发育，特征性地表现为小视盘周围伴有一个大的、同心圆的、不同程度的色素环（双环征，图 4-43D）。视功能可以很差或相对较好。视盘发育不全可以发生于一眼或双眼，曾有报道见于糖尿病母亲或在孕期饮酒、服用麦角酸酰二乙胺（LSD）、奎宁或抗癫痫药物的母亲的孩子。视盘发育不全可以合并有其他先天性神经系统或全身异常，视盘发育不全的患儿应做全面的神经系统检查。以前的临床术语透明隔 - 视神经发育不全（de Morsier 综合征）正提示了视盘发育不全可伴有其他先天性中枢神经异常，例如神经内分泌轴功能障碍，但透明隔缺损既无明显症状，也不能提示预后。视盘发育不全也可以由颅咽管瘤或神经胶质瘤导致的发育停滞所致。视盘发育不全的儿童需要做神经影像学和内分泌功能检查。

▶ 视盘不发育

视盘完全性不发育很罕见，通常合并有致死性的先天性神经异常。

▶ 视盘先天缺损

在眼发育过程中胚裂的不完全闭合可以导致一系列视盘和脉络膜视网膜发育异常，称为先天性缺损。一种严重的先天缺损是牵牛花综合征，包括显著地视盘扩大、凹陷，和从视盘延伸出的胚胎胶质残留，形成牵牛花样外观。视盘小凹代表一种轻度的视盘发育异常，但常合并有黄斑区视网膜下积液，这会导致严重的视力下降（图 4-43F）。典型的视盘和脉络膜视网膜缺损沿着胚裂的位置，位于视盘上方和颞侧（图 4-44）。视功能障碍通常与视盘异常程度相一致。发育性视盘异常可合并前脑异常，尤其颅底脑膨出。

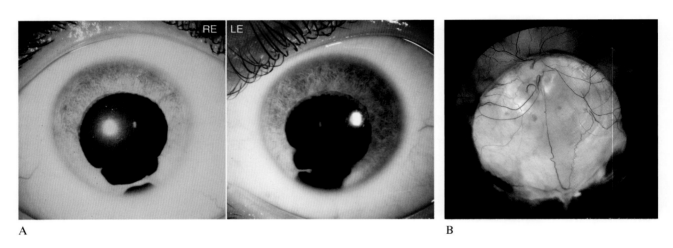

图 4-44 眼部缺损

A：双眼鼻下方虹膜缺损提示患者在胚胎发育期胚裂闭合不全。B：患者右眼的中央 30º 眼底数码拼图。可见一个大的包括视网膜和视神经的缺损（上缘）。左眼与右眼相同

▶ 要点

• 在 45 岁以上患者中，前部缺血性视神经病变（AION）是引起单侧视盘水肿和突然视力下降的一个常见原因。

• AION 可以是非动脉炎性的，或继发于 GCA（巨细胞动脉炎）。

• 快速诊断和立刻使用糖皮质激素治疗 GCA，能够阻止发生双眼盲。

• 当怀疑 GCA 时，应当立即行 ESR 和 CRP 检查，同时立刻使用糖皮质激素治疗，紧接着行颞动脉活检。

• 视神经炎是年轻患者视力下降的原因之一，特征性表现为眼球转动痛，视盘可肿胀或正常。

• 视神经炎患者，当 MRI 显示有脑白质病变时，应考虑静脉给予大剂量糖皮质激素。

• 视盘水肿可由颅内肿瘤和脑室阻塞引起，或特发于年轻肥胖的女性（女性的发病率比男性高 8 倍）。

• 对视盘水肿患者应首先测量血压，神经影像学检查和腰椎穿刺（如果影像学检查没有发现肿物或阻塞）。

• 尽管中心视力可以正常，但慢性视盘水肿可以导致缓慢进展的严重视野缺损，因此必须进行连续的

视野随访。

· 伴有视盘苍白的、逐渐的、隐匿的视力下降提示压迫性视神经病变，例如脑膜瘤、眶内肿物或眼眶 Graves 病。

· 儿童视神经胶质瘤常合并神经纤维瘤病（Ⅰ型），常表现为良性。

· 急性白血病浸润性视神经病变是眼科急症，放疗可挽救视力。

· 视神经视网膜炎指视盘水肿合并黄斑水肿（水肿消退后可形成典型的黄斑星芒状病灶），通常由感染或随之发生的免疫反应所致。

· 中毒和营养缺乏导致进行性、双侧生理盲点性中心暗点。

· Leber 遗传性视神经病变与线粒体 DNA 的特定位点突变有关，典型表现为一眼急性视力下降，几周后对侧眼出现类似表现，通常发生于 15 ～ 30 岁的年轻男性。

· 视神经外伤可以没有骨折，因为眉弓部和面颊部钝性外伤的力量可以机械性汇集到眶尖和视神经管。

· 视盘玻璃疣可出现周边（非中心性）视野缺损。

第 5 章

视交叉和视路病变

　　本章以相关神经解剖为线索，重点阐述视交叉和蝶鞍旁区域病变的临床表现。视交叉及蝶鞍旁病变导致的视野缺损参见第 3 章中视觉系统的组成部分。

▶ 视交叉及蝶鞍旁区

　　视交叉由左右视神经汇聚而成。视神经的轴突于视交叉处重新排列，形成左右视束（框 5-1）。其颅内段和视交叉与颅底呈 45°角上升（图 5-1A）。俯视可见视交叉呈希腊字母 chi（X）形，并因此命名。视交叉约厚 4mm，宽 12mm，长 8mm。

　　如果了解视交叉周围的结构，则较容易理解累及视交叉的病变及其伴随的症状与体征。视交叉位于蝶鞍处垂体上方 1cm 的区域。其上方为下丘脑，其后方为连接下丘脑和垂体的垂体柄（漏斗部）。海绵窦位于蝶鞍的两侧。第三脑室延伸至视交叉后凹。

　　视交叉结构位于 Willis 环内，其血供来源丰富，因此不易发生梗死。鞍区及鞍旁占位性病变是累及视交叉的最常见原因，包括垂体腺瘤、颅咽管瘤、鞍区脑膜瘤及动脉瘤等。占位性病变损伤视交叉轴突或髓鞘的原因有直接压迫和（或）血管盗血。

症状和体征：相关神经解剖

视交叉

　　视交叉病变所致的视野缺损形式，是视神经轴突左右交叉的结构损害导致的、很符合逻辑的结果，详见第 3 章（图 3-11，图 3-12）。最经典的形式为双颞侧半视野缺损。由于损伤视交叉的疾病通常为占位性病变，因此其损伤并不是精准地只损伤视交叉，出现累及视神经、视交叉体部以及视束多种不同组合形式的损伤、因而导致复杂性视野缺损形式也并不少见。令人感到好奇的是，颅脑外伤导致的视交损伤有时可出现"完美的"双颞侧视野缺损。

框 5-1　经过视交叉走行的神经轴突的目的地

1．视神经绝大部分轴突通过视交叉后进入对应的左 / 右侧视束（依据视野的对应），在外侧膝状体换元（视网膜 - 膝状体通路）。

2．另有少量轴突沿视交叉体部的背侧及后表面上行，与下丘脑的视交叉上核、视上核及室旁核形成突触。这些神经纤维可能参与调节日间节律和神经内分泌系统的生理节律，但临床尚未发现其具有视觉功能。

3．一些轴突经过视交叉进入视束，在到达外侧膝状体之前于上丘臂穿出。该通路的轴突大部分到达脑干顶盖前核，参与形成瞳孔对光反射的传入支；余下少量轴突（功能不详）到达中脑上丘、视神经副核及丘脑后结节。

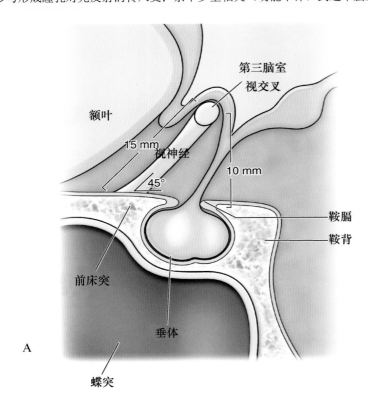

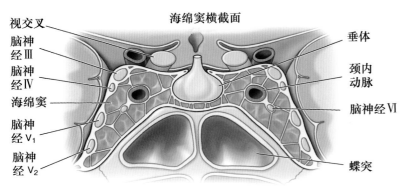

图 5-1　视交叉及鞍区解剖

A：正中矢状位图示视交叉与垂体及第三脑室的关系。B：冠状位图示垂体与海绵窦的相对位置

双颞侧视野完全缺损的患者，可能会由于双眼间不能形成视野重合区，因而无法将双眼各自形成的图像融合、锁定。这种情况可导致**半侧视野滑动**（hemifield slide）现象，即双眼的半侧视野相对而言产生滑动。水平物体（如印刷线）可能重叠、分离、间断、不断地上下移动，甚至水平移位（图 5-2A）。相关视觉主诉可有复视，患者可能在做诸如将一列纵向数字相加这类需要呈直线操作的任务时比较困难。由于段落和词语的串行或错位，这类患者进行阅读也是非常困难的（图 5-2B）。

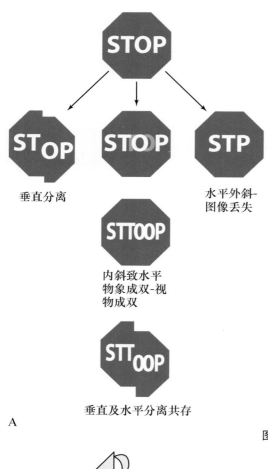

A

图 5-2　双颞侧偏盲伴半侧视野滑动

A：双颞侧视野严重缺损的患者，由于不存在视野的重合区，因而无法融合锁定双眼图像。因此双眼的半侧视野相对而言会产生滑动。水平物体（如印刷线）可能重叠、分离、间断、不断地上下移动，甚至水平移位。B：患者主诉复视，患者可能在做诸如将一列纵向数字相加这类需要呈直线操作的任务时比较困难。文本出现词语错位或串行。本来在水平面的小船看似处于水面的边缘，要"掉下去"的感觉

双颞侧视野缺损的另一表现为固视点后暗点。位于近注视点以远的物体恰好处于双眼颞侧视野盲区内，因此不能被看到的（图 5-3）。这使得难以完成诸如剪指甲、趾甲，穿针等任务，在阅读时会出现单个词或字母消失。

视交叉的病变可引起逆行性轴突萎缩，随时间推移，可出现视盘苍白及神经纤维层丢失。累及视交叉体部的病变可损伤来自双眼的交叉轴突，这些轴突来自双眼鼻侧半视网膜（代表双眼颞侧半视野）。逆行性轴突萎缩所致的视神经苍白最初位于视盘的鼻侧及颞侧中部区域；鼻侧视盘接受所有来自于视盘鼻

侧的神经节细胞的轴突，颞侧视盘则接受位于视盘和黄斑中心凹之间的视盘黄斑束的神经节细胞轴突。位于视盘正上方和正下方的、来自于未受累及的颞侧半视网膜的轴突得以保留。这种选择性的萎缩导致双眼出现视盘水平苍白带（领结型萎缩），见于视交叉或视束病变所致的颞侧视野缺损的患眼（图 5-4）。

视交叉病变常出现相对性传入性瞳孔阻滞（relative afferent pupillary defect，RAPD），取决于双眼视野缺损的程度及不对称性。RAPD 见于大范围视野缺损者，而并非出现在视力差的患眼。

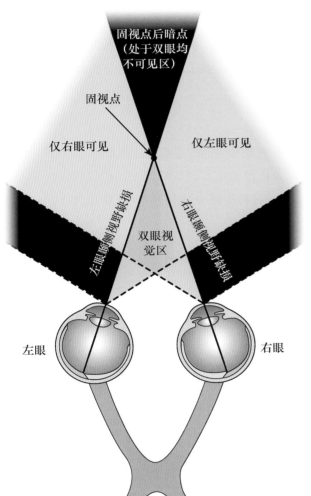

图 5-3 双颞侧偏盲伴固视点后暗点

位于近注视点以远的物体恰好处于双眼颞侧视野盲区内，因此不能被看到的。这使得难以完成诸如剪指甲、穿针等任务，患者会主诉阅读时会出现单个词或字母消失

蝶鞍及蝶鞍旁区域

垂体位于蝶鞍内，视交叉下方。80% 的人视交叉体部位于垂体正上方。近 10% 的人视交叉体部位置偏前，位于鞍结节之上（视交叉前移），另外 10% 的人位置偏后，位于蝶鞍后壁或鞍背正上方（视交叉后移）。视交叉的位置决定了鞍区肿物向上生长时，首先累及的区域是视神经、视交叉体部，还是视束。鞍背与视交叉体部之间的平均距离至少为 1cm。此空间称为视交叉下池。因此，源于蝶鞍该区域内的肿瘤可以向上朝着视交叉自由生长，但在垂直高度上超过 1cm 时，则会压迫视交叉而影响视力（图 5-1A）。除了视力下降外，慢性头痛也很常见，但并非出现在所有类型的鞍部肿瘤中。

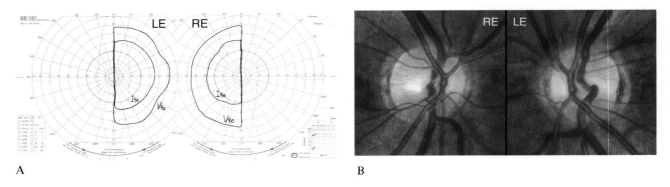

图 5-4 视交叉损伤所致的双侧领结样萎缩

患儿，男性，11 岁，车祸时头部受伤致双眼颞侧缺损。A：Goldmann 视野示完全性双眼颞侧偏盲，提示视交叉体部中线损伤。B：双侧视盘领结样萎缩（图 3-18）

双侧的海绵窦形成蝶鞍侧壁。此硬脑膜静脉窦内包含了颈内动脉段的海绵窦段；第Ⅲ，Ⅳ，Ⅵ，V_1 及 V_2 脑神经及交感神经（图 5-1B）。鞍区肿瘤（如垂体瘤）可向外侧生长进入海绵窦，造成复视（累及第Ⅲ，Ⅳ，Ⅵ对脑神经），上睑下垂或瞳孔不等大（累及第Ⅲ对脑神经或交感神经），以及疼痛或面部麻木（累及第Ⅴ对神经）。

其他邻近结构

视交叉后凹紧邻第三脑室前部。中脑导水管狭窄所致的非交通性脑积水可引起第三脑室扩大，牵拉视交叉后部，侵犯后部交叉的轴突，导致双颞侧中心视野缺损。脑积水的相关症状和体征也可出现，包括视盘水肿、第Ⅵ对脑神经麻痹、头痛、步态异常及嗜睡。此外，引起中脑导水管狭窄的疾病也可引起中脑背侧综合征的症状（详见第 10 章）。

下丘脑邻近视交叉上部，病变可同时累及这两个结构（如视交叉胶质瘤或神经结节病）。累及下丘脑的疾病可能危及生命。下丘脑受累的早期症状包括尿崩症、明显的行为改变及昏睡。

颈内动脉颅内段在视交叉体部外侧上升。颈动脉扩张或动脉瘤也是视交叉受压的一个少见原因。

视交叉损伤偶尔可伴随后天性跷跷板样眼震。原因不明，但可能与邻近的脑干结构同时受累有关。

视交叉病变

如前述，外部占位性病变是引起视交叉性视野缺损最常见的原因，包括垂体瘤、脑膜瘤、颅咽管瘤和其他肿瘤（图 5-5），偶尔也有巨大血管瘤。此外，通常累及颅内段视神经的疾病，如脱髓鞘、胶质瘤、炎症性病变等，也可累及视交叉。表 5-1 列出了可累及视交叉的病变。

表 5-1 视交叉病变的鉴别诊断

病 因	注 解
垂体腺瘤 / 卒中	详见本章
脑膜瘤	

续表

病　因	注　解
颅咽管瘤	
视交叉神经胶质瘤	常累及视神经，详见第四章
其他肿瘤 / 占位	转移癌、鼻咽癌、脊索瘤、无性生殖细胞瘤、血管瘤、蛛网膜囊肿、蝶窦黏液囊肿
结节病和其他肉芽肿性疾病	框 4-4，累及下丘脑可危及生命
放射性神经病变	接受放射后数月或数年出现急性视力下降
血管性原因	鞍上动脉瘤、颅内扩张性血管病、动静脉畸形、海绵状血管瘤，以及（罕见）动脉炎所致的脑梗死
感染	脓肿、神经梅毒
视交叉蛛网膜炎	异物（术后）、感染性、特发性
外伤	与尿崩症和颅底骨折相关
脱髓鞘病变	多发性硬化可致视交叉脱髓鞘
垂体切除后空蝶鞍	清除蝶鞍肿物后，视交叉疝入空蝶鞍内致颅内段视神经受压。粘连和炎症可导致向下的牵引
第三脑室扩张引起的后压迫	急性非交通性脑积水可引起第三脑室扩张至视交叉后凹，造成双颞侧中央视野缺损。常出现视盘水肿

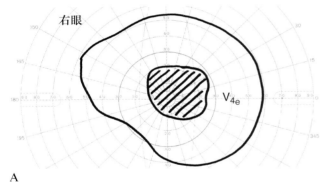

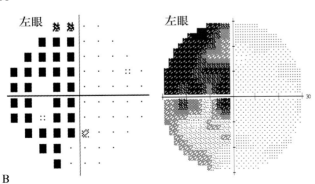

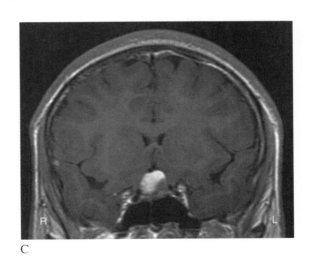

图 5-5　毛细胞星形细胞瘤导致的联合性暗点

　　患者男性，15 岁，主诉为左眼振动性幻视及视力下降，视力右眼 20/400，左眼 20/20，神经影像学检查显示视交叉右前部占位，术后病理为毛细胞星形细胞瘤，视野检查符合右侧联合性暗点。A：Goldomann 视野检查示右眼致密的中心暗点。B：Humphrey 视野检查显示无症状的左眼出现颞侧视野缺损（总偏差及灰度图示）。C：颅脑 MRI（冠状位，T1 增强）示肿物累及视交叉右前部

垂体腺瘤

垂体大腺瘤是导致视交叉受压最常见的病因（也是导致视交叉病变最常见病因）。垂体大腺瘤生长超出蝶鞍，而垂体小腺瘤则局限于蝶鞍内，故不导致视力障碍。垂体肿瘤可导致分泌过多（分泌型垂体腺瘤）、分泌过少（腺体的正常功能区受压），或正常垂体功能。大多数导致视力丧失的垂体肿瘤为非分泌型垂体腺瘤，因为分泌型垂体腺瘤的患者通常在肿瘤大到足以压迫视交叉而引起视力下降之前，就因为内分泌功能障碍而就医（图 5-6、图 5-7）。

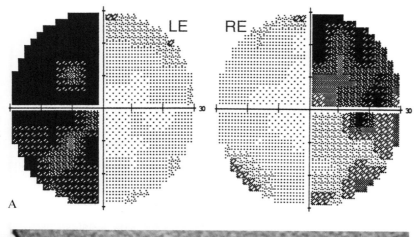

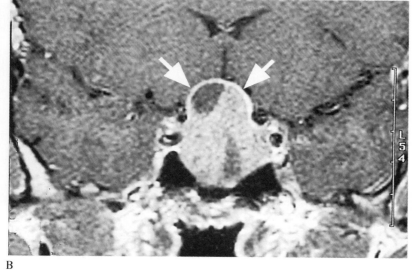

图 5-6 垂体腺瘤导致的双颞侧视野缺损

34 岁，男性，主诉为双眼视物模糊，左眼为著，视力右 20/20，左 20/50，视盘正常。A：自动视野检查示双颞侧视野缺损，左侧更甚。B：MRI（冠状位，T1 加权像，增强）示起源于鞍区的肿瘤，向上延伸压迫视交叉（箭头）。肿瘤内部的囊性区域为肿瘤坏死所致

多数垂体大腺瘤可由经鼻蝶入路显微手术切除。此入路经鼻腔及蝶窦由颅外到达垂体窝，从而降低手术并发症，加快术后恢复。手术成功解除压迫后，视力通常会有所改善，但如果在术前即已出现视神经萎缩的患者，则效果不佳，会留下不同程度的永久性视野缺损。因此早诊断、早治疗对恢复视力至关重要。多巴胺受体激动剂溴麦角环肽（溴隐亭）和卡麦角林可缩小泌乳素型垂体腺瘤的体积，但一旦停药肿瘤会再生长。对有些病例，放疗可作为替代或辅助治疗。

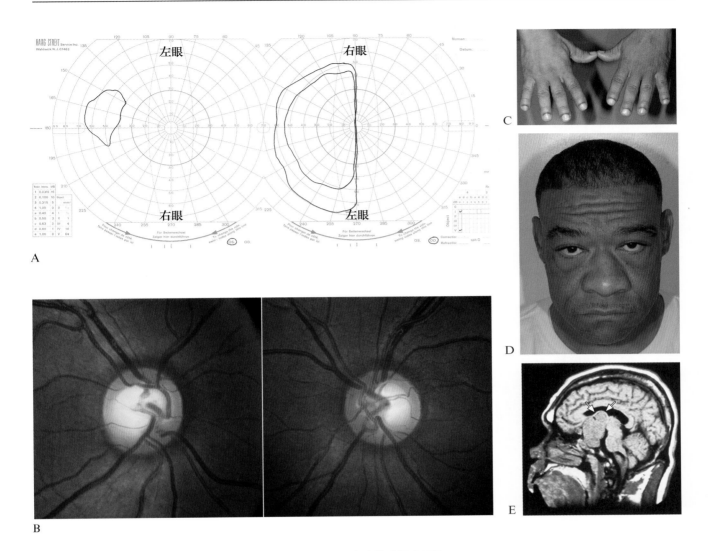

图 5-7　肢端肥大症并发视力下降

　　34 岁男性，主诉左眼视力逐步下降 9 个月。查体有显著肢端肥大表现。（A）Goldmann 视野检查显示右眼颞侧半视野缺损，左眼广泛视野缺损，仅残留颞侧视岛，视力右 20/20，左 1/200。（B）视盘相对正常，仅左眼视盘轻微颞侧苍白。（C）患者手部可见手指不成比例的肥大增粗。（D）临床照片显示其粗大的面部特征包括：眉、鼻、下颌增大（图为另一位肢端肥大患者）。（E）MRI（矢状位，T1 加权像）示巨大鞍区肿瘤向前延伸，抬高第三脑室底部（箭头），此外还显示有眉弓突出及颅骨增厚。后续检查证实患者为生长激素分泌型垂体腺瘤

垂体卒中

　　自发性梗死或出血可出现垂体腺瘤的急性增大。蝶鞍内肿瘤的迅速增大，可向外延伸至海绵窦，引起脑神经病变及运动障碍；或向上累及视神经、视交叉、视束，导致视力下降。向前延伸，可引起鼻出血及脑脊液鼻漏；向后破裂可通过血液和组织残片引起炎症性脑膜炎。急性垂体功能丧失（特别是促肾上腺皮质激素）可危及生命，需要及时进行诊断和治疗。

　　垂体在妊娠期增大，产后恢复。妊娠相关的垂体血管性改变，使患者易患垂体卒中，尤其在产后（希恩综合征）。

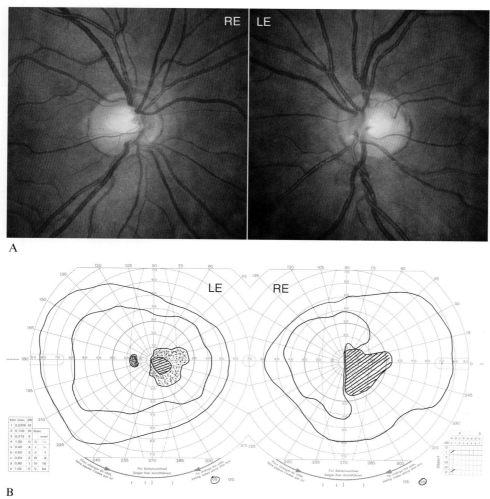

A

B

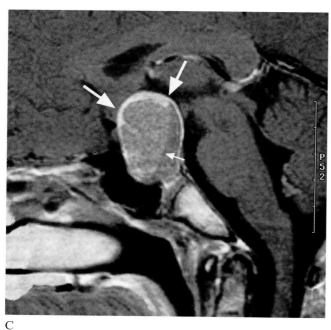

C

图 5-8 颅咽管瘤

患儿，男性，14岁，主诉头痛、右眼视物模糊。A：左眼视盘颞侧苍白；右眼视盘相对正常。B：Goldmann 视野检查示右侧同向性非对称性视野缺损。右眼视力 20/30，左眼视力 20/100。C：MRI（T1 加权像，矢状位）示巨大不均质蝶鞍肿物（大箭头）。囊性肿块内的液体成分沉积为两层（患者仰卧位）（小箭头）。其他检查显示全垂体功能减退，之后病理检查结果为颅咽管瘤。肿瘤切除后视功能显著提高，但患者需要再次手术切除实体肿瘤以及引流囊肿

颅咽管瘤

颅咽管瘤起源自 Rathke 囊的胚胎残余，是一种囊性实性混合性肿瘤，位于垂体的体部及柄部。颅咽管瘤可发生于任何年龄，但发病率呈双峰态：最常见于年轻患者（<20 岁），其次为 50～60 岁患者（图 5-8）。肿瘤的囊内包含脱落产物、坏死组织、血液等，常见点状营养不良性钙化（一个有助诊断的 CT 征象）。这些大的鞍上肿瘤，极易导致垂体、下丘脑功能障碍和脑积水。手术治疗包括脑积水的分流手术、囊肿穿刺、将囊肿分流至皮下、肿瘤减容。放疗（立体定向放疗）也可作为替代或辅助治疗手段。

颅内脑膜瘤

从视神经孔附近（蝶骨嵴内侧，鞍结节）生长的颅内脑膜瘤可导致视神经受压，而出现单眼受累症状。肿瘤向后方生长，可导致视交叉受压而出现不对称的双侧视野缺损。视力表现为逐步下降。妊娠可加速肿瘤生长，因肿瘤中存在孕激素及雌激素受体。

治疗包括手术切除及放疗。颅内脑膜瘤常包绕动脉及神经，很难彻底切除，故经常采用肿瘤手术减容辅以放疗。

评估及治疗

有症状和体征提示蝶鞍或蝶鞍旁疾病的患者均需神经影像学检查。增强 MRI 可很好地显示该区域解剖结构及病变细节。由于视神经可以原发或继发受累，因此应当进行眼眶的检查。CT 有助于鉴别钙化和骨质破坏（颅咽管瘤及脑膜瘤），和骨性肥大（脑膜瘤）。

评估及治疗蝶鞍/蝶鞍旁疾病需要多学科参与，包括神经外科、神经内科、儿科、内分泌科、肿瘤科、放射肿瘤科以及耳鼻喉科。眼科医生在首诊及随后患者的视功能评估方面具有重要作用。不论何种治疗，神经影像学检查均在随访时起着重要作用，但是术后该区域结构的改变将使得对这些检查结果的解释变得困难。连续的视野检查可从另一角度来评估疾病的进展以及治疗的有效性。

▶ 视束

解剖结构

视束由视交叉向后上方延伸，紧贴大脑脚外侧环绕脑干，终止于外侧膝状体核（lateral geniculate nuclei，LGN）。支配瞳孔运动的轴突在到达 LGN 之前离开视束，该部分轴突经上丘臂与中脑延髓的顶盖前核发生突触联系。视觉冲动经此传入动眼神经核的副核（图 11-4）。以上通路构成了瞳孔对光反射的传入支（详见第 11 章）。视束的血供主要来自于大脑中动脉的分支前脉络膜动脉，另有大脑后动脉的分支参与供血，因此单独视束缺血病变较为少见。

症状和体征

除视野缺损外，视束损伤还可导致视神经萎缩和相对性传入性瞳孔阻滞（relative afferent pupillary defect，RAPD）。

视野

视束病变经常出现双眼不一致的同向视野缺损（详见第 3 章，图 3-17）。

视神经萎缩

视束将起源于视网膜神经节细胞的轴突投射至 LGN，因此，与视交叉病变类似，视束的病变也可导致逆行性轴突死亡，从而在数月内出现视神经萎缩。病变视束的对侧眼出现颞侧视野缺损和领结状（条带状）萎缩（如视交叉病变所描述）。尽管损伤同侧眼出现鼻侧视野缺损时也可出现垂直条带状或领结状视野缺损，但其实质为视盘上方和下方束状视神经纤维层缺损，或弥漫性视盘轻度苍白（图 5-9）。LGN后的视路疾病（突触后）不会引起视神经萎缩。损害枕叶皮质或膝状体 - 矩形回纤维的先天性病变则例外，因为在后天发育早期，逆行性膝状体病变可发生跨突触变性。

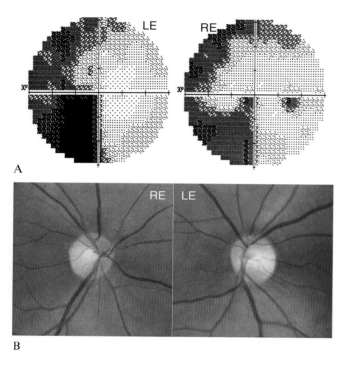

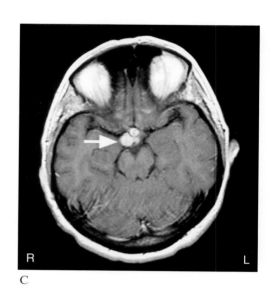

图 5-9 视束

患者女性，40 岁，主诉左眼视力下降。视力双眼 20/20，左眼有 0.6 log 单位的 RAPD 改变。A：视野检查提示左侧、非一致性同向性视野缺损。B：左眼视盘可见轻微领结形萎缩，该体征与视野结果和左眼 RAPD 合并提示右侧视束病变。C：MRI（T1加权像，增强，轴位）示鞍上池出血性改变，位于视交叉之后，右侧视束（箭头）。病变切除后，病理诊断为海绵状血管瘤

相对传入性瞳孔阻滞（RAPD）

视束中包含了来自同侧眼的颞侧半视网膜（鼻侧半视野）及对侧眼的鼻侧半视网膜（颞侧半视野）的支配瞳孔运动的轴突。瞳孔运动的传入纤维中大部分为来自从对侧眼交叉过来的、对应于颞侧半更大视野范围的纤维。因此一侧视束病变时，对侧眼的传入神经纤维损伤更大，从而导致对侧眼细微的但可识别的 RAPD。

毗邻结构

累及临近结构所产生的潜在症状大体上与视交叉的类似。若累及相邻的大脑脚可导致对侧偏瘫。

视束病变

单纯视束病变很少见，占位性病变更多为同时累及视束和视交叉。少数情况下，外伤、梗死或脱髓鞘可引起一侧视束病变。累及视束疾病的类型，及其评估和治疗在本质上均与视交叉疾病相同。

▶ 外侧膝状体

外侧膝状体（又称外侧膝状核）是位于中脑两侧的丘脑核团。来自视网膜视神经节细胞的轴突纤维终止于此，换元后形成膝状体 - 距状皮层的视辐射。每侧视束的轴突依来源不同，止于同侧 LGN 的不同层面上（图 5-10）。轴突在 LGN 里的排列（视网膜定位排列）与在视神经中的相同，只是旋转了 90°。当视束到达 LGN 时，发生向内旋转，即上方视网膜的轴突转向内侧，下方的转至外侧。外侧膝状体发出的轴突再次向外旋转，恢复其最初的排列方向。

外侧膝状体各层的细胞类型也存在差异。大神经元位于 1、2 层（大细胞层）；小神经元位于 3 ~ 6 层（小细胞层）。这两种神经元在视网膜上有特异的神经节细胞（节细胞 M 和 P）传入信号，并有各自独立轴突投射至视皮质。这些平行的视网膜 - 皮质传导通路被认为是促进形成了不同的视觉。

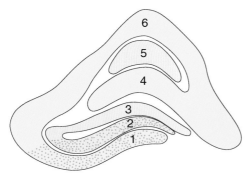

同侧眼：2、3、5层（蓝）
对侧眼：1、4、6层（黄）
大细胞（M细胞）区：1，2层（点状）
小细胞（P细胞）区：3~6层（实性）

图 5-10 外侧膝状体各层结构
　　同侧眼的轴突（颞侧半视网膜的未交叉神经纤维）终止于 2、3、5 层。对侧眼的轴突（鼻侧半视网膜交叉神经纤维）终止于 1、4、6 层。1、2 层为大细胞区，3 ~ 6 层为小细胞区

LGN 具有双重血供。一部分由前脉络膜动脉（大脑中动脉分支）供血；外侧脉络膜动脉（大脑后动脉的分支）供给剩余区域（图 5-11）。这两条血供中的任何一条发生梗阻，会导致相反的楔形视野缺损（详见第 3 章）（图 3-19）。孤立的外侧膝状核的病变很罕见。病理过程包括缺血性梗死、出血（通常与动静脉畸形有关）、外伤和占位性病变（图 5-12）。

▶ 视放射

经外侧膝状体，视觉信息由视放射向后传输，上方的神经纤维穿过顶叶下部，而下方的神经纤维穿过颞叶，在枕叶的初级视皮层形成突触联系。然后视觉信息会从初级视皮层向前传递至位于枕叶、颞叶和顶叶的其他更高级的视觉处理的皮层区域（图 5-13）。累及颞叶、顶叶或枕叶病变可以以两种方式影响

视力：①累及视放射或初级视皮层的病变会引起视野缺损；②高级视觉处理过程中断会导致更为复杂的视觉整合症状。累及这些视觉处理皮层区域的病变可直接或通过阻断与初级视皮层之间的连接（断开综合征），从而产生各种奇怪的症状。顶叶和颞叶的其他非视觉皮层功能的障碍可能导致另外的局灶性的神经症状和体征。

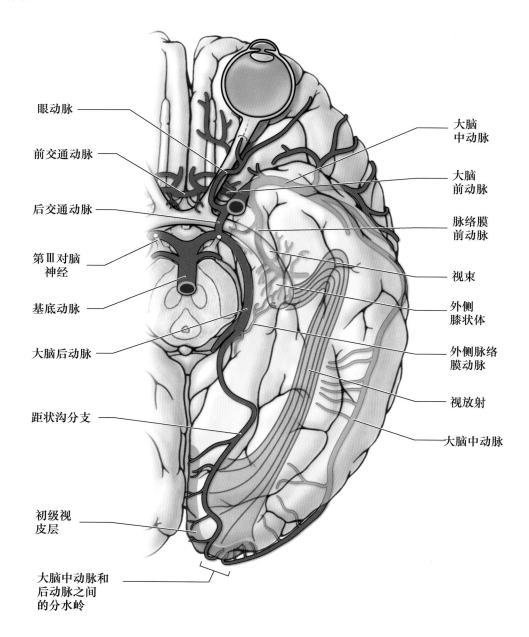

图 5-11 传入视觉系统的血管供应

眶内段视神经和眼球由眼动脉分支供给。颅内段视神经由位于外侧的颈内动脉和位于上方的大脑前动脉和前交通动脉供给。视交叉位于 Willis 环内，接受多条血液供应。视束的主要血管供应是脉络膜前动脉——大脑中动脉的分支——但大脑后动脉的分支也参与其中。外侧膝状体有双重血液供应：一个是大脑中动脉分支脉络膜前动脉，另一个大脑后动脉的分支外侧脉络膜动脉。大脑中动脉走行于大脑外侧表面，发出分支进入顶叶和颞叶，供应视放射。大部分的初级视皮层是由大脑后动脉供应，然而枕叶皮质末端是大脑中动脉和大脑后动脉之间的分水岭

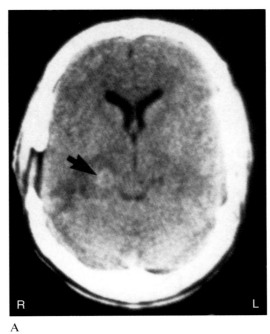

A

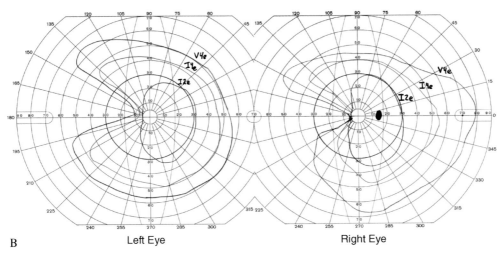

B　　Left Eye　　　　　　　　Right Eye

图 5-12　外侧膝状体出血所致的楔形视野缺损

A：CT 示右侧外侧膝状体出血。B：Goldmann 视野显示同向性楔形视野缺损，为 LGN 病变特征性的视野缺损

　　左右半球具有不同的功能，这些区域病灶的症状取决于所涉及的大脑半球。然而，优势半球包涵语言的理解与表达区域，而非优势半球则负责空间知觉和联系。左半球为右利手个体的优势半球（以及大部分左利手个体），有一部分左利手个体的右半球为优势半球。仅有极少数右利手个体其右半球为优势半球。

　　很多疾病可累及膝状体后的视路（表 5-2）。血管性事件很常见，尤其是血栓性卒中。与颅内段视神经、视交叉、视束不同（这些部位以占位性病变为主）。

　　大脑中动脉走行于外侧大脑表面，其穿通支供应顶叶和颞叶深部。视放射位于大脑皮层下方，因此，大脑中动脉供血范围的卒中除了引起视野缺损外，同样也可累及相对表浅的皮层而导致相关的（皮层的）神经功能障碍（图 5-11）。脉络膜前动脉供给视束、颞叶的前部视放射，以及内囊后脚。这个区域的梗死除了引起视野缺损外，还引起对侧偏瘫。

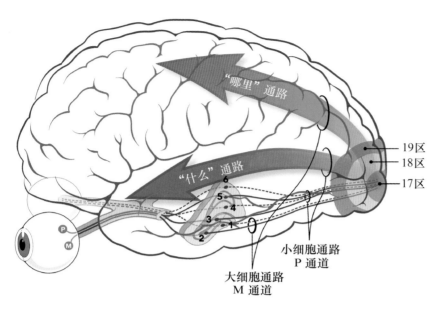

图 5-13 背侧和腹侧枕叶皮层传导通路

视觉信息从视网膜通过并行方式传至外侧膝状体（LGN）：P- 系统轴突（蓝色）在 LGN 的小细胞层换元，M - 系统轴突（红色）在 LGN 的大细胞层换元。视放射持续这种平行排列，将视觉信息向后传递至枕叶的初级视觉皮层（Broadmann 17 区）。然后视觉信息从初级视皮层向前通过 18 和 19 区传递至其他高级视觉处理的皮层区域：P- 系统视觉信息形成腹侧通路到达角回和颞叶区域；这就是"什么"通路，包括语言处理、命名对象，以及识别面孔。M- 系统形成背侧通路到达顶叶及更远处；这就是"哪里"通路，用于进行视觉空间处理。顶叶或颞叶的病变通常会累及这些途径，除了产生由视放射中断所引起的同侧视野缺损外，还会产生相应的高级皮层的功能障碍

图中标注：
"哪里"通路
"什么"通路
19区
18区
17区
小细胞通路 P 通道
大细胞通路 M 通道

表 5-2 累及顶叶、颞叶和枕叶视觉通路的疾病

过 程	疾 病	注 释
先天性	宫内缺血、出血、发育不良及外伤	跨突触变性可能伴随视神经苍白
血管性	血栓性卒中：来源于心脏和主动脉弓的栓子，或椎动脉血栓形成或夹层	常见
	血栓性卒中	不常见
	全身性低血压	枕叶尖部分水岭梗死
	动静脉畸形	可引起占位效应、缺血或出血
颅内出血	高血压、凝血障碍、梗死、肿瘤	急性症状和体征。出血清除后，视野缺损可改善
占位病变	神经胶质瘤、脑膜瘤、转移癌	相关的颅内高压可引起头痛、恶心、呕吐或复视
	淋巴瘤	常与 AIDS 有关
	脓肿	细菌、真菌和寄生虫
	结节病	可为浸润性的，或肿块形成
外伤	穿通性或闭合性颅脑损伤，硬膜下或硬膜外血肿	闭合性颅脑损伤可引起短暂的皮质盲
脱髓鞘	希尔德病（Schilder 病），肾上腺脑白质营养不良综合征，佩利措伊斯－梅茨巴赫病（Pelizaeus-Merzbacher disease，异染性脑白质营养不良，进行性多灶性白质脑病	进行性痴呆和痉挛
	MS（不常见）	患者更倾向于出现视神经炎
退行性变	阿尔茨海默病	主要影响视觉 - 空间组织
毒素	一氧化碳，一氧化二氮，乙醇，汞，铅，顺铂，环孢素和甲氨蝶呤	可导致大脑盲

续表

过　程	疾　病	注　释
其他	脑膜炎，脑炎，亚急性硬化性全脑炎，克罗伊茨费尔特 - 雅各布病（Creutzfeldt-Jakob）（Heidenhain 变异型），急性 ICP 改变，高血糖	

AIDS：艾滋病，ICP：颅内压，MS：多发性硬化症。

顶叶症状和体征

眼科医生很少作为顶叶病变的首诊医生，因为由顶叶功能障碍引起的神经系统缺陷往往超过视觉症状对患者的影响。另外，在语言交流和智力方面的障碍妨碍患者识别或意识到视觉障碍的能力，同时也使医生检测其视觉功能比较困难。

视野

顶叶病变引起的视野缺损为中度一致性、同向性视野缺损，下方更致密（图 5-14）。视野缺损形式与顶叶疾病详见第 3 章（图 3-17）。

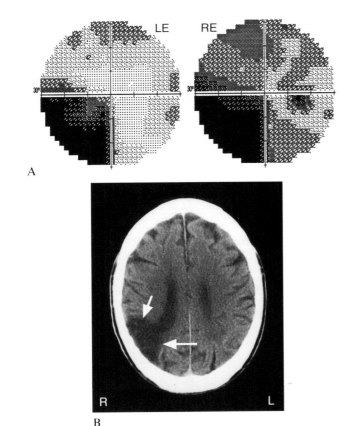

图 5-14　右侧顶叶梗死

患者男性，72 岁，对其左侧同侧视野缺损进行评估。当刺激向右侧移动时，视动性眼球震颤减弱，而反方向则恢复正常。A：自动视野检查显示左侧同侧视野缺损，下方更致密，具有中度一致性。B：颅脑 CT（轴相位）显示在右侧顶叶可见一个楔形低密度区（箭头之间），高度符合亚急性梗死

视动性眼球震颤

将顶叶和额叶大脑皮层与脑干相连的白质束位于顶叶深处，参与同侧水平平稳追踪眼动。损伤此通路可出现临床上的非对称性水平视动性眼球震颤（OKN）。病变侧的追踪运动缺失，因此当视动刺激移向

病变侧时，会出现 OKN 的振幅和频率降低。这种异常可不依赖于可能存在的同侧视野缺损而独立存在。

非优势半球的顶叶

非优势半球（通常是右半球）的顶叶病变可影响视觉 - 空间的处理。这种缺陷表现为：在以前熟悉的地方出现空间定向障碍；难以复制简单图形（图 5-15），或者很难通过火柴棒搭建简单的形状。患者可有左 - 右的混乱，而且往往不能准确定位触觉刺激或分辨身体的空间位置（患者可能斜着躺在床上）。

患有半侧忽视的患者则完全无视其左侧空间（右顶叶病变），可以伴或不伴有相关的左侧同向偏盲。当患者存在单侧"视觉半侧忽视"时，如果目标同时出现在两半视野中，即使没有同向性视野缺损，患者也会忽略一侧（视觉消退）。非优势半球的顶叶 - 枕叶病变（和一些药物）可以产生视觉重复。视觉重复是指当图像不再处于视野中时，还会持续或反重复感知其存在。这会使患者感到运动中的物体呈现多个频闪般停格或像涂抹的"彗尾"图像，也可表现为先前看到的视觉图像叠加于当前图像上。顶叶或顶叶 - 枕叶病变可引起多视症：在同一时间看到一个图像的多个影子。这种现象是双侧单眼复视的一种非常罕见的原因，并且可发生卒中、偏头痛或癫痫发作后状态。

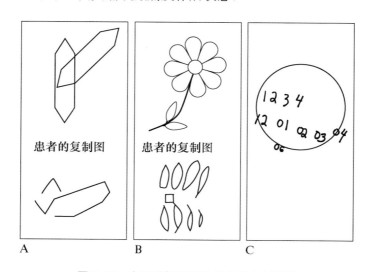

图 5-15 右顶叶梗死所致的空间定向障碍

要求右顶叶卒中患者进行如下任务（如前面提到的患者的反应）：复制几何图形（A）、复制一朵花（B）和钟面上写数字（C）

优势半球顶叶 - 枕叶区域

失读症是指在患者能看到文字、且无失语症情况下无法阅读文字。失写症是无法写出单词。对于文字的理解和表达依赖于优势半球的角回，它位于顶叶、枕叶和颞叶的汇合处。累及优势半球（通常为左侧）角回的病变可引起一系列症状和体征，称为格斯特曼综合征（Gerstmann syndrome）：失读、失写、失算症（无法做简单的算术）、左右不分、手指失认症（无法命名手指）。

阅读过程需要将来自初级视皮层的视觉信息传输到左半球（优势半球）的角回。代表右半侧视野信息的左侧枕叶皮层有其直接通路到达左侧半球角回。但是，右侧枕叶皮层的信息（代表左半侧视野）则必须通过胼胝体压部到达左侧角回。左侧顶叶 - 枕叶病变会使分别从左右枕叶传导来的全部视觉传入信息不能被传导至左侧角回；左侧枕叶病变消除来自右半侧视野的视觉信息；如果病变除累及左侧枕叶外还累及胼胝体压部的神经纤维，则从左半视野传导至右侧枕叶然后经其传导的视觉信息也不能传导至左侧角回。这种情况下，如果优势半球角回并未受损，那么患者用仅剩的左半侧视野不能阅读（失读），但书写不受影响。因此，**失读但不失写**这样一种特殊临床情况对诊断为左侧顶叶 - 枕叶病变很有意义。

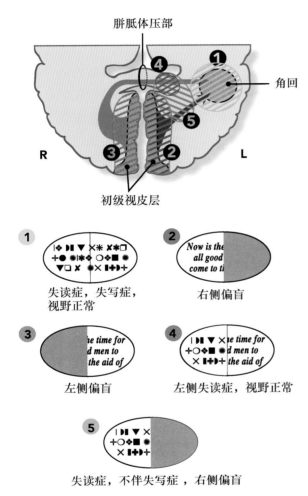

图 5-16　涉及角回及其相互间联系的潜在病变

角回（位于左半球）接收视觉皮层的信息，使得文字得以理解。它也协调书写（运动）语言。此图描绘的大脑的方向是与 MRI 轴位像上所见一致的（注：R，右；L，左）。几个有趣的潜在病变及其后果说明如下：①累及角回本身的病变会导致患者尽管可以看见、却不能书写（失写症）和不能理解文字（失读，图示为没有意义的符号）；②左侧初级视皮层的病变只产生右侧偏盲；③同样，右侧初级视觉皮层的病变产生左侧偏盲，可以在其余视野区域内正常阅读理解；④非常罕见的是，累及胼胝体压部病变，阻断了从右侧视皮层到角回的通路，可以在视野正常的情况下出现半侧失读症；⑤临床上更常见的情况是，病变累及左侧视皮层和胼胝体的交叉纤维，角回完好无损。此类患者用他们剩余的半侧皮层，可正常书写，但却无法阅读（即使是自己的写作）：失读但无失写症

巴林特综合征

双侧顶叶 - 枕叶病变可产生的一系列特殊的症状和体征称为巴林特综合征（Balint syndrome）。包括眼部失用症（不能自如地跟从命令移动眼球，聚焦于视野中的某个物体）、视觉性共济失调（无法在视觉的引导下，精确地伸手抓住或触摸物体）、综合失认（无法将视野中的景物视为一个整体）。巴林特综合征通常是由双侧分水岭血管梗死或双侧转移癌引起。单侧视觉性共济失调可由对侧顶枕区的单侧病变所致。

颞叶症状和体征

视野

颞叶损伤引起同向性视野缺损，伴不同程度的非一致性，上方最致密（图 3-17）。视束位于前部视放射下方，一些颞叶病变出现的显著非一致性，可能是由于同时累及视束所致。

感官幻觉和干扰

颞叶在整合感觉输入中具有重要作用，这种功能在被肿瘤或癫痫发作破坏时，会使其平素可能不被注意的作用变得显而易见。患者可能会出现幻嗅和幻味（钩回发作）、部分复杂性癫痫发作以及一些"似曾相识"或"旧事如新"感，或者是"话就在嘴边上"的感觉。

枕颞区

枕颞区病变可产生视觉失认症和中央区色盲。视觉失认症是指尽管视力、言语和智力正常，但不能识别所看到的物体（经典描述为"被剥夺了意义的知觉"）。患者保留通过触摸或其他非视觉的感官形式来命名对象的能力。视觉失认症常见于双侧颞枕区卒中，是一个信息处理中断的例子：来自于完整的初级视皮层的信息（视野可能是正常的）与高级皮层功能区之间的联系被切断。面孔失认症是一种仅限于不能识别面孔或一类物体中的某些特定物体（如某种植物、动物、某种汽车）的一种视觉失认症。中央色盲是指视野完整的情况下却不能辨别颜色的现象，由颞枕区的腹内侧区（V4区）病变所致。这种罕见的现象可以是单侧的（半侧色盲）或双侧的、但一般不会单独发生，通常伴随同侧上方视野缺损或面孔失认症。累及外侧枕顶区（V5区）的病变可导致运动盲。这是一种极其罕见的运动知觉异常，能感知到一系列冻结的不连贯的图像，而图像间的过程缺失。

▶ 枕叶

解剖学和病理生理学

初级视觉皮层是指Brodmann17区，主要位于枕叶的内表面，中央半球沟内。17区为距状裂上方和下方的带状皮质，向内延伸进入距状裂，向后到达枕叶尖（图3-20）。Brodmann18和19区紧密相邻，接受来自初级视皮层投射进行进一步处理。血管供应在第3章的视野缺损章节中已讨论（图5-11）。不同于顶叶和颞叶病变，枕叶梗死通常导致视野缺损，而不伴其他任何神经系统症状（所谓"无声卒中"）。心脏和椎基底动脉系统的血栓栓塞是枕叶病变最常见原因。

症状和体征

视野

枕叶病变产生高度一致性的同向性视野缺损（图5-17）。其他具有定位意义的视野特点总结于图3-21。Ridddoch现象是指个体在偏盲的情况下能够看到运动中物体的能力。尽管研究显示该现象为枕部偏盲的特点，但可见于任何视交叉后损害导致的视野缺损。这种静态-运动分离现象的机制可能是由于运动的物体在视网膜成像叠加导致其敏感性增加所致，但也可能是运动的物体通过另一种视觉通路来进行视觉处理过程所致。

椎基底动脉供血不足

椎基底动脉供血不足会引起枕叶可逆性缺血，造成短暂的双侧视力丧失。栓塞、血栓形成、动脉夹层和低血压都是潜在的血管性机制。此外，椎动脉在颈椎上部的骨性椎间孔内会出现体位性椎动脉压迫（例如转头或脊椎推拿时）。由于椎基底动脉系统还供给脑干，因此也会发生瞬时运动障碍、眼球震颤、眩晕、耳鸣、构音障碍、吞咽困难、跌倒发作、交叉偏瘫、面部感觉异常、头痛（详见第 14 章）。

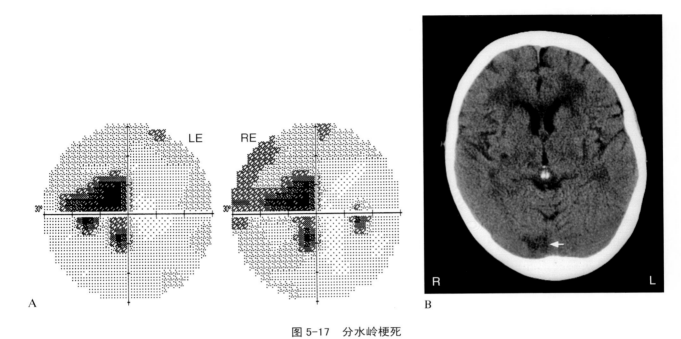

图 5-17 分水岭梗死

患者男性，53 岁，诉晕厥发作后视力丧失。A：自动视野检查显示高度一致性的左侧同向性旁中心暗点。B：MRI（T2 加权像，轴向位）显示右侧枕叶皮层尖端梗死，位于大脑中和大脑后动脉的分水岭区域

皮质盲

　　双侧膝状体后的视路梗死可引起双侧失明，而瞳孔反应正常，眼部检查也正常。当然，完全性视力丧失很罕见。如前所述，枕叶病变导致的卒中可以仅导致视野缺损而不伴有其他神经系统的体征或症状。右侧和左侧枕叶病变不一定同时发生：患者可能意识不到单侧的同向性视野缺损（尤其当它与半侧忽视伴发时），而是当对侧也受累时，可能才出现症状。安东综合征（Anton syndrome）表现为皮质盲患者否认失明以及非常精细生动的视觉虚构。闭合性颅脑损伤，尤其是发生在儿童时可引起皮质盲，通常是一过性的。导致皮质盲的重要原因见表 5-3。皮质盲与功能性视力丧失鉴别可能比较困难。

表 5-3 皮质盲的原因（双侧半球异常）

获得性
血管性
• 双侧大脑后动脉梗死
• 心脏手术后
• 脑血管造影并发症
缺氧
后部可逆性脑病综合征（PRES）
• 高血压脑病
• 围生期状态（子痫惊厥）

续表

- 他克莫司（FK-506）
- 环孢素

　　一氧化碳中毒

　　克罗伊茨费尔特 - 雅各布病（Heidenhain 变异）

　　外伤

　　进行性多灶性白质脑病

　　阿尔茨海默病

先天性

　　缺血缺氧性脑病

　　脑室周围白质软化症

　　皮质发育不良

引自 Liu G，Volpe NJ，Galetta SL. Neuro-ophthalmology: diagnosis and management，2nd ed. Philadelphia：Saunders Elsevier. 2010：312.

幻觉

　　枕叶的局部刺激性病变可导致阳性视觉现象，这通常是未成形的幻觉（框 5-2）。迄今为止，最常见的例子是偏头痛的闪烁盲点。成形的视觉幻觉更可能发生于其他更高级的视觉处理区域的病理改变（尤其是颞叶，偶尔会在顶叶），或是由视觉传入系统任何部位的视力丧失所致释放现象引起（表 1-2）。

框 5-2　中枢神经系统病变所致的幻觉和错觉	
偏头痛	先兆性偏头痛典型表现为闪光暗点。累及高级视觉处理区域则可产生许多效应：成形的幻觉和爱丽丝梦游仙境综合征。
释放现象（Charles Bonnet 综合征）	视觉系统任何部位的视觉传入中断，都将导致盲区充填或释放幻觉（Charles Bonne 综合征）。患者无认知障碍，而且往往不愿意讨论这些生动的、详细的但不具令人恐惧的幻觉。
酒精戒断	幻听和幻视（通常是动物、昆虫幻觉或大视症、小视症等幻觉），随后发生震颤性谵妄和抽搐。
迷幻剂和可卡因	迷幻剂如 LSD 会导致丰富多彩的幻觉和扭曲现象。多年以后还会持续或复发，因此用药史与阳性视觉现象相关。
处方药	包括许多抗抑郁药、抗惊厥药、抗帕金森病药；洋地黄和其他心血管药物、类固醇、甲状腺素、非甾类抗炎药也是潜在来源。
神经退行性疾病	帕金森病患者会因疾病本身或是治疗药物的不良反应出现复杂的幻觉（通常为与人有关的幻觉），阿尔茨海默病也可引起复杂的幻觉、妄想和偏执意念。
中脑疾病	大脑脚幻觉症在中脑疾病时出现动物或人的情节生动、多彩的幻视（五颜六色的衣服、跳舞和移动），通常伴随第Ⅲ对脑神经麻痹和共济失调（但有时没有明显的神经功能障碍）。
癫痫发作	枕叶：通常未成形，可能与先兆偏头痛难以区分。 颞叶：更复杂的幻视，伴有难闻的气味或味道以及某些运动（眼睛和头部转动、不自觉动作） 顶叶（罕见）：失真，类似爱丽丝梦游仙境综合征。
顶枕叶疾病	多视症
前庭	颅后窝病变可产生视觉环境倒置或倾斜的感觉 - 视觉倾斜现象。
精神性疾病	缺乏自知力的幻觉和妄想是精神疾病的特征。

续表

| 嗜睡症 | 在觉醒时（半醒）或临睡前（入睡前）的幻觉可以是正常的。然而，30％的发作性嗜睡症患者有生动的（有时为不愉快或威胁性的）入睡前幻觉。 |

LSD：麦角酰二乙胺；NSAIDs，非甾体抗炎药。引自 Norton JW，Corbett JJ. Visual perceptual abnormalities: hallucinations and illusions. SeminNeurol, 2000, 20（1）: 111-121.

▶ 同侧偏盲的诊断和治疗

视野检查提供了颅内病变累及视觉传入系统的最强有力临床证据，往往能帮助医生定位病灶。所有诉及视物模糊或视力差的患者均需行双眼视野检查，即使当患者的主诉仅限于一只眼睛时。同向性视野缺损的患者常常以为问题出在同向性视野缺损侧的那只眼。

显然，同向性视野缺损患者需要进行神经影像学检查。然而，在影像检查之前医生可以为患者提供更适合的紧急医疗措施，并且可以通过病史、视野，以及伴随症状，来指导神经影像学诊断以及定位颅内病变。

增强或不增强的颅脑 MRI 为后部视路病变提供了最好的检查方法［特别进行了个体化选择的 MRI 序列和技术，如液体衰减反转恢复（FLAIR）序列和弥散加权成像］。CT 非常适合评估急性出血性卒中，但对于急性非出血性梗死则在发病后 3 ～ 4 天才能清楚显示。与视交叉疾病类似，需要多学科协作对同向性视野缺损患者进行评估和治疗。可能需要进行磁共振血管造影（magnetic resonance angiography，MRA）、脑血管造影，有时需要颅内肿块活检来确诊颅内病变。

患者出现急性或进行性神经系统症状（包括同向性视野缺损）需神经科紧急会诊。如果患者出现新发卒中症状（24 小时内），可能需要住院进行评估以及抗凝治疗。有急性非出血性卒中症状的患者，静脉内使用组织型纤溶酶原激活剂（t-PA）进行溶栓可能获益，但仅在发病后 3 ～ 4 小时内使用才有效。对此类患者的快速评估包括：用颅脑 CT 确定卒中不伴出血。t-PA 可静脉注射，也可以使用血管造影导管专门针对堵塞部位进行动脉溶栓。

栓塞性卒中需要寻找潜在的血栓来源。颈动脉不可能是后部视路的血栓来源，但经颅多普勒超声检查颈动脉和椎基底动脉系统，可提示全身动脉粥样硬化或异常血流模式的程度。标准（经胸的）超声心动图可能显示不出心内血栓的来源，需要通过经食管超声心动图检查来认真查看心脏和主动脉，寻找潜在的血栓来源。

虽然对于大多数颅内疾病患者的治疗已超出了眼科的范畴，但眼科医生也有几个重要的作用：识别提示有颅内病变的视野缺损的模式和症状；使用恰当的影像学和其他检查来进行诊断；帮助患者理解并应对视觉障碍（框 5-3）。

框 5-3　对于同向性视野缺损的患者，医生能做些什么？

1. 帮助患者（及其家人）了解视觉问题的性质。当患者明白不是眼球问题造成的视觉障碍时，就会明白其视力下降并不能通过配戴眼镜来解决。另外，同向性视野缺损的概念对于大多数患者而言，也不容易理解。例如，很有必要解释为什么右侧同向视野缺损的患者不太可能看到餐盘右部的东西，以及为什么在与患者交谈时最好坐在患者左侧。

2. 帮助患者解决阅读困难。右侧同向性视野缺损的患者在阅读方面有困难，因为他们看不到一个句子的下一个单词，而那些左侧同同视野缺损的患者无法找回到下一行。直边，如尺子或卡片，可以帮助他们找准每一行。有时，患者发现如果将阅读材料逆时针旋转、从下向上阅读（左侧同向视野缺损），或顺时针旋转并从上向下阅读（右侧同向视野缺损），可以使他们能够以可见的半侧视野进行阅读。需要注意的是卒中等病变也会影响患者理解书面语言的能力，即使当他们看得很清楚时（此现象为失读）。

3. 讨论安全问题。在大多数情况下（取决于同向性视野缺损的程度及当地的法律）驾驶是被禁止的。这个坏消息可以使患者非常沮丧，但医生又必须告诉患者。有必要解释驾驶对他们本人以及其他人而言是不安全的（比如"你可能把在道路右侧步行的所有女童子军都撞了，因为你看不到右边"）。如果让患者知道他们还将来还会复查视野，视野还可能有所改善，他们可能比较容易接受这个不能驾驶的怀消息。

4. 交代治疗的局限性。旨在帮助这类患者了解光学装置效果通常是令人失望的。放置偏盲棱镜（基底向外的 Fresnel 棱镜放置于同向性缺损侧的眼镜颞侧半）目的在于使患者更能意识到盲区内的运动和物体的一种方法。这种方法，以及在眼镜或棱镜上装置小镜子充其量只是一种预警系统，从而让患者通过转头、利用可见的半侧视野来看得清楚些。仅少数患者发现这些方法有用，而且这些方法都不足以使患者具有驾驶资格。

5. 讨论释放幻觉（Charles Bonnet 综合征）。如框 1-2 中所讨论，患者往往不愿提及此事，因此需特别询问患者关于幻觉的问题。医生可以通过解释这一普遍现象的本质而缓解（患者和家属的）不少焦虑。

6. 视觉训练？尽管职业治疗师提供的切实可行的建议很有帮助，但尚无令人信服的证据表明，视觉康复治疗（计算机化的一侧视力练习和其他方法）可以恢复因卒中丧失的视野。

▶ 要点

- 视交叉体部位于蝶鞍背部上方 1cm，蝶鞍肿瘤对视力的影响相当大。

- 大多数由垂体肿瘤导致视力丧失的患者所患是非分泌型腺瘤，因为分泌性腺瘤在瘤体大到足以压迫视交叉之前就会导致其他症状。

- 垂体瘤可向上延伸，累及视交叉，导致视力丧失，或向侧方进入海绵窦，引起运动障碍、疼痛和面部麻木。

- 蝶鞍/鞍旁肿瘤可单独或以各种组合压迫视神经、视交叉体部或视束。

- 领结样视神经萎缩是膝状体之前（视交叉、视束）、导致颞侧半视野缺损的病变的特点。

- 视交叉病变是后天性跷跷板眼震的原因之一。

- CT 通过明确肿瘤相关的钙化、骨质破坏和骨质增生，作为 MRI 的补充来显示蝶鞍区病变。

- 连续视野检查有助于监测蝶鞍/鞍旁肿瘤，尤其是在术后改变使得神经影像学难以解释时。

- 视束综合征特点包含：不一致性同向性视野缺损、RAPD 和视神经领结样萎缩，都位于病灶对侧。

- 缺血性事件是膝状体之后病变导致视野缺损的最常见原因，而压迫（肿块）是影响视交叉和视束最常见的疾病。

- 顶叶病变所致的视野缺损可伴有刺激视标向病变侧移动时 OKN 减弱的现象。

- 失读症伴或不伴失写症，可发生于优势半球的顶叶 - 枕叶病变。

- 非优势顶叶病变与视觉 - 空间异常有关：左右识别不能、半侧忽视以及结构性失用症。

- 如果是膝状体之后病变导致的视野缺损，可通过要求右侧同向性视野缺损患者进行读和写，以及左侧同向性视野缺损患者绘制时钟来进一步对病变进行定位。

- 幻嗅、幻味或成形的幻视可由颞叶病变引起。

- 双侧枕叶 - 颞叶病变可导致多种视觉失认症、中央色盲和上方同向性视野缺损。

- 椎基底动脉供血不足会引起一过性视力丧失，通常伴随一过性的脑干神经系统体征和症状。

- 增强或不增强的颅脑 MRI 是从全面检查累及后部视路病变的最佳方法。

第 6 章

无法解释的视力下降：
前节、视网膜和非器质性疾病

　　患者主诉视力障碍而神经眼科的病史及检查不能明确诊断的情况并不少见。事实上，难以解释的视力障碍或可疑非器质性病变转诊的最后共同通路通常都是神经眼科。这类患者可能没有结构异常的证据，其主诉和病史也不支持前面章节讨论过的任何一种传入性视力障碍性疾病。本章节将对在遇到难以解释的视力下降时应考虑到的疾病进行讨论。

▶ 眼部疾病

　　不能解释的视力下降患者可能患了某些不易被发现、未经诊断的眼部疾病。神经眼科医生应该在其检查的全过程中保持宽阔开放的思路，不仅仅要关注视野检查，还要关注裂隙灯和视网膜检查。神经科医生很可能需要眼科同事的帮助，特别是对于难以解释的传入性视力下降。本章节将讨论容易与真正的神经眼科疾病混淆的各种疾病。

眼前段疾病

眼表疾病

　　泪膜疾病，如干眼症，常常会导致单眼或双眼的一过性视物模糊，持续时间数秒到数小时不等。40岁以上女性干眼症很常见，也可见于胶原血管性疾病（如干燥综合征等）、药物原因、全身系统疾病（如结节病）或神经系统疾病［如进行性核上麻痹（progressive supranuclear palsy，PSP）、帕金森病、面神经麻痹］。患者常常主诉在进行阅读或驾驶等需要集中精力时，持续 2 ～ 3 分钟就会出现视物模糊。有时，眨眼后视力会改善。每次检查之间患者的视力差异会很大。患者会有不太严重的异物感和结膜充血。泪膜疾病会导致泪液在眼表覆盖不足，随之反射性流泪，但反射性泪液分泌主要成分是水，不足以和眼表贴附。莫氏腺功能障碍和睑缘炎可导致泪膜不稳定，进一步加重干眼症（框 6-1）。

框 6-1　泪膜

　　泪膜对维持清晰视力的重要性常常不被医生所重视。除了对角膜提供营养之外，泪膜可以在角膜表面形成一个光滑表面使其形成达到最佳视力的光学系统。泪膜功能障碍是视物模糊、眼红、眼痛和流泪的常见原因。

　　泪膜成分复杂，含有三层：①最内层是黏液层贴附于眼球表面；②中间层最厚是水样层；③最外层是脂质层防止蒸发。这样的组成成分使泪液可以在整个眼球表面均匀分布，每次眨眼都可以使泪膜像床单一样平铺开来。三层中任何一层的成分不足都可以导致泪膜破裂过快或泪液蒸发过快。泪膜功能障碍可导致水样层过多分泌但不能在眼表面贴附，泪液堆积到经下眼睑流出为止（患者常常疑惑为何主诉"流泪过多"，还建议其使用人工泪液）。泪膜内的沉渣如慢性睑缘炎的代谢产物也会减低泪膜的稳定性。

　　眼表疾病的裂隙灯检查体征包括：角膜暴露区域点染（局部荧光素或孟加拉红）、泪膜破裂时间缩短（可见眨眼后荧光素泪膜染色过早破裂）、泪湖宽度不足（下睑缘与眼表交界处的泪液高度不足或缺失）、上下眼睑暴露区结膜充血。

　　有间断而不同程度视力障碍、眼球疼痛、异物感或其他眼表疾病体征的患者在进行下一步神经眼科检查之前或同时可以尝试应用人工泪液（至少一日四次，连续数周）。必要时，还可使用夜间眼药膏、泪点栓子、环孢素等。

　　角膜上皮的不规则可导致和泪膜功能障碍相似的间断视力障碍。裂隙灯检查特别是局部荧光素染色时，常可见上皮损伤和点状角膜病变。角膜营养不良如地图样 - 点状 - 指纹状营养不良可能很隐匿，如果裂隙灯检查粗略，容易被忽视（图 6-1）。

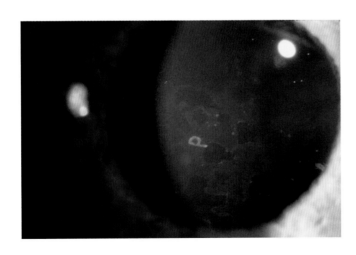

图 6-1　角膜上皮基底膜营养不良

　　不明原因间断视力下降患者的角膜照片，可以见到地图样外观和点状病变。这种常见的疾病因角膜上皮有规则条纹而破坏正常平滑的光学表面如角膜 / 泪膜。表现为角膜上皮点状、地图样外观，或出现类似指纹样不规则条纹又称为地图样 - 点状 - 指纹样营养不良

　　裂隙灯检查，当配合使用荧光素或孟加拉红染色时会更明显，是诊断眼表疾病的首选方法。吸墨实验是测量基础泪液分泌的有用辅助方法。

　　对于大多数泪膜疾病患者，使用人工泪液、泪道栓子或环孢素眼膏治疗是有效的。对于部分角膜表层疾病患者，使用人工泪液也有一定效果。因此，怀疑有眼表疾病患者，在进行全面神经眼科检查之前，可以实验性使用人工泪液。

　　角膜曲率
　　角膜不规则散光可能是不明原因视力下降或单眼复视的原因。这种情况可能是配戴角膜接触镜、眼

部手术或角膜自身疾病如圆锥角膜所致（图 6-2）。这类患者往往主诉视力不清楚而并非视物发暗。视野检查正常或整体敏感度轻度降低。患者往往多次到眼科医生处就诊并试戴多种框架镜或角膜接触镜。不规则角膜散光往往首先是在进行视网膜检影镜检查时发现不规则反光而被发现的。小孔视力可优于最佳矫正视力。角膜曲率计和角膜地形图是诊断不规则角膜散光的有效工具。诊断用硬性角膜接触镜可以改善角膜表面不规则散光，角膜接触镜屈光过矫正检查可以获得患者真正可以达到的最好视力检查结果。

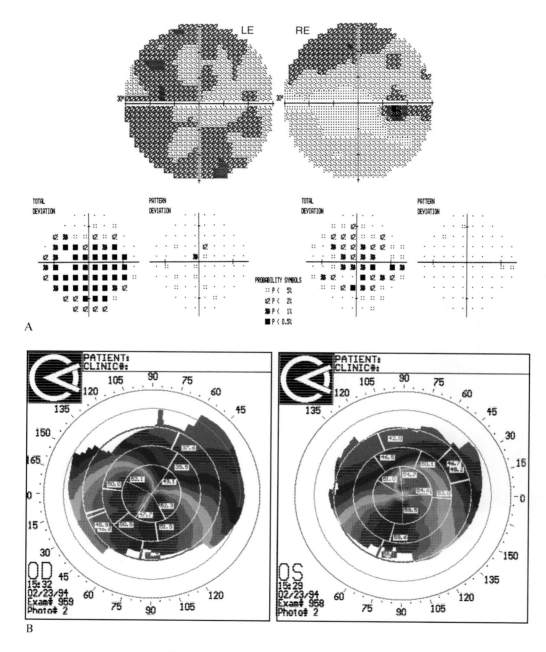

图 6-2　圆锥角膜引起不明原因视力下降

　　37 岁，女性患者，主诉左眼进行性视力下降，双眼最佳矫正视力右眼 20/60，左眼 20/400。患者曾被建议到神经眼科就诊除外视神经炎。视网膜检影可见不规则反光，相对传入性瞳孔传导阻滞阴性，眼底检查正常。A：自动视野检查可见双眼弥漫性敏感度降低，但模式偏差正常。B：角膜地形图检查显示明显不规则散光符合圆锥角膜诊断，诊断性硬性角膜接触镜的试用证实了视力下降的原因是角膜不规则散光，超屈光力使双眼视力均达到 20/25

白内障

另外一类容易和神经眼科疾病混淆的疾病是白内障。患者常常主诉逐渐起病的视力下降（而不是视物昏暗）。晶状体混浊并不引起局部视野缺损。视野检查往往正常，或表现弥漫敏感度降低。白内障可引起单眼复视。

乳白色的核硬化性白内障裂隙灯检查常被忽略，因为这一类白内障不像典型的核硬化性白内障有明显黄色 - 棕色的核，常见于 40 ～ 60 岁相对年轻的患者。这类白内障多见于高度近视患者（图 1-3）。

在不同照明条件下，后囊下白内障可导致眩光感或不同程度视力下降。使用红光反射的眼底镜 / 视网膜检影或后照射裂隙灯检查比使用直接照射时更容易显示囊膜下白内障。位于晶状体后极的皮质水裂纹可引起明显的视力障碍。囊下型和皮质型白内障导致的视力下降都可以和裂隙灯检查所见的程度不成比例，原因主要是由于其导致的晶状体混浊的位置与眼球的光学节点很靠近。

如果考虑白内障为导致视力下降原因，裂隙灯和潜在视力仪（potential acuity meter，PAM）是主要检查方法。PAM 是一种将窄条光栅形式的"视力表"投射到视网膜的装置，这种光栅可以避开前节屈光间质混浊而获得较好的视力检查结果。其他支持白内障引起视力下降诊断的检查包括 RAPD 阴性、屈光状态近视偏移、视野检查正常或轻度敏感度降低。

屈光状态

每个视力低于正常的患者均应该行验光检查了解最佳矫正视力。相当一部分疑诊为神经眼科疾病的患者结果出乎意料地发现其实是由屈光不正引起。正如第二章讨论到的，在显然验光过程中进行视网膜检影的优点是还可能发现角膜散光和白内障。

三、四十岁主诉不同程度视力障碍、眼部紧张感伴头痛、阅读困难的患者要除外隐匿性远视。这类患者往往存在未经矫正的远视，直到其调节能力下降到早期老视的状态才有症状。隐匿性远视需要持续保持调节状态以维持视力，当持久耐力短时间不足时会发生一过性视力下降。当过度调节引起集合痉挛时会发生复视。怀疑隐匿性远视需要在睫状肌麻痹状态下做验光检查。配戴远视镜片对这类患者有治疗效果。过度矫正的近视患者可以与矫正不足的远视患者有相似症状，因为两者为获得清晰视力都需要过度调节。

视网膜疾病

视网膜疾病可以引起与视神经疾病相似的视力障碍。多数视网膜病变通过眼底镜检查可以诊断，但有些视网膜改变并不明显。通常情况下，和视神经病变引起相似视野改变的单眼视网膜病变 RAPD 阳性率较低。视野缺损的特点对有些患者有诊断意义，但视网膜血管阻塞可以引起类似视神经病变的视野缺损（图 6-3）。

中心视力下降，往往见于黄斑部疾病。Amsler 表有助于早期发现视物变形，提示黄斑部病变而非视神经病变。第二章中讨论了光应力检查有助于区分黄斑疾病和视神经疾病，第一章中详细讨论了 OCT 的使用，很大程度上提高了一些容易和视神经疾病混淆的微小黄斑疾病的检出率。有些难以解释的视力下降应行 FFA 和视网膜电流图（ERG 或 mERG），以发现隐匿的视网膜病变。下面将要讨论一些易被忽视或容易和视神经病变混淆的视网膜病变。

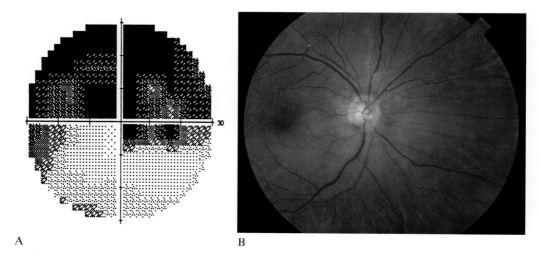

A　　　　　　　　　　　　　　B

图 6-3　视网膜动脉阻塞

71 岁，老年男性患者，主诉右眼上方突然视野缺损。A：视野有些类似水平性上半视野盲，提示前部缺血性
视神经病变的可能。B：但眼底检查并未发现明显视盘水肿。而是下方血管弓区域可见视网膜水肿，提示半侧视
网膜动脉阻塞。同时可见颞上分支动脉分叉处可见非阻塞性栓子（Hollenhorst 斑）

视网膜血管病变

视网膜分支动脉阻塞（BRAO）可以引起类似视神经病变的急性视力下降和视野缺损。急性期眼底镜
下可见缺血水肿视网膜呈灰白色改变，视网膜动脉内常常可见栓子（图 6-3）。但是，典型的视网膜水肿
往往在数天至数周可消退，仅可见受累动脉血管管径不明显改变。同样，视网膜中央动脉阻塞（CRAO）
引起的视网膜水肿和"樱桃红点"也很快消退（图 6-4A），仅可见视网膜动脉狭窄和轻度弥漫的视神经
颜色苍白。鉴别陈旧 CRAO 和原发视神经病变常常困难，视力下降合并视神经颜色苍白应考虑到 CRAO。
FFA 对诊断 CRAO 和 BRAO 特别是急性期病变有意义。ERG 在 CRAO 时可显示 a 波保留，b 波由于内层
视网膜梗死而消失（图 6-4B）。栓子引起的视网膜血管阻塞将在第 14 章详细讨论。

视网膜中央静脉阻塞（CRVO）和视网膜分支静脉阻塞（BRVO）可以引起多量视网膜出血，眼底特
征明显不易被漏诊。急性期也有视盘水肿，但周边视网膜出血可以鉴别视网膜静脉阻塞和原发视神经病
变。数月后视网膜出血吸收，仅存量很少诊断依据。有时，可见视盘轻度颜色变淡并有血管吻合支，与
视神经鞘脑膜瘤改变相似。

视网膜血管炎可累及视网膜动脉和静脉。很多患者检查眼部表现明显，预后差。但是，轻度或局灶
病变可引起视力下降和视野缺损但视网膜没有明显可见病变（图 6-5）。视网膜血管炎可伴随一系列全身
系统性疾病，很多还可以引起中枢神经系统（CNS）病变。除了血管炎之外，很多 CNS 和全身疾病可引
起视力下降和明显视网膜改变。急性后极部多灶性鳞状色素上皮病变以黄斑区周围大片病灶为特点，部
分患者可合并脑部血管炎和脑卒中。颅内、视网膜、内耳微血管病变（Susac 综合征）特点为视网膜分
支动脉阻塞和 CNS 微梗死。脑常染色体显性遗传皮质下梗死动脉病变伴脑白质病变（cerebral autosomal
dominant arteriopathy with subcortical infarcts and leukoencephalopathy，CADASIL）可引起年轻人脑卒中，
眼底表现包括视网膜动脉狭窄、血管鞘、棉绒斑和缺血性视神经病变。

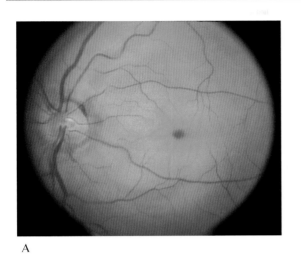

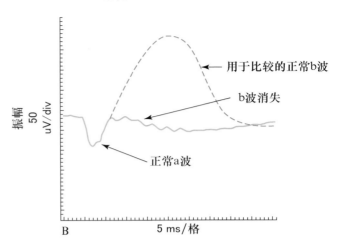

用于比较的正常b波

b波消失

正常a波

5 ms/格

图 6-4 视网膜中央动脉阻塞

A：62 岁，老年女性患者，既往有脑卒中病史，左眼突发视力下降，诊断栓子引起 CRAO。图中可见眼底镜下病变眼视网膜动脉狭窄，视网膜苍白，特别是黄斑区，中心可见樱桃红点。黄斑区血管弓之间神经纤维层最厚，因此视网膜苍白水肿最明显。由于黄斑中心凹区域的独特解剖特点，没有神经组织轴突遮挡未受累的脉络膜循环，与黄斑区周围苍白组织形成鲜明对比，形成了大家熟知的"樱桃红"。当数日或数周后视网膜水肿消退后，诊断依据则不明显。B：CRAO 患者 ERG 表现。CRAO 影响视网膜内层，而位于外层视网膜的感光细胞主要由脉络膜供血，因此功能仍保留。ERG 图像可以明显看出由未受累的外层视网膜产生的 a 波仍保留，但内层缺血视网膜产生的 b 波消失（图 2-28B 可见正常参照 b 波）

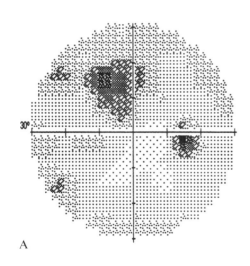

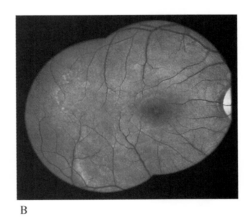

图 6-5 梅毒性黄斑部视网膜血管炎

45 岁，男性患者，右眼视力下降。血清学检查提示活动性梅毒。A：首次自动视野检查发现右眼上方旁中心视野缺损，左眼正常。B：眼底检查可见视盘正常，黄斑区血管轻度改变。C：由于视野改变不支持视神经病变，行 FFA 发现局灶视网膜血管炎。神经梅毒治疗后视野缺损恢复

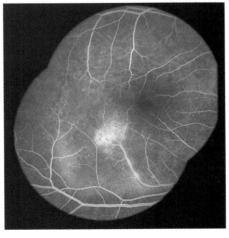

黄斑病变

年龄相关黄斑变性（ARMD）是老年人常见疾病，常和视神经病变共存，如前部缺血性视神经病变。ARMD 引起的视野缺损应和黄斑部病灶的形态及严重程度完全吻合（图 3-7）。和视神经炎相似，中心性浆液性脉络膜视网膜病变是年轻患者引起中心暗点的常见原因。往往 RAPD 不明显。眼底检查可能改变轻微，但是 OCT 或 FFA 有明确诊断意义（图 6-6）。视网膜前膜的症状更多的是视物变形，而不是明显的暗点，需要仔细地眼底镜检查才能发现（图 6-7）。玻璃体黄斑牵引（VMT）和黄斑裂孔可以引起视力下降和轻度的中心视野缺损，有时候自动视野检查仅有中心凹阈值的异常。即使用 90D 前置镜或视网膜接触镜检查，不同时期的黄斑裂孔改变也可能很轻微，所幸 OCT 可以确诊（图 6-8）。黄斑囊样水肿（CME）可继发于多种视网膜或眼部疾病，眼底镜下检查不一定很明显，OCT 也可以确诊（图 6-9），只有不典型病例需要 FFA 检查（可见晚期黄斑区花瓣状荧光素聚集）。CME 可见于糖尿病、葡萄膜炎和视网膜色素变性。CME 可同时合并轻度视盘水肿，见于内眼手术后（又称欧文－加斯综合征）。

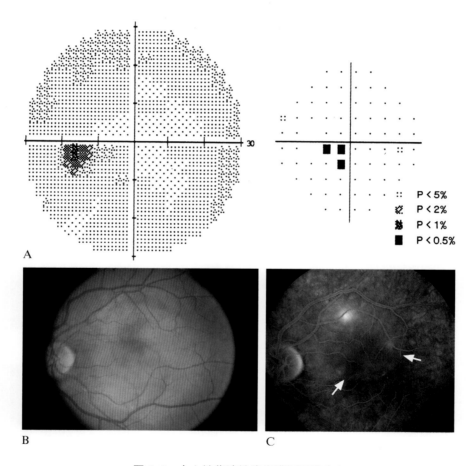

P < 5%
P < 2%
P < 1%
P < 0.5%

图 6-6　中心性浆液性脉络膜视网膜病变

35 岁，女性患者，左眼无痛性视力下降 3 天，视力 20/80。RAPD 仅仅是 0.3 对数单位首先提示不是视神经疾病。

A：自动视野检查发现中心暗点，浅的中心敏感度下降在灰度图上不明显，但总体偏差概率图上可见。B：眼底镜检查发现黄斑区下方液体。这种轻微的改变如果检查者（事先以为是视神经炎）没有进行仔细地黄斑部检查容易被忽略。C：FFA 可确诊，箭头所指范围是黄斑下方液体范围，并可见点状视网膜色素上皮窗样缺损灶，是渗漏液体的来源

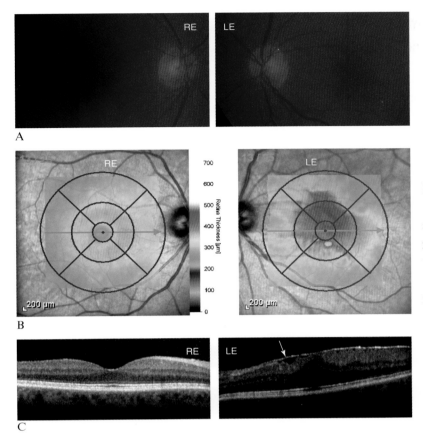

图 6-7　视网膜前膜

54 岁，男性患者，因左眼进行性视力下降 6 个月到神经眼科就诊，视力 20/30。进一步病史询问发现不是视力下降而是视直线变形（软百叶窗中间弯曲）。Amsler 表显示中心视物变形（图 2-9C）。A：眼底照相可见右眼正常，左眼黄斑区中心反光不清，但病理改变不明显。B：OCT 视网膜地形图中彩色视网膜厚度图见左眼黄斑区厚度增加，右眼正常。C：OCT 横断面扫描图像可见黄斑中心凹处视网膜前膜（箭头），牵拉黄斑变形。这就是引起患者视物变形的原因

图 6-8　玻璃体黄斑牵引

73 岁，老年女性患者，右眼白内障手术成功，但术后最佳矫正视力（20/40）令人失望。自动视野除了右眼中心凹阈值下降外其余正常。眼底镜检查诊断不明确，但 OCT 扫描清晰显示右眼玻璃体黄斑牵引（VMT）及中心凹处牵拉（上图）。未累及的左眼 OCT 可见正常形态（横断面扫描图像中可见未附着的玻璃体界面，下图）。VMT 眼底镜下检查往往不明显，有时 FFA 检查仍不能诊断。OCT 扫描之前有可能会漏诊。很多牵拉期的患者会发展成黄斑裂孔，但也有些玻璃体自动松解，恢复正常中心凹形态，视力提高

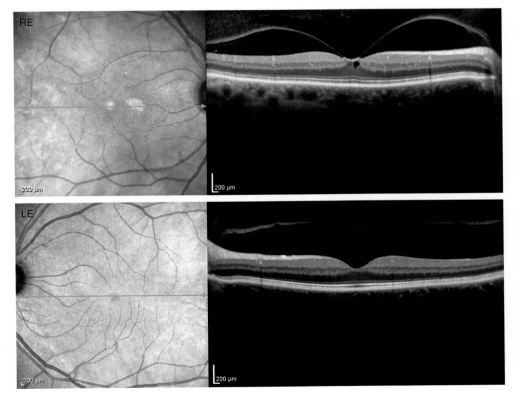

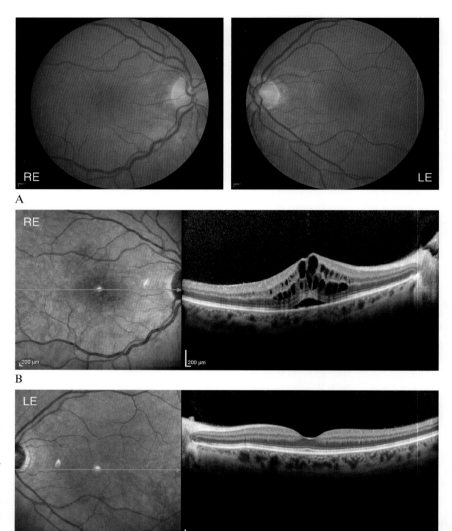

图 6-9　黄斑囊样水肿

A：眼底照像可见右眼黄斑区轻度异常，和左眼比较时明显。B：右眼中心凹处 OCT 横断面扫描。不同于眼底照像，改变不再是轻微的，中心凹处明显抬高，视网膜多层间囊肿形成。C：左眼 OCT 显示正常中心凹形态

　　和中毒性视神经病变相似，中毒性视网膜病变表现为隐匿的双侧对称性视力下降。氯喹和羟氯喹（plaqueni）最初可影响黄斑，早期引起视网膜色素上皮改变，晚期黄斑区"牛眼"征。羟氯喹是治疗结缔组织疾病的常用药物，正常使用不良反应很少。治疗高胆固醇血症的烟酸也可以引起双侧黄斑病变（图 6-10）。甲硫哒嗪（mellaril）毒性反应包括视力下降和夜盲，赤道后可见视网膜色素上皮改变。可引起中毒性视网膜病变的药物见表 6-1。

表 6-1　引起中毒性视网膜病变药物

药　　物	药　品　说　明	不　良　反　应
羟氯喹（plaqueni） 氯喹（aralen）	抗疟类药物，用于类风湿关节炎和狼疮	黄斑牛眼征，角膜涡状营养不良
奎宁（qualaquin）	较少应用的抗疟药物，以往用于夜间腿痉挛	视网膜感光细胞核节细胞毒性

续表

药　　物	药　品　说　明	不　良　反　应
甲硫哒嗪（mellaril）	较少应用的抗精神病药物（当患者对常规药物反应不良时使用）	角膜或晶状体前囊色素沉着，色素性视网膜病变
他莫昔芬（nolvadex）	抗雌激素药物，用于绝经期前妇女乳腺癌	黄斑区结晶沉积
烟酸（尼克酸，维生素 B_{13}）	治疗高胆固醇血症，降低血清中甘油三酯，增加 HDL	不典型黄斑囊样水肿（图 6-10）
地高辛（lanoxin）	强心苷类药物，用于治疗充血性心力衰竭和用于心房颤动和心房扑动患者减慢心率	黄视，色觉丧失和其他阳性视觉现象
角黄素	"晒黑药物"中应用的类胡萝卜色素	黄斑区结晶沉积
氨已烯酸（sabril）	镇痛药物用于治疗婴幼儿痉挛和成人难治性复杂部分性发作的辅助治疗	周边视野缺损
西地那非（viagra）	用于治疗勃起功能障碍	光晕和兰视
芬戈莫德（gilenya）	治疗反复发作的 MS 的口服药物	CME，葡萄膜炎
异维甲酸（roaccutane，Accutane）	用于治疗囊肿性痤疮的维生素 A 类药物	夜间视力下降，颅内高压引起的视盘水肿

CME：黄斑囊样水肿；HDL：高密度脂蛋白；MS：多发性硬化。

维生素 A 缺乏症可引起明显视杆细胞功能障碍和夜盲症。其他表现包括干燥综合征和结膜比奥斑。

视网膜外伤通过病史和眼底检查通常容易诊断，但外伤引起微小病变可长期存在。Berlin 水肿是外伤引起黄斑区感光细胞正常结构的紊乱，急性期可见眼底镜下中心区水肿反光。这种情况通常可逆，但可以残留永久性中心视野缺损。

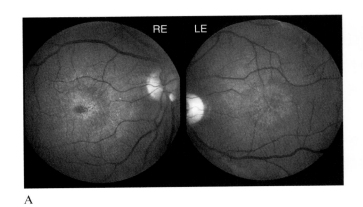

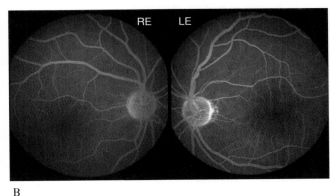

图 6-10　烟酸中毒

62 岁，老年男性患者，主诉双眼进行性视力下降，右眼视力 20/50，左眼视力 20/80。视野检查可见双侧中心暗点。患者因高脂血症每日 3 次口服 1 克烟酸。A：眼底镜下可见双侧黄斑病变，类似黄斑囊样水肿（CME）。B：FFA 显示其黄斑病变不同于 CME 有荧光积存，烟酸中毒是引起假性黄斑囊样水肿的原因之一

其他需鉴别的视网膜病变

视网膜色素变性是一组有不同遗传方式的疾病，其特征为周边视网膜沿血管区有骨细胞样色素沉着、

视盘苍白、动脉变细、有玻璃体细胞。有些类型（也称无色素型）眼底表现可不明显。当最初视杆细胞（而非视锥细胞）受累时，患者可以有明显的夜盲、典型的环形视野缺损（和视杆细胞分布密度最大的区域相对应）。在视网膜改变明显之前，ERG 已经出现异常（图 3-6）。

视锥细胞营养不良（视网膜色素变性的亚型）是一组表现不完全相同的、以视锥细胞功能障碍为特征的遗传性疾病，多于中年发病。患者表现为双侧对称视力下降、中心暗点、色觉障碍。往往是昼盲而非夜盲（因为锥细胞主要功能是光适应）。眼底改变起初不明显，后期表现为黄斑部色素上皮（RPE）萎缩。这种情况容易和双侧视神经病变混淆。这种情况下多焦 ERG 可以在黄斑区病灶明显之前显示黄斑功能障碍

眼底黄色斑点症（Stargardt 病）是一类黄斑部遗传性变性性疾病，可以在年轻患者中引起进行性双侧中心视力下降，往往在 20 岁之前发病，是最常见的遗传性黄斑营养不良。早期可见中心凹处 RPE 改变，后期发展成经典的"金箔样"外观。然而，Stargardt 病早期眼底改变可不明显，并可以和遗传性 / 中毒性或其他类型视神经病变混淆。FFA 有诊断价值，失去正常脉络膜荧光充盈（被 RPE 层聚集脂褐质遮挡）（图 6-11）。基因检测可寻找 *ABCR* 基因相关突变。尚无有效治疗方法。

肿瘤相关视网膜病变（CAR，也称副肿瘤性视网膜病变）是一类副肿瘤综合征，产生针对视网膜的自身免疫抗体。CAR 常见于小细胞肺癌和其他内脏恶性肿瘤，至少一半患者在肿瘤发现之前出现眼部症状。视网膜改变相对不明显时就出现双侧进行性视力下降，视野检查典型表现为周边环形暗点。常见症状包括持续畏光、夜盲和对光敏感。早期出现 ERG 振幅显著下降。血清中抗体（视网膜的恢复蛋白（recovrin）检测可作为诊断依据。但是，许多其他视网膜抗原（及相关抗体）也可引起 CAR，因此，疑诊 CAR 患者即使恢复蛋白检测阴性也应该进行肿瘤排查。治疗包括皮质激素、血浆置换、静脉免疫球蛋白，但结果往往令人失望。类 CAR 综合征也可以出现于系统性免疫疾病（非肿瘤引起）。

黑色素瘤相关视网膜病变（MAR）也是一类副肿瘤相关视网膜病变，表现和 CAR 类似。ERG 表现为明显视杆细胞功能下降。此类患者出现眼部症状时往往已经诊断黑色素瘤。MAR 起病与疾病远处转移有关。其他明确了的、以相应视网膜抗原位点为副肿瘤抗体反应靶点的副肿瘤相关视网膜病变还包括副肿瘤神经节细胞性神经病变（PGCN）、癌相关锥细胞功能障碍（CACD）和弥漫性葡萄膜黑色素细胞增殖（DUMP）。

急性区域性隐匿性外层视网膜病变（acute zonal occult outer retinopathy，AZOOR）是一组表现相近的视网膜疾病，可能发病机制也类似。这类疾病包括多灶性一过性白点综合征（multiple evanescent white dot syndrome，MEWDS）、急性黄斑区神经视网膜病变（acute macular neuroretinopathy，AMN）、急性特发性生理盲点扩大（acute idiopathic blind spot enlargement，AIBSE）和多灶性脉络膜炎。有时视力下降之前会出现非特异性类似感冒症状，提示病毒感染和自身免疫可能。常见于青年女性，表现为视力下降及畏光。视网膜病变往往不明显，需要进行 FFA 或 ERG 检查鉴别此类隐匿的疾病。MEWDS 特征是单侧眼黄斑区和视盘周围视网膜色素上皮层一过性灰白点状病变。视野改变包括生理盲点扩大、旁中心暗点、视野检查敏感度普遍下降。患者通常数月后视力完全恢复，尽管部分患者持续生理盲点扩大。AIBSE 表现为畏光和生理盲点扩大。AIBSE 可以视力正常，眼底检查无明显改变，尽管视网膜和视盘炎症常存在。本病通常自限，畏光可缓解，但视野缺损可持续存在。

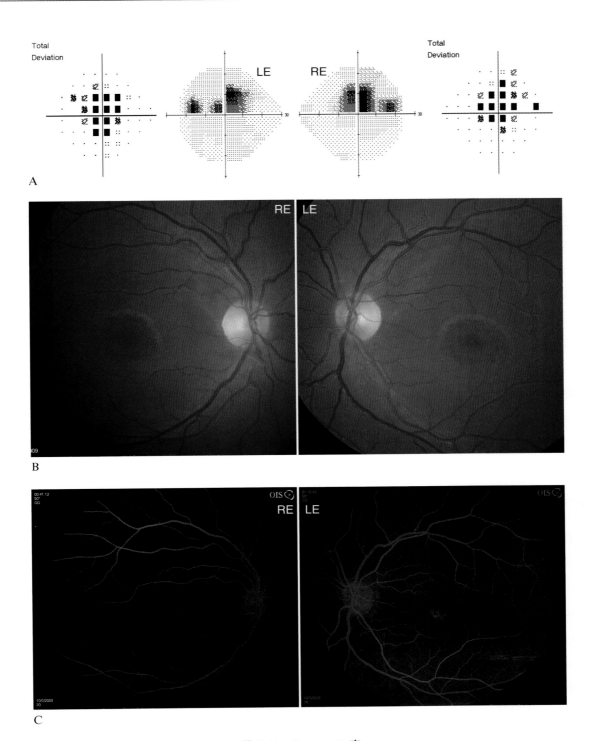

图 6-11　Stargardt 病

　　16 岁，女性患者，考驾驶执照时发现视力差。自诉视力近年来"有些模糊"。双眼最佳矫正视力 20/80，并有双侧中心暗点。眼底检查未见明显改变。进行了详细的双侧视神经病变排查，包括神经病变影像学检查和 Leber 遗传视神经病变的基因学检查，结果为阴性。A：Humphrey 视野检查（24-2）提示双侧中心暗点。B：眼底镜检查发现轻度异常改变提示需要做眼底荧光血管造影。C：荧光造影（静脉晚期 1 分钟）出现黄斑区点状强荧光，但最显著的改变是整个造影时期脉络膜背景荧光缺失（和图 1-5 正常脉络膜背景荧光比较，本病例表现为"脉络膜淹没"），为 Stargardt 病特征。基因检测发现 *ABCR* 基因突变，证实 Stargardt 病诊断

▶ 容易忽视的神经眼科疾病

弱视

大多数单眼弱视患者知道受累眼视力自幼不佳。偶尔情况下弱视眼视力下降是在体检或成年后视力普查时被首次发现。弱视患者一般不会主诉近期视力下降，RAPD 可以存在但通常小于 0.6 lg 单位。视野可正常或呈轻度弥漫损害，色觉通常正常，很少有局灶的视野损害。即使中心视力较差，视野检查也很少发现中心暗点。一般会有可发现的引起弱视的原因，如先天性斜视或屈光参差。

球后和颅内病变

球后和颅内异常病变可以导致视力受损而眼底检查无异常（表 4-5），以下指导意见值得参考。

1. 所有主诉单眼或双眼视力下降的患者都有必要进行双眼视野检查。双眼有同向性视野缺损的患者常常只认为一只眼视力障碍。

2. 涉及单侧视交叉后的脑卒中即使出现致密的同向性视野损害也通常不导致视力下降，但是双侧病灶可导致双眼显著视力下降。

3. 视神经炎可以导致主观视觉质量下降而视力和视野检查正常。可能需要进一步进行色觉检查或对比敏感度检查以发现异常。

4. 中毒性和神经营养性视神经病变通常诊断困难，因为病变初期视神经外观可能是正常的。表 4-11 列出了一些和这类病变有关的药物及条件。

▶ 非器质性（功能性）视力障碍

没有生理学或器质性改变基础的视力障碍主诉通常被称为功能性视力障碍。这一节主要介绍和视觉传入有关的视力障碍，但非器质性障碍可以多种形式存在（框 6-2）。患者可以有各种表象，从无辜的"癔症患者"到故意欺骗的"装病"（框 6-3）。

儿童患者通常和来自学校和家庭的压力有关，或是为了引起注意。而成人通常是外伤后涉及金钱赔付或是残疾鉴定。这些患者给临床医生带来了很大挑战，增加了医生很多额外的时间付出和担心，需要与其他医生、律师、保险人员进行很多次（通常很冗长的）沟通。在这节后面的内容里，我们将给临床医生提供一些检查方法来帮助医生更准确的判断功能性视力障碍患者。评估一个疑诊为功能性视力障碍患者的参考指南见框 6-4。

框 6-2　非器质性眼病

视力丧失　已经花了很大篇幅介绍。

疼痛、畏光、视疲劳及其他各种不适　感觉障碍等是非器质性眼病最难处理的主诉，因为感觉是主观的。医生需要特别注意的是，很多器质性眼病也没有异常的临床体征，因此需谨慎诊断（第 13 章）

复视　非器质性眼病的复视通常是单眼，患者通常描述看见两个以上的影像（多视症）。但是注意多数单眼复视是有眼部疾病存在的（表 1-5）。遮盖一眼复视消失通常是病理性的（眼运动障碍）。

续框

　　辐辏痉挛　辐辏痉挛可以产生内斜视并引起外展不足。瞳孔缩小伴内斜视证明这种内斜视是调节作用的结果。检查时通过遮盖对侧眼可显示眼球运动正常。双眼水平运动应该是正常的，但水平转动检查可能引起辐辏痉挛。嘱患者固视远处物体，然后左右转动患者头部（娃娃头试验，图 9-4），这种检查方法能获得更可信的双眼运动正常的结果。

　　眼睑痉挛　故意的眼睑痉挛和真正的眼睑痉挛可能很难鉴别。但是，可能会观察到患者在被转移注意力时或自觉无人注意自己时眼睑痉挛可以消失（图 6-12）。向上注视的主动性眼睑痉挛难以维持。

　　主动性眼球震颤　主动性眼球震颤通常呈高频、低幅、共轭、假性眼球震颤（不同于真性眼球震颤的连续扫视）。形成主动性眼球震颤需要患者化很大力气，很难持续超过 30 秒。

　　自我导致的眼外伤　这种外伤是确实的，但外伤是患者自己造成的。这种患者有些是为了获得镇痛药物，有些是有精神疾病（孟乔森综合征）。

　　瞳孔不等大　瞳孔不等大发生在非器质性视力障碍患者身上，原因通常是患者自己偷偷给一只眼用了局部散瞳药。

　　引自 Fish RH，Foroozan R，Nonorganic visual disorders ∥ Kline LB. Neuro-ophthalmology Review Manual. 7th ed. Thorofare，NJ：SLACK，2013：231-244.

框 6-3　功能性视力障碍患者的患者谱

　　HS Thompson 在 1985 年写了一篇有关功能性视力障碍的经典专著。他对功能性视力障碍患者谱临床特点的描述是一种永恒经典，将继续为临床医生面对这些复杂患者时如何处理提供帮助。Thompson 讨论了介于"恶意"和"无辜"间的 4 类功能性视力障碍患者。

　　故意的伪装者　表现为故意的、清楚的、为了个人目的假装视力下降。他们通常将检查当作一种比赛，表现很紧张，"脾气暴躁、易激动"。他们过分努力地做出盲人的样子，总是碰撞在障碍物上，从来不往检查者声音来源方向注视，医生做出的"好消息"的检查结论不会让他们高兴。

　　不自信的撒谎者　他们知道自己为了某种目的夸大了眼部症状，但同时他们担心自己的视力真的有问题。和故意的伪装者一样，他们会故意使检查结果不合格，但如果发现自己的谎言有一部分被证实时又会担心自己真的有病变。这种患者不太会质疑医生给出的关于病情的好消息，因为这可能真的解除了他们对自己视力的忧虑。

　　敏感的夸张者　通常他们真的确信自己有问题，并希望确保医生不会遗漏他们的视力问题。这类患者通常很积极，只要能引起医生关注，他们很乐意强调自己的症状。这类患者能接受建议，反复确认正常检查结果对这类患者有效。

　　易受暗示的癔病患者　通常在一点小外伤或事故后就认为自己病情非常严重，过度的焦虑导致他们更具有可诱导性，其症状描述很戏剧性（全盲、管状视野）。但是这类患者表现出的、对于视力损害严重这种可怕的情况的忧虑，远远低于预期的程度。这类患者乐于接受来自医生的好消息，对医生很肯定地做出的、会很快好转的结论反应良好。

　　引自 Thompson HS. Functional visual loss. Am J Ophthalmol. 1985.100：209-213.

框 6-4　评估功能性视力障碍患者的总体原则

　　1. 眼科医生并不需要知道所有评估功能性视力障碍的技巧，但需要一套可信而有效的流程，在需要时可以自信地对这类疾病进行甄别。

　　2. 记住，一些真正的器质性病变的患者也会高度受暗示或夸大自己的症状，可能是为了让医生认识到他的病情很严重。

　　3. 在没有完成全面的检查前不要轻易诊断功能性视力障碍。

　　4. 医生没有义务、也没有必要试图让患者认识到所有症状只是自己想出来的，而只需要报告全面的检查结果，并如实地告知患者或他的医生。

　　5. 对于无辜的癔症患者，眼科医生在详细的神经眼科检查后，在充分的事实根据基础上，使患者信服自己视力损害情况并不是他们认为地那样严重，会给患者病情带来巨大帮助。

病史采集

医生通常是在患者叙述病史的过程中开始怀疑其是功能性视力障碍。这种视力障碍的表现和通常已知的疾病不相符合。例如，轻微的眼外伤不应该导致持久的严重视力丧失。此外在病史中还可以发现患者有潜在的获得某种利益的愿望。患者可能更关心即将进行的诉讼或残疾鉴定，而并不关心疾病的诊断或治疗。而那些单纯的、焦虑的、只是想说服医生自己的视力损害的患者则会积极地回顾眼部症状，并且在病例采集阶段就表现得易受暗示（图 6-12）。

在面对这些患者的整个过程中，医生要仔细观察患者的一般行为和视功能。如何判断患者实际视力较检查出的视力好呢？患者能否顺利地走进诊室，顺利就座？能否在见面时顺利的和医生无声地伸出的手相握？患者是否会夸大他的困难，故意潦草古怪的签名，故意碰壁或从来不朝你说话的方向注视？

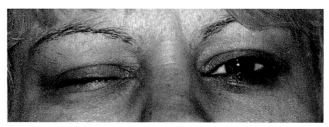

A

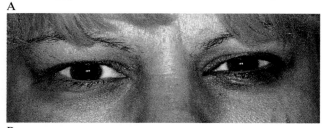

B

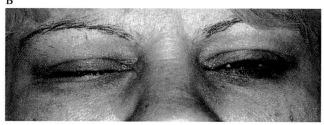

C

图 6-12　非器质性上睑下垂

32 岁，女性，主诉就诊前 2 个月在工作中有东西溅到脸上、导致右眼受伤，之后就不能睁开。A：患者双眼睑裂变小，右眼严重。在患者叙述病史的过程中有时睑裂可恢复正常，但一旦注意力回到自己的问题时就又出现眼睑痉挛。B：患者被告知检查过程中使用散瞳药后可以暂时缓解痉挛。当患者双眼使用混合散瞳剂 cyclomydril 后，眼睑痉挛完全缓解，患者外观基本正常。30 分钟后，检查者告知者药物作用将很快消失。C：几秒后，患者再次出现眼睑痉挛。医生遂告知患者，她的症状可以通过使用眼药水治疗，给予患者人工泪液并嘱其逐渐减量，患者症状完全缓解

功能性视力障碍的眼科检查

表 6-2 列出一些对疑诊功能性视力障碍患者很实用的检查项目。检查主要分两类，第一步是证明患者的视功能比他自己描述的要好得多。例如，一个主诉全盲的患者可以被诱导辨认视力表 20/30 这行，毫无疑问患眼至少视力为 20/30。另一类检查可以发现患者的检查结果是非生理性的，但并不能证明患者视功能的水平。例如，检查出管状视野并不说明患者视野是否正常，只是说明患者是故意表现出的、有暗示性的结果，而非生理性的。

表 6-2　功能性视力障碍患者检查项目

视力和中央视功能	单眼或双眼受累	从最小字母开始不厌其烦的屈光检查 强力视力检查仪
	单眼功能性视力丧失	雾视综合验光仪 能将双眼视功能分开的检查：双色、偏振光或液晶镜片 立体视检查
	视力很差	视动鼓、镜面、惊吓、令人恐惧的视觉体验（不推荐）
视野	中心暗点或周边视野缩小	分别在 1、2m 处行直方屏视野检查（对管状视野者） 面对面视野检查
	单眼视力丧失	双眼视野检查，重复的视野检查

视力

对于普通患者的视力检查一般是从大的字母开始逐渐往下进行，但给疑诊为功能性视力障碍的患者，检查视力最好从小的字母开始。一开始就能看到整个视力表的功能性视力障碍患者可能只选择读出最大的字母。如果能提供只显示一行字母的视力表是非常理想的，这样患者将失去参照。比如，如果一开始提供给患者较小的字母，患者可能将很乐意辨认出 20/30 或 20/40 的字母，相反同一患者如果一开始从较大的字母检查，他可能都不会尝试辨认比 20/40 更小的字母。

检查者要鼓励患者努力辨认他们看不见的字母。对于功能性视力障碍者，检查者可让其猜描述字母的形状如圆形或方形，或者数每一行字母的个数，当患者意识到检查者真的会逐行严格检查且不厌其烦，患者也许会妥协去辨认更小的字母。检查者可以通过提供孤立的字母或孔镜以进一步鼓励患者，可以告诉患者这些是"视觉增强器"。

综合屈光检查仪也能鼓励功能性视力障碍患者反映其真实视力。检查者可以诚实地告诉患者这个仪器相当于一个双筒望远镜，可以放大视力表上的字母，告诉患者，带上这个放大器后，他们会为自己的视力多好而感到吃惊。一个有效的、利用综合检查仪进行的检查方法是，在患者正常屈光度上加上额外的正度数，然后在减掉正度数时告诉患者：现在放大倍数增强了，再试试。如果是双眼视力障碍的患者，检查者可以告诉患者双眼同时通过综合验光仪看时可以看到比原来小一半的字母。同样，检查者可以使用散瞳药鼓励患者，暗示散瞳后进入眼内光线增多 3～4 倍，因此患者的视力和视野检查结果可以提改善。

另一个有效的视力检测仪器是潜在视力检测仪（potential acuity meter，PAM）。它主要用来预测白内障术后的患者视力，通过可以透过混浊晶状体的细光束直接照射到黄斑来评价患者视敏度。该检查也可以用于检查功能性视力障碍患者，以更好地评估患者的真实视力。检查者可以真诚地告诉患者借助这个仪器即使达到"法定盲"标准的患者也能看见最小的字母（这对于很多白内障患者是事实）。检查前应告诉患者，这个检查设备可以把字母"直接投射到大脑里"（理论上也是事实）。检查者同样要意识到，有些疾病如圆锥角膜可能和功能性视力障碍患者相混淆，因为这些有器质性疾病的患者通过 PAM 检查出的视力也确实比最佳矫正视力好。

如果患者主诉的是单眼视力障碍，能够在检查时双眼都睁着，而患者又不知道检查的是哪只眼，那两眼都睁开时做检查可能最有效。综合屈光检查仪检查时，检查者可以逐渐给患者视力好的眼增加正度数，以达到"云雾遮盖"该眼的目的，并让患者双眼同时辨认每一行字母。此时测到的相对较好的视力实际是主诉视力差的眼看到的，当然要确定此时正常眼已经因"云雾遮盖"而视力不佳。

有一些特殊设计的图表和配套的镜片，可以在患者双眼同时睁开时分别测每只眼的视力。在这些测验中，表上的有些字母只能被左眼或右眼看见。比如在双色的视力图表搭配红绿镜片、偏振光眼镜和选择性偏振视标、或液晶遮盖镜片和特殊的录像显示设备。但是这些设备对于检查中坚持闭上一只眼的患者没有用。

形成立体视觉需要患者双眼都有很好的视力（图2-13）。患者如果对这个生理原理不清楚则可能会愿意接受该项检查，特别是在检查者提示患者说，该项检查可以观察到健眼在多大程度上对患眼进行了代偿的时候。要形成40弧秒的立体视，需要患者双眼视力均不能低于20/25。但这项检查对主诉双眼视力障碍患者则意义有限。

手持棱镜可以帮助鉴别单眼视力障碍患者。一个方法是用一个$4^\triangle$的棱镜，底向外置于患者视轴前，如果该眼视力正常可引起代偿性固视点改变。另一种方法是用$4^\triangle \sim 8^\triangle$棱镜置于患者较好的眼前诱导垂直复视，并让其看视力表。如果患者说能看见两行，甚或可看清上面一行（只能被"患眼"看见），就可反映患眼真实的视力。

当患者单眼或双眼完全盲时，视动鼓测试可以帮助鉴别。视觉刺激引起的视动性眼球震颤说明患眼是有一定视功能的（图7-2）。移动条纹应置于患眼正前方。检查过程中检查者不断询问患者是否能看见东西，会有助判断。如果患者坚持表示什么都看不见，但能观察到患者快速的眼球震颤，说明患者真实视力在20/400左右，且患者没有完全配合检查。另一个更好的测试是用镜子在患者前后及左右来回移动。如果患者是可以看到的，这种环境感知可以引发定向的眼球运动。一些医生甚至建议采用视觉惊吓的手段来判断伪盲患者，这类检查要使用带感情色彩或令人尴尬的视觉材料，但这类测试会让患者觉得医生并不信任他，因而在下面的检查中抱有防御或敌对情绪。

视野

证明单眼功能性视力障碍患者视力正常比证明其视野正常容易很多。因为在标准的视野检查中很难让患者不知道被检查的是哪一只眼。可以给患者散瞳并鼓励他这样可以增加视野范围。当把视野检查称作光敏度测试时（尤其是对于主诉光敏度异常的患者）而不是周边视力检查时，功能性视力障碍患者会比较配合（图6-16C）。

有些坚持认为自己有单眼视力障碍的患者在两眼同时睁开接受检查时可以表现为同向偏盲，但是单独检测健眼时视野完全正常，显然这样的结果是非生理性的，显示患者并无器质性病变（图6-13）。

也可使用直方屏检查功能性视野缺失（图2-25）。进行标准的直方屏视野检查时，患者距离直方屏1m。如果相同的测试在2m进行（刺激视标也是之前的两倍大），预计得到的视野异常范围也将翻倍。功能性视力障碍患者当检查距离增加到2m时，得到的视野和原先测量范围基本一致，产生"管状或隧道状视野"（图6-14）。

用Goldmann视野计检查，功能型视力障碍的患者最常表现出视野的向心性缩窄。其他常见异常明显是非生理性的，包括等视线交叉和反转，等视线重叠以及测试结果前后不一致（图6-15）。当每一子午线按顺序不断重复时会出现螺旋形等视线，患者在等待时间延长后也会承认能看见视标（图6-15A）。类似的情况如随机选任一子午线检测可以出现星形视野异常（图6-15B）。

用自动视野计检查功能型视力障碍时，患者常表现为严重的周边视野缺损，且多次测试一致性很差（图6-16A）。患者在测量某一象限时当红色视标一开始出现可能有反应，在检查过程中患者逐渐反应减少，使结果呈"三叶草"样（图 6-16B）。重复进行视野检查可表现出结果不一致，因为患者记不清之前想表达的是哪部分视野异常（图 6-17）。

当检查患者周边功能性视野缺失时，一些面对面的视野检查技巧可能会有帮助。一种方法就是在至少 4m 远处从周边开始数指检查，之后检查距离缩短为 1m，并告诉患者检查距离缩短了应该看得更清楚，这时多数患者都会配合，但他们没有意识到虽然检查距离缩短了，但实际上检查的是周边的视野。另一种进行面对面视野检查的方法可被伪装称作"快速眼运动试验"。检查者嘱患者注视检查者的鼻子，然后迅速地把视线移动到检查者伸出的手指。检查者双手握拳、分别置于患者两侧周边视野。检查者随机地交替伸出手指。如果患者总能准确往返眼球运动说明其周边视野正常，如果患者总是连往返眼球运动的方向都看不对，说明患者有功能性行为的可能。

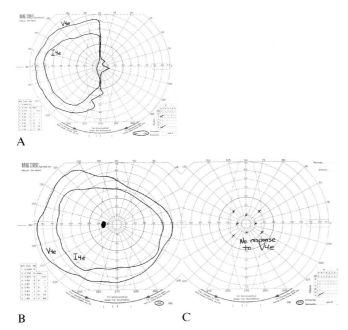

图 6-13　非生理性偏盲

45 岁，女性，主诉右眼视力障碍。检查未见相对瞳孔传导阻滞，眼部检查正常。因为怀疑为非器质性视力下降，首先采用 Goldmann 视野计双眼同时睁眼进行视野检查。患者表现为垂直径线上的偏盲（A）。随后对患者左右眼分别进行视野检查。左眼视野检查结果完全正常，固视点两侧都可看到（B）。单独检查右眼，右眼对任何刺激均无反应（C）。这种结果充分显示患者是非生理性的视力障碍，这种视野检查顺序也可以在面对面的视野检查中应用

图 6-14　管状视野

当检查距离增加时，患者的视野范围或暗点的面积也会相应增加，呈现漏斗状或圆锥形。因此在直方屏上，视野检查时如果检查距离增加至原来的两倍，视野范围的半径也会翻一番（实线）。非生理性视野缺损的患者在检查距离增加时通常会得出跟先前一样的视野结果（暗点或视野缩窄）。从插图可以看出，为什么这个非生理性的视野形式被称为柱状或隧道状视野（虚线）

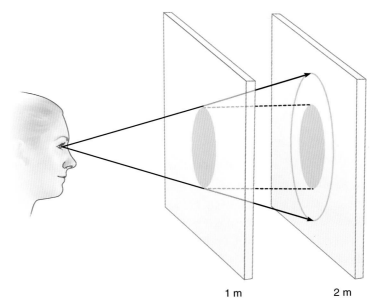

1 m　　2 m

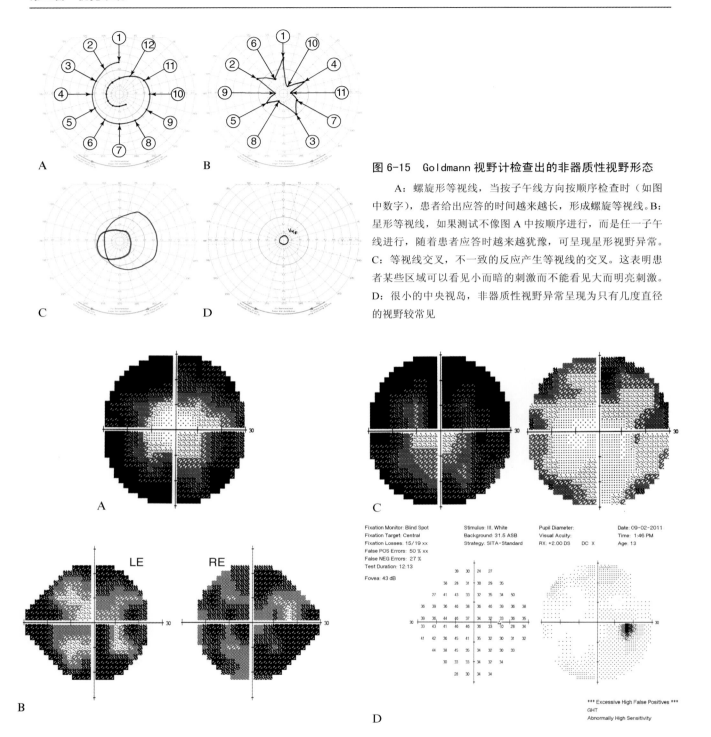

图 6-15 Goldmann 视野计检查出的非器质性视野形态

A：螺旋形等视线，当按子午线方向按顺序检查时（如图中数字），患者给出应答的时间越来越长，形成螺旋等视线。B：星形等视线，如果测试不像图 A 中按顺序进行，而是任一子午线进行，随着患者应答时越来越犹豫，可呈现星形视野异常。C：等视线交叉，不一致的反应产生等视线的交叉。这表明患者某些区域可以看见小而暗的刺激而不能看见大而明亮刺激。D：很小的中央视岛，非器质性视野异常呈现为只有几度直径的视野较常见

图 6-16 Humphery 视野计显示的功能性视力障碍患者的视野结果

A：周边视野受损（视野向心性缩小），这种图形常见于非器质性视力下降患者，他们成心只对中心最亮的视标刺激有反应，或是一些焦虑患者，非要完全确信能看见视标才做出应答。但是应该注意周边视野受损在很多疾病上可以出现（如青光眼、视网膜色素变性、慢性视盘水肿）。B：三叶草形视野，这种视野说明患者一开始检查 4 个象限的关键点时还配合，但在余下的检查中逐渐不再配合（产生很多假阴性结果），患者可能因为疲倦、注意力不集中或有意识的忽略。这种视野类似 Goldmann 视野检查的螺旋形或星形视野。C：不稳定的，易受他人影响的视野。左侧图显示视野严重受损，检查者对这个结果有怀疑。几天后再次给患者检查同一只眼并告知他这回机器的设置成了光敏感度测试（也是实情），患者很积极地做出反应后结果显示视野明显改善（右图）。D：弹丸样视野，灰度图中的裸露区域的阈值出奇的高（电脑都没有与之相对应的值打印灰度了），这种视野是因为患者按钮的次数太多，甚至在没有看到刺激时也按钮（很多假阳性）。得出这种检查结果的患者不是想说服医生他有问题，恰恰相反，他们想说服医生自己正常（如获得驾照、躲避治疗）

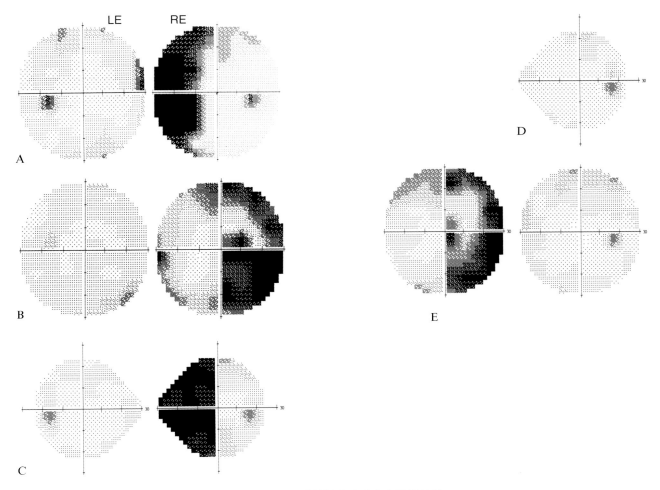

图 6-17　非器质性视力障碍患者视野结果

　　14 岁，女性，因视力下降接受检查，最终诊断为非器质性改变。A：初始 Humphery 视野 30-2 显示右眼鼻侧视野缺损而左眼视野正常。B：2 个月后复查主诉视力无改善，视野检查显示右眼颞侧视野缺损。C：6 个月后再复查 Humphery 视野 24-2，可见非常精确的沿垂直子午线的鼻侧视野缺损。D：患者主诉向右边看时更清楚，因此（在同 C 图检查同一天）让患者脸稍转向左侧再次检查 Humphery 视野 24-2，得到右眼完全正常的视野检查结果。E：3 年后，患者 Humpherya 视野 30-2 检查显示左眼鼻侧视野缺损，右眼视野正常

相对传入性瞳孔阻滞检查

　　第二章已经提到，多数视功能检查都需要患者配合和反馈。而相对瞳孔传导阻滞是一项客观的检查，正因如此相对瞳孔传导阻滞检查对于所有眼科患者都很重要，同样对于功能性视力障碍患者也是一项重要检查。但值得注意的是，对于黄斑局部疾病中心视力较差或双眼器质性病变的患者可能检查不出明显的 RAPD。另一方面，主诉单眼全盲而对侧眼视野正常的患者，如果没有 RAPD 也是不正常的。

电生理检查

　　标准的视网膜电流图（ERG）检查仅反映视网膜功能，ERG 正常时当然可以有视神经或视路的病变。当医生诊断功能性视力障碍患者时，很可能想用视觉诱发电位（VEP）作为是否有客观视功能异常的最终判断依据。但如果患者不配合、注意力不集中、注视不佳等情况下，即使视觉通路功能正常，其 VEP 结果

也可能表现异常。因此 VEP 异常并不是器质性病变的直接证据。而且正常的 VEP 也不代表视网膜结构无异常，视网膜病变或其他病变 VEP 结果可以正常。因此 VEP 对于功能性视力障碍患者的辅助鉴别作用有限。

治疗

当检查结果显示患者为功能性视力障碍时，应向患者以及家属（如果他们也在场的话）宣布这个"好消息"。之所以被称为"好消息"是因为患者的眼和脑都具有获得正常视力的功能，其视力障碍是可以恢复的。处于非器质性视力下降疾病谱"癔症"的患者得到肯定的保证后会对恢复有帮助，但故意伪装者可能会愤怒并争辩，但是会发现不承认"好消息"是件比较困难的事情。通常这类患者最后会说"既然功能一切正常，为什么我还是看不见？"答案是："我不知道为什么，但是我的经验告诉我你的视功能会逐渐改善。"除非患者除视功能主诉以外还表现有行为异常，否则把患者转诊给精神科医生通常没有帮助。

▶ 要点

- 干眼症可以导致短暂的视物模糊，持续时间数秒到数小时。
- 眼表疾病（如地图样 - 点状 - 指纹样萎缩）可以引起视物模糊，有时裂隙灯检查改变并不明显。
- 如果怀疑是眼表疾病引起的问题，在给患者进行大量的神经眼科排查之前应先尝试局部点润滑眼药。
- 屈光和眼底镜检查可以诊断不规则角膜散光、白内障，在检查的早期阶段就可以发现屈光异常的基本检查。在对不明原因的视力障碍的原因进行广泛的搜寻之前，应首先行这些检查。
- 以下检查结果表明更可能是视网膜疾病而非视神经病变：眼底检查发现视网膜异常、视力下降而 RAPD 较预期的程度轻、光负荷试验阳 Amsler 方格表检查视物变形、中心暗点而不是生理盲点性中心视野缺损（后者是乳头黄斑束损害的表现）。
- OCT、FFA、ERG 是鉴别原因不明的视力下降的重要辅助手段，可有助发现未确诊的视网膜病变。
- 视网膜水肿消退后视网膜动脉阻塞的表现可以不明显。
- 年轻人的中心性浆液性脉络膜视网膜病变可以有和视神经炎相似的中心暗点。
- 肿瘤相关的视网膜病变可以引起双眼视力障碍而眼底表现不明显，最常见的肿瘤是小细胞肺癌和其他内脏恶性肿瘤。
- MEWDS（和其他视网膜炎症性疾病）可以引起视力下降伴轻度或暂时的视网膜闪光感，常只有轻度或一过性眼底改变。
- 单眼的弱视常被偶然发现，特点是不会主诉急性视力下降，RAPD 阴性或轻微，眼底检查正常，有先天性斜视或屈光参差。
- 发生于儿童的功能性视力障碍通常与压力或希望获得关注相关，成人则有意识或无意识的与利益获得有关。
- 功能性视力障碍患者的主诉仅为单眼时，选择可双眼同时睁开情况下进行的检查很有帮助，特别是当患者不清楚实际被检查的是哪只眼的时候。
- 医生并不是必须说服患者的视力障碍是功能性的，而是应该把全面而完整的视功能检查结果告诉他本人或他的医生。
- 眼科医生在完善神经眼科检查后，在充足的依据基础上给功能性视力下降患者的鼓励和肯定，可以给患者（特别是儿童患者）的视功能恢复起到很大的正面影响。

第三篇

眼运动系统

眼运动系统，也称传出系统，从功能上可以分为核上、核间、核、核下、眼眶以及眼外肌6部分。核上性传导通路起源与大脑皮层，经小脑和前庭系统结构调节，使双眼的运动与头部与身体的位置相协调。由于相对于脑神经运动核（第Ⅲ、Ⅳ、Ⅵ对脑神经）来讲，大脑、小脑和前庭系统区域位于该支配眼外肌运动的神经传导通路的较高位置，因而称为核上性。核间性传导通路为特定的眼运动核之间提供联系，从而使双眼的运动协调一致。核下性传导通路则从Ⅲ、Ⅳ、Ⅵ对脑神经的神经束开始，包含从这些脑神经一直到眼外肌的传导通路全程，将经过核上性、核间性以及核之间协调的眼运动信号传递至眼球、眼睑以及瞳孔相应的肌肉。

眼运动系统中任何部位的病变都可导致眼位不正（斜视）。与视野缺损可以为视觉传入通路损害提供神经解剖定位价值类似，斜视的类型常常可以提示眼运动系统的病变部位。我们将从眼运动的检查技术和工具开始讨论（第7章），然后在随后的3章里按从下向上的顺序逐个介绍眼运动系统：眼眶中的眼外肌和神经肌肉接头（第8章）、第Ⅲ、Ⅳ、Ⅵ对脑神经（第9章）和核上性控制系统（第10章）。瞳孔和面神经同样属于传出系统的部分，将分别在第11章和12章进行介绍。每章中的疾病及其症状和体征都以神经解剖为基础进行阐述。

第 7 章

眼运动系统的检查

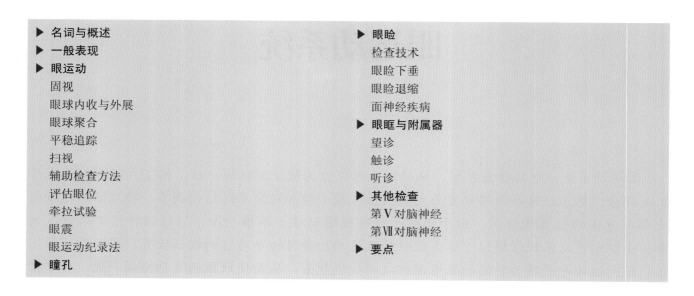

　　本章在第 1 章神经眼科检查方法的基础上进一步描述眼运动检查，与描述视觉传入系统检查的第 2 章为兄弟章节。本章陈述瞳孔和第 III、IV、V、VI、VII 对脑神经的检查，其他章节中着重描述瞳孔（第 11 章）第 VII 对脑神经（第 12 章）以及第 V 对脑神经的检查。

▶ 概述与名词

　　眼运动系统运行的目的是使每只眼的眼轴均指向其兴趣目标。这个功能使得物体的影像被置于视网膜敏感度最大的区域——黄斑中心凹。理想状态下，即使物体在三维空间中移动，眼运动系统也可以使双眼稳定并对齐地注视物体。对一个运动中物体的平稳跟踪称为平稳追踪。当一个新的物体出现时，眼运动系统能够通过眼球快速运动将注视迅速指向新的兴趣点物体，这个眼球快速运动称作扫视。通常来讲，当跟踪或发现物体时，双眼向同一方向运动，称为共轭注视；但是，但物体向观察者方向或反方向移动时，就需要非共轭运动，也称辐辏。如，物体从远处逐步向观察者的鼻部移动时，就需要会聚动作，或称内收动作（右眼向左转，左眼向右转）来保持对物体的固视；相反情况则称为离散动作：物体从近到远移动时眼球外转——从会聚状态到双眼平行正位。当观察者运动或观察者和物体同时运动时，尚需加入其他复合运动。即使在这种复杂的情况下，眼运动系统可以提供固视稳定性，对观察者运动状态下追踪物体进行相应的动作补偿。

当观察者进行双眼固视时，脑可以将双眼分别形成的、轻微分开的物体影像的深度信息进行合成（立体视觉）。但是，如果眼运动系统不能使双眼之间保持正位，脑则不能将两个影像进行整合，从而可能形成视觉混乱或复试（框 7-1）。

6 条眼外肌与眼球连接、互相配合，使眼球水平以及垂直旋转。另外，眼球还可以一定程度上沿着眼轴旋转，也称"扭转"，从而在头尾倾斜或环境倾斜时提供代偿。

眼外肌由起源于脑干的第Ⅲ、Ⅳ、Ⅵ对脑神经支配，第Ⅲ对脑神经支配提上睑肌，并且含有支配瞳孔括约肌的副交感神经纤维。这几对脑神经则被脑内的核上性眼运动支配区域调节支配。其他的眼运动传出系统成分包括支配眼轮匝肌使眼睑闭合的第Ⅶ对脑神经（面神经）以及控制瞳孔扩大的交感神经系统。另外，尽管第Ⅴ对脑神经（三叉神经）主要属于感觉性（传入）脑神经，本章也对其检查法进行简单介绍。

框 7-1　易混淆的眼运动相关术语

外转（abduction）/ 内转（adduction）　外转是指一只眼水平向外（即离开鼻子的方向）运动；内转是指一只眼向内即朝向鼻子的方向运动。

共同性（comitance）/ 非共同性（incomitance）　在各个注视位置时眼位不正（斜视）的偏离度都保持一致者，称为共同性斜视，在先天性斜视中最为常见。斜视偏离的角度随着注视的方向而变化者，称为非共同性斜视。非共同性斜视是单脑神经病变的标志，在向瘫痪眼外肌支配的眼运动方向时偏离角度最大。

影像混淆（confusion）/ 复视（diplopia）　复视是指同一个影像在特定视觉区域内出现两次。患者常常是症状性的，因为复视常常导致影像混淆感。两个重叠的影像占据中心视野，使患者不能分辨清楚哪一个是"真正的、正前方"的影像。

转向（duction）/ 协同注视（version）　转向用来描述单眼的运动，检查单眼的转向功能时经常把非测试眼遮盖；常用的缩写有"Ab"代表眼运动使眼球向离开鼻子的方向偏移，"Ad"，朝向鼻子；"supra"，向上；"infra"，向下。协同注视是指双眼同时向一个方向运动。辐辏是指双眼向相反方向运动，包括会聚与离散（divergence）

眼运动神经（ocular motor nerves）/ 动眼神经（ocularmotor nerve）：前者是指所有的 3 条支配眼运动的神经，即第Ⅲ、Ⅳ、Ⅵ对脑神经；后者仅指动眼神经即第Ⅲ对脑神经本身。

Palsy 和 paralysis 两个词均指某个运动神经功能完全丧失，而 paresis 可以指肌肉不同程度的无力。但是在临床实践中者 3 个词通常互相通用，即可用来描述运动神经本身的功能障碍，也可以用于描述该神经支配的肌肉无力　第Ⅳ对脑神经瘫痪与上斜肌瘫痪意思相同。

平稳追踪（pursuit）/ 扫视（saccades）　平稳追踪眼运动是指双眼缓慢、平稳的转动，从而对缓慢移动的物体（或观察物体者缓慢移动）的精确视觉跟踪；该功能的检查通常通过患者视觉跟踪检查者水平或垂直缓慢运动的手指来完成。扫视是眼球指向视野内一个新的物体的快速眼运动。通常通过使被检查者在检查者的不同手指之间来回注视来检测该功能。视动性眼震（OKN）试验即可对平稳追踪功能、也可对扫视功能进行检查。第 10 章会对现两者详细描述。

斜视（tropia）/ 隐斜视（phoria）　隐斜视是指仅在双眼注视功能去除（遮盖一眼）时出现眼位偏斜。隐斜视者用双眼同时注视时可以使双眼保持正位从而达到融合功能（双眼注视形成单影像）。斜视则指即使双眼同时注视时也会出现眼位不正从而可能导致复视。描述性缩写有：eso：内（隐）斜；exo：外（隐）斜；hyper：上（隐）斜，hypo：下（隐）斜。

▶ 一般表现

医生观察患者可以称为一种艺术，很难在教科书中进行描述。医生作为检查者应该意识到在第一眼看到患者时检查其实就开始了——患者如何进入诊室的、如何坐下，以及如何与医生握手等动作。这种初始的观察非常重要，应该记录入病历中，因为这种观察很可能比患者意识到自己的眼和面部被检查审视的状态下获得的检查结果更为客观。

▶ 眼运动

评估眼运动的总体原则见表7-1。

表7-1 眼运动相关检查

1. 观察固视：在整个检查过程中均应注意观察，尤其是在进行视力检查时
2. 观察眼如何运动
   双眼协同注视和转向动作
   会聚
   平稳跟踪
   扫视
3. 测量眼位不正
   交替遮盖试验和其他检查
4. 观察相关功能
   眼睑位置
   瞳孔大小

固视

固视一词用来描述双眼如何对一个单一的、静止的、远处或近处的物体保持稳定注视不动的能力。正常情况下，固视是中心性的，指眼球直接指向目标物体。有中心暗点或异常性视网膜反映的患者可能出现偏心注视。如果患者的视力损害严重到不能看到物体，则不可能形成固视。斜视的患者进行固视时可能通过转头、歪头或闭上一只眼来进行调节，以避免复视。

正常情况下固视动作在不被干扰的情况下是稳定的。固视异常包括脑干或小脑病变导致的方波急动（短暂的、往复的、水平性快速扫视性眼球偏移）以及眼震。

正常情况下固视动作在不被干扰的情况下也是持续性的。即，尽管固视可以被瞬目动作或瞬时遮盖单眼打断，但是双眼仍可以稳定停留于目标物体上。对于低龄儿童来讲，中心性、稳定的、可持续性的固视可能是检查者可获得的、仅有的有关中心视功能正常的检查信息；对于成人，可以通过视力检查和眼运动检查来检测固视功能。

眼球内收与外展

眼球协同注视检查的目的是寻找眼球在进行协同注视运动全范围内有无异常。检查时，被检查者双眼均睁开，检查者观察每只眼的运动，并比较在几个关键的极度注视点时两眼的位置（图7-1）。需要对每一条眼外肌的动作进行仔细观察。负责垂直运动的眼外肌功能在眼球内转（上和下斜肌）和外转动作（上和下直肌）时观察最为充分。眼球协同运动检查还包括眼球向上、向下运动以检查有无垂直注视麻痹。

水平极度注视状态下，正常眼可以进行外转或内转至仅有很少一部分或完全没有巩膜露出。这种眼球协同注视能力因人而异，尤其是受年龄的影响，但是双眼的程度应该对称。垂直协同注视检查评估相

对困难，因为眼睑会随眼运动而移动。向上注视能力特别受年龄影响。在进行向下注视的检查时，需要检查者用手稳定住被检查者的上睑，但是在有些情况下，观察眼球向下协同运动时上眼睑的位置也很重要。眼运动的检查结果可以用图 7-1 所示的方式记录。

眼球转向检查是单眼试验，通常通过遮盖对侧眼来检查单眼的运动范围。首先进行协同注视检查，然后在必要时检查眼球转向。

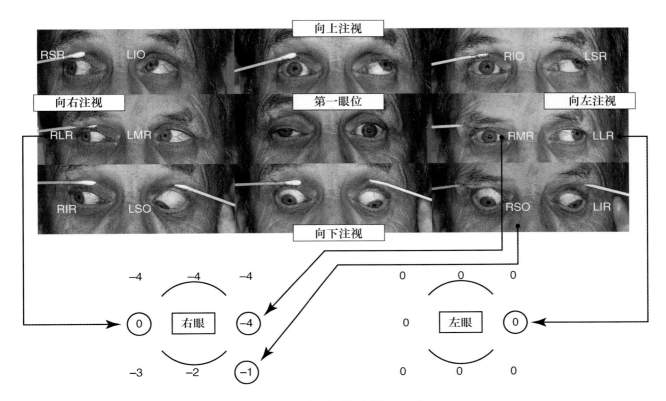

图 7-1　观察和记录眼球协同运动

图示眼运动的几个主要注视点。注意外侧的 6 个位置分别显示了各眼外肌各自的功能，中间的垂直向上或向下评估垂直运动。记录眼球协同运动所见的方法之一（图下方的示意）：0 为正常，-4 为其支配的眼运动在该方向不能离开第一眼位，中间状态用 -1，2，3 表示。-5 表示甚至不能达到眼中线，说明对侧拮抗肌作用所致；A+ 说明该眼肌过度活动（本图未显示）。这个患者是一个右侧动眼神经麻痹的例子，注意观察示意图上的数字与每只眼的单独肌肉运动的状况

眼球聚合

辐辏用来检查双眼跟踪一个从远到近移动的物体的能力。一个逐步移近的、导致双眼发生集合动作的视靶在某个点会出现复视，相反方向向回移动视靶时在该点融合功能恢复、复视消失。以厘米数测量该点与鼻背的距离，即可对会聚功能进行测量。但是，这种测量完全依赖与被检查者的合作程度，给临床应用带来较大困难。可以通过使患者阅读近视力卡上的字母来检测最大双眼会聚程度，效果比让患者注视检查者的手指要好。或者可以使患者注视自己的手指，但是要由检查者引导其手指从远到近移动。即使失明患者也可以通过后一种方法检测会聚功能，因为患者的本体感觉可以提示患者自己手指的位置。

会聚动作是双眼的内直肌激活产生的动作，其核上性传导通路与双眼协同注视动作的核上性传导通

路不同。该不同的核上性传导机制有助于眼运动异常损伤部位定位。如，核间性眼肌麻痹（INO）时，患者进行水平协同侧视动作时，一眼的内转可能受限，但是在患者进行会聚动作时，该眼的内转功能则保持正常。该表现对于鉴别核间性眼肌麻痹与眼眶内限制性疾病或不全动眼神经麻痹有较大帮助。

当临床怀疑会聚不足的诊断时，检测患者会聚功能也很重要。这类患者通常有隐外斜，或仅在注视近处时出现间断性外斜视。患者主诉在较长时间的近注视动作后视物不清或出现复视。通常是良性特发性过程，也可出现于脑外伤后。

会聚动作也用来观察近注视时的瞳孔反应（图 11-2），一般仅在瞳孔光反射较差时才检查。

平稳跟踪

眼球的平稳跟踪动作用于检查脑内的核上性平稳跟踪系统的功能完整性（参见第十章）。该检查要求患者眼球跟踪检查者的手指或其他物体缓慢而平稳地在水平或垂直平面从一端向另一端移动。该物体要至少距离患者一臂长，以避免或最小化患者的会聚或集合动作的影响。异常的平稳跟踪可以在某一个方向或双向表现为扫视性异常，并不一定表现为平稳性异常。眼球平稳跟踪能力的检查可以作为检测眼球协同动作的一个部分进行。在检查患者眼球协同动作时每只眼到达注视终点的能力同时，观察患者平稳跟踪检查者移动的手指的能力。

扫视

进行扫视功能的检查时，要求患者迅速从原注视点（如检查者的鼻）看向一个新的视靶（检查者在水平位指向右侧或左侧的手指或在垂直面上指向上或下方的手指）。核上性损害可能导致扫视不足或扫视过度。前者是指患者的一次快速扫视动作不能直接到达视靶，而是需要几次小的补充性扫视动作才能达到视靶；后者是指扫视动作超过视靶。单侧扫视减慢是通过比较双眼的扫视动作时发现的，即在正常眼已经扫视达到视靶时，较慢的另一眼仍在向视靶移动。单眼的扫视减慢常见于神经源性眼肌麻痹，与限制性眼肌病如甲状腺相关眼病的明显扫视异常形成对照。内转眼单独出现扫视减慢通常提示核间性眼肌麻痹。中脑背侧综合征患者则在试图进行上视性扫视时出现会聚退缩性眼震。

辅助检查方法

眼动性眼震测试

在视觉传入系统检查章节里曾简单介绍过眼动性眼震。OKN 作为一个客观生理性反映用来粗测大致的视力（表 6-2）。OKN 的传入成分检查通常以一个黑白条纹相间的转动的鼓开始（图 7-2），但是理论上任何其他令被检查者有兴趣的、在视野范围内以等间隔出现的移动的视觉刺激均可进行 OKN 检查。OKN 的传出成分由对移动物体的某一个方向的平稳跟踪以及为获取下一个视觉目标而进行的相反方向扫视组成。这项检查作为一项生理性反应，可以是使检查者获得患者的平稳跟踪和扫视功能的信息，即使是不能对其他检查项目合作的患者也很有用。另外，快速重复的平稳跟踪和扫视大幅提高了检查敏感度。进行 OKN 检查时，应该记录所诱发眼震的幅度和频率，尤其是在与对侧比较时。框 7-2 列出了 OKN 的重要临床意义。

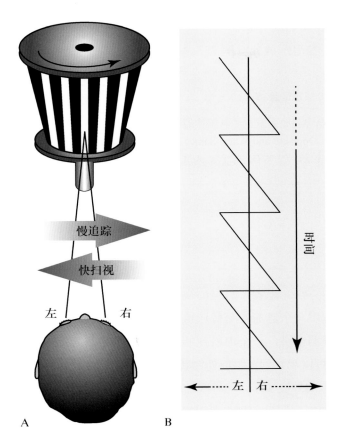

慢追踪

快扫视

左 右

A

时间

左 右

B

图 7-2 视动性眼震试验
　　A：当鼓在患者视野范围内从左向右转动时，会产生向右的跟踪性眼运动和迅速向左的再固视性扫视动作；B：视动性刺激所诱发的眼运动记录图

框 7-2　眼动试验的应用

视觉传入系统
非器质性视力下降患者的客观视力检查方法。
视觉传出系统
背侧中脑综合征：向上扫视（眼动性眼震的刺激向下移动）时产生会聚退缩性眼震。
核间性眼肌麻痹：当 OKN 刺激向受累眼转动时，患眼减慢的内转性扫视以及对侧眼外展性眼震得以加强。
进行性核上性眼肌麻痹（早期）：患者的眼跟踪 OKN 刺激但是不能形成返回性扫视。
先天性眼震：当 OKN 刺激位于原先天性眼震的零点位置时，2/3 患者所诱发出的眼震的方向与正常的眼震反应相反。
顶叶损害：在视靶朝向损害侧移动时，平稳跟踪受累，眼震的幅度较对侧减低。

眼脑反射（玩偶眼）手法检查

　　眼脑反射手法检查有助于导致凝视麻痹的损害部位定位诊断，其机制在于利用前庭功能的反射性眼运动。检查时，嘱患者注视特定部位，然后在凝视麻痹的平面上转动患者的头。如果患者在这个检查过程中不能完成凝视动作，提示眼肌麻痹的损害部位在前庭至眼运动传出水平或以下；如果检查过程中患者水平注视动作完整，而不能主动进行注视动作，提示损害部位在核上。在水平位和垂直位均可进行该项检查。

眼前庭反射

　　与眼脑反射类似，眼前庭反射是利用前庭驱动眼运动进行检查。该检查以冷水或热水诱发半规管内的内淋巴液流动。所诱发的内淋巴液流动刺激头部转动因而导致急动性眼震，类似患者坐在转椅中身体旋转而头部不动。从而可以记录和评估扫视动作和平稳追踪成分（框 7-3）。

框 7-3 冷热水试验

患者的身体处于头位抬高 30° 的位置，从而使水平半规管与地面垂直。一侧耳的冷水刺激导致快相向对侧的眼震；热水刺激导致快相向同侧的眼震。助记法：COWS，因 Cold-Opposite and Warm-Same，双侧耳同时灌冷水导致快相向下和垂直性眼震，双侧灌热水导致快相向上的垂直性眼震。助记法：CUWD，来自 Cold UP，Warm Down. 联合这两个助记法成为："母牛咀嚼干草"。

评估眼位

定量检查

交替遮盖试验是检查并定量斜视程度的一个实用方法。患者每只眼的视力均需要达到足够完成注视的程度来完成这项检查。患者注视远处的视标，检查者用一个遮盖物交替遮盖患者双眼。在遮盖物移动的过程中，检查者观察去遮盖眼如何移动以恢复固视。举例来讲，一个内斜视的患者，检查时遮盖其左眼，嘱其用右眼注视。当将遮盖物快速从左眼移到右眼时，可以观察到左眼向外侧转动（外展）以注视视标。将遮盖物从右眼迅速移回至左眼时，可以在右眼观察到类似的外展动作。这种眼运动提示检查者患者有眼位内斜，其程度可以根据移动的距离来表示。该检查技术既可以发现隐性斜视也可以发现显性斜视（框 7-1）。用来矫正斜视视线和斜视的棱镜可以测量斜视的程度（图 7-3）。垂直性斜视同样可以用该方法测量（棱镜的底朝上或朝下放置）。水平和垂直联合斜视可以通过分别进行水平和垂直放置棱镜进行矫正。交替遮盖试验可以在几个主要的注视位置和角度进行，检查时将嘱患者的头位转动并要求患者保持固视。该检查结果的记录方法之一是将其结果与眼球协同运动的检查结果记录在同一个图表上（图 7-1）。

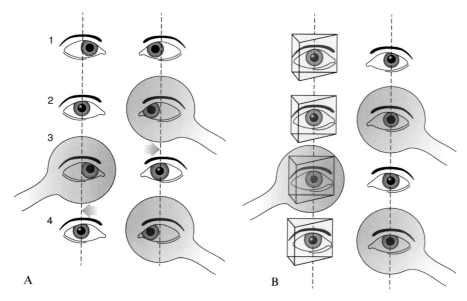

图 7-3 交替遮盖试验

A：内斜视患者（1）；当左眼被遮盖时，用右眼注视远处的视标（2）；将遮盖物移至右眼的过程中，可见在原遮盖状态下处于内收位的左眼向外移动以注视视标（3）；同样地，可以看到在遮盖物被移回左眼时，原本被遮盖而内收的右眼向外移动重新注视视标（4）。B：一个底向外的棱镜可以"解决"该内斜视（棱镜的尖指向斜视的方向）。检查者估计斜视的度数并根据斜视被"中和"的情况更换棱镜的强度，直至斜视被完全"中和"，即进行交替遮盖时不再出现斜视，这个棱镜的度数即斜视的度数。外斜视和垂直性斜视也可用交替遮盖法测量在患者不能用某只眼进行固视时（如患者有感觉性外斜时），可以用 Hirschberg 试验检查斜视。嘱患者注视检查者受众的笔式电筒的光点，这样会在患者的瞳孔中央形成光反射点。斜视眼的反射点偏心程度可以帮助判断斜视度。当光点距离患者约 33cm 时，光反射点偏心 1mm 大致等于斜视 7°。可以进一步细化该检查：将棱镜放置在注视眼，直到非注视眼上偏心的光反射点移到中心（Krimsky 试验）。其他检查斜视的方法有马氏杆、弱视镜、兰氏红绿试验以及 Hess 屏。另一种检查称为"复视视野检查"。患者双眼睁开进行 Goldmann 视野检查，当视标从单影像区移动到开始出现复视时，患者应答。通过曲线性等位线标记出单影像区。

原发性和继发性斜视

Hering 运动平衡法则阐述，协同（yoke）肌的神经支配是对等的。协同肌是指使双眼向某个方向移动时协同动作的肌肉。举例来讲，右侧外直肌和左侧内直肌被同等程度同时激活从而完成双眼向右注视的动作，因而该两条肌肉互称协同肌。当右侧外直肌瘫痪、左眼注视时，右眼的内斜仅提示右眼内直肌的基线张力较右侧外直肌高。这种情况下的右眼斜视称为原发性斜视。但是，用瘫痪的右眼注视时，较弱的右眼眼外肌需要付出很大努力来把眼位拉正，这时左眼内直肌得到同样强度的神经冲动，从而形成左眼内斜，称为继发性斜视（图 7-4）。继发性斜视总是大于原发性斜视。这个原则可能有助于鉴别非共同性斜视情况下哪只眼的眼肌瘫痪。应该注意的是，以上所有斜视检查所观察到或记录到的眼位偏斜程度都决定于那只眼是固视眼。为避免混淆，可以采取一贯性的检测常规：如在交替遮盖试验中，总是将棱镜放置在右眼，也可以详细记录检测过程。

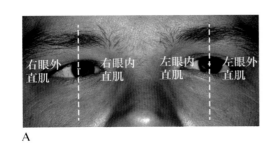 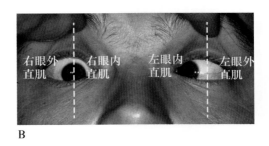

图 7-4　原发性与继发性斜视

右外直肌麻痹，继发性斜视总是大于原发性斜视。A：原发性斜视：用正常的左眼注视，右眼处于内斜位，反映了右眼内直肌的基础张力。B：继发性斜视：当用右眼注视时，外直肌需要付出巨大的努力去维持注视。同样量的神经冲动传导至其协同肌 - 左眼内直肌，从而引起其明显内转

红玻璃片试验

该检查将一个红玻璃片放置在患者的右眼前，斜视患者双眼注视时会分别看到一个白色光源和一个红色光源。红色和白色光源分离的方位和距离可测量斜视程度。如果右眼内斜，红色光源出现在白色光源的右侧（非较差复视）；如果红色光源出现于白色左侧，则为右眼外斜（交叉性复视）。如果右眼上斜，红光源位于白光源的下方；如果右眼下斜，则在白光源上方。把光源在几个主要眼注视位移动，可以根据患者所报告的光源分离的情况判断非共同斜视的度数和类型。

单马氏杆检查

与红玻璃片试验类似，可以用红马氏杆镜片放置在右眼前来分离双眼的影像、检查斜视情况。镜片将白色光点转化为一条垂直于马氏杆条纹的红线（图 7-5）。这个装置的优点是检查者可以将垂直斜视的成分分析出来（通过白色光点在红线之下或之上距离多远）。单马氏杆尤其在进行三步检查法时评估垂直复视时非常有用；可以将马氏杆旋转至其条纹呈水平状态（从而形成垂直线）来分析水平性斜视（白色光点距离红色垂直线的左或右侧多远）。

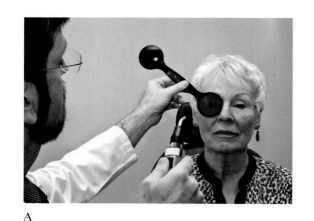

A

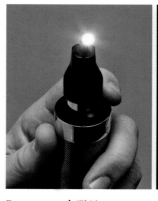

B　　　左眼见

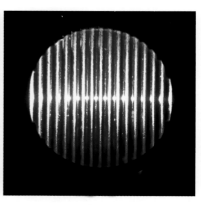

右眼见

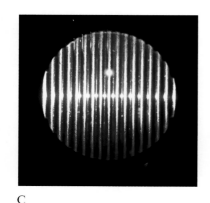

C

图 7-5　单马氏杆

A：正在检查患者的垂直性斜视。马氏杆以条带垂直状态放置在右眼前。B：患者注视光源，左眼看到光点，右眼则看到一条红色的水平线。注意观察患者看到的红线与马氏杆的条带呈垂直状。C：双眼的光点和红色水平线呈上下分布，提示垂直性斜视。患者所看到的光点与红线的相对关系与患者两只眼的空间相对关系正好相反。该患者是右眼上斜视，但是她的右眼看到的红线处于左眼看到的光点的下方

Bielschowsky 三步法检查

这项三步法检查是一套用来从逻辑上分析出哪一条负责垂直性眼运动的眼外肌相对弱、进而测量垂直性斜视的系列。这套检查法适用的假定前提是仅有一条负责眼球垂直运动的眼外肌瘫痪，事实上临床情况经常并不如此。在左和右注视的情况下，用交替遮盖试验和单马氏杆比较上斜视的程度。图 7-6 解释了这些比较方法的逻辑基础以及如何确定瘫痪眼外肌。临床实践中，大量的孤立性、司眼球垂直运动的眼外肌麻痹是上斜肌麻痹。理解三步法的操作很有意义，因为在有些情况下需要与上斜肌麻痹之外的其他眼外肌麻痹导致的上斜视进行鉴别。尽管很容易忘记，记住这个三步法检查对于上斜肌麻痹的诊断非常有用。右侧上斜肌麻痹导致右侧上斜视，在向左侧注视和向右侧歪头时加重（助记：右侧上斜肌麻痹是右—左—右；左侧上斜肌麻痹是左—右—左）。长期存在的上斜肌麻痹有时不符合三步法检查结果，所以该套检查对于慢性的眼外肌病可能不适用。

步骤	关键原理	临床检查（右上斜肌麻痹）速记
1. 哪只眼上斜？	IR 和 SO 司下视而 IO 和 SR 司上视	
		可能是右眼因司下视的肌肉无力而上斜或者左眼因司上视的肌肉无力而下斜
2. 上斜眼在左注视还是右注视时明显？	SO 和 IO 是内收状态下主要的司垂直运动的肌肉，而在外展状态下 SR 和 IR 是主要的司垂直运动的肌肉	
		向左注视时上斜视加重，说明无力的肌肉是 RSO 或 LSR
3. 上斜视在头向左侧还是右侧倾斜时更明显？	通过协同作用使一只眼产生旋转动作的多条肌肉的垂直运动方向相反，所以正常眼在旋转时不会出现垂直性运动	
		当向右侧倾斜头位时，较弱的 RSO 不能对抗 RSR 的使眼球产生垂直运动的力量，因而上斜加重。最终定位于 RSO

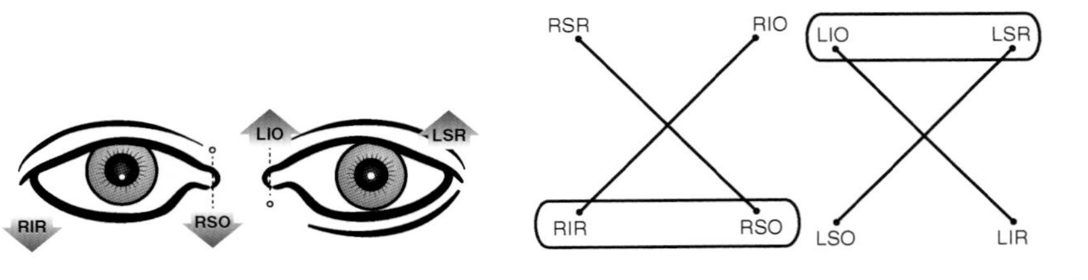

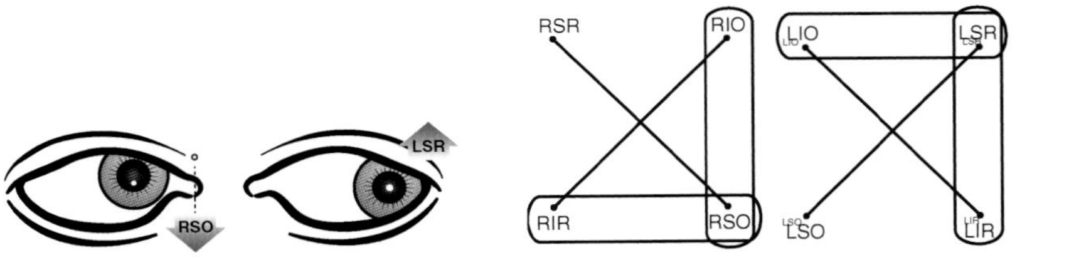

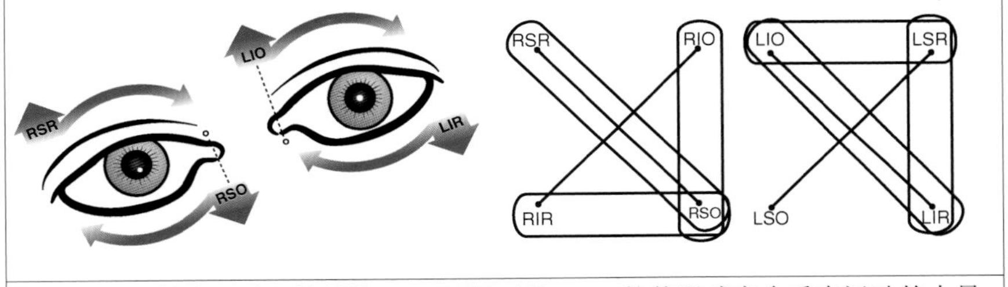

R：右；L：左；IR：下直肌；SR：上直肌；IO：下斜肌；SO：上斜肌

图 7-6　Bielschowsky 三步法检查

　　三步检查法是一种设计用于发现哪条肌肉无力导致垂直性斜视的逻辑序列。该检查仅在单条眼外肌异常时有效，而且对于慢性病程可能诊断效果不好。第一列提出关键的临床问题，第二列陈述关键原理；其他列针对本病例进行分析，最后一列显示经典的三步法检查所示逻辑推理速记法。可能麻痹的肌肉在每一步中都被圈起来，最后孤立出那条在每一步中都被圈起来的眼外肌。注意表中标出的眼外肌的位置是其功能位置而非解剖位置。比如，右侧上斜肌（RSO）标记为"向内向下"。注意观察本例图解中角膜映光点的位置和相对于睑缘的角膜缘位置提示了患者为右眼上斜视

双马氏杆检查

　　双马氏杆检查是由右眼前的红马氏杆镜和左眼前的白马氏杆镜组成的。放置于患者在注视一个笔式电筒时可以看到两条水平线。检查者帮助患者将镜片位置调整到两条线水平和平行。眼球旋转斜视的度数可以直接从马氏杆试读框架的散光轴刻度上读取。该检查用来对上斜肌麻痹的旋转性斜视的度数进行定量。

牵拉试验

　　异常眼运动的原因之一可能是眼球的自由活动被限制所致。如果该眼的运动受限是非限制性的（神

经源性或重症肌无力所致），检查时通过将局部麻醉的眼以物理学的手法牵拉，可以使患者完成该眼运动。有些情况下（尤其使明显的水平性眼运动障碍），用一个棉签就可以进行牵拉试验。但是有些情况下则需要用一把带齿的镊子夹住肌附着处进行牵拉。在患者麻醉情况下，用镊子进行牵拉眼球转向使斜视的一个常规部分。可以在门诊进行：用局麻药水或药膏点眼后，用沾湿10%可卡因的棉签把眼球位置固定好，然后用齿镊夹住肌附着处进行牵拉。该检查是夹住相反方向运动的肌肉的肌附着。嘱患者向较弱的肌肉运动的方向（瘫痪的方向）注视，检查这将眼球向同一方向移动。一个类似但可能创伤性小的方法是，用镊子夹住结膜和腱囊的结合处进行该试验。对限制性斜视的患者，检查者会感到阻力或不能完成相应眼球转向。

　　一条肌肉所能产生的力量可以通过以下方法测量：当眼位处于瘫痪肌肉运动方向的范围之外时，抓住肌附着部分。嘱患者用力向瘫痪眼肌所司运动的方向注视，检查这可以据此判断该瘫痪肌肉所产生的力量（图7-7B）。

　　牵拉转向和牵拉力量试验仅偶尔在神经眼科应用。当怀疑眼肌麻痹的原因中由限制性成分（如眼眶外伤致内直肌或下直肌嵌顿或眼眶Graves病）、但是未被其他检查确认时，这些检查可能有帮助。随病程延长，由于拮抗肌可能出现挛缩，一些原本导致非限制性眼肌麻痹的疾病（如脑神经麻痹）可以出现限制性成分。因此，如果患者病史较长，在解释牵拉试验时要比较谨慎。

　　另外一种检查限制性眼运动障碍的方法是测量眼球从原固视位离心性转动时眼压的改变。如，眼眶Graves病患者试图上视时，可能因对抗肥大而僵硬的下直肌而使眼压增高。当该增高程度超过5mmHg时，应怀疑限制性眼肌病。

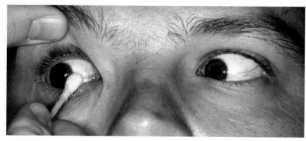

A

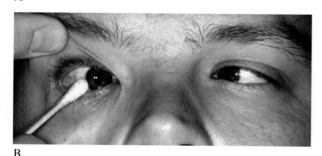

B

图 7-7　牵拉试验

尽管齿镊更常用于牵拉试验，但是对于这个明显外展不能的患者，局麻眼药水和棉签即可充分完成评估。这个患者在图7-4也出现过。A：嘱患者向右注视，检查者可以很容易地用棉签将右眼向外展方向推动，说明没有右眼内直肌嵌顿，其外展不能可能是神经源性的。B：该试验力量部分的检查是在嘱患者试图进行右侧注视时，用棉签将右眼维持在内收位置的试验。对于该患者几乎不需要任何力量就可完成，说明其外直肌几乎不能产生力量

眼震

　　在检查眼球协同运动时可能观察到眼震。眼震重要的特征包括在各个主要注视方向以及近注视时的眼震类型（急动型或摆动型）、方向（如果时急动型的话）、幅度以及频率。隐性眼震仅在遮盖一眼时出

现。有意识地对所有患者进行眼震检查，可以使医生较有把握地鉴别生理性眼震（正常情况）和病理性眼震（参见第 10 章中）。

眼运动记录法

记录和定量测量眼运动和眼震的方法有几种。在眼表放置内置线圈的接触镜，将患者置于磁场框内，通过这种方法可以精确记录眼球转动的情况。非接触镜性方法包括红外线光电二极管装置和各种录像方法。

眼运动异常的动态记录有助于临床诊断，但是其更重要的作用在于加强了对复杂的眼运动机制的理解。目前掌握的眼运动的神经生理机制大部分来源于对眼运动障碍患者的眼运动的记录研究。

▶ 瞳孔

应该在明处和暗处对瞳孔的大小进行记录，特别注意双眼瞳孔大小的不同（瞳孔不等大）。如果患者的光反应不灵敏，则应该进一步检查瞳孔近反射（参见第 11 章）。相对性瞳孔传入障碍（RAPD）已经在第二章中讨论过。

▶ 眼睑

眼睑的检查是神经眼科的重要部分。眼睑位置或功能异常可能是第Ⅲ对脑神经、眼交感神经通路、第Ⅶ对脑神经或者是核上性眼运动通路异常所致，或者是神经肌肉接头疾病的表现之一。为了避免不必要地进一步神经系统各项检查，应该能够识别非神经源性眼睑异常，如提上睑肌离断和眼睑水肿。

检查技术

眼裂的大小完全决定于使眼睁开的肌肉和使其闭合的肌肉的力量。因此，眼裂变小的患者可能使由于使眼睑睁开的肌肉力量变弱（睑下垂）或使眼睑闭合的肌肉活动过度（眼轮匝肌痉挛）。睑裂异常增宽可以是眼睑退缩肌肉活动过度所致（如眼眶 Graves 病的眼睑退缩）。当双眼的眼裂宽度不一致时，并不是总能特别明确哪只眼是异常的。是眼裂小的那只眼有睑下垂？还是眼裂宽的那只眼有眼睑退缩？而且，一只眼的睑下垂可以导致另一只眼的代偿性眼睑退缩，因为当眼睑下垂时，努力睁眼的代偿性肌肉活动是双眼同时进行的。当检查者轻轻抬起瘫痪的眼睑时，这种对侧眼的代偿性眼睑退缩会迅速消失。表 7-2 和图 7-8 概述了重要的眼睑检查。

表 7-2　眼睑位置和功能检查

检查内容	检查或测量方法	异常举例
观察眼睑位置	以毫米记录睑下垂程度、MRD 以及眼裂大小	霍纳综合征所致睑下垂通常只有 1～2mm；重症肌无力所致睑下垂则波动明显
评估提上睑肌功能	测量并以毫米记录上睑从极度下视位至极度上视位移动的距离，测量时检查者固定住眉毛不动从而避免前额提肌的影响	提上睑肌的功能在提肌腱膜断裂时正常，而在先天性睑下垂重症肌无力和第Ⅲ对脑神经麻痹时异常

续表

检查内容	检查或测量方法	异常举例
检查睑迟落	当上睑跟随眼球下转的功能受损时出现该征。睑迟落的患者在下视时，上睑相对于眼球的位置要比在第一眼位时高	睑迟落常见于 Graves 眼病，是提上睑肌因肌纤维化和浸润而弹性减低所致。睑迟落也是先天性睑下垂的特征，但不是获得性上睑下垂的表现
测量眼睑皱襞	从上睑缘至主要上睑皱襞的距离，后者部分受提上睑肌附着状态影响	过高的、不对称的或缺失的眼睑皱襞（双眼皮）是提上睑肌腱膜与未与睑板和皮肤附着（提上睑肌离断）的表现，或者出现于提上睑肌功能极差时。
评估眼轮匝肌功能；注意闭目不全	闭目不全是指眼睑不能完全闭合。眼轮匝肌力弱或提上睑肌限制会导致该征	第Ⅶ对脑神经瘫痪导致眼轮匝肌无力通常引起明显的眼睑闭合不全。其他原因包括常见于先天性睑下垂、Graves病、外伤或提上睑肌手术所致的提上睑肌顺应性减低。眼睑闭合不全可导致角膜溃疡和失明
观察眼运动能力	睑下垂和眼运动障碍经常见于眼运动神经麻痹、重症肌无力、慢性进行性眼外肌麻痹或 Duane 综合征。先天性睑下垂可能合并上直肌功能不全和 Marcus Gunn 下颌—眨眼现象。眼睑退缩合并眼运动障碍提示 Graves 病	
观察瞳孔	瞳孔不等大：睑下垂侧瞳孔大提示第Ⅲ对脑神经麻痹或创伤后睑下垂合并虹膜括约肌损伤；睑下垂侧瞳孔缩小提示眼交感神经麻痹（霍纳综合征）	

MRD: margin-to-light reflex distance：指睑缘到瞳孔中央的光反射点的距离。

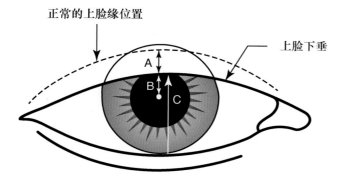

图 7-8　测量和记录上睑位置的方法

A：以虹膜上缘以下 1mm 作为假定的正常上睑位置，然后测量下垂的上睑缘与其之间的距离，以毫米记录睑下垂（或退缩）的程度。B："边至光反射点"距离是指从下垂的上睑缘到角膜中心的光反射点的距离。检查时嘱患者注视检查者拿着笔式手电筒，该手电筒应该放在检查者的鼻子附近。C：睑裂高度特异性较差，不能准确说明眼睑相对于眼球的实际位置（引自 Martin TJ，Yeatts PR. Abnormalities of the eyelid position and function. Seminneurol，2000，20（1）：33，图3）

睑下垂

睑下垂是指由于提上睑肌力弱所导致的、上眼睑处于异常低休息位的状态。真正的睑下垂应该与皮肤松弛下垂症鉴别，后者是指松弛而多余的眼睑皮肤下垂而遮盖上眼睑缘（图7-9）。表7-3概括出了许多导致睑下垂的原因，本书有多处对睑下垂也有详细描述。有两种非神经源性睑下垂值得注意，即先天性睑下垂和退缩性睑下垂。

先天性睑下垂是指提上睑肌发育异常所致睑下垂。先天性睑下垂可以是单侧或双侧抑或某种遗传性综合征的一部分（如常染色体显性小睑裂综合征）。先天性睑下垂患者的提上睑肌中含有较多的成纤维细胞成分，含较少的肌细胞，因而肌肉收缩和松弛活动均减少。因此，在下视时上睑迟落就成为先天性睑下垂的特征性表现，而大多数后天获得性睑下垂的患者不具有此表现。上睑迟落也解释了为何先天性睑下垂的儿童会出现下颌向上的代偿性头位以避免视力受阻。

退缩性睑下垂（也称老年性睑下垂）是提上睑肌的腱膜或肌肉出现年龄相关性改变所致，也是临床最为常见的睑下垂。退缩性睑下垂是提上睑肌基层断裂所致，在年龄和其他因素作用下，提上睑肌的腱膜被牵拉、变薄，从其肌肉附着点或软骨以及皮肤上脱落。这种情况导致睑下垂但是提上睑肌功能保持正常。上眼睑的皱褶通常会抬高或消失，提示提上睑肌肌附着缺失。佩戴角膜接触镜、反复眼睑水肿、局部应用激素以及外伤是导致年轻患者中提上睑肌离断的常见原因（图 7-10）。

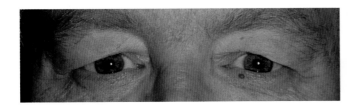

图 7-9　假性睑下垂：皮肤松弛症

　　随年龄增大，上睑的皮肤会变得多而松弛，因而下垂至上眼睑的下缘以下，而与真正下垂的上眼睑混淆。真正的睑下垂是根据上睑的下缘的位置而定的，而不是垂至眼睑边缘的皮肤的位置

表 7-3　后天获得性睑下垂的鉴别诊断

神经源性
　　眼运动神经核／束／神经干麻痹
　　眼交感神经麻痹
　　核上性眼睑下垂
神经肌肉接头
　　重症肌无力
　　肉毒素中毒
肌源性
　　强直性肌萎缩
　　慢性进行性眼肌麻痹（CPEO）
肌腱膜性
　　退行性（老年性）睑下垂
　　配戴角膜接触镜
　　慢性或严重上眼睑水肿后
　　外伤
机械性
　　眼睑肿瘤
假性睑下垂
　　皮肤松弛症
　　眼轮匝肌活动过度（眼睑痉挛）
　　眼球退缩（Duane 眼球后退综合征、眼球内陷）

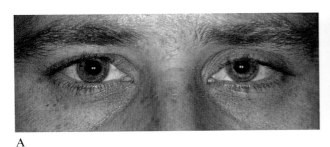
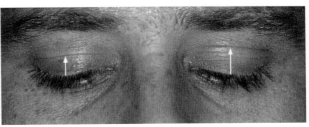

A　　　　　　　　　　　　　　　　B

图 7-10　腱膜离断所致睑皱增宽

　　27 岁，男性，因左侧睑下垂转诊评估神经源性疾病可能。A：眼运动无异常（有则提示第Ⅲ对脑神经），无瞳孔不等大（有则应鉴别霍纳综合征），无波动性（有则提示重症肌无力）。患者配戴角膜接触镜多年。B：左眼睑皱增宽（请比较箭头所示部分），但提上睑肌功能正常，提示为提上睑肌离断

眼睑退缩

眼睑退缩是指上眼睑处于异常增高的位置，使患者看起来像在瞪视。下睑退缩也是形成这种瞪视状态的原因之一。眼睑退缩可以造成突眼假象，患者可能会说他们的"眼睛变大了"。眼睑退缩是眼眶 Graves 病的常见表现但也可见于其他疾病（图 7-11，表 7-4）。

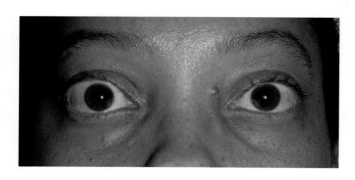

图 7-11 眼眶 Graves 病的眼睑退缩

图 7-8 给出了正常的上睑相对于角膜缘的位置。下睑通常正好在角膜缘下方，上眼睑通常遮盖上方角膜缘。眼睑退缩使得上下眼睑与虹膜缘之间的巩膜白色部分露出（称为巩膜外露）。该患者是眼眶 Graves 眼病的患者，双侧眼睑退缩合并巩膜外显，俗称"甲状腺瞪眼"

表 7-4 眼睑退缩鉴别诊断

Graves 眼病
中脑疾病（双侧，但是也可能不对称）
动眼神经异生性再生
假性退缩
对侧睑下垂的代偿性反应
同侧面瘫所致
创伤或外伤所致提上睑肌活动限制

面神经疾病

面神经疾病所致的眼轮匝肌活动度增高（眼睑痉挛）或瘫痪也可影响眼睑和眼裂的位置和外观（参见第 12 章）。

▶ 眼眶与附属器

在传入和传出系统检查中眼眶的检查都很重要，因为眼眶疾病可以影响视神经、支配眼运动的脑神经、眼外肌以及眼在眼眶中的位置。眼眶的检查有 3 个主要部分：望诊、触诊和听诊。

望诊

如前所述，眼睑的位置、松弛度，以及功能都应仔细观察。眼睑还是某些潜在侵袭性肿瘤（如基底细胞癌）的常见位置。观察结膜可能发现迂曲扩张的、动脉化的静脉血管，后者与颈内动脉－海绵窦瘘相关；在下穹隆则可能看到结节性肉芽肿。眼球位置和对称性的异常包括眼球突出（眼眶 Graves 病和眼眶肿瘤）、眼球内陷（外伤、硬性乳腺癌）、眼球下垂（外伤、眼眶肿瘤）。观察眼球前后不对称的最佳位置是"鸟瞰"（图 7-12）而且可以用眼球突出测量仪测量。

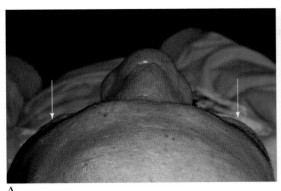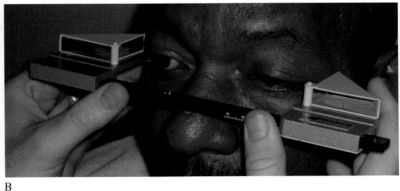

A　　　　　　　　　　　　　　　　B

图 7-12　观察和测量突眼

　　眼球相对于颅骨和眼眶缘的前后径，正常值因种族和个体差异很大，但是每个人的两眼则基本一致（对称）。A：患者背靠椅子是观察双眼前后径是否对称的最好位置。医生站在患者头部上方，俯视患者头部（鸟瞰），比较两眼突出于眼眶缘的程度。患者睁眼状态最利于观察，但是闭眼也可观察。这个患者是右眼前突 - 眉弓前露出的部分右眼多于左眼。B：Hertel 外眼测量仪用来测量突眼程度。调整测量仪将其靠在眼眶外缘。测量仪内的直角棱镜将通过折射使得眼的外侧观呈现在前面的毫米刻度尺上

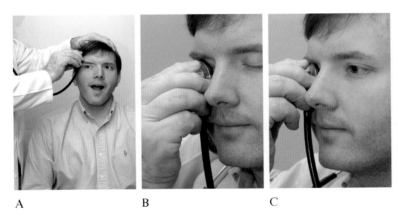

A　　　　　　　　　　B　　　　　　　　　　C

图 7-13　用听诊器听眼和头部的杂音

　　在两种情况下听诊器于神经眼科特别有帮助：听血管杂音（栓塞性和血管阻塞性疾病、颈内动脉海绵窦瘘）以及发现上斜肌颤搐的颤音。对于一过性黑蒙的患者，应该在颞肌处听诊，寻找颈动脉根部杂音或从更向心端传导过来的杂音。在颞肌处听诊时，应嘱患者张口以消除颞肌收缩的杂音。A：怀疑 CCF 时，应在眼球和颞肌处均进行听诊。当在眼球处听诊时，应该用平面听诊器，较钟型为好，因为钟型听诊器的小孔很容易被眼睑上松弛的皮肤堵住使声音变低。在眼部听诊时，嘱患者闭眼然后将平面听诊器置于眼球上。B：然后嘱患者睁开对侧眼，从而抑制听诊眼的眼轮匝肌收缩。C：有时在眼球可以听到上斜肌颤搐的声音，因为肌肉突然的收缩启动和停止，其声音像摩托车启动时的声音

触诊

　　以示指和中指轻轻触摸可以发现眶缘的创伤性骨折。手指也可摸到眶上沟、发现泪腺肿瘤和其他肿瘤。检查者可以对比两眼的可后退性：在眼睑闭合状态下，轻轻地将眼球推进眼眶，来判断球后结构的阻力。

　　眼眶 Graves 病和眼眶肿瘤通常会使阻力增加。

听诊

有潜在动静脉畸形（尤其使外伤后）的患者，眼球、眼眶和头部的听诊可能发现杂音（图 7-13）。但患者主诉有搏动性声音时应仔细听诊。有时颈部以及心前区产生的杂音可以传导至头部，这种情况下还应对颈部和心前区进行听诊。

▶ 其他检查

第Ⅴ对脑神经

可以用一片软的面巾纸或棉签（将棉花部分拔长并拧成尖头）来检查眼部和面部的轻触觉。检查时，嘱患者闭眼，比较左右两侧面部眉上（V1）部分和颊部（V2）的感觉。可以用一个折断的棉签尖部来检查同一区域的痛觉。角膜瞬目反射是一个客观的检查方法，可以通过两眼是否出现反射以及反射的幅度来比较两眼的角膜感觉（框 7-4）。还可以通过请患者比较检查过程中眼药水的刺激程度来简介了解角膜感觉。

第Ⅴ对脑神经的运动成分可以通过观察下颌是否处于中线来检查，也可以嘱咐患者左右移动其下颌并对抗阻力来了解其下颌侧翼的力量。另外，还可以嘱患者咬紧牙齿然后比较两侧咬肌的大小。第 13 章会详细描述第Ⅴ对脑神经。

框 7-4　检查角膜感觉

用干净的棉签轻触未经麻醉的结膜和角膜下缘可以检查每只眼的角膜感觉，并可以通过比较其瞬目的幅度来比较两眼的感觉。结膜没有角膜敏感，所以分别检查两者可以在两个不同的刺激水平进行比较。

进行角膜感觉检查时的注意事项：

1．用一根新的棉签，不要用已经检查过面部感觉的棉签。
2．如果怀疑有眼部的感染，每只眼用一根新的棉棒，或者先检查未感染的眼。
3．在进行检查前先用裂隙灯检查角膜。
4．在用麻醉剂或其他眼药水之前进行检查。

如果准备做瞳孔的药理学检查，就暂时不要做这项检查。

第Ⅶ对脑神经

在采集病史和检查时，可以通过观察患者面部的对称性来了解面神经功能，尤其是眉、鼻唇沟和口角。嘱患者用力闭眼来对抗检查者扒开其眼的力量来检查眼轮匝肌力量，或者通过观察患者用力闭眼状态下其睫毛的情况来检查（图 7-14）。抬眉、皱额、噘嘴、微笑以示齿等动作可以进一步检查面肌功能。面神经功能异常包括肌力减弱、阵发性痉挛、肌张力增高或肌肉联带动作等（参见第 12 章）。

▶ 要点

· 对于还不能说话的婴幼儿患者，确认其是否有中心性、稳定的、可持续的固视可能时检查其中心视功能的唯一提示。

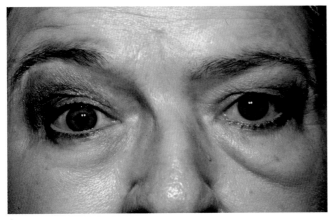

A

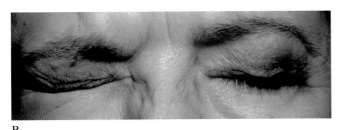

B

图 7-14　评估面神经无力

69 岁女性，因左侧面神经施万细胞瘤而出现长期面神经麻痹。A：在静态时两侧轮匝肌张力差别不大，仅面部稍微不对称（左侧眉毛较低，左侧额纹较少）。B：患者可以闭合双眼，但是当嘱患者用力挤眼时，右眼睫毛可以埋进去，但是力弱的左眼不能

- 眼处于内收或外展是检查司垂直眼运动的眼外肌功能的最佳状态。前者适合检查上和下斜肌，后者适合检查上和下直肌。

- 在瞳孔光反映较差、怀疑核间性眼肌麻痹以及会聚不足的患者，应该检查会聚功能。

- 可以在检查患者的双眼协同注视功能时，同时观察眼球的平稳跟踪动能——观察患者平稳跟踪检查者移动的手指的能力，同时观察每只眼在极点注视时达到终点的能力。

- 眼动刺激可以诱导出生理性眼震，即使在患者不能配合其他检查方法时，可以通过该检查观察过程中的扫视和平稳跟踪能力。

- 与玩偶眼试验类似，冷热水试验利用前庭输入来驱动眼运动，用于意识障碍的患者或不能配合其他检查的患者。

- 分级的棱镜可以用于定量测量斜视的程度。通过放置不同度数的棱镜以及交替遮盖检查，最终确认使斜视眼的视线得以中和的度数。

- 继发性斜视（当用瘫痪眼注视时）总是比原发性斜视（当用正常眼注视时）程度大。

- 三步检查法假定只有一条司眼球垂直运动的肌肉麻痹，但是临床情况并不总是如此。

- 单马氏杆在用三步法检查垂直斜视时最为有用。

- 三步检查法所示的右侧上斜肌麻痹表现：右侧上斜，在左注视以及右侧倾斜头位时最为明显（助记：右侧上斜肌麻痹是右－左－右；左侧上斜肌麻痹是左－右－左）。

- 眼球的后退程度异常通常见于眼眶 Graves 病和眼眶肿瘤。

- 有潜在动静脉畸形（特别是外伤后）的患者，眼球、眶和头部的听诊可能发现杂音。

- 眼和面部的感觉（轻触觉）可以用尖头棉签检查，折断的棉签的尖头可以用来检查面部的痛觉。

第 8 章

眼球运动异常：
眼外肌与神经肌肉接头

与单个脑神经麻痹或核上性眼球运动传道通路肌病不同，眼外肌和神经肌肉接头肌病导致的眼球运动异常临床表现非常多变。这类肌病常常导致眼睑提肌和眼轮匝肌受累（但不累及瞳孔），有些情况下可导致双侧眼外肌完全麻痹。这类肌病中相当一部分合并系统性肌病并不罕见。

眼外肌肌病通过以下两种途径导致眼外肌运动异常：①肌病影响肌肉的收缩能力，因而导致肌肉收缩力减弱；②肌病导致肌肉硬化，从而产生肌肉运动受限制。有时两种情况同时存在，因为力弱的肌肉可以随着病程的延长发生纤维化以及限制性改变。重症肌无力和相关性肌病通过影响神经肌肉接头而导致肌肉无力，但是肌肉本身和神经部分正常。

▶ 眼外肌

解剖和功能

6 条眼外肌与眼球相连。在水平平面上，外直肌使眼球外转、内直肌使眼球内收，但是垂直平面上的眼球运动较为复杂，两条肌肉（上直肌和下斜肌）使眼球上视，另外两条肌肉（下直肌和上斜肌）使眼球下视。斜肌的活动看起来似乎很难理解，但是如果对斜肌与眼球连接的方式和他们作用的方向有清楚地理解（图 8-1），记忆起来就很容易了。表 8-1 列出了眼外肌的主要和次要活动。请特别注意，司垂直运动的肌肉虽然也导致眼球旋转，但是当两条司上视的肌肉（上直肌和下斜肌）或两条司下视的肌肉（下直肌和上斜肌）同时运动时，旋转的力量是相互平衡的。

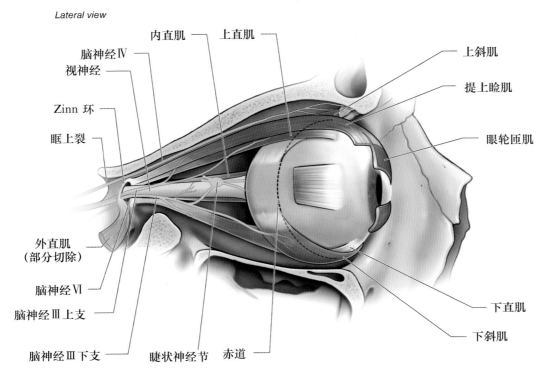

Lateral view

内直肌　上直肌

脑神经Ⅳ

视神经

Zinn 环

眶上裂

外直肌
（部分切除）

脑神经Ⅵ

脑神经Ⅲ上支

脑神经Ⅲ下支　睫状神经节　赤道

上斜肌

提上睑肌

眼轮匝肌

下直肌

下斜肌

上侧观

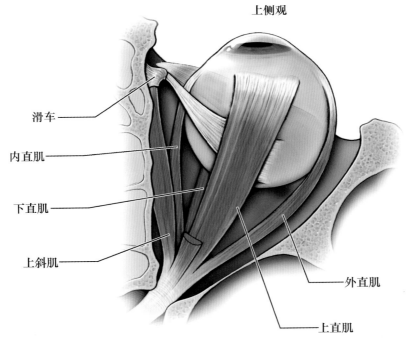

滑车

内直肌

下直肌

上斜肌

外直肌

上直肌

图 8-1　眼外肌与神经支配

　　该图中外直肌被部分切除并外拉，以显示眼外肌的位置。图示了脑神经Ⅲ（动眼神经，上支和下支）、Ⅳ（滑车神经）以及Ⅵ（外展神经）经眶上裂入眶后支配相应眼外肌的情况。注意滑车神经从 Zinn 环以外入眶。各条眼外肌产生的动作是其在眼球中附着的位置和运动的方向作用的结果。内直肌和外直肌与眼球的附着点在赤道前方，肌肉收缩时直接向后拉，因此将眼球在水平方向相应转动；上直肌和下直肌与此类似，所以使眼球产生在垂直方向的运动；但是，由于上直肌和下直肌的附着点插入方向与眼周呈轻微角度，因此同时使眼球产生一定的旋转和外展动作。斜肌的附着插入点在眼球赤道的后方，肌肉收缩时将眼球向前和内方向牵拉，因此，上斜肌使眼球下视，而下斜肌使眼球上视。斜肌使眼球产生的旋转动作也可以从该图得以明示

表 8-1　眼外肌的主要和次要动作

	眼外肌	主要功能	次要功能	第三功能
水平动作性肌肉	外直肌	外展		
	内直肌	内收		
垂直动作性肌肉	上直肌	上抬	内收	内旋
	下直肌	下视	外展	外旋
	下斜肌	外旋	上抬	外展
	上斜肌	内旋	下视	外展

注：这张表没有必要强记。但是应该在脑海中形成图 8-1 的图像，可以清楚地显示整个眼球、每条眼外肌的附着点、动作的方向和角度。

▶ 肌病

神经肌肉病经常不遵循原发性神经源性或肌源性的分类。如，慢性进行性眼外肌麻痹的病理改变提示其为肌肉病，但是失神经支配也可以导致继发性肌病样改变。记住这种情况，以下对于导致眼外肌麻痹的肌肉病的讨论仍然是针对原发性肌肉病的。

慢性进行性眼外肌麻痹（CPEO）

CPEO 的临床特点是双眼对称性、缓慢进行性睑下垂和眼球运动受限。睑下垂常常先于其他眼球运动障碍。患者常无复视（图 8-2）。CPEO 是一种线粒体疾病，肌细胞内的线粒体功能异常所致。肢体肌肉或眼外肌活检的光镜下可见（以改良的 Gomoritrichrome 染色法）"破碎红纤维"，后者由横纹肌细胞膜下成堆聚集的变性线粒体组成。光镜下可见巨大的、变形的线粒体和外观正常的线粒体的大量增殖。CPEO 患者的线粒体功能异常是线粒体 DNA 缺失所致，可以是遗传性或散发性，与 Leber 遗传性视神经病（LHON）类似。由于 CPEO 的病变机制在于影响线粒体形成的核染色体 DNA 产生突变，因而 CPEO 可以表现为常染色体显性或隐性遗传。因此，CPEO 这个临床疾病既可以表现为散发性，也可以表现为不同遗传形式的遗传性疾病，其中相当一部分合并系统性疾病的症状和体征。

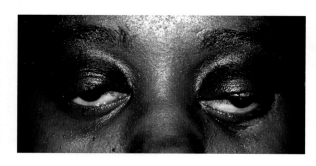

图 8-2　慢性进行性眼外肌麻痹

　　27 岁女性，主诉从出生以后就出现缓慢进展的睑下垂。双侧睑下垂很明显。患者伴有完全性眼肌麻痹，各个方向眼球活动以及眼脑反射均受限

除睑下垂和眼肌麻痹外，线粒体肌病患者常常伴有面肌和全身肌肉无力、心脏传导阻滞（可能致命）、视网膜色素变性，以及其他系统性体征。卡恩斯 - 塞尔综合征（KSS）是一种 CPEO 合并线粒体染色体异常的临床综合征（表 8-2）。这种综合征通常在患者 20 岁以前得以诊断。诊治患者过程中应该请心

脏科医生会诊，因为 KSS 有心脏传导阻滞，后者包括心脏传导阻滞和猝死。

表 8-2　卡恩斯 – 塞尔综合征诊断标准

必需条件
　进行性眼肌麻痹，比较完全，不伴复视
　色素性视网膜病变
　发病年龄 <20 岁
符合以下中至少一项
　心脏传导阻滞
　脑脊液蛋白 >1mg/ml
　小脑性共济失调
　身材矮小
　感音神经性聋
　痴呆
　内分泌异常

有些 CPEO 和 KSS 患者可以通过基因检测或肌肉活检（三角肌或股四头肌）获得诊断。CPEO 的治疗通常只是支持性治疗。可以进行睑下垂手术，但是应该注意该手术的角膜病并发症。

进行性核上性麻痹（PSP）和眼肌型重症肌无力与 CPEO 的临床鉴别存在一定困难。尽管如此，以下特点有助于鉴别。PSP（参见第 10 章）通常在 60 岁以后发病，患者的眼 – 脑反射存在，说明眼外肌本身并不是眼肌麻痹的根源所在。重症肌无力与 CPEO 的不同之处则在于，前者的眼部症状随时间而变化，而后者的眼肌麻痹是缓慢稳定进展。

肌营养不良

强直性肌营养不良是一种常染色体显性遗传系统性疾病，可导致双侧睑下垂和眼球活动受限。其他眼征包括特征性多色性白内障（多数成年患者有此表现）以及色素性黄斑病和视网膜病。其特征性外观包括肉眼可见的（触诊也明显）的双颞部凹陷、胸锁乳突肌萎缩、前额秃顶、双侧睑下垂以及面肌无力，非常具有鉴别诊断价值（图 8-3）。系统性表现为四肢肌肉弥漫性力弱和萎缩、认知功能障碍、听力下降、睾丸萎缩以及心脏传导异常。肌肉的强直性收缩通常在 20 岁以前就出现，低温和兴奋会使之明显。活动性肌强直是指在肌肉收缩动作后主动放松肌肉困难，叩击性肌强直是指在用叩诊锤叩击肌肉时可在局部性肌强直，这两种临床体征有助于鉴别强直性肌营养不良和其他肌病。活动性肌强直临床可表现为握手后患者的手难以放开。如进行肌电图检查，其肌强直表现则为"轰炸机俯冲"样放电，提示肌肉在试图放松时持续的电活动过程。

眼咽性肌营养不良是一种常染色体显性遗传性肌病，常见于法裔 – 加拿大人种以及后裔。患者通常在 40 ～ 60 岁期间出现双侧进行性睑下垂、眼球活动障碍、球部肌肉无力致构音不清。常出现吸入性肺炎，可以用上食管括约肌手术进行预防。

眼眶炎性疾病

各种感染、血管炎以及特发性疾病均可导致眼眶炎症（表 8-3）。眼外肌常常受累而出现痛性复视。显而易见，眼眶炎症也常常累及眼眶的其他结构而导致视神经病、突眼以及其他眼部症状和体征。

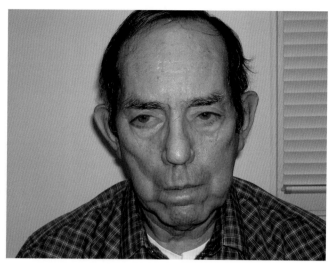

图 8-3　强直性肌营养不良面容

　　该强直性肌营养不良 1 型患者有，特征性颞肌、下颌肌和面肌萎缩，伴有前额秃顶（引自 Amato A，Russell. Neuromuscular disorders. New York：McGraw-Hill，2008）

表 8-3　眼眶炎症性疾病

特发性眼眶炎性综合征

　　眼眶弥漫性炎症

　　肌炎

　　泪腺炎

　　后巩膜炎

　　视神经周围炎

　　硬化性眼眶炎

系统性血管炎／炎性疾病

　　巨细胞动脉炎

　　肉芽肿伴多血管炎（韦氏肉芽肿）

　　结节性多动脉炎

　　系统性红斑狼疮

　　痛风

　　银屑病性类风湿关节炎

　　贝赫切特综合征

　　结节病

　　溃疡性结肠炎

　　克罗恩病

　　组织细胞性疾病

　　朗格汉斯组织细胞增生症（嗜酸细胞性肉芽肿）

　　青少年黄色肉芽肿

　　Erdheim-Chester 病

　　坏死性肉芽肿病

感染性疾病

　　眼眶蜂窝织炎

　　梅毒

　　旋毛虫病

　　颈内动脉海绵窦瘘

　　眼眶肿瘤

特发性眼眶炎性综合征（IOIS，以往称为眼眶炎性假瘤）的临床特征为迅速出现的眼眶充血、突眼、复视、疼痛，但是找不到感染、肿瘤或其他病因的证据（图 8-4）。IOIS 可以表现为局部病变而以眼外肌受累为最初表现（眼眶肌炎），视神经、泪腺、巩膜都可能是最初受累的部位，或者表现为弥漫性眼眶炎症（表 8-3，IOIS 亚型）。眼外肌可以单条或多条受累。受累的眼外肌收缩力减弱而且限制眼球随意运动。在影像检查上通常显示眼肌增粗、增强后可能出现强化。应该仔细排除各种系统性血管炎、结节病、眼眶 Graves 病、眼眶蜂窝织炎、颈内动脉海绵窦瘘以及肿瘤新生物等，因为 IOIS 是一个临床除外诊断（表 8-3）。影像所示眼外肌肌腱与眼球的连接点的外观可能有助于 IOIS 和 Graves 的眼肌肥大的鉴别诊断：IOIS 的肌腱通常受累增粗，而后者的肌腱部分则较薄、外观相对正常。IOIS 的临床症状通常会对大剂量口服皮质激素反应良好。如果患者对激素治疗反应不佳，应该考虑其他诊断并进行进一步检查，如肌肉活检。患者通常可以在几个月内将激素逐步减量停药。如果在缓慢减量过程中复发，同样应该考虑其他诊断。非甾体抗炎药（NSAID）对轻症患者可能有效。如果患者反复出现激素减量过程中复发，可以考虑放射治疗和激素以外的免疫抑制剂（环鳞酰胺、环孢素和甲氨蝶呤等）。这种眼眶的特发性炎性过程可能与海绵窦的痛性炎性（托洛萨 - 亨特综合征，第 9 章）过程类似。

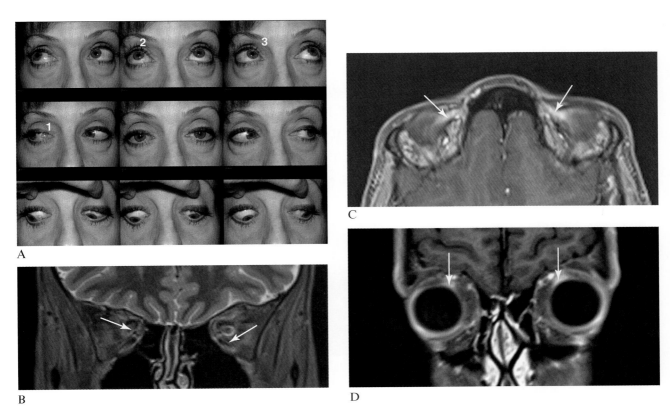

图 8-4　特发性眼眶炎性综合征

48 岁女性，主诉双侧眼周痛 4 个月，1 个月前出现上视时复视和右眼红。检查发现视力视野正常，但是右眼内侧球结膜局部充血，且于上视时右眼眼位低。经过全面的检查，未发现系统性、血管炎性、感染性以及肿瘤性疾病。经过口服激素治疗患者症状迅速缓解，减量后未复发。A：来诊时右眼结膜充血明显，上视时可见右眼眼位较低。B：眼眶 MRI T2 序列冠状位见眼眶后部脂肪异常网状 T2 高信号。C：T1 序列增强发现双侧上斜肌附着点信号异常增高（箭头）。D：T1 序列冠状位示双侧上斜肌附着点信号增高

▶ 限制性眼眶病

限制性肌病/眼眶病因机械性限制眼球运动而导致眼球运动障碍。最常见的限制性眼眶病包括外伤（爆裂性骨折）和眼眶 Graves 病；相对少见的情况有炎性、浸润性和占位性疾病。在有些情况下，神经病理性改变、肌病改变以及限制性病变联合出现、难以分离。

眼眶 Graves 病

眼眶 Graves 病是一个常见的眼眶病，但是有很多混淆不清的名称：Graves 眼眶病、Graves 眼病、甲状腺眼病、甲状腺相关眼眶病或眼病以及甲状腺功能障碍性疾病等。有些作者对"甲状腺眼病"的名称有保留意见，因为患者并不总是合并甲状腺功能异常，而且这种眼病并不是甲状腺疾病直接导致。"Graves 病"这个名词不太受欢迎，原因在于有些人不喜欢以人名命名疾病，而且眼眶病必须与甲状腺的 Graves 病区别，因为这两种情况并不总是同时出现。在本书中，我们用眼眶 Graves 病（或 Graves 眼眶病）的名称，因为这个名称体现了甲状腺 Graves 病概念以及眼眶 Graves 病可能与其有类似的疾病来源，同时也体现了其历史渊源。用"眼眶病"而不是"眼病"则因该病并不是仅累及眼部，而是累及整个眼眶。

概述

眼眶 Graves 病是一种自身免疫病，其临床特征为双侧（但常常明显不对称）眼外肌的增粗和眼眶脂肪增多所导致的突眼、复视、眼部充血等，有时（尤其是 25～50 岁的患者）会出现压迫性视神经病（图 8-5～图 8-7）。眼睑退缩可以不与突眼同时出现，其机制尚不明。该病以眼眶炎症活动期起病，导致其进行性眼眶症状和体征。活动期可以持续数月至数年，然后转入非活动期。非活动期眼眶的症状体征可以部分缓解，但是通常会遗留部分后遗症。该病在女性较男性常见，女性与男性的性别比为 6：1。

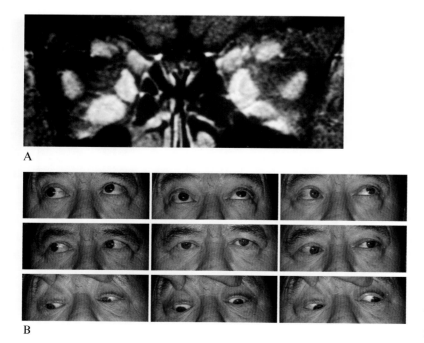

A

B

图 8-5　甲状腺功能正常的 Graves 病

　　61 岁男性，以逐渐进展的垂直性复视就诊。甲状腺功能正常，患者无明显突眼或眼睑退缩，因此转诊来查找 Graves 病以外的其他可能诊断。但是，检查发现患者的眼球运动障碍不符合脑神经病变表现，而且发现眼球的回弹性减低。另外，眼压从第一眼位时的 10mm 增高至上视状态下的 25mm，提示限制性眼眶病如 Graves 病。A：眼眶 MRI 显示，右眼下直肌明显肥厚增粗、内直肌肥厚程度类似但稍差，双眼其他肌肉也有不同程度增粗（注意较为少见的双侧上斜肌受累增粗）。B：眼球各方向活动受限，以右眼上视最为明显，与 MRI 表现一致

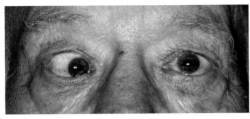

图 8-6　眼眶 Graves 病的斜视

　　眼眶 Graves 病，表现出明显的垂直性斜视和内斜视。这种现象在 Graves 病很常见，是由于该病倾向于不对称性影响双侧眼眶下直肌和内直肌所致。外斜视在 Graves 病很少见。注意患者的眼睑退缩

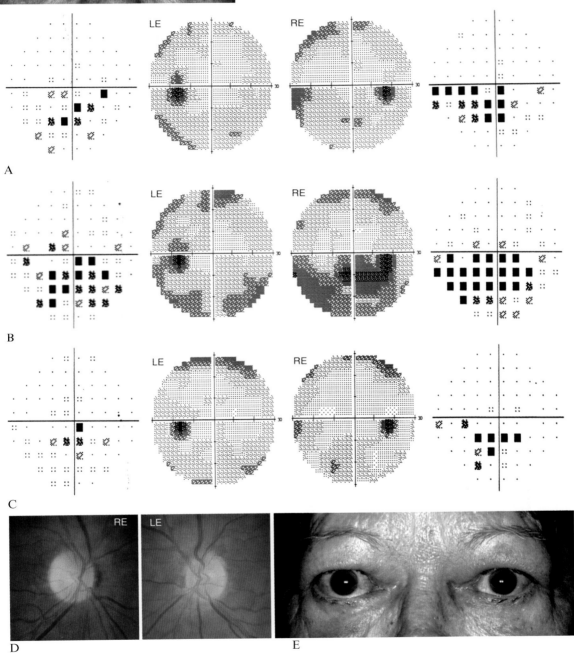

图 8-7　Graves 病所致压迫性视神经病

　　80 岁女性 Graves 病患者，由于视神经在眶尖处被增粗增多的眼外肌和眶内脂肪压迫导致双眼视力进行性下降。A、B：自动视野计显示双眼进行性加重的中下部视野损害，在灰阶图上显示最明显。C：在进行双侧经鼻窦眼眶减压和双侧鼻窦开窗术后，视野明显改善。D：尽管出现了压迫性视神经病，整个病程中视盘颜色保持正常。E：术前患者的眼球运动检查符合典型的 Graves 眼眶病表现，但是尽管已经出现明显的压迫性视神经病，患者的眼外观并不太"热闹"（感谢 Yeatts RP 提供病例）

眼眶是系统性 Graves 病累及的区域之一，其他受累表现包括甲状腺弥漫性肿大，以及浸润性皮肤病所致局灶性胫前区黏液水肿。眼眶病常常但并不总是伴有甲状腺功能异常。

病因

眼眶组织和甲状腺是系统性自身免疫病通过一种目前尚不明确的机制所影响的终末器官。其可能机制是两个器官的组织抗原较为类似。甲状腺异常并不导致眼眶疾病，因此 Graves 眼眶病并不总是伴有甲状腺功能异常，正常甲状腺功能也不能除外 Graves 眼眶病，这种情况称为甲状腺功能正常型 Graves 眼眶病。同样，甲状腺功能异常的治疗也不一定能改善 Graves 眼眶病症状体征。

症状和体征

Graves 眼眶病的患者 90% 都有系统性甲状腺功能亢进的临床证据，但是部分患者甲状腺功能正常（6%），甚至出现甲状腺功能低下。甲状腺功能异常通常在眼眶病出现之前或之后数年，甚至完全不出现。系统性甲状腺功能异常的症状和体征见表 8-4。Graves 眼眶病的症状和体征表现为以下 3 个方面：①限制性眼肌病所致眼位偏斜和复视；②突眼和眼睑退缩所致暴露性角膜病；③肥大的眼外肌压迫眶尖所致压迫性视神经病。

表 8-4 甲状腺功能异常的全身表现

甲状腺功能亢进	甲状腺功能低下	
神经质和情绪化	精力不足	
睡眠困难、乏力	注意力涣散，睡眠呼吸暂停	
多汗，不耐热	不耐冷	
食欲增加，体重减轻	体重增加	
肠蠕动增多	便秘	
反射亢进	反射持续时间延长（"吊起式"踝反射）	
震颤	僵硬，肌肉叩击时出现肌肉痉挛和肌肉水肿	
心悸（窦性心动过速和窦性心律不齐）	窦性心动过缓	
胫前黏液水肿	脱发、皮肤干燥、眶周水肿、肥大舌，腕管综合征	

受累的眼外肌因淋巴细胞浸润而弥漫性肥大。可以是单眼或双眼的任何单条眼外肌或几条眼外肌都受累，但是下直肌是最常见的受累肌肉。直肌受累的常见程度和疾病发展顺序为：下直肌、内直肌、上直肌、外直肌。斜肌很少受累。增粗的眼外肌顺应性下降，当其拮抗肌活动时不能被动拉展或放松，增粗的眼外肌也不能正常收缩。最终，眼外肌由于纤维化而导致不可逆的肌肉挛缩，出现限制性眼眶、眼位向受累肌肉方向偏斜。眼眶 Graves 病的最常见的起病症状为双眼在内收或展位时不能上视（常被误命名为"双侧上视麻痹"），以及内斜视（图 8-6）。内直肌受累可能会与外展神经麻痹混淆，但是可以通过牵拉试验提示其限制性活动障碍的特点。另外，在上视和下视过程中眼内压增高也可以提示限制性眼眶病（这种在极端注视眼位下出现的一过性眼压增高并不提示青光眼，也不需要相应治疗）。有时，眼眶

Graves 病患者合并重症肌无力。多种免疫病共存的情况并不罕见，提示潜在的基础免疫功能异常。如果 Graves 眼眶病表现不典型或眼位偏斜波动，或者出现睑下垂而不是眼睑退缩，应该注意合并重症肌无力的可能。

　　导致单侧或双侧突眼最常见的病因是 Graves 眼眶病。肌肉和脂肪等眼眶内容物增多、将眼球向前退，从而导致突眼。检查时，受累的眼眶反弹阻力增加：患者闭眼，检查者用拇指和示指轻压患者的眼睑将眼球向眶尖方向推，可以大致感受到每个眼眶对此操作的阻力。检查者通过感受正常眼的弹性、反弹顺应性积累经验，然后就可以较有信心地判断异常阻力。有时突眼会发展到很明显的程度，以致暴露性角膜炎的危险性明显增高。突眼本身是进行眼眶影像学检查的指征，因为有时眼眶 Graves 病需要与眼眶内占位性病变鉴别（表 8-5）。有时，由于球后压力增高或占位性病变，可以出现脉络膜黄斑皱褶。

表 8-5　突眼的鉴别诊断

Graves 病
眼眶肿瘤
眼眶 / 海绵窦的动静脉畸形
特发性眼眶炎性综合征
先天性或家族性突眼
轴性近视
对侧眼内陷
神经纤维瘤病 I 型的蝶骨翼发育不良

　　其他疾病也可以导致眼睑退缩，但是眼睑退缩合并突眼和限制性眼肌病则基本为 Graves 眼肌病所特有（表 7-4）。眼睑退缩并不仅仅是突眼的结果，因为它可以在没有突眼的情况下单独出现。眼睑迟落，即患者下视时眼睑下落的速度较眼球下转慢的现象，通常与眼睑退缩一起出现。突眼、眼睑退缩和眼睑迟落可以导致暴露性角膜病，进而导致视物模糊和眼痛。严重的暴露性角膜病可以发展至角膜溃疡。

　　弥漫性球结膜充血水肿很常见。局灶性结膜充血最常出现在直肌表面。正常情况下，眼外肌与眼球的结合部在结膜下不可见，但是在这种情况下可以出现。

　　约 5% 的 Graves 眼眶病患者出现视神经压迫。直肌增粗和眶内脂肪增多导致眶尖的局部压力增高而压迫视神经，或者在偶尔情况下，由于过度突眼导致视神经受牵拉。可以出现各种类型视神经相关的视野缺损。视力下降通常是缓慢进展的，但是有些患者可以突然出现而相当严重。视盘开始正常，可以逐步出现色淡（图 8-7）。有时可以出现视盘水肿。如果合并角膜病则可能较难评估视神经功能。即使在 Graves 病患者的外眼表现尚很轻微或没表现时，甚至就可以出现压迫性视神经病。患者可能会有眼部不适感或胀满感，但是除非合并角膜上皮病，患者通常不会感到眼痛。

　　Graves 眼病的症状和体征并不按照预期的顺序出现。在疾病过程的任何时间可以出现任何一种症状或体征。如前所述，可以出现一种颇具欺骗性的 Graves 眼眶病：在无突眼、眼睑退缩或眼球运动障碍情况下出现压迫性视神经病。

诊断与鉴别诊断

　　眼眶 Graves 病通常可以通过单纯临床检查诊断，仔细观察测量眼睑位置和功能就很具有诊断性。眼球运动障碍的限制性特点可以通过牵拉试验和上视时眼内压增高来证实。CT 冠状位像、MRI 压脂像以及眼眶超声可以证实眼外肌肥厚但其肌腱部分正常的特点，每次患者来诊都应该对眼位偏斜的程度、突眼程度、视神经功能（如视力、相对性瞳孔传入障碍、色觉以及视野），以及眼表情况进行检查、测量和记录。突眼的进展过程应该用 Hertel 外眼测量仪进行随诊和记录。

特发性眼眶炎性综合征（IOIS）的临床相可以很难与 Graves 眼眶病鉴别，但是 IOIS 的眼痛会非常明显；眼眶的影像学检查可见 IOIS 患者眼外肌肌腱部分增粗，而 Graves 眼眶病患者该部分正常（图 8-4）。颈内动脉海绵窦瘘（CCF）可以出现突眼、肌肉增粗、结膜充血、眼球运动异常等与 Graves 眼眶病类似的症状，但是，CCF 的眼眶和颅部的杂音、眼内压增高、影像学所示眼上静脉扩张可帮助鉴别诊断。牵拉试验可以鉴别神经源性眼肌麻痹与 Graves 病所致的限制性眼眶病。由于空间占位性眼眶病变可导致突眼和复视（表 8-5），眼眶的影像学检查是一个很重要的检查工具，既可以发现眼眶 Graves 病的相应表现，又可以鉴别和排除其他眼眶疾病，如肿瘤等。抗过氧化物酶抗体、抗甲状腺抗体和促甲状腺免疫球蛋白水平增高支持眼眶 Graves 病诊断，但不是必要诊断指标。检测促甲状腺激素（TSH）、总 T4，游离 T4 和 T3 可以发现有无甲状腺功能异常。

治疗

应该请内分泌专科医生治疗甲状腺功能异常，但是即使甲状腺功能正常了，对眼眶病的病程的影响也不肯定。事实上，以放射活性碘治疗甲状腺功能亢进常常使眼眶病加重。因此，当合并眼眶病的甲状腺功能亢进患者进行放射活性碘治疗时，建议患者口服皮质激素。Graves 眼眶病不能治愈，大多数治疗旨在缓解急性期症状，或者是急性期过后修复残余问题。吸烟会加重疾病，所以患者应该进行相应的戒烟指导。眼眶 Graves 病的急性期症状也可能很轻微，只需要眼表和复视的支持性治疗。较少情况下，患者以严重的急性眼眶炎症来诊，需要进行放射治疗或短期激素治疗。

基本上所有患者均需要眼部润滑剂。眼表病的严重程度决定治疗的强度，包括人工泪液、眼膏、湿房、夜间用粘条闭合眼睑或眼睑缝合术等。可以将床头抬高 2～4 英寸（5.08～10.16cm），以减少清晨加重的眼球结膜充血。

复视的支持性治疗有急性期使用的眼罩和眼肌病稳定期适用的棱镜。随病程延长，即使当疾病不再活动时，眼外肌发生纤维化而其限制性活动障碍残存。可以通过斜视手术恢复第一眼位的双眼融合功能，但是应该谨慎。以下情况才可以考虑：疾病处于完全静止状态；眼眶减压手术已经完成或不打算进行该手术；眼部症状的各种测量参数稳定至少 6 个月。眼睑手术可以有助于美容和改善退缩的眼睑的部分功能，但是如果需要进行眼眶减压术或斜视手术，应该在这些手术完成后再进行。

压迫性视神经病是眼眶 Graves 病最严重的潜在并发症，因为这种情况可以导致不可逆的视力丧失。大剂量皮质激素静脉或口服治疗可能使部分患者获益，但是这只是一个临时措施，因为长期大量的激素治疗的风险大于获益。常用的剂量方案是：以每日 60～100mg 泼尼松口服作为起始剂量，该治疗量不要超过 2 周；然后迅速减量。对激素治疗反应不好的患者应该马上开始眼眶的放射治疗或眼眶减压治疗。眼眶的外科减压手术可以经鼻窦或经睑完成，切除眶底或眶内壁，使堆积的眼眶内容物进入相邻的鼻窦，从而减轻视神经的压迫。个别情况下，眼眶减压术也应用于中毒突眼导致暴露性角膜炎的患者，或者为美容目的而进行。

眼眶的放射治疗是视神经压迫或充血性眼眶病的另一种治疗选择，尤其适用于 55 岁以上的患者。经典治疗方案：总计量 2000cGy，在 10 天的疗程内分次按比例进行。同时应口服皮质激素以减轻放射治疗的眼眶炎性反应。

其他限制性疾病综合征

眼眶外伤可以导致眼球随意运动受限。眼眶承受突如其来的压力可以导致薄弱的眶底发生爆裂性骨折，使下直肌和其他组织发生嵌顿（图 8-8）。因下直肌本身或其肌束嵌顿，眼球的上视受限；眼球的下视也可能受限，因为下直肌本身因嵌顿而失去了正常的收缩能力。

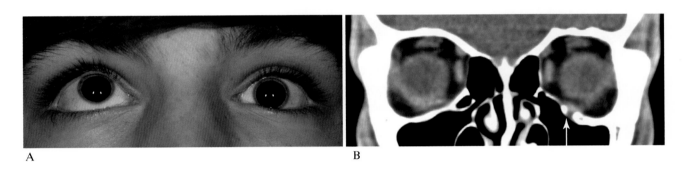

图 8-8　眼眶爆裂性骨折

16 岁患者，左眼拳击伤。A：患者左眼不能完全上视。B：眼眶 CT 冠状位示左侧眶底骨折，下直肌束嵌入骨折处，机械性牵拉致眼球不能上视。年轻患者发生爆裂性眼眶骨折需要紧急处理，因为需要进行紧急外科手术以松解嵌入的肌肉，预防肌肉缺血坏死

眶底骨折还常伴有眼球下陷和眶下神经损伤，导致面颊部麻木。罕见情况下，眶底的爆裂性骨折也会导致睫状神经节或睫状神经损伤，因而导致瞳孔散大、对光反应消失，后者有时会被误认为该外伤患者发生了小脑幕钩回疝。

另一种较为少见的情况是眶内壁发生爆裂性骨折，导致内直肌嵌顿而使眼球外展受限而与第Ⅵ对脑神经麻痹混淆。外伤导致的眼外肌出血、瘢痕、肌肉和其他组织的纤维化也可导致眼球活动受限。眼眶外伤所导致的肌源性、限制性因素常常与外伤性眼球运动脑神经损害共存，从而导致瘫痪性与限制性共存的复合型眼球运动障碍。

Brown 上斜肌腱鞘综合征是指因上斜肌的肌腱牵制于滑车而使眼球在内收情况下上抬受限。一般认为这种情况是由于上斜肌的肌腱被挂在滑车上所致。有些患者的该综合征是间歇性的，可以在听见一声摩擦音后眼球完全上抬。可以通过以下方法鉴别 Brown 上斜肌腱鞘综合征与下斜肌麻痹：在眼球内收时出现特征性快速下视动作（图 8-9）；在眼球内收状态下牵拉试验示上视受限。获得性腱鞘综合征可见于外伤、鼻窦和眼眶的手术等，偶尔情况下可由类风湿关节炎所致。上斜肌腱鞘综合征常为先天性，患者通常由正常的双眼视力，无斜视。

先天性纤维化综合征常常与限制性眼肌病一起讨论，但是先天性纤维化综合征的眼外肌异常实际上是由于脑干的眼球运动相关神经元缺失导致发育性缺陷所致。包括提上睑肌在内的眼外肌萎缩和纤维化，相应导致眼肌麻痹和睑下垂。斜视常见。

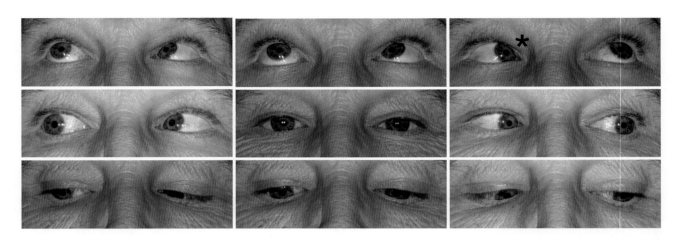

图 8-9 获得性 Brown 上斜肌腱鞘综合征

52 岁男性，因侵袭性癌行广泛性鼻窦和颅底手术以及术后放射性治疗。该图显示患者左眼的 Brown 上斜肌腱鞘综合征所致眼球运动障碍。当患者的左眼处于内收位时，被牵拉的上斜肌肌腱不能放松，因而强迫眼球下转。这种情况在右眼上视内收情况下最为明显，当眼球内转时出现下冲（星号）。该患者合并右眼外展不足

▶ 神经肌肉接头疾病

重症肌无力

重症肌无力是一种常常导致包括提上睑肌在内眼外肌力弱神经肌肉接头病。该疾病可以仅仅影响眼外肌（即眼肌型重症肌无力），但通常是全身肌肉受累。"重症"一词适用于全身型肌无力，尤其是在因呼吸肌受累或呼吸道的正常保护功能受影响而导致严重致残或致死时。约 50% 的重症肌无力患者以眼球运动障碍起病，其余患者则在其病程的某个阶段出现眼球运动障碍。因此，眼科医生对于这种神经系统疾病的诊断和对症治疗非常重要。

病因

乙酰胆碱是骨骼肌的神经肌肉接头处的神经递质。肌无力则是一种突触后膜上的乙酰胆碱受体被抗体阻断或损坏的自身免疫性疾病。肌无力与甲状腺异常常联合出现，提示甲状腺发生源的淋巴细胞在该免疫性疾病发病机制中的重要角色。因此，肌无力患者的神经和肌肉本身都正常，但是由于神经信号不能稳定地传递给肌肉，从而导致肌肉波动性无力。某些药物如抗生素、含镁的药物、β 受体阻滞剂、钙通道阻滞剂、抗痉挛药物、精神类药物等会加重肌无力症状，而有些药物如 D- 青霉素和阿托伐他汀则可能导致重症肌无力发生。

症状和体征

肌无力的临床特征为波动性和疲劳后加重的肌无力。清晨刚起床时症状可以很轻微或无症状，通常在下午或傍晚加重。患者常常有较长期存在的不明原因的波动性复视和睑下垂。较长的无症状期夹杂由药物或感染诱发的加重期。

睑下垂见于多数肌无力患者。有些患者的睑下垂在检查过程中即可出现加重，尤其是在患者持续上视状态下（图 8-10）。典型的交替性睑下垂病史强烈提示肌无力的诊断（即睑下垂在患者的两眼交替出

现），除非已经证实为其他疾病。肌无力患者常常出现 Cogan 眼睑颤搐征，但是该体征对肌无力的诊断并不具有绝对特异性。从下视位向第一眼位的快速扫视活动可诱发该体征，表现为上眼睑先出现过度上冲性动作，紧跟着出现缓慢的上睑下垂。眼轮匝肌和其他面肌无力常见，在临床上可以表现为"偷窥征"：当患者努力使眼保持闭合状态时，力弱的眼轮匝肌使得上下眼睑逐渐分开，好像患者在用一只或两眼进行窥视。CPEO 患者也可以出现睑下垂和眼轮匝肌无力共存的现象，但是该现象对于鉴别肌无力与其他疾病较有帮助。

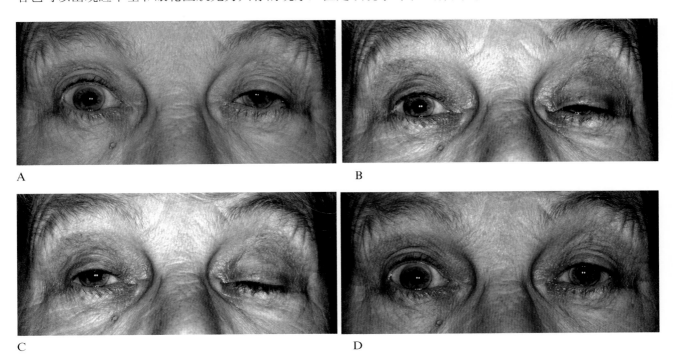

图 8-10　眼肌型重症肌无力：休息试验

　　63 岁女性，主诉左眼波动性睑下垂和间歇性复视。病史和临床检查提供了充足的眼肌型肌无力诊断依据。A：左眼睑下垂明显。B：在持续上视后，左眼睑下垂更为明显。C：进一步增加其注视疲劳后，睑下垂接近完全；D：但是，在闭眼休息 5 分钟后，睑下垂明显改善

　　复视是由于眼外肌力弱所致。肌无力可以出现任何一条或几条眼外肌麻痹，因而与其他原因导致的眼球运动障碍混淆。但是，肌无力患者的瞳孔从来不受影响，由此可与瞳孔受累的第 III 对脑神经麻痹或霍纳综合征鉴别。检查过程中斜视逐渐加重提示其易疲劳性。

　　80% 以眼肌型肌无力起病的患者会进一步出现全身症状，包括肢体无力和普遍性易疲劳性。肌无力可以因吞咽肌受累导致吸入性肺炎或呼吸肌受累而严重致残。患者可能主诉呛咳、咳嗽、吃饭或喝水时液体从鼻腔反流等。咽喉肌无力可能导致患者在说话时间长后发音困难，表现为低语状。单纯表现为眼肌型肌无力的患者如果在两年内症状体征不向全身性发展，则两年后发展的概率较低。

诊断和鉴别诊断

　　重症肌无力患者通常在很多年都会有间歇性症状而未得到诊断。由于肌无力可以导致运动功能受限、睑下垂甚至生命危险，因此在进行所有的脑神经麻痹、核上性麻痹或其他导致斜视或睑下垂的疾病诊断中，均应注意鉴别肌无力。运动功能异常不能确定是其他疾病所致时，要高度怀疑肌无力可能。约 5% 的肌无力患者合并 Graves 眼眶病，使其临床相更为复杂。

症状波动性和易疲劳性使肌无力临床诊断的重要特征性表现。这些表现甚至在检查过程中就会出现。如，在开始检查时睑下垂1mm，至检查结束时则可能为5mm。有些患者会在不同的检查之间出现波动性，使得精确的眼球运动和眼睑功能测量的意义减弱。傍晚时患者疲乏会较为明显，此事检查患者可能比上午更为有效。

嘱患者闭眼休息可以使睑下垂暂时但明显恢复，然后在重新进行眼睑活动时睑下垂重新出现（图8-10）。可以进行30分钟睡眠试验，但是其诊断性效果仅维持5分钟左右。对于儿童患者，临床医生应该利用其白天小睡的机会、将其刚刚从小睡中醒来时的眼睑状态与其疲乏时的状态进行对比。冰试验是指将一个冰袋放置于下垂的眼睑上2分钟，通过局部降温可以使肌无力的睑下垂好转，但对其他原因的睑下垂无效，可资鉴别。

约半数仅有眼征的肌无力患者血清中能够检测到乙酰胆碱受体抗体。尽管该检测法对于诊断肌无力敏感度较低，但是因为阳性结果可以避免进行其他检查，所以对临床仍有帮助。抗肌肉特异性酶（MuSK）抗体和其他阻滞性抗体对有些乙酰胆碱受体抗体阴性的患者诊断有帮助。

肌电图对于诊断也有帮助。面部和肢体肌肉的重复神经电刺激可以表现为典型的递减现象，但有些肌无力患者该检查正常。由有经验的检查者进行的额肌单纤维肌电图的敏感性和特异性都较好，尤其对于其他各种检查均不能证实的重症肌无力患者的诊断特别有帮助。

短效性抗胆碱酯酶药物依酚氯胺注射液（腾喜龙）可以用来做肌无力的诊断性试验——腾喜龙试验。抗胆碱酯酶药物通过阻滞胆碱酶而提高突触间隙乙酰胆碱的含量，从而提高于突触后受体的结合能力。对于很多肌无力患者，该试验可以使肌无力的症状得到暂时性逆转（图8-11）。给患者静脉注射腾喜龙并观察其睑下垂或其他运动障碍是否得以改善，剂量可以尝试逐步加大，但总量不要超过10mg（框8-1）。该药物作用仅维持数分钟，所以睑下垂或运动障碍改善的程度需要较为明显才可以仅通过几分钟的观察而得以确认。睑下垂的逆转可能较易观察，但是其他运动障碍的类型则可能较难评估尤其使在症状较轻时。可以在试验前后进行交替遮盖试验或Hess屏检查，但需要迅速。

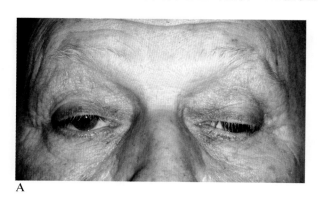

A

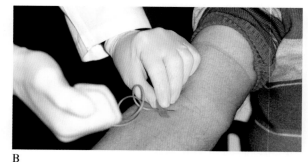

B

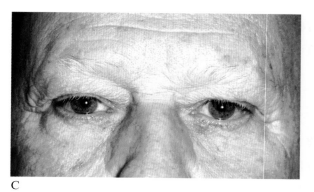

C

图8-11 眼肌型肌无力——腾喜龙试验

54岁男性，主诉睑下垂和复视，一日内逐渐加重，伴有全身无力易疲乏。A：在腾喜龙试验开始之前，患者有双侧睑下垂和外斜视。B：按照框8-1方法注射腾喜龙。C：在注入0.5毫升后睑下垂和外斜视缓解，证实重症肌无力诊断。在试验完成5分钟后，睑下垂和外斜视重现

框 8-1　腾喜龙试验

1．提示患者可能出现的胆碱能不良反应：眼轮匝肌颤搐，泌汗增多，腹部绞痛，恶心、呕吐、唾液增多。尽管严重不良反应如严重心动过缓、呼吸暂停和晕厥等非常罕见，但是该试验还是应该仅在有急救条件的地方进行。应该将患者置于舒适的半坐位以减少晕厥发生。

2．随时备好硫酸阿托品（0.4mg）以备对抗发生不良反应静脉注射用。有些医生在腾喜龙试验开始时常规予以阿托品。

3．试验开始前仔细观察和测量患者的睑下垂和眼球运动障碍程度。试验前后进行录像记录运动和眼睑功能则更为客观。

4．将 10mg 腾喜龙（10mg/ml）抽入 1ml 刻度注射器，将注射器与一个蝶形静脉注射套连接，以微量药业充注管部。

5．针进入静脉后（注射器回抽见血），先注入 2mg（0.2ml），观察患者的睑下垂和（或）眼球运动功能。

6．如果没有明显的不良反应出现，而且在 30 ～ 60 秒后没有出现明显的功能改善，就把剩余的 0.8ml 在 30 ～ 60 秒内缓慢逐步注入。在注射过程中以及试验完成后 3 ～ 5 分钟观察并测量患者睑下垂和运动功能。

7．如果在注射腾喜龙过程中任何一个时间点患者的睑下垂和运动障碍逆转，试验即为阳性，不需要进一步注射剩余药量。

8．在完成试验后 3 ～ 5 分钟观察腾喜龙反应的消退可以进一步证实阳性结果。

甲基磺酸新斯的明是一种长效抗胆碱酯酶药物，可以通过口服或肌注进行肌无力诊断性试验。阿托品常规与新斯的明联用以抵消后者的系统性不良反应。在新斯的明的较长作用时间下，可以进行较为完整的斜视的测量，但是与腾喜龙相比，患者需要忍受的可能出现的不良反应的时间也明显延长，通常为几小时而不是几分钟。腾喜龙和新斯的明试验可能使患者感到不适，而且并不是完全没有风险。另外，并不是所有肌无力患者这些药物试验结果阳性，有些也会出现假阳性。

对于需要进一步的诊断性检测评估的肌无力患者，如果能进行单纤维肌电图检测，可能是比药物试验更好的选择。因为肌无力可能影响全身，高度怀疑肌无力的患者应该请神经科专科医师会诊。另外，约 10% 的肌无力患者合并胸腺瘤，也应该进行胸腺 CT 检查。

治疗

肌无力的药物治疗不能使疾病得以完全治愈，更重要的在于针对症状进行治疗。相对于每日服药，仅有轻微的眼部症状的肌无力患者可能更倾向于使用眼罩解除症状，甚至不治疗仅仅耐受其症状。偶尔情况下，患者的症状非常固定，可以在其眼镜上加用棱镜以缓解症状；或者，其症状变化可以预测，于是在下午症状明显时使用带棱镜的眼镜。即使仅有眼部症状的肌无力患者也需要神经科专科医师随诊，以观察发现系统性症状和体征的发生和进展。

溴吡斯的明是一种长效口服胆碱酯酶抑制剂，对很多肌无力患者的症状缓解均有效。其主要不良反应为胃肠道不适和腹泻。常规剂量通常从每次 30mg、4 小时一次开始。逐步增加剂量至肌肉无力改善，或将剂量维持在患者出现不能耐受的不良反应以下的剂量。对溴吡斯的明无效的患者，小剂量皮质激素可作为另一种治疗选择或附加治疗。其他免疫抑制剂，包括硫唑嘌呤（依木兰）、吗替酸麦考酚酯（骁悉）以及环孢素等，可能有效，但需数周或数月才能证实其疗效。

无论胸部 CT 有无显示胸腺增大的证据，胸腺切除常常有效且可能是一项根治性治疗。60 岁以下、对口服药物治疗无效的患者，即使影像学检查正常，胸腺切除治疗也很可能使其获益。进行胸腺切除手术的患者中 80％ 病情稳定或改善，但是在术后一年或以上该效果可能不明显。对于急性的、威胁生命的全身性无力，可能需要进行血浆交换和静脉应用丙种球蛋白（IVIG）治疗。

▶ 其他疾病

兰伯特 - 伊顿综合征（LES）是一种肌无力样综合征，临床表现为近端肌肉无力、疲乏、口干和性功能障碍。该综合征影响眼和面部肌肉很罕见。LES 可以是原发性，也可以是副肿瘤综合征的表现，后者机制是，致病性抗体作用于神经肌肉接头处的突触前膜，导致乙酰胆碱释放障碍。肌电图所见与重症肌无力相反，表现为重复电刺激动作电位波幅逐步增高。约 70％ 的 LES 患者有潜在的恶性肿瘤，其中小细胞肺癌很常见。

肉毒中毒也是一种突触前的神经肌肉接头病，由于摄入被肉毒杆菌污染的食物所致。这种细菌产生的肉毒毒素具有神经毒性，可以阻断神经肌肉接头处突触前膜乙酰胆碱的释放。其眼征包括睑下垂、眼肌麻痹、瞳孔放大以及光反应消失等。全身症状包括便秘、眩晕、头痛、构音障碍以及肌肉无力。胃肠道症状可以不明显。

▶ 要点

· CPEO 是由一组线粒体肌病所组成的临床综合征，表现为对称性、缓慢进展性、肌病性双侧睑下垂以及各个方向的眼球运动障碍。

· 卡恩斯 - 塞尔综合征是一种由线粒体染色体缺陷所致、合并心脏传导阻滞的特殊 CPEO 临床类型。

· 萎缩性肌强直是一种常染色体显性遗传性全身性肌肉病，临床特征为双侧睑下垂、限制性眼球活动障碍、多色性白内障以及色素性视网膜病。全身表现为特征性面容、肌肉无力、活动性肌强直和肌电图上的轰炸机俯冲样肌电发放。

· 眼咽性肌营养不良是一种可遗传的（常染色体显性）、影响 40 ～ 60 岁法裔加拿大后裔的临床疾病，表现为 CPEO 和球部肌肉无力。

· 特发性眼眶炎症综合征导致局灶性或弥漫性眼眶炎症，但是没有明确的感染、肿瘤或其他全身性疾病，临床表现为眼痛、充血、突眼和（或）复视。

· 常见的影响眼外肌的限制性眼眶疾病包括外伤和 Graves 眼眶病，相对少见的疾病为炎性、浸润性和眼眶占位性疾病。

· 眼眶 Graves 病是常见的导致眼外肌肥大、眼眶脂肪量增多的一种自身免疫，导致患者复视、眼睑退缩和睑下垂，常常伴有眼部充血。

· 眼眶 Graves 病并不全部伴有甲状腺功能异常，正常甲状腺功能不能排除 Graves 病。

· 眼眶 Graves 病的症状大致分为三部分：①限制性眼肌病所致斜视和复视；②睑下垂和眼睑退缩所致暴露性角膜病；③眶尖处肥厚的眼外肌压迫所致压迫性视神经病风险。

· 眼眶 Graves 病患者的下直肌和内直肌最常受累，导致内斜视和上视受限。

· 眼眶 Graves 病是导致单侧或双侧睑下垂最为常见的原因。

· 即使在外眼征不明显时，眼眶 Graves 病也可导致压迫性视神经病。

· Brown 腱鞘综合征是上斜肌的肌腱在滑车处受限的一种疾病，可以通过其特征性表现与下斜肌麻痹鉴别：当眼内收时出现下跳性眼动，而且在内收位时行牵拉试验表现眼上抬受限。

· 重症肌无力是一种全身性免疫性疾病，神经肌肉接头处的乙酰胆碱突触后受体被致病性抗体阻断失活，导致全身行肌肉无力和眼外肌无力，后者可能与其他各种导致眼球运动障碍的疾病混淆。

第 9 章

脑神经麻痹

　　脑神经（cranial nerves，CN）Ⅲ（动眼）、Ⅳ（滑车）、Ⅵ（外展）为眼外肌提供运动输入信号冲动。动眼神经还支配提上睑肌，并且为瞳孔括约肌提供副交感神经输入。影响这些脑神经的疾病导致斜视和复视。动眼神经麻痹还可导致睑下垂和瞳孔不等大。

　　图 9-1 是脑神经解剖概述。三对支配眼球运动的脑神经均起自脑干的运动核团。运动核团接受各种核上性神经通路的传入，以协调眼球运动。运动神经的轴索穿过脑干时形成传导束，脑干疾病常导致双侧同时受累。然后轴索穿出脑干形成周围端脑神经，穿过蛛网膜下隙和海绵窦，支配眼外肌。脑神经在整个传导行程中可以受很多疾病影响（表 9-1）。在脑神经行程中的相邻结果可能受累从而产生特有的症状核体征，为定位核定性诊断提供依据。

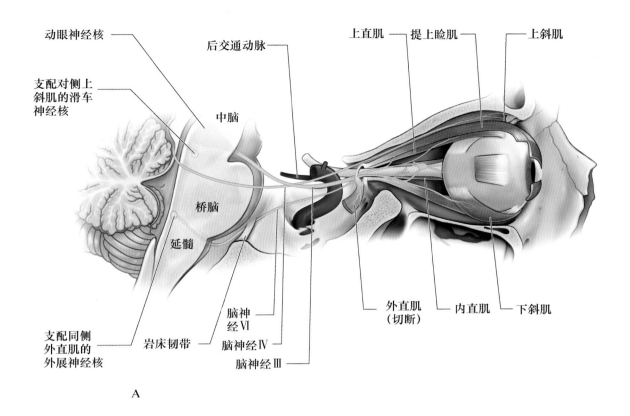

A

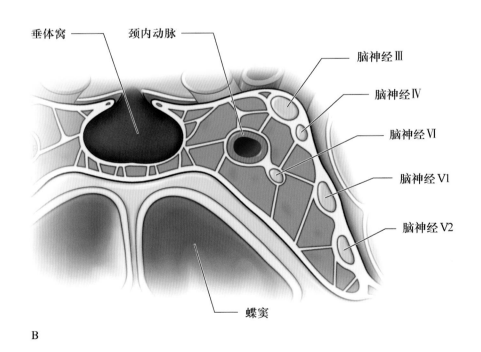

B

图 9-1　解剖示意图

A：示脑神经Ⅲ、Ⅳ、Ⅵ的核及神经走行。滑车神经是唯一从背侧出脑干的脑神经。所有这三对脑神经穿过海绵窦进入眼眶。B：海绵窦冠状位观：动眼神经和滑车神经在窦的外侧壁走行，但是外展神经位于海绵窦中一个较为脆弱的位置。三叉神经的第一支（眼支）穿行海绵窦全长，从眶上裂进入眼眶；第二支（上颌支）从海绵窦中部离开；第三支（下颌支）有时会在海绵窦后部有短暂走行（未画出）

表 9-1　各部位导致眼球运动神经麻痹的病因

部位	病理过程	病因	
脑干（神经核、束）	肿瘤	胶质瘤、转移瘤	
	炎性/脱髓鞘 血管病 感染 其他	多发性硬化、病毒感染后、吉兰-巴雷综合征的 米-费变异型 卒中、出血、微血管病、基底动脉迂曲扩张 弓形体、脓肿 韦尼克脑病	
蛛网膜下隙	感染（基底脑膜炎） 炎性病变 肿瘤 颅外肿瘤侵袭 创伤 蛛网膜下隙出血 动脉瘤	结核、隐球菌、AIDS、梅毒 偶有细菌感染 结节病 斜坡脊索瘤、脑膜瘤、癌性脑膜炎、白血病、室管膜瘤蛛网膜下隙转移、延髓神经母细胞瘤、中枢神经系统淋巴瘤，其他肿瘤肾上腺囊性细胞癌、鼻咽癌	
不确定：蛛网膜下隙或海绵窦	微血管性 （缺血性单神经病）	糖尿病、高血压、胶原血管病、巨细胞动脉炎、动脉硬化	
海绵窦/眶上裂	化脓性血栓形成 鞍旁肿瘤 其他肿瘤 血管异常改变	细菌感染、毛霉菌病、曲霉菌病 脑膜瘤、颅咽管瘤、垂体腺瘤、垂体卒中、脊索瘤、神经鞘膜瘤骨髓瘤、淋巴瘤、转移瘤（乳腺、肺）、鼻窦肿瘤延伸、骨肿瘤颈动脉海绵窦瘘、海绵窦内动脉瘤	
海绵窦、眶上裂、眶尖	肉芽肿性过程	托洛萨-亨特综合征、结节病、带状疱疹	
眶尖/眼眶	创伤、特发性眼眶炎性综合征、眼眶肿瘤		
变化或未知位置	偏头痛		

AIDS：获得性免疫缺陷综合征；CN：脑神经；CNS：中枢神经系统；MS：多发性硬化。

▶ 外展神经：第Ⅵ对脑神经

外展神经（脑神经Ⅵ）支配同侧眼眶的外直肌。正如其名，该脑神经负责眼球的外展运动，该脑神经麻痹导致眼球外展功能不足。

症状与体征

外展神经麻痹的患者常常有水平复视，尤其向瘫痪侧肌肉方向侧视时明显。在近注视时常常没有复视，因为会聚动作将眼球从外直肌活动的区域移开，换句话说，当研究进行会聚动作时，外直肌处于抑制状态，因此在类似阅读这种近注视活动情况下，外直肌力量减弱常常不导致相应症状。

外展神经麻痹所致的内斜视是非共同性斜视，在瘫痪肌肉的活动域较为明显（图 9-2）。患者可能呈头位偏转姿势，面孔朝向瘫痪方向，以减小斜视程度。外直肌麻痹的患者同时可能伴有轻度的垂直性斜视，注意不要误以为是合并了扭转性斜视。

解剖与临床意义

导致外展神经麻痹的疾病以及伴发出现的症状和体征都可以用局部神经解剖结构来解释。

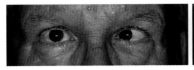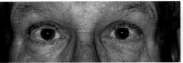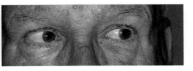

图 9-2　外展神经麻痹

62 岁女性，糖尿病 2 型。主诉突然发生水平性复视。眼球运动检查发现右眼外展不能

神经核与传导束

成对的外展神经核位于脑干的脑桥第四脑室水平（图 9-3A）。神经核包含两种神经元：一种是发出轴索组成同侧外展神经束和神经的神经元；另一种为核间神经元。核间神经元发出轴索、穿过中线、在对侧的内侧纵束（MLF）上升，与对侧内直肌亚核行程突触联系，共同支配共轭水平眼球注视运动（图 10-2）。外展神经核损伤导致同侧注视麻痹而不仅仅是外展不足。如累及邻近的旁中央脑桥网状结构和内侧纵束，则导致注视麻痹或"一个半综合征"（图 10-6）。面神经（脑神经Ⅶ）核位于外展神经核的腹侧，其发出的神经纤维向上绕过外展神经核表面，在第四脑室底上形成一个小丘——面神经丘，在 MRI 轴位像上可以作为识别外展神经核水平的解剖标志。累及外展神经核的疾病包括脑干胶质瘤、颅内转移性病变、脑干梗死和动静脉畸形等。

外展神经的运动纤维束从核发出后，在脑干基底向脑桥延髓连接处穿行。影响外展神经传导束的病变也常常同时累及脑桥其他邻近结构，如面神经核和神经束、下行的眼交感神经纤维、三叉神经核和束、皮质脊髓束以及其他结构。米亚尔·居布勒综合征是同侧外展神经和面神经损害伴有对侧偏瘫，提示脑桥腹侧病变。Raymond 综合征为同侧外展神经麻痹伴有对侧偏瘫。福维尔综合征则为背侧脑桥病变，表现为同侧外展神经、面神经以及前庭蜗神经麻痹、伴有水平注视麻痹以及同侧霍纳综合征（图 9-3A）。

血管病所致的脑干梗死是 50 岁以上患者外展神经束受累的最常见病因。年轻患者中则以多发性硬化和胶质瘤常见。小脑肿瘤可通过压迫脑干或延伸至脑干而影响外展神经核或神经束。

蛛网膜下隙

外展神经在脑桥延髓连接处、离中线约 1cm 处离开脑干，进入脑桥小脑角处的蛛网膜下隙。这个空间以小脑和脑干为界，内有面神经和前庭蜗神经。该处累及外展神经的病变常常同时累及邻近结构而导致合并面瘫、听力丧失，且常伴有视盘水肿。该处病变包括听神经瘤、脑膜瘤、小脑肿瘤和鼻咽癌等。

离开脑干穿过蛛网膜下隙后，外展神经紧贴斜坡的硬膜上行。此区域的颅内转移性病变（尤其是前列腺癌转移）、脑膜瘤以及斜坡脉络膜瘤可影响单侧或双侧外展神经。当外展神经上升至斜坡顶端时，即水平位转向展神经孔、穿过矢状齿突带和矢状尖，进入海绵窦。因为下矢状窦也位于该狭小空间，颈内动脉海绵窦瘘或海绵窦血栓形成的患者常常出现外展神经麻痹伴有静脉怒张。

由于外展神经的蛛网膜下隙段与脑干的脑桥延髓结合部的下方紧紧相连，同时与颅底在展神经孔处相连。因此，在腰椎穿刺后或闭合型颅脑损伤后等可以导致脑相对于颅底向下牵拉的情况下就很脆弱，常常可以出现外展神经牵拉伤。

严重中耳炎累及外展神经和面神经紧邻的岩骨矢状窦尖部时可导致格拉代尼戈综合征，表现为严重的面部疼痛和麻木、单侧外展神经麻痹、面瘫和听力下降。在现代抗生素年代，儿童中耳炎很少发展至这种程度，而成年人出现这种综合征则提示胆脂瘤或鼻咽癌。

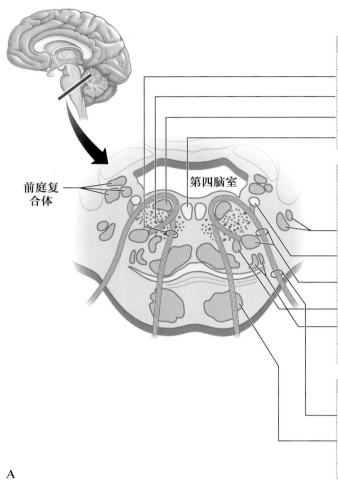

外展和注视动作所涉及的神经结构	
解剖结构	损害后的症状体征
外展神经束	外展不全
桥脑旁中央网状结构	注视麻痹
外展神经核	注视麻痹
内侧纵束	核间性眼肌麻痹

脑桥背侧的其他结构	
当外展神经麻痹伴有这些症状体征时，很可能是背侧脑桥损害所致，（称作Foville综合征，或小脑前下动脉综合征）	
解剖结构	损害后症状体征
三叉神经脊束核（第Ⅴ脑神经）束/核	面部麻木
孤束核	舌前2/3味觉消失
面神经（第Ⅶ脑神经）束/核	面瘫
中央被盖束	中枢性霍纳综合征
上橄核/外侧丘系	听力下降

腹侧脑桥	
当外展神经麻痹伴随有这些症状或体征时，很可能是腹侧脑桥损伤所致（称为Millard-Gubler综合征）	
解剖结构	损害后症状体征
面神经束	同侧面瘫
皮质脊髓束	对侧偏瘫

前庭复合体

第四脑室

A

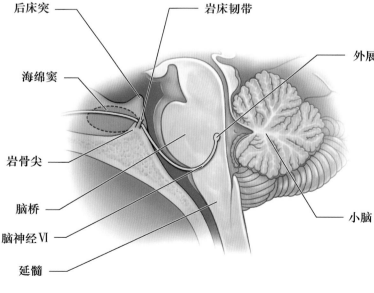

后床突 —— 岩床韧带

海绵窦

岩骨尖

脑桥

脑神经Ⅵ

延髓

外展神经（CN Ⅵ）核

小脑

B

图9-3 外展神经（脑神经Ⅵ）解剖

A：外展神经核水平的脑干横断面。邻近结构和发生损害后的相应症状和体征。B：在蛛网膜下隙行程。外展神经从脑桥延髓结合部离开脑干进入蛛网膜下隙，向上爬上床突，在岩床韧带下方、通过 Dorello 孔，穿过硬膜，进入海绵窦

颅底骨折常常影响岩骨矢状窦尖部和外展神经。当颞骨骨折时也常影响面神经。合并症包括脑脊液耳漏、外耳道血性分泌物和乳突部皮下淤斑。

海绵窦

与位于海绵窦的外侧壁因而受到某种程度保护的动眼神经和滑车神经不同，外展神经紧邻颈内动脉在海绵窦的正中穿行（图 9-1B）。这种在海绵窦内的解剖位置使得外展神经很脆弱，常常是海绵窦病变所累及的第一条脑神经，如海绵窦内动脉瘤、颈内动脉海绵窦瘘、肿瘤转移性病变，以及外侧侵袭性鞍区肿瘤。眼交感神经纤维从颈动脉丛密集上行，在海绵窦内穿行时短暂经过外展神经上方，然后加入三叉神经的第一支进入眼眶。眼交感神经麻痹（霍纳综合征，合并外展神经麻痹高度提示海绵窦疾病）。

眼眶

外展神经通过眶上裂进入眼眶，穿过 Zinn 环和肌锥，然后外直肌的内侧面进入而支配该肌肉。眶上裂和眶尖的炎性病变可累及外展神经、动眼神经和滑车神经。

诊断与鉴别诊断

外展神经麻痹

具有明确血管病病史或 50 岁患者突然发生孤立性外展神经麻痹，其很可能的原因为缺血性单神经病变。这种情况也可能发生于有系统性血管病如糖尿病和高血压的年轻患者。可以伴有眼痛但是通常很轻微且一周内缓解。因为缺血性单脑神经病可以由血管炎所致，所以实验室检查应该包括红细胞沉降率和C 反应蛋白。没有明确血管病病史的患者应该进行系统内科检查包括筛查糖尿病、高血压、高脂血症以及动脉硬化性疾病。尽管缺血性单脑神经病通常需要 6 周以上的时间自然恢复，但谨慎起见，可以在起病后 2～4 周随诊。这时随诊的目的是确认患者的神经麻痹没有加重、没有出现其他脑神经病变（提示肿瘤可能）或波动性症状和体征（提示重症肌无力）。多数患者需要 3 个月才恢复。如果 3 个月以上还不恢复，应该进行进一步检查（如神经影像）以排除其他病因。

外展神经压迫性病变的特点是进行性加重的外展受限，通常伴有其他脑神经病或演变出其他神经系统体征表现。出现以下情况应该进行头颅 MRI 检查：患者外展受限逐渐加重；既往有脑或鼻窦肿瘤史或可能发生转移的癌变；有其他脑神经受累；患者有较明显的面部疼痛；或者出现其他神经系统症状。增强 MRI 可以看到 CT 无法看到的脑干和神经走行的细节。如果鉴别诊断包括眼眶（如 Grave 眼眶病），则可能需要进行眼眶 MRI。

儿童可能出现病毒感染后单侧或双侧外展神经麻痹。很可能是自身免疫机制，有自限性。由于该年龄段较常见脑干和小脑肿瘤，所以应该严密观察有无其他神经系统症状体征（如注视麻痹、小脑征）发生，应该进行耳镜检查，排除中耳感染可能。

颅内压增高可能出导致单侧或双侧外展神经麻痹。这种情况下检查视盘的重要性显而易见，而且这种情况提醒医生进行所有神经眼科基本步骤检查的重要性，即使有些步骤（如眼底镜检查）看起来与主诉（复视）无关。

分离注视不足是一种机制不明的疾病，表现为远注视时内斜而近注视时斜视消失，常常见于 60 岁以上患者。这种疾病是由于位于脑干的分离注视中心微缺血所致还是轻度的双侧外展神经麻痹，目前尚不确定。

其他导致外展受限的原因

有外展受限的患者不应该简单地冠以"外展神经麻痹"（表 9-2）。眼眶 Graves 病、外伤性内直肌嵌顿、特发性眼眶肌炎（IOIS）和其他眼眶疾病也可以导致外展受限。眼肌型重症肌无力可以出现任何一种眼球运动障碍，包括孤立性外展受限。先天性内斜视常常较容易与双侧外展神经麻痹鉴别，因为该病的内斜是共同性的，且伴有其他表现，如隐性眼震、斜肌功能不全以及近视等。

表 9-2　外展不全的鉴别诊断

外展神经（第Ⅵ对脑神经）麻痹
缺血性单神经病
创伤
颅内压增高
压迫
• 脑干
• 小脑脑桥角肿瘤
• 斜坡肿瘤
• 海绵窦病变
脱髓鞘（MS）
眼眶 / 肌肉源性
眼眶 Graves 病
特发性眼眶炎性综合征
创伤性内直肌嵌顿
先天性
Duane 综合征
Möbius 综合征
失代偿性先天性内隐斜
其他
会聚痉挛
眼肌型重症肌无力
离散麻痹

会聚痉挛可能与双侧外展神经麻痹混淆（图 9-4）。这种情况出现于背侧中脑综合征时，一定会伴随有其他表现（表 10-1）。会聚痉挛可以是隐性远视或老视的成分之一。主动性会聚（功能性会聚痉挛）通常伴有瞳孔缩小，且不能持久。

Duane 综合征是一种先天性眼球运动障碍，令人惊讶的是常常要到成年才发现。无意中出现水平性斜视的患者可能有 Duane 综合征，但是医生应该在严格排除其他后天性斜视之后才应该考虑 Duane 综合征导致的外展不足。Duane 综合征是由于先天性外展神经核或干（可以双侧或单侧）发育不良或未发育所致，其外直肌经常被动眼神经变异性支配。临床特征包括试图外展时由于收缩而眼裂变小、眼球后退。患者可能有外展不足、内收不足或二者都出现（图 9-5）。罕见合并近视。患者可能出现转头位以保持双眼视。

Möbius 综合征累及脑干多个神经核而导致双侧外展和注视麻痹、双侧舌下神经麻痹和双侧面瘫的先天畸形（图 12-6）。

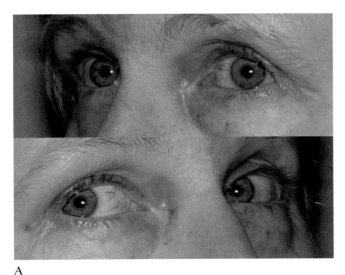

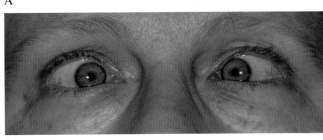

图 9-4 会聚（集合）痉挛

A：原拟诊断间歇性外展神经麻痹的患者，在玩偶眼动作检查中见眼球水平运动功能正常。B：但是，试图进行眼水平侧视运动时，出现明显的双眼内斜。注意缩小的瞳孔，证实这是会聚（集合）痉挛

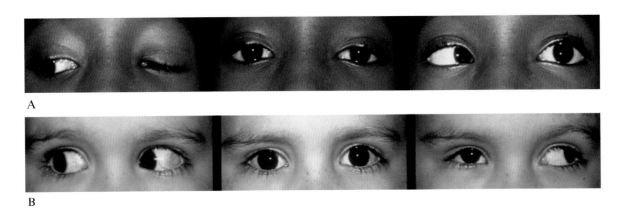

图 9-5 Duane 综合征

A：Duane 综合征 Ⅰ 型。特征表现为外展不能及内收动作时睑裂变小（左眼）。B：Duane 综合征 Ⅱ 型（右眼）。内收不能，伴有内收动作时眼裂变小。Duane 综合征 Ⅲ 型（未图示），外展和内收均不能

治疗

外展神经麻痹的治疗由病因而定。没有自愈可能的、陈旧性外展神经麻痹可以考虑斜视手术。有时，慢性的、小度数的斜视患者可能通过棱镜调整而在第一眼位获得双眼融合。对于外伤性或其他已经明确病因的外展神经麻痹，在内直肌注射肉毒素能够暂时获得第一眼位的融合，而且降低内直肌挛缩的风险。

即使在查找病因的过程中，也应该尽可能为外展神经麻痹的患者提供缓解症状的治疗。可以在眼镜

上贴一块"卡式遮挡片"、通过遮盖一眼来消除复视，这个方法比"海盗式"眼罩或患者主动遮盖一眼要方便舒适。遮盖瘫痪眼患者通常感到较舒适，患者在绝大多数情况下遮盖患眼对患者并没有危害。鼓励患者每天花些时间用双眼视（比如看电视等相对安全的时候），此动作促进瘫痪肌肉恢复，从而使患者获益。如果患者仅在侧视的时候有复视，则只能通过在瘫痪侧的镜片外侧部位贴半透明的胶条来消除复视。如果贴得合适，胶条可以阻挡复视野中一只眼的视觉，而保留其他各个方向注视时的双眼视。

▶ 滑车神经：第Ⅳ对脑神经

滑车神经仅支配上斜肌，但是这条肌肉的活动较为复杂：涉及眼球的内旋、下视和外展。

症状和体征

滑车神经麻痹使患眼上斜，从而造成垂直或对角性复视。上斜肌插入眼球的角度使其在眼球内收时有强力的眼球下转作用，但是在眼球外展状态下其垂直性动作则微乎其微。因此上斜肌麻痹的患者会感到在患眼内收时垂直复视较明显。上斜肌还有使眼球内旋的作用，因此该肌肉麻痹时眼球处于外旋位。患者会说两个重叠的影像相互之间呈倾斜状。患者常常将自己的头位调整至向瘫痪眼的反方向一侧倾斜，收下颌的状态，使眼球从上斜肌支配的活动范围移开，从而减小双眼视线不平行的程度。检查上斜肌功能最好的方法是看眼球在内收状态下眼球下视的能力如何。在眼球内收状态下，上斜肌的几个综合动作简化到只有下视功能，因而使该肌肉的检查得以简化（图9-6）。

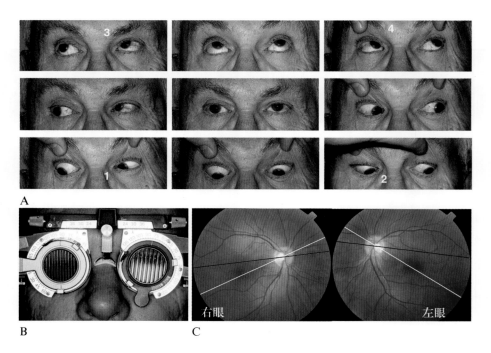

图9-6　滑车神经麻痹

A：眼球各方向同向运动示左上斜肌力弱，提示左侧滑车神经麻痹。左眼在内收位时下转不良（1），在与右眼的正常下转（2）对比时更为明显；左眼下斜肌出现过度活动（3），原因是其拮抗肌左上斜肌与其对抗的力量减弱；同样道理，该现象在于正常的右眼（4）对比时更为明显。B：双马氏杆测量时双眼外旋角度共12°，提示双侧均有一定程度的滑车神经麻痹。C：如图中另一个双侧滑车神经麻痹的患者所示，眼底像可以明显反映出眼外旋位。黑线显示黄斑相对于视盘的正常位置，略低于水平线。白线显示双眼明显外旋时黄斑相对于视盘的位置

解剖和临床意义

神经核和神经束

成对的滑车神经核位于背侧中脑的下丘水平、导水管周围下方的灰质中，在动眼神经核的正后方（图 9-7）。两侧的核分别支配对侧的上斜肌：运动神经束从核发出后，向背侧核后方走行，在前髓帆处交叉，从背侧离开脑干，绕脑干到其腹侧进入海绵窦，最终支配上斜肌。

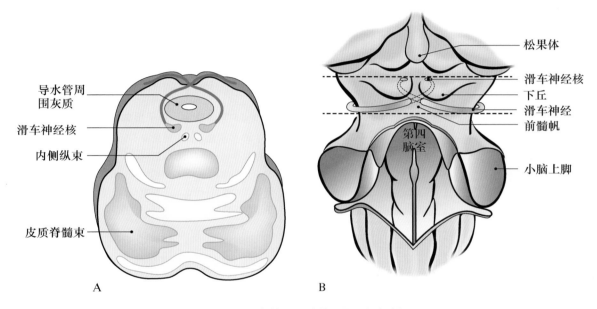

图 9-7　滑车神经（脑神经Ⅳ）的解剖

A：第Ⅳ对脑神经核水平的脑干横断面。滑车神经核位于脑干的背侧，从背侧出脑干前在脑干内穿行的距离很短。B：脑干背侧观：双侧滑车神经核在第四脑室前部、前髓帆处交叉

脑干的病变（如多发性硬化、胶质瘤、脑干梗死等）导致滑车神经麻痹的情况很罕见。主要是因为其神经核位于中脑极背侧的部位，神经束在脑干内穿行的距离很短，因此受累的机会很低（图 9-8）。另外，滑车神经核和束所在的位置相对于外展神经和动眼神经来说不是那么"忙"（指周围的神经结构不那么密集），因此滑车神经受累的综合征就比较少。其邻近可能受累的结构包括在滑车神经核正下方穿行的内侧纵束和下行的交感神经纤维。脑干局灶性病变累及滑车神经核和邻近的交感神经纤维时，导致对侧的上斜肌麻痹和同侧霍纳综合征。

蛛网膜下隙

滑车神经离开中脑背侧，在蛛网膜下隙的周围间隙和天幕的游离边缘下方绕过脑干，穿过天幕边缘的硬脑膜进入海绵窦。滑车神经是在蛛网膜下隙穿行距离最长的、唯一从背侧离开脑干的脑神经，因此是颅脑外伤中最易受伤的脑神经。与其他脑神经一样，缺血性单脑神经病是最常见，其他病因如肿瘤、

脑膜炎和肿瘤转移性疾病是滑车神经蛛网膜下隙段损害的少见病因。

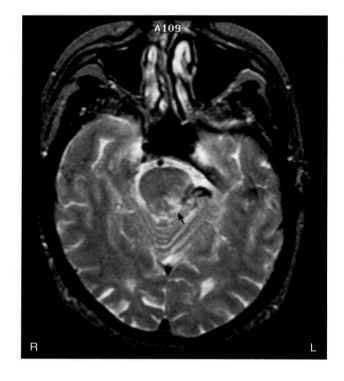

图 9-8　罕见病例：脑干出血所致滑车神经麻痹

　　65 岁男性，二尖瓣换瓣术后服用抗凝药物（华法林），晕厥发作之后诉复视（图 9-6 同一个患者）。MRI 示下丘水平脑干出血，累及从左侧出脑干的滑车神经束（源自右侧滑车神经核），但也可能影响左侧中脑的滑车神经核（右侧滑车神经束的起源）

海绵窦和眼眶

　　滑车神经在海绵窦的外侧壁穿行，通过眶上裂、在 Zinn 环和肌锥之外进入眼眶（图 9-1B），支配上斜肌。由于海绵窦和眶上裂的病变常引起该区域的多支脑神经麻痹，所以导致孤立性滑车神经麻痹的可能性较小（表 9-1）。

鉴别诊断

　　一些情况可以引起垂直性眼球运动障碍（表 9-3）。滑车神经麻痹可能与重症肌无力混淆。眼眶 Grave 病和扭转性斜视也表现为垂直性眼位偏斜，但是通常可以与滑车神经麻痹鉴别。扭转性斜视是脑干病变导致的小幅度垂直性斜视，属于核上性麻痹。

表 9-3　垂直性斜视的鉴别诊断

滑车神经（脑神经Ⅳ）麻痹
创伤性
先天性
先天性失代偿
缺血性（糖尿病性）单神经病
肿瘤或动脉瘤（罕见）
动眼神经（脑神经Ⅲ）麻痹（表 9-4）

眼眶
　眼眶 Graves 病
　特发性眼眶炎性综合征
　创伤
　　• 嵌顿（眶底骨折）
　　• 滑车神经外伤
　外科手术后（白内障）
神经肌肉接头
　眼肌型重症肌无力
核上性
　扭转性斜视

检查和治疗

Bielschowsky 三步法对于临床疑诊为滑车神经麻痹的患者是一个有用的检查法，作用与用双马氏杆测量眼球旋转的检查类似（图 9-6B、图 7-6）。但是，随病程延长，由于代偿性调节稀释了非共同斜视（共同性斜视的扩展），三步法的检查结果可以不典型。

多数孤立性滑车神经麻痹的病因是外伤、缺血性单神经病或先天发育。颅脑外伤所致单侧或双侧滑车神经麻痹很常见，而且常常是永久性的。滑车神经的缺血性单神经病变的病程与缺血性外展神经病变类似：①起病突然，伴有眶周轻微疼痛；②眼位偏斜稳定持续 6 周左右；③多数患者在 3 个月内恢复。拟诊为缺血性滑车神经麻痹的患者如果有明确的缺血性危险因素，则毋需进行头颅 MRI 检查。对 50 岁以上的患者，可以进行红细胞沉降率和 C 反应蛋白检查，除外巨细胞动脉炎所致缺血性滑车神经病变，或者更罕见的情况——上斜肌梗死。

先天性滑车神经麻痹较为常见。有时患者会出现上斜视急性失代偿，患者会主诉复视。先天性滑车神经麻痹的失代偿诊断很难确定。临床表现包括大度数的垂直性融合度，扩散性共同性斜视以及与生俱来的倾斜头位（从未经调整姿势的、老的家庭照片中找）（图 9-9）。

先天性和创伤性滑车神经麻痹常常是双侧性，但不对称。这种双侧性有时要到通过外科手术把明显的一侧矫正后，才发现另一侧也有不全麻痹。用双马氏杆测量时，如果总的斜视角度大于 10°，则可能为双侧性的（图 9-6B），或者在头位向左或右倾斜时同侧的上斜视程度变化，则也可能为双侧性的。

肿瘤或动脉瘤导致孤立性滑车神经麻痹的可能性不大。但是在以下情况下应该进行头颅 MRI 检查：患者没有明确的血管性危险因素；症状持续进展；患者既往有局灶性或可能转移的恶性肿瘤；伴有其他脑神经或神经系统其他结构受累表现。

"卡式遮挡片"可以临时缓解复视症状。棱镜（贴附式 Fresnel 棱镜或埋入式棱镜）只是偶尔起作用，因为棱镜不能矫正上斜肌麻痹的旋转成分。对于仅在下视时有复视的患者，可以用半透明胶条选择性地遮盖镜片的某一部分来模糊单眼视觉而消除复视。对于长期存在的、稳定的上斜肌麻痹可以考虑外科手术矫正。

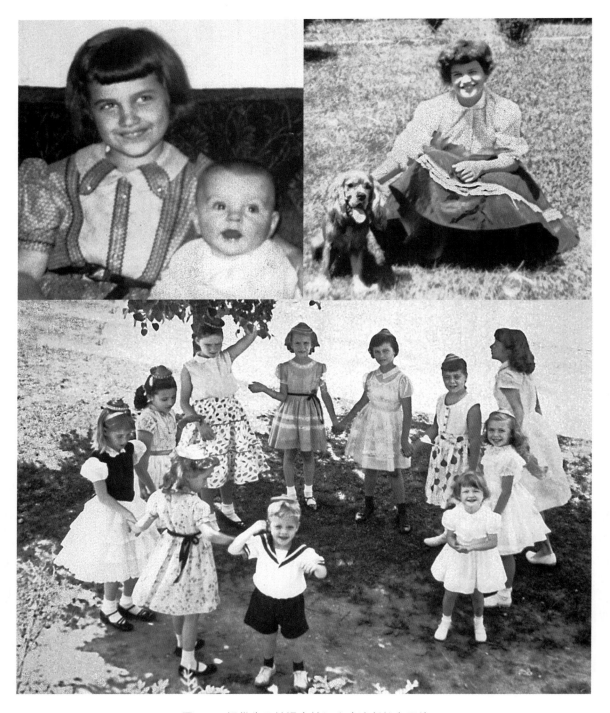

图 9-9 提供先天性滑车神经麻痹诊断的老照片

39 岁女性，主诉间歇性复视 2 年。检查显示滑车神经麻痹，数个检查所见提示该患者的上斜视是慢性的。这些家庭老照片提供了其与生俱来的、原先处于代偿状态的先天性滑车神经麻痹的最终证据。上排照片显示患者家庭影集中持续存在的右侧代偿性倾斜头位；下面的照片是患者与其朋友们的照片。由于其特征性代偿头位，应该不难确定谁是患者

▶ 动眼神经：第Ⅲ对脑神经

动眼神经是混合神经：支配上、内、下直肌、下斜肌、提上睑肌（提睑动作），并且为瞳孔括约肌和睫状肌提供副交感神经支配。

症状和体征

动眼神经麻痹导致上睑下垂、瞳孔扩大和眼球运动障碍。瞳孔受累的程度为临床诊断提供了很重要的诊断信息，可以帮助选择相应的检查。瞳孔括约肌完全麻痹（"吹大的瞳孔"）使得瞳孔极度扩大、对光反应消失；受累较轻时表现为瞳孔不等大，有时仅在明亮的光线下才比较明显；上直肌、下直肌、内直肌和下斜肌神经支配受累时，导致眼球上抬、下视和内收麻痹（图 9-10）。当动眼神经麻痹严重时，仅外直肌和上斜肌尚能工作，所以受累侧眼球被拉向外下方。动眼神经麻痹所致的复视既有垂直成分也有水平成分，程度与眼球试图运动的方向有关。在睑下垂睑足以遮盖瞳孔时复视或许不是患者的明显主诉。

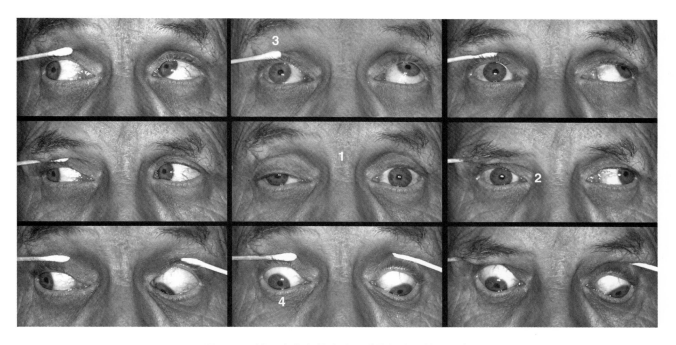

图 9-10　糖尿病患者的瞳孔不受累的动眼神经麻痹

50 岁糖尿病患者，主诉眶周痛数日。疼痛起病 2 天后出现复视，次日眼睑下垂。红细胞沉降率正常，临床表现符合典型缺血性单神经病。症状和体征于 2 个月内恢复。患者有不完全睑下垂，没有瞳孔不等大（1）；内收（2）、上视（3）和下视（4）受限

解剖与临床意义

神经核

动眼神经所支配的多个眼球运动功能分别由其位于动眼神经核团复合体中的亚核支配（图 9-11）。

动眼神经核群位于中脑背侧上丘水平、导水管周围下方的灰质中，其左右两侧的成分分别骑跨在正中矢状面的两侧。中央尾核是单个核，位于中线，发出的神经纤维支配双侧提上睑肌。因此，纯核性动眼神经麻痹所致的睑下垂总是双侧性的，是罕见的孤立性动眼神经核性损害的唯一表现。与中央尾核不同，其他所有动眼神经核群的各组亚核均为成对分布。动眼神经副核（Edinger-Westphal）为瞳孔括约肌提供副交感神经支配，与内直肌、下直肌和下斜肌亚核一样，动眼神经副核支配同侧眼。支配上直肌的神经束在核群内交叉支配对侧上直肌。理论上，精确的单侧动眼神经核性损害导致对侧上直肌力弱和同侧眼球运动障碍，但是其临床意义不大。累及动眼神经核群或其各个亚核的损伤不常见，包括脑干梗死、脱髓鞘、炎性损害（如结节病）和肿瘤（胶质瘤或转移瘤）。

神经束

动眼神经束向腹侧穿行中脑被盖，穿过红核和大脑脚的内侧。累及神经束的中脑病变偶尔导致孤立性动眼神经麻痹，临床上很难与周围性动眼神经麻痹鉴别。多数情况下，影响动眼神经束的病变同时累及红核（贝内迪克特综合征）或大脑脚（韦伯综合征）（图9-11A、图9-12）。

蛛网膜下隙

动眼神经在大脑脚间裂离开脑干，在蛛网膜下隙穿行进入海绵窦。

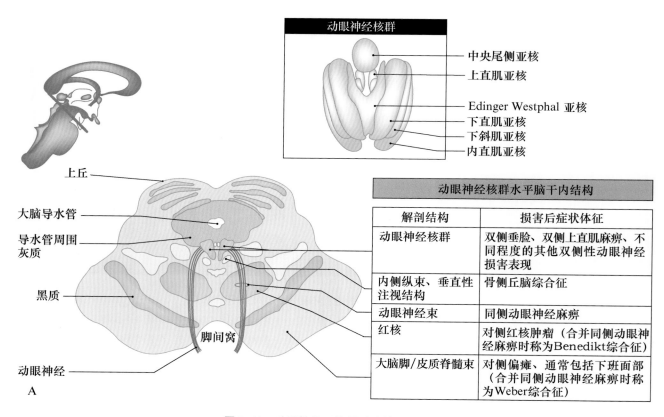

图9-11　动眼神经（第Ⅲ对脑神经）解剖

A：动眼神经核群水平的脑干切面。动眼神经核群由各具其功能的亚核组成（插图）。列出了邻近结构和受损后的症状和体征

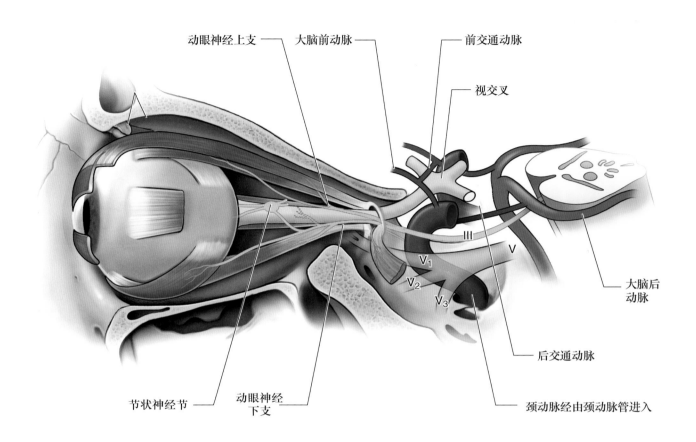

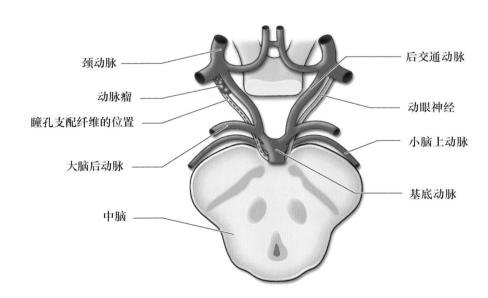

图 9-11　（接上页）

B：蛛网膜下隙行程。动眼神经从脚间窝离开脑干后进入蛛网膜下隙。在进入海绵窦之前与后交通动脉平行走行。该解剖位置使得动眼神经非常容易受到后交通动脉的压迫（引自 Weinstein JM. The pupl // podos SM，Yanoff M. Textbook of oph thalmology. stlouis: Mosby，1991.）

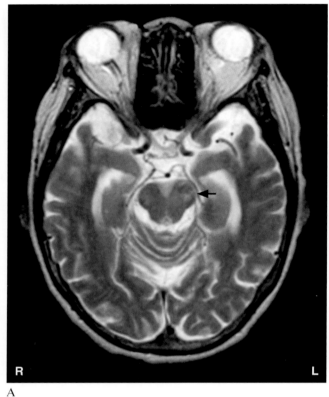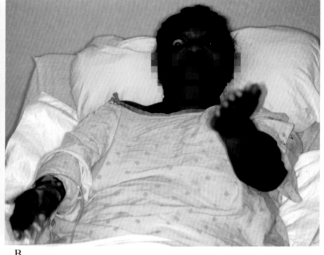

A　　　　　　　　　　　　　　　　　　　　　　　B

图 9-12　韦伯综合征

62 岁女性，中脑卒中。A：磁共振成像（T2 加权轴位像）显示在左侧动眼神经束和大脑脚区域、中脑被盖部的梗死。（B）患者有右侧上肢力弱和左侧完全睑下垂的动眼神经麻痹

　　动眼神经与 Willis 环之间有重要的解剖关系。基底动脉在脑干腹侧面上升，发出成对的小脑上动脉，然后在中脑水平发出大脑后动脉。动眼神经离开脑干时，走行于小脑上动脉和大脑后动脉之间，然后紧邻连接大脑后动脉和大脑中动脉的后交通动脉旁（因而构成 Willis 环的后半部分）走行。后交通动脉和大脑中动脉连接处的动脉瘤可直接压迫动眼神经或因神经内出血而导致动眼神经麻痹（图 9-11B）。该区域的动脉瘤可突然扩张而导致急性、痛性动眼神经麻痹。该处动脉瘤出血导致蛛网膜下隙出血，引起脑膜刺激征（头痛和颈项强有）和急性神经功能障碍。

　　瞳孔运动纤维在动眼神经内上方表面走行。这种表浅走行使瞳孔受累更多来自外力损害（如动脉瘤或外伤），而相对少见于缺血性单神经病。缺血性单神经病倾向于位于神经内部的、滋养动脉的中央分水岭区，而不影响支配瞳孔的神经轴突。因此，不伴瞳孔受累的动眼神经麻痹更可能是缺血性病变所致，而瞳孔受累较其他眼肌运动功能受累明显的动眼神经麻痹则更大可能为压迫性，尤其是动脉瘤压迫时。

　　幕上占位扩展所致颞叶钩回疝在经过小脑幕边缘时可牵拉或压迫动眼神经，通常首先影响其位于表面的瞳孔纤维因而导致瞳孔扩大（哈钦森瞳孔）。

海绵窦
动眼神经在后床突外侧走行，穿过硬脑膜进入海绵窦，在海绵窦内部，动眼神经在外侧壁走行，处

于相对被保护的状态，但是与滑车神经、外展神经或三叉神经的眼支一样，容易被海绵窦病变损害。与外展神经麻痹一样，动眼神经的缺血性单神经病也可能发生于其海绵窦段。在进入眶上裂之前，动眼神经分出其上支和下支。但是该上支或下支的孤立性损害的定位价值并不大，因为根据以往报道，从脑干到眼眶任何部位的损害都可能出现孤立性损害。

眼眶

动眼神经上支支配上直肌和提上睑肌，下支则包括支配其他肌肉（内直肌、下直肌、下斜肌）的神经纤维和副交感神经纤维。下支的副交感成分在眼球后的睫状神经节换元（图 9-11B）。节后睫状神经纤维支配瞳孔括约肌和睫状肌（详见十一章）。外伤和眶尖综合征可影响该神经眶内段。眶底的爆裂性骨折可导致动眼神经的下支和睫状神经节受累，所引起的"吹大的瞳孔"可能与哈钦森瞳孔（脑疝）所混淆。

异生性再生

动眼神经损伤后有再生能力。但是，再生的动眼神经常常发生错向生长、对一条或多条肌肉发生错误支配。一个常见的综合征是当试图内收或下视时出现抬睑动作，原因是原本支配内直肌或下直肌的神经纤维异生支配提上睑肌（图 9-13）。偶然情况下，瞳孔括约肌通过睫状神经节的异生纤维接受原本支配眼外肌的神经支配，使得对光反应消失的瞳孔在试图内收、上视或下视时出现瞳孔收缩（图 11-14）。还有其他奇怪的眼球运动形式，如对侧肌肉接受异生支配时出现眼球后退。异生性神经再生从来不会出现在缺血性单神经病，而总是提示神经的髓鞘和神经膜被一种类似多纹刻刀样的作用力损伤（如动脉瘤、肿瘤和外伤）。这种异生支配的情况偶尔会出现在眼肌麻痹性偏头痛。异生性再生有时会在缺乏既往动眼神经损伤史的患者中出现，称为原发性异生性再生。通常提示缓慢生长的海绵窦占位性病变，如脑膜瘤或动脉瘤。这种情况下，对神经的损伤和异生性神经再生同时进行。

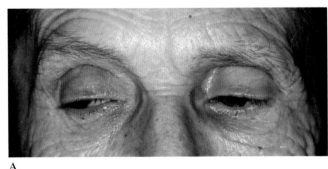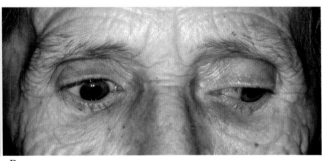

A

B

图 9-13 动眼神经原发性异生性再生

75 岁女性，因海绵窦内脑膜瘤而发生的缓慢进展性右侧动眼神经麻痹。A：向右下方注视时，眼睑位置正常。B：向左下方注视时，由于原本支配内直肌的神经纤维异向生长支配提上睑肌，在右眼试图内收时右眼上睑抬起

鉴别诊断

由于可出现多种眼球运动障碍，眼肌型重症肌无力除没有瞳孔受累外，可以与动眼神经麻痹所致的各种眼肌麻痹混淆。Grave 病可影响多条眼外肌，但是不像动眼神经麻痹导致眼外斜，Grave 病更可能导

致内斜。

检查与治疗

动眼神经麻痹的常见病因见表 9-4。

表 9-4 动眼神经麻痹

缺血性（糖尿病性）单神经病
后交通动脉动脉瘤
创伤
脑干 / 蛛网膜下隙疾病
- 肿瘤
- 脱髓鞘
- 梗死
- 脑膜炎
海绵窦 / 眼眶
- 压迫
- 炎性 / 感染
偏头痛
先天性

动眼神经的缺血性单神经病很常见。很多专家认为如果患者有典型的缺血性单神经病的症状、体征——有明确的血管病史的患者或年龄较大的患者出现瞳孔不受累的动眼神经麻痹，在进行过前文提到的、针对缺血性外展神经麻痹而做的评估（病史、红细胞沉降率和 C 反应蛋白），以除外巨细胞动脉炎或其他血管病后，就可以采取简单的观察处理，而不需要进行进一步影像检查。但是，由于动眼神经麻痹的病因中动脉瘤和其他更具威胁性的疾病的可能性远远大于外展神经麻痹和滑车神经麻痹，有些专家和医生更愿意对所有动眼神经麻痹的患者进行影像学检查。

预诊为缺血性动眼神经麻痹的患者应该在一周后随诊以确认疾病没有进展而累及瞳孔，而且合并疼痛已经缓解。没有明确缺血因素的患者均应接受影像学检查。缺血性单神经病应该在 6 ~ 12 周恢复，如果不恢复则应该进行进一步检查。

尽管相对少见，但是由于其高致残甚至致死性，后交通动脉瘤成为以动眼神经麻痹起病的所有患者的主要应关注的疾病。尽管动脉瘤所致的动眼神经麻痹常常伴有疼痛，但是由于疼痛在缺血性单神经病尽管较轻但也较常见，因此不能把是否伴随疼痛作为一个可靠的鉴别依据。经常需要进行磁共振血管造影（MRA）和计算机断层血管造影（CTA）或导管血管造影来检查高危患者是否有动脉瘤：没有微血管病危险因素的年轻患者（45 岁以下）；所有伴瞳孔受累的患者（图 9-14）。值得注意的是，有时候在症状初发时没有瞳孔受累，而是在几天之后出现，因此应该小心随诊注意该重要体征。

动眼神经麻痹可见于脑外伤，外伤所致的动眼神经麻痹常常最终出现异生性再生。但是如果轻微外伤后出现动眼神经麻痹，则提示患者以往就可能就存在颅内占位。

儿童的动眼神经麻痹常常是先天性或外伤性的。少见原因有肿瘤、动脉瘤、脑膜炎、感染后或疫苗接种后神经病变以及眼肌麻痹性偏头痛。眼肌麻痹性偏头痛是一种少见的临床综合征，表现为头痛、恶心、呕吐和随之发生的动眼神经麻痹。患儿常常有偏头痛家族史。头痛和恶心可持续几天，眼肌麻痹可以短至 1 天，长至 1 个月。即使临床诊断为该病，也应该进行神经影像检查，因为否则不能排除颅内占位或动脉瘤。周期性动眼神经麻痹是一种少见的、表现为周期性特征的动眼神经麻痹：下垂的眼睑抬起、扩大的瞳孔收缩、外下斜的眼位恢复至第一眼位。周期性动眼神经麻痹通常与先天性动眼神经麻痹有关。

眼外肌				
		完全性眼外肌受累	眼外肌部分受累	眼外肌不受累
眼内肌（瞳孔和调节）	瞳孔扩大，光反射消失	动脉瘤高风险（迅速转至神经科或神经外科医生进一步检查，很可能需要进行血管造影除外动脉瘤——即使是患者的年龄、性别和疼痛均不支持动脉瘤诊断	动脉瘤风险最高（迅速转诊至神经科或神经外科进一步检查，很可能需要血管造影）	动脉瘤风险很低。对于一个急救患者，这种情况几乎可以肯定是周围性问题（如眼眶的或眼源性的），而不是动眼神经麻痹。阿托品性？（用 1.0% 匹罗卡品眼药试试）、Adie 瞳孔？（0.1% 匹罗卡品），外伤？闭角型青光眼？
	明亮光线下瞳孔不等大，光反应减弱	动脉瘤风险不确定。也可能是在以往存在的糖尿病自主神经病影响瞳孔括约肌基础上的缺血性动眼神经麻痹（但还是应该转诊排除动脉瘤风险，尤其是在年龄、性别和疼痛等情况提示动脉瘤时）	动脉瘤高风险。属于没有瞳孔回避的部分性动眼神经麻痹。迅速转诊至神经科或神经外科进一步检查，很可能需要血管造影	动脉瘤风险很低。对于一个急救患者，这种情况几乎可以肯定是周围性问题（如眼眶的或眼源性的），而不是动眼神经麻痹。阿托品性？（用 1.0% 的匹罗卡品眼药试试）、Adie 瞳孔？（0.1% 匹罗卡品），外伤？闭角型青光眼？
	无瞳孔不等大，正常光反应	动脉瘤风险很低。很可能是缺血性单神经病。询问和确认患者有无糖尿病	动脉瘤低风险。很可能是缺血性单神经病。询问和确认患者有无糖尿病	正常

图 9-14　动脉瘤导致动眼神经麻痹的相对危险性

　　动脉瘤压迫所导致的动眼神经麻痹导致瞳孔支配纤维（在神经表面走行）受累的可能性大于缺血性单神经病。图示是根据眼外肌和眼内肌受累的相对严重程度来推测动脉瘤危险性。（引自 Kardon RH，Thompson HS. The pupil // Rosen ES，Thompson HS，Cumming WJK，et al（eds）: Neuro-ophthalmology. St Louis，MO，Mosby；1998）

　　动眼神经麻痹所致的睑下垂程度足以遮挡视轴时，可以起到类似眼罩的作用。正在恢复中的患者可能自己感到症状加重，因为随着睑下垂的恢复可能出现复视。此时眼罩可以帮助缓解症状。稳定的残余性动眼神经麻痹有时可以通过在眼镜上棱镜片缓解不适，但是其配镜较为复杂，需要垂直和水平两种矫正成分。同样原因，动眼神经麻痹的斜视手术是较具挑战性的手术之一就不奇怪了。

▶ 多脑神经麻痹

解剖与临床意义

　　足以使脑神经Ⅲ、Ⅳ、Ⅵ的核和束都受累的病变（如韦尼克脑病，框 10-1）很可能会同时导致其他明显的神经系统功能障碍。眼球运动障碍可以是弓形体所致多灶性中枢神经损害的起病表现，是一种可治性疾病，常见于免疫功能缺失的患者。

　　蛛网膜下隙的疾病，如癌、结核性脑膜炎等，可以导致逐步进展的多脑神经病。颅脑外伤、巨大中线肿瘤或动脉瘤是其他可导致多脑神经麻痹的蛛网膜下隙疾病。海绵窦病变是导致多脑神经麻痹的最常见的病因，因为在此狭小空间各支配眼球运动的神经相互紧邻（图 9-1B）。海绵窦内病变常导致各种脑神经组合性损害，可累及脑神经Ⅱ、Ⅲ、Ⅳ、V1、V2、Ⅵ或交感神经（图 9-15）。累及眶尖的病变除累及脑神经Ⅲ、Ⅳ、V1 以外，还累及视神经。该区域的病变以肉芽肿性炎症和脑膜瘤多见。

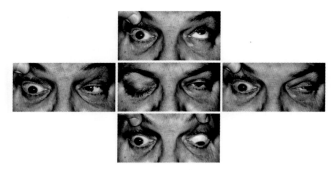

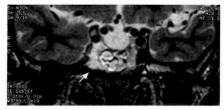

图 9-15　垂体卒中所致多脑神经病

　　43 岁男性，急性起病，眶后疼痛，右上睑下垂，右眼不能活动。A：右眼完全睑下垂。各方向同向运动时可见右眼不能外展，也不能上转、下转和内收。符合右外展神经和动眼神经麻痹。由于右眼在下视情况下没有旋转，说明右眼滑车也受累。B：磁共振成像（T2 冠状位）显示坏死性鞍区占位延伸扩展至右侧海绵窦（箭头），符合以往未发现的垂体腺瘤发生急性出血

　　痛性眼肌麻痹通常称作托洛萨 - 亨特综合征。该综合征的含义是海绵窦和眶尖的非特异性炎症。显而易见，这种综合征的诊断需要先进行详尽积极的检查以排除肿瘤和感染性疾病（表 9-5）。海绵窦和眶尖的非特异性炎症通常对激素治疗反应良好，但其慢性病程常需要可以长期的、可以免用激素的免疫抑制类药物治疗。这种情况很可能只是特发性眼眶炎性综合征（IOIS）的变异型，只是位置更为靠后而已。

表 9-5　痛性眼肌麻痹

眼眶
IOIS
邻近的鼻窦炎
毛霉菌或其他真菌感染
肿瘤：局灶性或转移性
淋巴瘤
眶上裂或海绵窦前部
非特异性肉芽肿性炎症（托洛特 - 亨特综合征）
转移性肿瘤
鼻咽癌
淋巴瘤

　　颈内动脉 - 海绵窦瘘
　　海绵窦血栓形成
鞍旁区
　　垂体腺瘤
　　海绵窦内动脉瘤
　　转移性肿瘤
　　鼻咽癌
　　蝶窦黏液囊肿
　　脑膜瘤、脊索瘤
　　岩骨炎（格拉代尼戈综合征）
动脉瘤
　　后交通动脉瘤
　　基底动脉瘤
其他
　　缺血性（糖尿病性）单脑神经病
　　眼肌麻痹性偏头痛
　　GCA
　　带状疱疹

GCA：巨细胞动脉炎；IOIS：特发性眼眶炎性综合征。

诊断和鉴别诊断

　　当多根脑神经同时发生损害时应该考虑进行颅脑、海绵窦和眼眶的神经影像检查，因为经常会发现颅内占位性疾病。眼眶 Grave 病、特发性眼眶炎性综合征、重症肌无力、疾病（慢性进行性眼外肌麻痹）和核上性麻痹常常造成多种眼球运动障碍，而与多脑神经麻痹较难鉴别（表 9-6）。倾向于这类疾病而非多脑神经病的临床特点：眼眶受累体征、双侧性眼球运动障碍以及症状体征波动性。有时需要借助牵拉试验、腾喜龙试验、肢体肌电图和额肌单纤维肌电图来帮助鉴别诊断。

　　如果怀疑多脑神经病，应该对脑神经从 Ⅱ～Ⅷ注意检查评估。如前所述，如果一根以上的脑神经受累，则各有不同的鉴别诊断意义。检查评估脑神经 V 1 和 V2 有助于海绵窦病变的定位诊断；合并视神经受累提示鞍旁巨大肿瘤或眶尖病变。合并面神经受累提示全身性多神经病、重症肌无力、结节病或淋巴瘤；而合并脑神经Ⅷ受累则提示小脑脑桥角肿瘤。

表 9-6 不限于孤立性脑神经麻痹范围的眼球运动障碍性疾病

眼眶
　　Graves 病
　　IOIS
　　创伤
　　眼眶肿瘤
　　眼肌病（CPEO）
　　颈内动脉海绵窦瘘
神经肌肉接头
　　重症肌无力

续表

脑神经
    多脑神经病
    海绵窦疾病
    眶尖综合征
    带状疱疹
    GCA（和其他血管炎）
    基底脑膜炎 / 癌性脑病
    全身性周围神经病（米 - 费变异型）
    动眼神经异生性再生
    孤立性脑神经麻痹的共同化
核上性
    注视麻痹
    一个半综合征
先天性
    Duane 综合征
    Mobius 综合征

CPEO：慢性进行性眼外肌麻痹；GCA：巨细胞性动脉炎；IOIS：特发性眼眶炎性综合征。

    诊断单侧动眼神经和外展神经同时受累在临床上很容易，因为这两条神经的工作域不重叠。但是在较为完全的动眼神经麻痹背景下要诊断滑车神经麻痹则较为困难，因为患眼不能完全内收以进行滑车神经功能的标准检查程序。这种情况下，可以根据上视和下视动作所诱发出的内旋的度数来评价滑车神经功能。

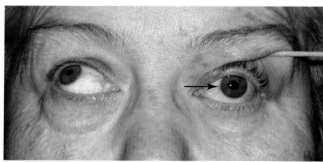
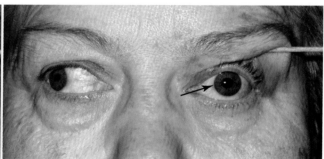
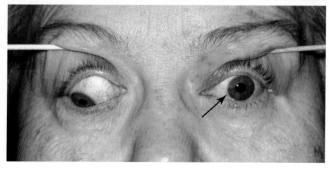

图 9-16　在动眼神经麻痹情况下评估滑车神经功能
    该动眼神经麻痹患者存在内旋，提示其滑车神经功能正常。注意观察左眼的结膜血管（箭头）从上向下的移动，提示左眼内旋功能正常

    吉兰 - 巴雷综合征的变异型米 - 费综合征时一种累及脑神经和周围神经的急性炎性脱髓鞘性多发性神经病。经典的三联征包括共济失调、腱反射消失和迅速进展的、进行性、双侧对称性眼肌麻痹。脑神

经Ⅲ、Ⅳ、Ⅵ受累的不同情况表现为不同的眼球运动神经麻痹。双侧面神经麻痹常见。

▶ 要点

· 外展神经（脑神经Ⅵ）支配同侧眼眶的外直肌。

· 累及外展神经核的病变会导致注视麻痹，原因在于该核包涵两种神经元：①组成外展神经的运动神经元；②与对侧内直肌亚核交通的核间神经元。

· 颅内压增高、腰椎穿刺后（治疗性、诊断性、脊髓麻醉等）、外伤后和低颅压（脑脊液漏）等情况下，可因脑的微小位置移动而牵拉外展神经出现损伤。

· 多数孤立性外展神经麻痹是缺血性或外伤性。

· 外展不足不一定都是外展神经麻痹，其他疾病如眼眶 Graves 病、外伤性内直肌嵌顿和重症肌无力等均可病因。

· 滑车神经（脑神经Ⅳ）仅支配上斜肌一条肌肉，但是这条肌肉有符合运动功能：旋转、下转和外展眼球。

· 滑车神经核的运动神经元支配对侧上斜肌。

· 滑车神经在所有眼球运动神经中于蛛网膜下隙内走行的距离最长，是唯一一条从背侧离开脑干的脑神经。

· 多数孤立性滑车神经麻痹是创伤性、缺血性或先天性。

· 动眼神经（脑神经Ⅲ）支配上、内、下直肌、下斜肌、提上睑肌（司抬睑动作），并且为瞳孔括约肌和睫状肌提供副交感神经支配。

· 缺血性单神经病从来不会导致动眼神经的异生性再生，这种异生性再生提示神经的髓鞘和神经周膜被动脉瘤、肿瘤和外伤所破坏。

· MRA 和 CTA 可以发现很多但不是所有的动脉瘤，脑动脉导管造影是至今为止诊断动脉瘤的金标准。

· 眼肌型重症肌无力除没有瞳孔受累外，可以类似所有的孤立性或联合性眼球运动神经病变。

· 与动眼神经麻痹相同，眼眶 Graves 病可影响多条眼外肌，但是眼眶 Graves 病更多引起眼球内斜，不像动眼神经麻痹常引起眼外斜。

· 眼球运动神经麻痹的患者出现以下情况应该进行颅脑 MRI 检查：①脑神经麻痹逐步进展；②患者有局灶性或潜在转移性的肿瘤病史；③合并其他脑神经受累；④出现其他神经系统症状体征；⑤没有明确的缺血性因素。

· 增强 MRI 可以获得脑干和眼球运动神经走行的细节，优于 CT。

· 缺血性单脑神经病是孤立性Ⅲ、Ⅳ、Ⅵ脑神经麻痹的最常见病因，表现为突然起病、伴轻微疼痛、8～12 周完全缓解。

· 多发性（同时发生的）脑神经病不太可能由微血管病变所致，应该注意查找炎性疾病或肿瘤。

· 单侧、多发性眼球运动神经麻痹提示海绵窦或眶尖病变。

第 10 章

核上性眼球运动系统与眼震

　　6 个系统共同作用以稳定眼球运动。由于这些系统在支配眼球运动的通路上位于眼球运动神经核之上，因而称作核上性眼球运动系统。核间性通路连接眼球运动神经核以协调共轭肌协同完成共轭性眼球运动，同时为核上性眼球运动系统提供共同通路。核上性或核间性运动通路损害可导致眼球共轭运动障碍或斜视。核上性损害还可导致眼震或眼震样眼球振荡，令患者不适的眼球运动，进而导致视力下降和眼球振荡。

▶ 核间性结构：注视中心

　　注视中心是一个由运动前核组成的神经结构，通过将来自核上性眼球运动指令进行组织和重排、发送给相应共轭肌的眼球运动核，使双眼向同一个方向运动。水平性眼球运动核垂直性眼球运动分别有其自己的注视中心。

水平注视
要完成水平注视动作，支配外直肌的运动神经核和支配对侧内直肌的亚核需要接受到同等的刺激信号。

神经组织结构
旁中央脑桥网状结构（PPRF）是水平注视中心。该核在脑桥与外展神经核相邻（图 10-1）。PPRF

接受核上性指令后激活外展神经核。外展神经核由两类神经元组成：①发出轴索支配同侧外直肌的神经元；②发出轴索通过内侧纵束（MLF）交叉到对侧支配对侧内直肌亚核的核间神经元（图 10-2）。因此，PPRF 激活后相应激活外展神经核内的两组神经细胞，随之产生眼球共轭运动（向同侧注视）。

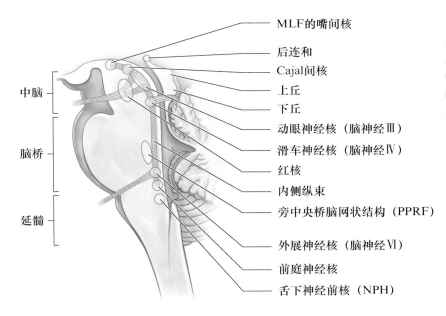

图 10-1　眼球运动控制相关的关键脑干核以及邻近结构（引自 Kline LB. Neuro-ophthalmology review Manual.7th edition. Thorofare, NJ SLACK, 2013）

图 10-2　水平注视环路

　　眼球运动相关的脑干环路模式图是从检查者的角度绘制的。该图不是按实际比例绘制的。例图是一个正常人的水平右注视：右侧注视由脑桥网状结构（PPRF）启动，激活右侧的外展神经核。右侧外直肌经外展神经激活。左侧内直肌亚核被源自外展神经核的核间性通路激活，该核发出的轴突经内侧纵束交叉至对侧到达左侧的动眼神经核群。CCN：中央尾状核；EW：埃 - 魏核；IO：下斜肌；IR：下直肌；Ⅳ：第Ⅳ对脑神经核；MR：内直肌；PPRF：脑桥网状激活系统；LR：外直肌；SR：上直肌；Ⅵ：第Ⅵ对脑神经

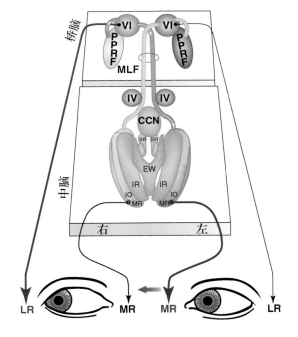

功能障碍与疾病

　　核间性眼肌麻痹（MLF）损害使得从外直肌核到对侧内直肌亚核之间的通路被破坏。因此，左侧 MLF 损伤导致左侧核间性眼肌麻痹（INO）：试图向右水平侧视时，左眼孤立性内收障碍，但是双眼向左的侧视正常（图 10-3）。很多患者受累侧的眼内收不能过中线，相对轻些的病例则仅在检查水平快速扫视

时才能发现内收不足。内收眼在向制定方向位置滑动时移动较慢，落后于快速移动的外展眼（图10-4）。这种情况下的外展眼常出现分离性水平急动性眼震。当 MLF 在脑桥水平受累时，会聚时内收动作可能不受影响。但是如果 MLF 受累的部位靠前（在中脑水平），则会聚动作时内收时受累，因为在此处会聚发出给内直肌亚核的纤维也受累。

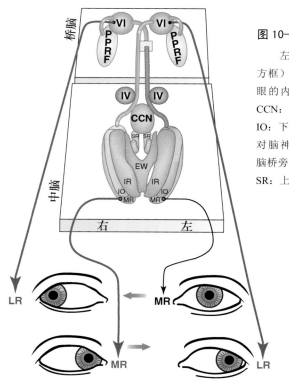

图 10-3　核间性眼肌麻痹

　　左侧内侧纵束病变（图中斜线方框）可导致在双眼向右注视时左眼的内收障碍。向左注视则正常。CCN：中央尾状核；EW：埃 - 魏核；IO：下斜肌；IR：下直肌；Ⅳ：第Ⅳ对脑神经核；MR：内直肌；PPRF：脑桥旁中央网状系统；LR：外直肌；SR：上直肌；Ⅵ：第Ⅵ对脑神经

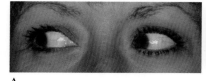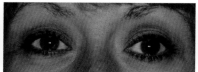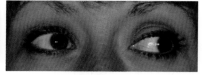

A

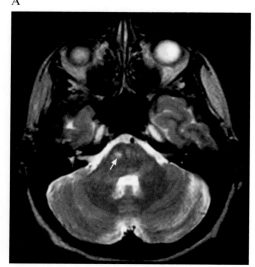

B

图 10-4　多发性硬化所致核间性眼肌麻痹

　　48 岁女性，以视物模糊和复视就诊，左注视时明显，伴有右腿麻木无力。A：水平眼球运动示，向左注视时右眼内收不足。这种情况在进行水平性扫视动作时最为明显：左向扫视时，右眼移动缓慢，左眼出现短暂性眼震。B：MRI（T2 轴位加权像）提示脑干白质损害之一（箭头所指），影响右侧的内侧纵束。其他影像资料显示脑室周围白质病变，符合多发性硬化表现

核间性眼肌麻痹常见原因是多发性硬化（50 岁以下的患者）或脑干血管病（50 岁以上患者）。核间性眼肌麻痹和动眼神经麻痹可资鉴别的不同之处为：INO 没有睑下垂、瞳孔大小不一以及其他动眼神经支配肌肉的受累表现、会聚时内直肌功能保存（多数病例）。但是，重症肌无力可以有与核间性眼肌麻痹完全相同的临床表现。

双侧眼肌麻痹可以导致明显的外斜视，表现为所谓"墙壁眼样双侧核间性眼肌麻痹（wall-eyed bilateral INO，WEBINO）综合征"。这种情况很可能是由于一个同时影响了双侧 MLF 的脑干病变所致（图 10-5）。与前述单侧 INO 一样，WEBINO 综合征的内收通常在会聚动作时保持完整，除非损害部位靠前而损害到内直肌亚核。

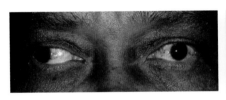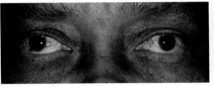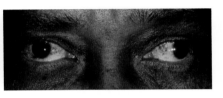

图 10-5　墙壁眼样双侧核间性眼肌麻痹

66 岁女性，既往糖尿病、高血压和多发的脑卒中史，因晕厥发作住院后诉视物聚焦困难。家属提示说从症状出现后患者的双眼"向外展开"。神经系统检查和 MRI 提示脑干梗死。患者在水平性眼球同向注视时，向左注视右眼不能内收，向右注视左眼不能内收。在第一眼位时双眼处于明显外斜状，谓之"墙壁眼样双侧核间性眼肌麻痹"（WEBINO）。这种情况见于脑干梗死范围足以使双侧的内侧纵束受损

注视麻痹（PPRF）的病变导致同侧的侧视麻痹。外展神经核损害也导致同侧侧视麻痹，而不仅仅是外展不足，因为外展神经核激活同侧外直肌和对侧内直肌亚核。导致的侧视麻痹可能不太容易与核上性侧视中枢皮层损害，如额叶眼运动区。鉴别。前庭神经在外展神经核水平输入，所以，核上性或 PPRF 的损害时眼 - 脑反射或变温试验不受影响，但是核及以下损害时则出现异常。

一个半综合征影响 PPRF 或外展神经核的病变也可以影响到紧邻的同侧 MLF。这种情况则导致同侧的侧视麻痹和对侧侧视时的 INO。同侧侧视麻痹是"一个"，对侧侧视时的 INO 是"半个"。水平侧视动作中唯一保持正常的是对侧眼的外展（图 10-6、图 10-7）。与 INO 一样，导致一个半综合征的常见病因是脱髓鞘性疾病和脑干梗死。韦尼克脑病是另一个可导致各种水平侧视活动异常的脑干疾病（框 10-1）。

框 10-1　韦尼克脑病

韦尼克脑病是由于维生素 B$_1$（硫铵）缺乏导致的一种疾病。通常出现在嗜酒者和慢性呕吐的患者。病变遍布脑干中线被盖部、丘脑、下丘脑、小脑。典型的三联征：①眼肌麻痹；②精神意识混乱；③共济失调步态。神经眼科表现包括脑神经麻痹、水平性注视麻痹伴注视诱发眼震、平稳追踪和扫视异常、核间性眼肌麻痹（INO）、前庭眼反射异常以及垂直性眼震（通常为上跳性）。其他表现包括认知障碍和共济失调。硫铵治疗可以逆转很多韦尼克脑病的症状但不能全部逆转。迅速正确的诊断非常重要，因为该病可治疗，在其早期阶段可逆。科萨科夫综合征是维生素 B$_1$ 缺乏性脑病的重型，有严重的记忆力丧失和永久性眼球运动障碍

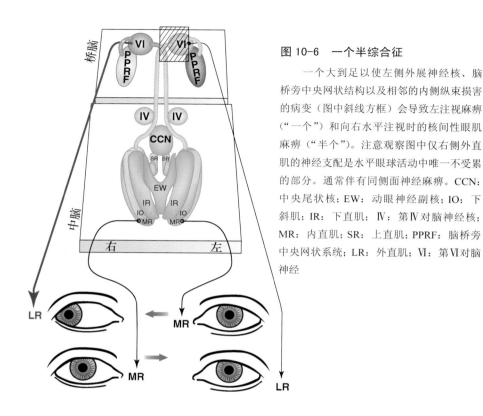

图 10-6 一个半综合征

　　一个大到足以使左侧外展神经核、脑桥旁中央网状结构以及相邻的内侧纵束损害的病变（图中斜线方框）会导致左注视麻痹（"一个"）和向右水平注视时的核间性眼肌麻痹（"半个"）。注意观察图中仅右侧外直肌的神经支配是水平眼球活动中唯一不受累的部分。通常伴有同侧面神经麻痹。CCN：中央尾状核；EW：动眼神经副核；IO：下斜肌；IR：下直肌；Ⅳ：第Ⅳ对脑神经核；MR：内直肌；SR：上直肌；PPRF：脑桥旁中央网状系统；LR：外直肌；Ⅵ：第Ⅵ对脑神经

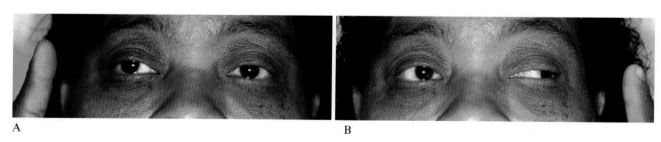

A　　　　　　　　　　　　　　　　　　　B

图 10-7 一个半综合征：临床病例

　　59 岁非裔美国女性，诊断为多发性硬化。向右的侧视麻痹（A）伴有向左侧视时右眼内收不能（核间性眼肌麻痹），符合右侧脑桥损害。该例为右侧一个半综合征。左侧一个半综合征在图 10-6 中图解

垂直注视

神经组织结构

　　MLF 的嘴间核（riMLF）是垂直注视中心。这对核位于中脑前端的动眼神经核群前方的天幕前区（图 10-1）。riMLF 的外侧部分调节向上注视动作。发出的纤维交叉到对侧与下斜肌和上直肌的亚核沟通。这些运动核控制对侧眼的使眼球上视的共轭肌（记得上直肌束是交叉的）（图 10-8A）。riMLF 的内侧部分调节下视。发出的纤维沿 MLF 下行至同侧的下直肌亚核和第Ⅳ脑神经核（图 10-8B）。这些运动核控制对侧眼的眼球下视共轭肌（记得第Ⅳ对脑神经是交叉的）。垂直眼球运动是通过 riMLF 的内侧或外侧部分、双侧激活启动的。

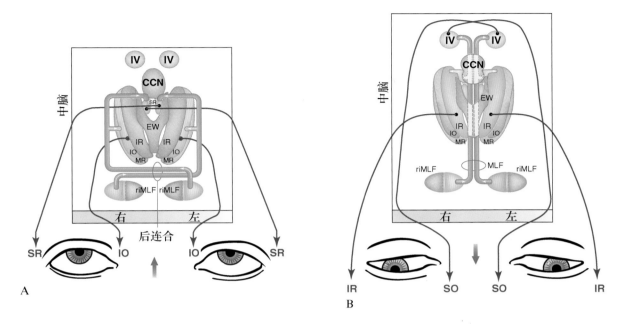

图 10-8 垂直注视环路

A：上视的神经支配通路：内侧纵束的嘴间核（riMLF）的外侧部分与交叉至对侧动眼神经核的神经通路协同作用。B：下视的神经支配：riMLF 的内侧部分，通过 MLF 激活下直肌亚核和滑车神经核。CCN：中央尾状核；EW：动眼神经副核；IR：下直肌；IO：下斜肌；MR：内直肌；SR：上直肌；riMLF：内侧纵束的嘴间核；IV：第 IV 脑神经核

功能异常与疾病

背侧中脑综合征（也称帕里诺综合征、导水管综合征）是一组背侧中脑病变损害垂直注视中心、动眼神经核群、其间的联接纤维以及中脑瞳孔环路的症状和体征组合（表 10-1）。上视异常是其标志性临床表现，伴有试图上视时会聚 - 后退性眼震，也常见瞳孔的光 - 近反射分离（第 11 章）。会聚 - 后退性眼震是一种眼震样眼球振荡，是由于在试图上视时，其他的动眼神经支配的眼外肌没有被抑制而导致的眼外肌共收缩所致（图 10-9）。试图上视的扫视动可以导致眼球向后退缩，从侧面观察最为明显。同时，眼球发生会聚运动。向下移动的视动鼓刺激可以诱发反复的向上扫视活动，从而得以仔细观察该现象。

背侧中脑的病变包括导水管狭窄、卒中、多发性硬化、动静脉畸形、外伤以及肿瘤压迫。松果体瘤通过外在压迫导致背侧中脑综合征，常见于年轻患者。

表 10-1 背侧丘脑综合征的症状与体征

垂直性注视障碍（通常为上视）
会聚 - 后退性眼震（在试图左向上的扫视动作时）
光近反射分离
眼睑后退（Collier 征）
会聚麻痹或会聚痉挛
集合麻痹或集合痉挛
扭转性斜视

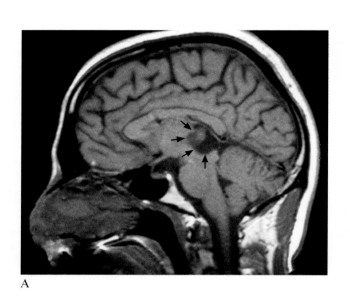

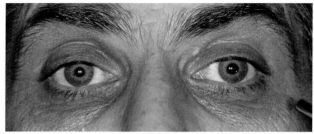

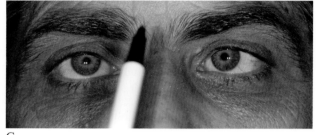

图 10-9　背侧中脑综合征

49 岁男性，松果体囊性占位，因逐步加重的上视时视物聚焦困难就诊（患者是电工，因工作需求经常需要上视）。眼球同向运动检查示垂直性注视动作受限，试图上视时诱发明显的会聚 - 后退性眼震（用向下移动的视动鼓检查最明显）。

A：MRI（矢状位、T1 加权像）示松果体区大的囊性占位，使中脑受压变形。B：瞳孔轻度扩大，对光反射明显减低。C：近反应时瞳孔迅速收缩（比光刺激收缩明显）

▶ 核上性通路与功能异常

有两种基本的眼球运动：①快速眼球运动，以重置眼位，这种情况下，传入性视觉信息是处于抑制状态的；②慢速眼球运动，无论是外界物体移动还是被检查者移动，眼始终盯住一个物体。眼球运动的六套系统控制快速和慢速眼球运动来协调双眼。其中 4 个系统协调共轭注视：扫视系统、平稳追踪系统、前庭 - 眼反射系统和眼动系统。聚散系统控制会聚和分散时的去共轭运动来进行双眼的远或近固视。固视系统使得眼球保持静止和持续维持在感兴趣的物体上。表 10-2 是这些系统和通路的概述和总结。

表 10-2　眼球运动系统与传导通路

眼球运动类型	内容	基本传导通路	备注
扫视	使眼球指向新固视点的快速眼球运动	对侧额叶眼球运动区	可以使主动性的或反射性的
平稳追踪	追踪一个移动的物体的慢速眼球运动	同侧枕叶—颞叶—顶叶联接	
水平聚散	为了达到在远注视或近注视时的双眼聚焦、眼球的非共轭性缓慢运动	中脑、脑桥	
固视和注视状态维持	使眼稳定于感兴趣的物体上	小脑和相关区域	
前庭眼反射	相应于头部运动的代偿性缓慢眼球运动	内耳迷路器官和前庭核，利用追踪的传导通路	持续转动时，通过扫视重置眼球位置，因而形成生理性眼震
眼动反射	为维持移动的视野稳定的慢速眼球运动	枕叶 - 顶叶追踪区，利用追踪的传导通路	当眼球追踪外界移动的视野时，形成生理性眼震，同扫视重置眼球位置

扫视

扫视是使眼球从一个固视位移动至另一个固视点的位相性快速眼球运动（转速为每秒 300°～500°）。扫视通常是主动性的，但有时也不是：可以是对一个突然出现的新的视觉、听觉或触觉刺激的正常反应；可以是眼动或前庭眼反射的一部分；或者是在某些疾病中侵入性的、被动性的反应。扫视活动可以是任何方向的，但是水平性扫视活动比垂直性扫视活动的传导通路更容易懂。

扫视的形成机制

水平扫视活动涉及的机制较水平侧视仅需激活 PPRF 要复杂。要形成水平扫视，需要一个强的冲动发放来克服眼眶的黏附力，使眼球开始运动。然后需要比基线生物放电率更高一级的电活动来使眼球维持在其新的固视位置。PPRF 和其邻近区域中特殊的细胞群产生水平扫视所需的冲动性和升级性电活动。PPRF 中的脉冲细胞（burst cell）产生强的脉冲信号以启动扫视（图 10-10）。信号的强度决定于试图进行的扫视的幅度。停顿细胞（pause cell）（小脑缝间核内）持续地对脉冲细胞的活动进行检查和控制，除了在扫视活动开始前的瞬间和活动过程中不发放信号、从而允许脉冲细胞放电外，其余时间持续发放信号。舌下神经前核（NPH）和前庭内侧核中的神经整合细胞也接受脉冲细胞的信号，按比例生成一个级别信号来保持眼球在其新的固视位。扫视幅度越大，脉冲信号强度越大，使眼球维持在新的固视位的级别信号也就越大。因此，脉冲信号产生与 PPRF，NPH 中的神经整合细胞计算出级别配比。冲动 - 级别联合信号驱动外展神经核中的两组细胞群：支配同侧外展神经的运动核以及联接对侧内直肌亚核的核间神经元。其产生的结果就是双眼朝向 PPRF 和外展神经核激活侧的、协调进行并维持的扫视运动。

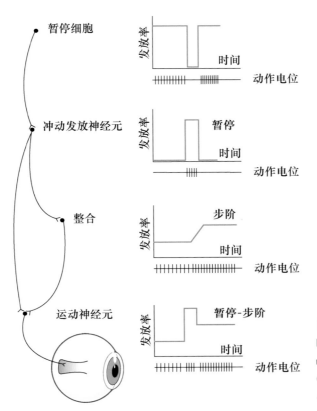

图 10-10　暂停／步阶合成［（引自 Flitcroft DI：Neurophysiology of eye movements, in RosenES, Thompson HS, Cumming WJK, et al.（eds）：Neuro-ophthalmology. St Louis, MO：Mosby；1998.）］

水平扫视神经通路

侧视运动方向对侧的额叶眼运动区和上丘是启动水平扫视活动的主要核上性神经结构。这些区域与对侧的 PPRF 有直接的神经通路联接（图 10-11）。其他控制扫视活动的结构包括额叶辅助性眼球运动区、额前皮层背外侧区、顶叶相应区域和同侧额叶运动区。

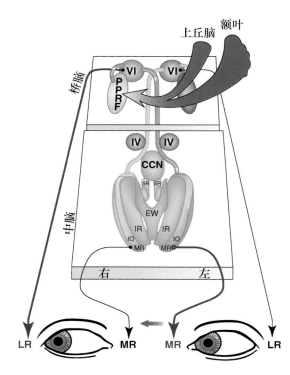

图 10-11　水平扫视的核上性神经调控通路

脑桥旁中央网状结构被来自对侧额叶眼球运动区和对侧上丘的纤维支配。CCN：中央尾状核；EW：动眼神经副核；IR：下直肌；IO：下斜肌；MR：内直肌；SR：上直肌；LR：外直肌；Ⅳ：第Ⅳ对脑神经核；PPRF：脑桥旁中央网状系统；Ⅵ：第Ⅵ对脑神经

垂直扫视神经通路

垂直性扫视的核上神经通路起源于额叶眼球运动区或上丘。这些区域为 riMLF 提供神经传入，后者的角色如同水平扫视活动中的 PPRF 一样，负责产生冲动信号（图 10-12）。Cajal 间核是垂直性扫视的级别信号整合器，相当于水平扫视中 NPH 的角色（表 10-3）。

表 10-3　注视动作合成各成分的解剖位置

	核上性起源	停顿细胞	脉冲细胞	步阶细胞（神经整合）	前运动核	运 动 核
水平性扫视	对侧额叶眼运动区（FEF）和对侧顶叶后部至上丘	位于间质纹状核的多能停顿神经元（OPNs）	PPRF	舌下神经前核（NPH）核前庭内侧核（MVN）	PPRF	外展神经核（支配展神经的神经元以及与对侧内直肌核联系的核间神经元）
			riMLF	Cajal 间核（INC）	riMLF	第Ⅲ、Ⅳ、Ⅵ对脑神经的协同肌神经核

CN：脑神经；PPRF：旁中央脑桥网状结构，riMLF：内侧纵束的嘴间核。

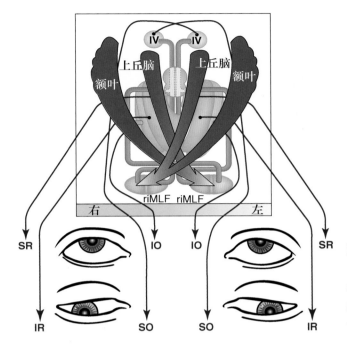

图 10-12　垂直扫视的核上性神经调控

垂直性扫视动作启动于双侧核上性神经冲动，支配双侧 riMLF。IR：下直肌；IO：下斜肌；MR：内直肌；SR：上直肌；；riMLF：内侧纵束的嘴间核；IV：第Ⅳ对脑神经核

扫视功能障碍与疾病

扫视系统异常包括不能主动扫视（眼球运动失用）、扫视速度减慢、扫视过冲（过度扫视）或扫视不足（低幅度扫视）或非自主扫视（扫视侵入）。

额叶损害　额叶眼球运动区损害可以导致向对侧水平扫视困难，双眼眼位易向患者凝视。平稳追踪、眼动反射和前庭 - 眼反射（眼 - 脑反射和变温试验）正常，符合核上性眼球运动损害的特点。损伤几周后，即使是永久性额叶损伤，患者逐渐也能够逐步恢复其双侧扫视的能力。恢复的原因是对侧完整的额叶中继发的、支配同侧 PPRF 投射纤维得以激活，使得保留完整的一侧额叶可以启动向双侧的扫视。

先天性眼球运动失用　是一种患者不能启动水平扫视、而垂直性扫视正常的先天性异常。眼动刺激可以使眼球向一侧移动（平稳追踪正常）但是眼球就维持在该位置，因为患者不能因眼动刺激而形成扫视，而将眼球带回原位。婴儿期会逐步形成一种有趣的代偿性头部运动。因为不能形成水平扫视，婴儿通过转头将固视眼移至极度侧视位。因为眼球在水平面不能再向更侧方远处移动了，头位就进一步转动，强迫性地把眼球从原来的固视位拉开，移到新的固视点，然后头位再根据新的侧视方向重新调整至正位。这种头位过度推拉的动作非常具有特征性，很容易识别，对眼球运动失用具有临床诊断价值（图 10-13）。当这样的婴儿长大后，变动固视点所需的头部运动幅度明显减小，这种特征性的头部过度推拉动作就变得不明显。

后天获得性眼球运动失用　这种情况出现于双侧顶 - 枕叶损伤后，其主动性、视觉导引的扫视和平稳追踪受影响，但是反射性扫视保持完整（因此是失用而非瘫痪）。这种情况如果合并视觉共济失调和同步失认，则组成巴林特综合征（第五章）。如果双侧的额叶眼球运动区也受累，扫视的形成机制严重损害，患者可能出现像先天性眼球运动失用那样的头位过度推拉的代偿性动作。获得性眼球运动失用可见于共济失调毛细血管扩张症、遗传性脊髓小脑共济失调、Joubert 综合征，戈谢病、尼曼 - 皮克病。在心脏手术（心房瓣膜手术多见）后可以出现一种挺奇怪的获得性眼球运动失用，可能与术中心肺旁路以及低温状态有关。

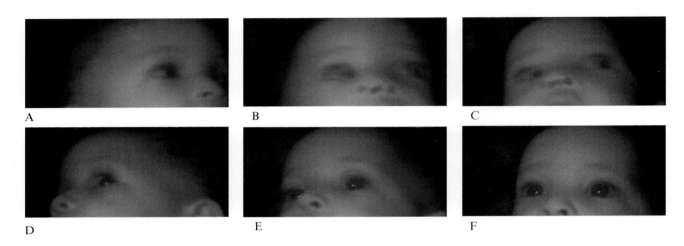

图 10-13 眼球运动失用

先天性眼球运动失用患儿的系列录像，示特征性"甩头"动作。因为不能启动扫视，患儿以此完成再固视动作。A：当孩子在左侧注视时，右侧的一个叽叽叫的玩具吸引其注意力。B、C：患儿通过向右侧转头把他原本向左侧固视的双眼"拽"过来，直至其视线方向与玩具平齐。D：现在固视完成了，他的双眼视线会固定在视靶上，同时向左转头来恢复其中心头位

进行性核上性眼肌麻痹 是一种神经系统退行性疾病，导致各方向扫视活动的逐渐进行性减慢，扫视幅度逐步减小，直至所有主动性扫视功能消失。其核上性起源特点很明显，因为患者的眼脑反射和变温试验在终末期之前保持正常。下视受影响较早，在疾病早期就会出现。伴随神经系统症状包括进行性颈项和躯干强直、痴呆、构音障碍，在诊断后数年常进展、死亡。颈项强直使患者的头位代偿较为困难。

眼动危象 这种情况通常是急性、伴有疼痛、颇有戏剧性的、肌张力障碍性眼球上视性发作，可以持续数小时。眼动危象最初是作为脑炎后帕金森病的表现之一，现在认为尽管也可以见于其他神经系统疾病，但主要是神经镇静药物的反应。急性病例用静脉或肌内注射地西泮或苯海拉明治疗。

脊髓小脑性共济失调 这组疾病出现于成年早期，表现为共济失调、言语含混和痴呆。组织病理表现为小脑皮层、脑桥基地部和下涎核萎缩（历史上称为"橄榄脑桥小脑变性"）。各方向的眼球运动逐步受累，最终导致眼肌麻痹。伴随的眼部表现有视神经萎缩、视网膜色素变性。其他伴有瘫痪性扫视的中枢神经系统疾病见表10-4。

表 10-4 扫视减慢的病因

中枢神经系统退行性病变
脊髓小脑共济失调（SCA）尤其是橄榄脑桥小脑变性（SCA2）
其他遗传性共济失调（如共济失调 - 毛细血管扩张症）
进行性核上性眼肌麻痹
亨廷顿病
阿尔茨海默病
帕金森病
肝豆状核变性（Wilson 病）
肌萎缩侧索硬化

　　脑桥旁中央结构病变
　　　脱髓鞘
　　　梗死，血肿
　　　赘生物
　　药物
　　　抗癫痫药物
　　　苯二氮䓬类
　　周围性眼球运动性疾病
　　　眼球运动相关脑神经麻痹
　　　Grares 眼眶病
　　　慢性进行性眼外肌麻痹
　　　重症肌无力
　　感染
　　　获得性免疫功能缺陷综合征（AIDS）
　　　惠普尔病
　　　破伤风
　　脂质沉积病
　　　泰 - 萨克斯病
　　　戈谢病（水平性扫视）
　　　尼曼 - 皮克病（垂直性扫视）

引自：Leigh RJ，Zee DS. The Neurology of Eye Movements，4th ed. New York：Oxford University Press；2006：598-686.

　　小脑疾病　小脑在眼球运动的协同中起重要作用。小脑疾病常常导致眼球辨距不良。出现辨距不足（hypometric）性扫视时，常常需要在同一方向再进行补充性的扫视；辨距过度（hypermetric）的扫视则常常导致围绕新的注视点的眼球振荡，因为过冲的扫视被相反方向的扫视矫正，但后者再度因辨距过度而过冲，如此反复则造成眼球振荡。

　　扫视侵入（intrusion）　小脑疾病在影响主动性扫视的同时，还导致自发性非自主性扫视。方波急跳、眼球扑动和眼震挛均为扫视侵入的类型。

　　方波急跳是根据它们在眼球运动记录上的表现命名的（图 10-14）。方波急跳由散发的扫视组成，这种自发的扫视活动使眼球从固视点移开，但是在一个 100 ~ 200 毫秒的短暂间歇后迅速回到原固视点。小的方波急跳是固视反射的正常成分。> 1° 的方波急跳通常是病理性的。> 10° 则称为巨大方波急跳。> 10 次 / 分的方波急跳是中枢神经系统病变的非特异性指征。

　　眼球扑动（ocular flutter）　有间歇性的、围绕固视点的快速水平性眼球振荡的短暂性群发组成，通常伴有辨距不良。不像方波急跳，这些背对背的扫视没有扫视之间的间歇。眼阵挛与此类似，但是其混乱的扫视动作在各方向均可出现（称作"疯狂扫视"）。眼球扑动和眼阵挛均可出现于小脑疾病或病毒感染后脑病。眼阵挛（如同共济失调和肌阵挛）可作为副肿瘤综合征的表现之一发生，与儿童神经母细胞瘤或成人的内脏恶性肿瘤相关。眼阵挛还见于阿米替林、安保宁锭和锂盐等抗精神病药物应用或中毒时，如 chlodecone（一种杀虫剂）。

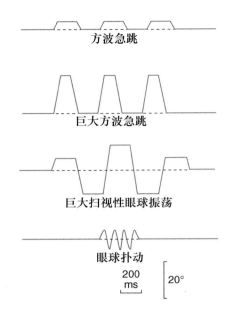

图 10-14　扫视侵入的波形

　　水平线代表第一眼位，向上的偏移为眼位向右偏移，向下的活动为眼位向左偏移。方波和巨方波急跳将双眼拉离固视点，其间有间隔。巨大扫视性眼球振荡和眼球扑动使双眼围绕固视点来回振荡，但是眼球扑动没有间隔（引自 Leigh RJ，Zee DS：The Neurology of Eye Movements，4th ed. Contemporary Neurology Series. New York: Oxford University Press；2006. Figure 10-14 on page 523.）

平稳追踪

　　平稳追踪机制使双眼共轭追踪一个移动的视靶（转速为每秒 20°～50°）。这个追踪运动将目标物体稳定于视轴上。追踪机制与前庭系统和头部的旋转整合，从而通过联合头部和眼的旋转而形成平稳追踪。在非视觉性的、本体感觉情况下，比如让患者在黑暗中追踪自己移动的手指，也会形成追踪运动。

追踪运动的神经通路

　　追踪系统的组织结构尚未完全清楚，但是，明确的一点是，该系统从枕叶的原始视觉皮层开始，该部位对视野内移动的物体敏感度高。顶 - 枕 - 颞交界处的纹状体外视皮层负责整合这些运动信息。通路向顶叶深部穿行，然后穿过背侧脑桥核、小脑的绒球和背侧蚓状体、前庭神经核，然后到负责垂直核水平侧视的额叶运动前区。从前庭神经核开始，水平追踪通路直接走向外展神经核，而不是像扫视通路一样要经过 PPRF。垂直追踪则由 Cajal 间核（INC）调节，而不是像垂直扫视由 riMLF 调节（图 10-1）。像扫视一样，追踪运动在开始的 100 毫秒里以一个迅速的加速运动起始，然后以较慢的旋转速度来与移动物体的移动速度相匹配。

追踪运动的异常与疾病

　　追踪运动异常的临床检查和处理上可能比扫视异常要困难些。眼球运动记录发现帕金森病、进行性核上性眼肌麻痹（PSP）、服用某些中枢神经系统活动性药物可以出现低增益性追踪运动（眼球移动落后于视标）。低增益追踪临床上表现为一种"波浪式、扫视型"追踪，即追踪过程中形成一种"追赶式"（catch-up）扫视，从而能使眼球跟上视标的移动。深部顶叶病变导致病变同侧的追踪运动困难。临床检查时，把眼动刺激向病变侧移动时诱发出异常的眼动性眼震，是发现这种异常最好的方法。

前庭 - 眼反射

　　前庭和眼球运动系统之间的连接使得眼和头部运动得以协调，这样，即使在头部转动时，眼球也可以持续注视在一个物体上。这个系统是一个非主动的、反射性的眼球运动系统，形成与头部转动方向相反的一个类似眼球追踪运动的、慢速的眼球共轭运动。如果头部转动是持续的（如坐在 Barany 椅子上），就会形成一个重复的、由代偿性追踪和重置性扫视组成的循环，称为生理性前庭性眼震。

头部在空间的位置和运动始终处于双侧中耳的迷路器官的监测中——3 个半规管监测旋转性加速，椭圆囊和球囊分别监测线性加速和重力方向。前庭蜗神经的前庭部分将该部分信息传入位于脑干的前庭神经核，后者与脑神经核以及运动前区的神经核有直接联系。这个环路使得头部运动开始和代偿性眼球运动之间的潜伏期很短（＜ 16 毫秒）。

头部的旋转性加速被半规管中内淋巴液的运动所感知。这个信息通过对相应前庭蜗神经的静息态基线电发放（每秒约 100 次）的调节而传输给前庭神经核。淋巴液往一个方向的惯性运动增强发放频率，相反方向的运动减低信号频率。3 个半规管每个都在对侧内耳同一旋转平面有一个配对的半规管。头部在该平面的旋转对这对半规管产生相反的作用。3 个相互垂直相交的平面分别由双耳的相互补偿的成对半规管所负责，因此某个平面的复杂旋转可以被精确计算。从轴位看，水平半规管向后倾斜 30°，前、后半规管则相对于矢状位成角排列。

内耳、前庭神经或中枢的连接通路损害破坏了这套精心配置的平衡系统，即使在头部静止时会模拟出持续的头部转动感。这个错误信息进一步导致病理性前庭性眼震。患者可能感到周围物体或自己在旋转或运动（眩晕），这种感觉还经常伴有恶心和呕吐。

内耳的两个耳石器官，椭圆囊和球囊，分别监测直线加速和重力方向。头部倾斜的动作被这些器官感受到后传入到前庭中枢，从而形成代偿性反射：眼球反向旋转（眼球的旋转动作）以尽可能保持眼与外部世界的水平位、一个使头部保持向上的矫正性动作和一个基本的去共轭性垂直眼球运动以抬高低位眼和压低高位眼。这个反射在临床通常不是太重要，但是在某些情况下有意义：周围或中枢的椭圆囊通路破坏或是之间的连接部分破坏，会导致扭转性斜视或完全的眼倾斜反应。

扭转性斜视（skew deviation）

扭转性斜视是一种小幅度的垂直性斜视，是一种去共轭垂直性眼球运动伴有头位倾斜的病理性状态。见于椭圆囊或球囊损害或非特异性脑干或小脑损害时。眼位偏斜通常是共同性的，下斜的眼通常在患侧。来自中脑以外、脑桥和小脑病变导致扭转性斜视实际上提醒我们，前文所描述的共轭运动图解被简化了，在前庭核、小脑和大脑皮质之间存在很多连接以协调眼球运动。

眼倾斜反应（OTR）是病变的双侧椭圆囊向中枢不平衡传入错误信息的逻辑性结果。如果头位本来是向上的正位，但是传给大脑的信息说是斜的，那么大脑产生的反射就是把头向相反的方向倾斜，同时把将眼球向相对于表现出的头位倾斜的"错误"方向旋转（离开真正的水平位），同时有扭转性斜视。OTR 可见于周围前庭通路、前庭神经核、小脑和中脑损害。

▶ 眼动反射

眼动反射的慢速共轭眼球运动与平稳追踪类似，因为它也是将眼球运动与环境的运动相匹配。但是，与平稳追踪不同，眼动反射的眼球运动是非主动性的，而且它是移动眼球去跟随其视野作为一个整体的运动，而平稳追踪是移动眼球去追踪视野环境中的一个小物体。观察眼动反射最好的情形是观察一个人在移动的车辆里向外注视外界地貌的情况。这个人的视野中相当大的部分是持续移动的。双眼慢慢地追踪移动的地貌，直至双眼移至水平侧视的极点，然后一个快速的扫视将双眼重置回原来的位置，使双眼可以再次进行类追踪样运动。这个反射使移动的视野稳定，如果没有这个机制，视野相对的持续运动就会导致持续的视野模糊。与平稳追踪一样，该反射的传入部分起源于视皮层，提供视野移动的信息。传出部分则启动标准的平稳追踪和扫视系统。鉴于该原因，评价检查眼动反射就既检查了扫视系统也检查了平稳追踪系统（图 7-2）。

▶ 会聚

聚散系统产生双眼缓慢去共轭运动，使其可以在三维空间里对近处或远处的物体进行追踪或固视。将固视点从一个远处的物体移到一个近处的物体需要双眼的会聚来维持双眼固视。相反的过程则需要散开运动，来使相对内收状态的双眼变到一个更为平行的位置。通过聚散动作进行再固视的潜伏期（> 160 毫秒）比共轭扫视或追踪的潜伏期长得多，动作也慢得多（每秒钟 20°）。

眼球聚散运动是近注视联带动作三联征得一部分，其余两部分包括集合（晶状体）和瞳孔缩小。如果不能激活近注视联带反射，把一个物体从远到近向鼻移动时会导致复视和影像模糊。所以，影像成双和视物模糊是诱发眼球会聚动作的强刺激就不奇怪了。

虽然不像会聚和离散那样是本能反应，眼球离散运动理论上也包括头位倾斜时眼球小幅度的垂直和旋转性去共轭动作。

神经组织结构

眼球聚散动作的核上性控制体系目前尚不完全明确。但是重要的聚散运动调节结构很可能位于中脑近动眼神经核处。聚散功能障碍是中脑综合征的一个显著表现。

眼球聚散动作系统的疾病

高集合性会聚 - 集合比例失调　会聚和集合的激活是近注视联带反射的联合动作。有些儿童期的斜视患者，这两种成分的激活可能不平衡。如，高集合性会聚 - 集合比例失调（AC/A）的患者，在将固视点聚焦于一个近物体时，所需的集合可能导致过度会聚而导致近注视时的内斜视。

会聚不足　这种情况是低 AC/A 比率的结果。这种情况下，尽管集合张力正常，但是会聚不足。患者在近注视时处于外隐斜或外斜视状态，经常在阅读时或进行其他近距离作业时出现视物模糊等不适。孤立性的会聚不足通常是一种良性情况，但是也可以出现在头外伤后。会聚训练（"铅笔俯卧撑"）可能帮助增强会聚能力。

离散不足　这种情况表现为患者在近注视是眼位是正的，但是在远注视时表现内斜，眼球活动能力正常。这种情况常出现于有微血管病变的老年人，提示目前尚不知确切位置的眼球离散中枢的微梗死的可能性。这种情况与双侧轻微外展神经麻痹很难鉴别，可能需要进行神经影像检查除外斜坡病变。离散不足还可见于颅脑外伤、PSP、脑干梗死和小脑病变。

近反射痉挛　这种情况可能出现于癫痫发作或头颅外伤后，但是也可能是主动性的（非器质性）。患者表现内斜视，看起来像是双侧外展神经麻痹。但是，如果瞳孔缩小，则可能是持续的、主动激活近反射的结果（图 9-4）。

固视反射

双眼总是处于持续的移动中，即使锁定于一个感兴趣的物体上时也如此。缓慢的、小角度的、离开注视点的漂移动作被微扫视所矫正。这些正常的眼球运动幅度在约 0.1°，临床检查可能看不到，但是有时眼底镜检查可以发现。

共轭眼球运动系统（扫视、追踪、前庭 - 眼反射、眼动反射）将一只眼的速度成分和固定位置的成分联合。慢速和快速眼球运动的初始速度成分是不同的，但是所有系统都用同一套神经整合器，通过神经支配级别来使双眼固定在一个新的位置。神经整合器位于前庭内侧核和舌下神经前核（脑桥尾部和上部延髓）。这些区域负责根据扫视冲动的力量和维持性神经支配的不同水平，来计算眼球运动的最后位置，把眼球稳定在一个新的固视点上。

当神经整合器"漏了"的时候，它不能把固视点固定在一个新的位置，眼球就会以大角度、缓慢地漂移回到原来的眼位，即固视障碍。为了维持该固视点，会出现一个矫正性扫视。这种缓慢漂移和矫正性扫视的重复循环形成侧视诱发性眼震，会在后面的内容中仔细描述。

▶ 眼震

眼科医生在处理眼震患者时经常不是很有信心，因为这种情况大多是神经系统疾病所致而不是眼部疾病的表现。另外，眼震的形式有多种，在注视方向改变时会发生变化。医生可能不知如何描述、定性这些眼震，不确定其意义和严重性。实际上，临床上可能遇见的眼震就那么几种，多数可以很容易地确定其性质。

以下内容主要讨论如何描述眼震的特点，这样临床所见可以被准确地描述、记录以及帮助鉴别诊断。另外，以下内容中还包括临床上明确的几种眼震类型。

分类和术语

眼震是一种节律性的往返式眼球运动，其眼球振荡形式为急动性（jerk）或摆动性（pendular）。急动性眼震，眼球以一种追踪样的运动从固视点漂移离开，然后以一种快的、扫视样的运动回到固视位。急动性眼震是以其中快速成分的方向命名的，如"向右冲击的急动性眼震"（right-beating jerk nystagmus）。但是实际上慢速成分才是病变所在（或者是生理性眼震的主要活动成分所在）。可以把快速成分理解为把眼球带回视靶的矫正性动作。急动性眼震通常会在眼球注视其快相方向时加重，临床上称此现象为"亚历山大定律"（Alexander law）。比如，当向右侧注视时其维持注视的机制破坏时，眼球漂移回左侧，然后产生一个把眼球带回右侧的扫视活动。这个右侧冲击性急动眼震会在患者往右侧注视的角度越大时，眼震的幅度越大。往左侧看则可能眼震消失。摆动性眼震由两侧速度一样的振荡组成所以，摆动性眼震是根据其平面而命名的（如水平面）而不能命名其方向。

眼震并不仅限于水质和水平性。斜向眼震可能是水平性眼震和垂直性眼震的向量组合的结果。环形或椭圆形眼震是当水平性和垂直性眼震的向量运动不同步所致。这种情况下，眼球围绕视轴进行连续的、重复的环形或椭圆形运动。旋转性眼震是则是围绕视轴的往返性内旋和外旋眼震。

急动性和摆动性眼震都有其频率和振荡的幅度。频率上指每秒钟振荡的次数，临床上通常分为高频、中频和低频。幅度是指眼球振荡转动的大小，临床上分为细小、中等和粗大。

多数眼震是共轭的—双眼向同一方向移动。去共轭性眼震则是双眼的运动轨迹不同。在非联合性眼震时，双眼的眼震幅度不同。极端的例子时单侧眼震。

眼球运动记录所显示的眼震的波形可以提供另外的诊断信息（图 10-15）。

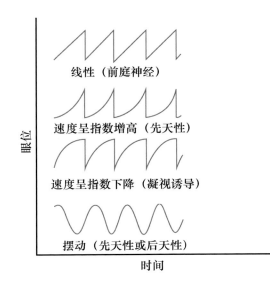

图 10-15 眼震的波形

在真性眼震中，慢相来自病变，扫视（如果有的话）是矫正性的（将双眼带回视靶）。前庭性眼震导致双眼以持续一致的速度漂离固视点（线性波形），再固视性扫视动作形成一个锯齿样波（图中最上方）。图中还描述了其他形式的减速或加速性慢相以及紧随的扫视；摆动性眼震是一种往返运动，没有快慢相（引自 Leigh RJ，Zee DS. The Neurologyof Eye Movements，4th ed. New York: Oxford UniversityPress；2006. Figure 10–1 on page 476.）

眼震的促发因素可以提供重要的诊断信息。有时眼震只在某个特定的注视位出现。隐性眼震只在一只眼被遮盖时出现。因头部运动而加重的间歇性眼震提示其周围性位听损害机制。

生理性眼震

有些形式的眼震是正常的。被视动反射或前庭-眼反射诱发的眼震在周围视野或个体头部移动的情况下保持视觉稳定的生理过程中发挥重要作用，可以被医生因诊断需要而诱发。

视动性眼震

视动性眼震是人体对外界持续移动的全景的正常生理反应。当一个人从车内向外看外面的风景时，可以观察到该眼震。或者在诊室用视动性眼震鼓（OKN 鼓）或者一个黑白相间的布条（甚至苹果手机里的 OKN 软件）都可以诱发出视动性眼震。这个视动反射为医生提供了一个观察、比较各个方向的扫视和追踪活动相对客观模的方法。

前庭-眼反射性眼震

前庭-眼反射性眼震是被实际发生的或模拟的持续头部转动诱发的眼震。前庭装置产生一个与头部旋转方向相反的、代偿性的慢速眼球运动，以维持视野的稳定。当头部运动持续时，通过扫视动作将眼球位置重置，从而可以开始新的平稳追踪。人体头部的转动诱发的眼球运动右半规管进行调节。当人体坐在 Barany 椅中时，持续的旋转诱发出正常的、生理性急动性眼震，其快相与旋转的方向相同。前庭-

眼反射性眼震在评估检查婴儿的眼球运动时用处较大。检查者可以扶住婴儿的头部进行旋转，同时观察诱发出的眼震反应。

用冷水或热水刺激耳（变温试验）可以诱发迷路淋巴液运动，模拟旋转性眼震，诱发前庭性眼震（框 7-3）。

其他形式的非病理性眼震

终点眼震

在侧视时出现几次急动性眼震可能是正常的。正常的终点性眼震的特点包括：低波幅、不规则的频率以及左右对称。外展那只眼的眼震幅度可能稍大。医生对所有患者进行该项检查都会发现终点性眼震，尤其是在各项检查都正常的患者身上发现此种情况。这样医生对于眼震属于生理性的还是病理性就更有信心了。

有些患者在进行持续侧向注视时可能产生持续的生理性急动性眼震，推测认为是由于试图维持侧视眼位导致的眼肌疲劳所致。注视诱发眼震和注视瘫痪性眼震的幅度比终点眼震大得多，而且在侧视眼位较小时即出现。

主动性"眼震"

这种现象表现为高频、低幅、水平、摆动性眼球振荡，很少可以持续超过 30 秒。这种"聚会小把戏"由往返的扫视组成，没有慢成分，所以不是真正的眼震。尽管经常使检查者吃惊，但是还是能够与器质性疾病引起的眼球振荡区分开的。

先天性眼震与儿童眼震

由传出系统的原发病导致的眼震称作运动型眼震。低视力儿童或成人由于视力丧失而导致的眼震称为感觉剥夺性眼震。尽管如此，运动和感觉性眼震有时界限并不分明。婴儿期运动性眼震可以导致弱视和亚正常视力，而任何原因的低视力都可以导致眼震。

先天性眼震

先天性眼震是出生时或稍后发生的急动性或摆动性眼震，然后持续终生。可以是遗传的或散发的。眼震可能伴有低视力（如眼 - 皮肤性白化病患者），但是多数先天性眼震还是一种原发性眼球运动系统疾病。鉴别先天性或获得性眼震是非常重要的，因为如果是成人患者正确诊断为先天性眼震，就避免了没有必要的、广泛昂贵的检辅助查。有些成人患者原来并不知道他们有与生俱来的眼震，视力很好，眼震幅度很小，或是仅在遮盖一眼进行视力检查时才出现眼震（隐形眼震）。

先天性眼震是双眼共轭性的（双眼的运动方向和幅度一样）。不像获得性眼震，先天性眼震的患者通常不会主诉眼球振荡。先天性眼震是单平面性的，即在所有的注视方向上眼震的方位不会变。如绝大多数情况下，先天性眼震是水平性的。当患者向上或向下注视时，眼震的方向可能会变，但是眼震的方位本身总是保持其水平性。即使是那些在第一眼位时眼震是摆动性的患者，在侧视时可见到急跳性眼震（在侧视的方向）。常常可以发现患者有"静息点"（null point）。在该眼位时眼震幅度最小。向静息点右侧注视诱发快相向右的眼震，向静息点左侧注视则诱发快相向左的眼震。静息点不一定在第一眼位，患者经常会调整适应出一个合适的头位来使注视点靠近静息点。会聚动作常常可以大幅抑制先天性眼震，在睡眠时则消失。患者可能会伴有头部的振荡动作。

先天性眼震的波形很有特点。先天性急动性眼震的慢成分表现为速度逐步增高，好像把双眼从固视位置拉开似的（不像注视麻痹性眼震，是以逐渐降低的速度漂移）。先天性眼震有其特别的"黄斑期"，是指在这段时间内双眼暂时保持稳定，使注视物体的影像落在黄斑上或其附近。因此，患者尽管在其他时间有持续的眼球活动，但可以有不错的中心视力。

近 2/3 的先天性眼震患者会对视动刺激表现为与正常相反的眼动反应。当把一个视动刺激置于先天性眼震患者的静息点时，或者是放置在先天性摆动性眼震患者眼前时，就会诱发出与预期的正常视动性眼震方向相反的急动性眼震。这个特别的反应对于先天性眼震很有诊断意义。

隐性眼震 在双眼注视时不出现，仅在一眼遮盖时出现。经常是在进行眼底镜检查时无意中发现的。诱发出的眼震是双眼都出现，其快相方向朝向未遮盖眼。隐性眼震属于先天性眼震，可以单独存在，或者可以与上文描述的先天性眼震叠加存在。当遮盖一眼以检查视力时，未遮盖眼的视力可因诱发出的眼震而视力明显下降 - 即双眼视力明显好于单眼视力。如果用高度镜片雾化非测试眼的视力而不完全遮盖该眼，则不会诱发出眼震，因而获得较好的单眼视力。

显性隐性眼震 乍一看是个自相矛盾的名词，其实它是一个对于有单眼弱视的隐性眼震患者的精确描述。因为这类患者总是用单眼视物，其隐性眼震就总是外显的。可以通过以下方法来确诊：遮盖患者常用的那只眼，会发现急动性眼震的方向转向相反方向。正确诊断隐性或显性隐性眼震在临床上很重要，因为可以明确其为先天性所致而非后天中枢神经系统疾病所致。

儿童获得性眼震

儿童期的获得性眼震可能是致盲或致死性疾病所致，必须与先天性眼震鉴别。如前文所述，视力丧失可以导致眼震。典型的感（视）觉剥夺性眼震是摆动性眼震，而且会因会聚动作而抑制。很明显，如果眼震同时伴有进行性视力丧失、视神经苍白或水肿，或其他神经系统表现，则提示颅内占位或其他影响视觉传入通路的病变，需要进行影像学检查。婴儿期的先天性眼震和后天获得性疾病所致眼震很多患者都很难鉴别，在临床检查不能确定时影像检查非常必要。

点头痉挛是婴儿期的一种获得性眼震。呈水平性或垂直性摆动性眼震，通常高频低幅。为双侧性但不对称，甚至可以表现为完全为单眼眼震。经典的三联征为：眼震、点头动作、转头。点头痉挛在 2 岁以内的儿童出现，10 岁以后消失。尽管这种情况是良性的，但是由于临床上与中枢神经疾病，尤其是视交叉／下丘脑胶质瘤所致的眼震难以鉴别，因此应该进行影像学检查。

可识别的获得性眼震

多数眼震的形式都不需要眼球运动记录仪而可以通过临床特点鉴别。在每个主要注视位的眼震类型（急动性还是摆动性）、幅度、频率、平面和方向，以及时程和伴随的症状体征都是鉴别特征。对这些获得性眼震进行分类很重要，因为眼震的类型可以决定病变的部位（表 10-5）和病理过程。

表 10-5　导致眼震或眼震样改变的病变定位诊断

眼震或眼震样改变	最常见的病变部位
周期性交替性眼震	颅底 - 颈交界处；小脑
下跳性眼震	颅底 - 颈交界处（前庭延髓 - 小脑）
上跳性眼震	后颅窝（延髓，也见于脑桥和中脑）
跷跷板样眼震	鞍旁 / 间脑
注视诱发眼震	小脑和脑干，也常见于药物
反跳性眼震	后颅窝
前庭性眼震	中枢或周围（内耳）前庭区
伴有 INO 的分离性眼震	MLF
获得性摆动性眼震	部位和机制多样
眼腭阵挛	Mollaret 三角区（红核、下橄榄核、对侧齿状核）
眼球扑动 / 眼阵挛	小脑 / 脑桥
眼球浮动	脑桥
会聚后退性眼震	背侧中脑

INO：核间性眼肌麻痹；MLF：内侧纵束。

周期性交替性眼震

周期性交替性眼震（PAN）是一种水平新、每 2～3 秒钟改变一次方向的急动性眼震。在第一眼位，可以观察到右跳性（快相向右）眼震幅度逐步减小、停止，然后变成幅度逐步增大的左跳性（快相向左）的眼震，然后再向右重复以上过程。循环往复。眼震位水平位、单平面，因此即使在上视时也保持水平性眼震。除外检查者很仔细和耐心，眼震的周期性改变性质就会被忽略，PAN 的诊断自然也因此漏诊。

周期性改变过程中水平性眼球转向运动提示这种眼震时双向性的，有一个在水平平面上缓慢移动的静息点。在有些患者可以观察到一种缓慢的周期性代偿性转头动作，使双眼与不停改变的静息点保持一致。PAN 可以是先天性的。获得性 PAN 的可能病因有：颅底－颈交界处畸形、多发性硬化、脊髓小脑变性、双眼失明或抗癫痫药物毒性等。巴氯芬（Baclofen）通常可以有效抑制眼震。

下跳性眼震

必须是在第一眼位观察到的下跳性眼震才可以定义为下跳性眼震，只在下视时出现下跳则不能归入下跳性眼震。眼震的幅度在下视时和侧视时增大（Alexander 定律的变异）。患者总是会出现下视平稳追踪异常。下跳性眼震是前庭小脑以及脑干连接处的病变的特征性改变，如阿诺德 - 基亚里畸形、颅底凹陷症、多发性硬化、脊髓小脑变性、脑干卒中，脑积水、代谢性疾病、家族性发作性共济失调、药物毒性（锂盐、抗癫痫药物）以及韦尼克脑病。但是，70 岁以上下跳性眼震的患者经常找不到确切的病因。4- 氨基吡啶和 3，4- 二氨基吡啶是钾通道阻滞剂，可能有效抑制下跳性眼震。氯硝西泮也可能有效。

上跳性眼震

第一眼位出现的上跳性眼震与延髓内侧被盖、脑桥腹侧被盖以及小脑蚓部病变相关。病因包括多发性硬化、卒中、肿瘤，药物毒性和韦尼克脑病。与下跳性眼震一样，只有在第一眼位就出现的上跳性眼震才定义为上跳性眼震，而不是仅在上视时出现的注视诱发性眼震。

跷跷板眼震

跷跷板眼震是一种一只眼向上、内旋，另一只眼向下、外旋的摆动性眼震（偶尔也会是急动性）。这种特殊类型的眼震与第三脑室肿瘤、双颞侧偏盲、颅脑外伤、多发性硬化和脑干血管病相关。有一种先天型的跷跷板眼震，其眼球旋转的形式有变化，有时可能与双颞侧偏盲相关。

注视诱发眼震

注视诱发眼震与生理性终点眼震类似，但是其幅度大得多而且在眼位侧视偏移度数较小时就出现。任何影像眼球侧视启动或维持（保持某个眼位）的病变都可以导致注视诱发眼震。最常见的病因包括药物作用（抗癫痫药物、镇静剂）、小脑和脑干的疾病。注视麻痹性眼震是由脑干或半球中的注视启动机制损害所导致的一种注视诱发性眼震。小脑疾病导致的注视诱发性眼震，其可能机制是神经整合机制异常，冲动 - 步差信号的步差成分不足将眼球稳定于偏心注视，导致大幅度、低频率眼震。

反跳性眼震

反跳性眼震是一种被离心注视所诱发的、短暂的、迅速的、水平性的急动性眼震。开始向注视的方向跳动，几秒钟后迅速反转方向。反跳性眼震也可以理解为双眼从离心注视位回到第一眼位过程中的一个短暂的、反方向的急动性眼震。这种形式的眼震于小脑或后颅窝疾病相关。

前庭性眼震

影响前庭系统任一成分（如脑干核、第Ⅶ对脑神经或内耳前庭器官）的疾病都会引起合并平衡障碍和眩晕的眼震。前庭通路中的病变模拟持续的头部转动导致前庭性眼震。这种眼震通常是水平 - 旋转性急动性眼震，其中某些特征可以帮助鉴别中枢性（脑干）或周围性（内耳、迷路）病变（表 10-6）。周围性疾病（内耳）可能伴随耳鸣、听力下降，包括感染（迷路炎）、梅尼埃病、血管性疾病、创伤以及药物中毒有关。中枢性（脑干/小脑）前庭性疾病包括多发性硬化、肿瘤、血管病和脑炎。

表 10-6 前庭性眼震

症状和体征	周围性（内耳）	中枢性（脑干）
眼震类型	混合水平 - 旋转	单一垂直、旋转或水平性，但也可以混合
眼震方向	单一方向，快相朝向病变对侧	单一方向，或者随着注视方向转换变换方向
固视	一致眼震和眩晕	没有抑制现象
眩晕严重程度	明显	轻微

症状和体征	周围性（内耳）	中枢性（脑干）
旋转方向	朝向快相方向	不一定
过指方向	朝向慢相方向	不一定
龙贝格征倾倒方向	朝向慢相方向	不一定
转头动作效应	改变 Romberg 倾倒动作	无影响
症状持续时间	有限（分钟、小时、几周），但是可复发	可能转为慢性
耳聋耳鸣	常见	通常无
常见病因	感染（迷路炎）、梅尼埃病、神经元炎、血管病、创伤、中毒	血管病、脱髓鞘、肿瘤类疾病

引自 Dell'Osso LF，Daroff RB. Nystagmus and saccadic intrusions and oscillation // in Duane TD . Duane's Clinical Ophthalmology，Philadelphia，PA: Lippincott Williams & Wilkins，1998.

获得性摆动性眼震

获得性摆动性眼震（APN）在多发性硬化患者中很常见。其平面、幅度和相位通常是混合而复杂的。眼震不呈共轭性：可以是单侧，当影响双眼时则双眼很不对称。患者可能感到视物模糊或眼球振荡。多发性硬化以外的其他病因包括小脑变性和二甲苯滥用（吸入）。有些患者对加巴喷丁有效。儿童的 APN 可见于脑白质萎缩如 Pelizaeus-Merzbacher 病。

合并核间性眼肌麻痹的分离性眼震

分离性眼震见于核间性眼肌麻痹。外展眼的急动性眼震的幅度远远大于内收受累的对侧眼，或者对侧眼根本没有眼震。

眼－腭肌阵挛

这是一种垂直性摆动性眼震，与软腭、面部肌肉、咽喉部肌肉、膈肌同步收缩。可见于脑干 Mollerate 三角区（含红核、同侧的下橄榄核以及对侧的齿核）损害。这种阵挛通常在后循环梗死后几个月出现，因此可能会被认为是一次新发生的卒中。一旦出现，睡眠时也不消失。加巴喷丁和 Mementin 偶尔有效。

其他眼震样眼球震荡：病理性眼球震颤中，慢相为此疾病的表现。扫视（包括大方波急动、眼颤、视性眼阵挛），眼球浮动，集合回缩性"眼球震颤"和上斜肌纤维颤搐的特点是异常扫视如病理性眼球运动，而且不能归类如真性眼球震颤，通常被称为："类眼球震颤"或"眼球震颤样"。

眼球浮动

眼球浮动是指一种双眼共轭性、快速向下而缓慢上浮的现象，与水中钓鱼用的浮标的运动类似。这种异常眼球运动常见于广泛脑干损伤所致昏迷患者、阻塞性脑积水或代谢性脑病。向上为快相的反向眼球浮动也见于类似疾病。

上斜肌颤搐

上斜肌颤搐是上斜肌的一种发作性、快速抽动而导致的单眼振荡。通常为散发性发作，但是有时也出现在眼球运动进入或离开受累上斜肌所支配的运动范围时。这种抽动是高频、低幅的，可能仅在高倍裂隙灯下可见，或者用听诊器才能发现（图 7-13）。在第一眼位时，眼球是振荡旋转性的，以结膜表面的血管为标志观察其旋转运动是最好的观察方法。在内收位时，该运动主要是垂直性的。有时这种肌纤维颤搐会导致上斜肌强直性痉挛，从而导致间歇性垂直性复视。这种眼球运动异常是特发性的，通常位良性过程可以自行缓解。卡马西平（得理多）、巴氯芬（商品名 Lioresai）或限制咖啡摄入量有时有效。有医生建议对症状长期存在的、不能忍受的上斜肌颤搐患者进行手术以减弱上斜肌力量。

眼震的治疗

明确诊断是在考虑各种眼震和其他眼球运动障碍的治疗选择之前的关键步骤。显然，相对于仅仅针对症状的治疗，去除病因是最好的治疗。因为没有通用的眼震对症治疗，清楚明确的诊断是决定治疗方案的决定性因素。

如上文所述，有些药物对特定类型的眼震有效。最值得注意的是巴氯芬用于 PAN、4- 氨基吡啶用于下跳性眼震、加巴喷丁用于获得性摆动性眼震（APN）。Mementine 也可能对 PAN、APN 和上跳性眼震有效（表 10-7）。

表 10-7 治疗获得性眼震的药物

	一线药物	二线药物
周期性交替性眼震	巴氯芬	memantine
下跳性眼震	4- 氨基吡啶，3，4- 二氨基吡啶	氯硝西泮
上跳性眼震	Memantine，4- 氨基吡啶 巴氯芬	
跷跷板眼震	氯硝西泮、加巴喷丁、Memantine	
获得性摆动性眼震	加巴喷丁；Memantine	
旋转性眼震	加巴喷丁	

引自 Thurtell MJ，Leigh RJ. Therapy for nystagmus. J Neuroophthalmol，2010，30：361–371.

光学辅助器有时可以抑制眼震或减轻眼震导致的视物模糊和眼球振荡。对于先天性眼震的患者，角膜接触镜可能比普通镜架眼镜更好地改善患者的视力。用底部朝外的棱镜诱发眼球会聚可能改善因眼球会聚而减轻的眼震。联合应用高负度数的角膜接触镜和高正度数的眼镜可以从光学上减轻眼球振荡，但是仅在作用于单眼而且需要患者的头位保持静止状态。

手术治疗的选择不多。原因在于手术减弱肌肉的力量以减轻眼震的同时，也会损害眼球需要进行的主动运动能力，导致复视和眼球活动障碍。但是，对于难治性上斜肌肌阵挛患者，上斜肌肌腱松解术可能非常有效地缓解症状而且较少发生上述不期望的结果。Anderson-Kestenbaum 术式是针对偏心性静息点和头位偏转的患者进行的，对水平方位活动的肌肉进行手术操作、以期将静息点移至第一眼位。Cuppers 眼球离散术造成眼球适度离散，从而诱发器会聚动作来抑制眼震，作用于基底朝外的棱镜类似。

可以注射肉毒毒素来使眼外肌力量减弱而减轻眼震，但是其作用是暂时的，而且会导致复视和眼球运动障碍。

▶ 要点

· 脑桥旁正中网状结构（PPRF）作为水平侧视中枢，接受核上性注视指令激活外展神经核。

· 外展神经核包涵两类神经元：①发出轴突支配同侧外直肌的运动神经元；②发出轴突后立即交叉至对侧 MLF 然后走行至对侧内直肌亚核的核间神经元。

· 外展神经核损害会导致向同侧的注视麻痹，而不仅仅是同侧的外展麻痹。

· 右侧 MLF 导致右核间性眼肌麻痹（INO），表现位试图向左侧注视时，右眼的内直肌不能内收，但是在右侧注视时正常。

· 累及 PPRF（或外展神经核）以及同侧的 MLF 会导致一个半综合征，表现为向同侧的注视麻痹以及同侧眼向对侧注视时的核间性眼肌麻痹。

· riMLF 是垂直注视中枢，等同于水平注视时的 PPRF。

· 松果体肿瘤和中脑本身的病变可导致背侧中脑综合征：垂直注视障碍、会聚后退性眼震、瞳孔光近反射分离以及会聚分离异常。

· 控制眼球运动的六个系统分别是：扫视、平稳追踪、前庭 - 眼反射、眼动反射、会聚离散和固视系统。

· 扫视是将双眼从一个固视位指向一个新的固视位的快速眼球运动，转动速度最快可达到每秒500°。

· 在侧视方向对侧的额叶眼球运动区和上丘是水平性扫视动作的主要启动结构。

· 垂直性扫视的核上性通路起源于双侧额叶眼球运动区和双侧上丘。

· 损伤一侧额叶时，引文向对侧的扫视功能受损，会导致暂时性的同侧注视优势；但是随着功能完整的对侧额叶开始启动其次要传导遍路功能，向对侧的扫视会逐步向正常恢复。

· 先天性眼球运动失用的患者，其主动性水平扫视缺失，患者以头部的冲击性动作来完成再固视过程。

· 进行性核上性眼肌麻痹（PSP）是一种缓慢、进行性影响各个方向扫视功能（下视受限受累）的神经系统进行性退行性疾病。

· 小脑疾病可导致眼球辨距不良和扫视侵入（方波急动、眼球扑动、眼球阵挛）。

· 眼球阵挛（扫视失常）可能是儿童神经母细胞瘤或成人内脏恶性肿瘤的副肿瘤综合征表现。

· 平稳追踪机制使得双眼共轭性追踪一个缓慢移动的视靶，使该视靶与其双眼眼轴保持稳定一致。

· 深部顶叶病变导致同侧平稳追踪异常，最好的观察方式是用 OKN 刺激检查。当刺激向病变侧移动时，其 OKN 反应减低。

· 前庭神经核与眼球运动核和运动前核之间有直接神经联络，所以从头部开始运动到代偿性眼球运动开始之间的潜伏期很短（< 15 毫秒）。

· 眼动反射使得一个运动的视野保持稳定，否则连续的视野运动会造成持续的视物模糊。

· 眼动反射的传入支起源于视皮层；传出支则利用标准的平稳跟踪和扫视系统完成其功能。

- 会聚是近注视同步三联征的一部分，另外两个是集合和瞳孔缩小。

- 快速和慢速眼球运动都联合存在眼球运动速度成分和维持眼球位置成分，由位于前庭内侧核和舌下神经前核的神经整合器同步合成。

- "漏了"的神经整合器不能把固视稳定在一个新的位置，因而产生注视诱发性眼震：由一个从注视点向第一眼位缓慢漂移的动作和一个相反方向的位置重置性扫视动作交替组成。

- 先天性眼震是单平面、共轭性急动或摆动性眼震，在出生时或出生后不久出现，持续终生。

- 正确诊断隐性眼震或显性隐性眼震非常重要，因为这些情况一定是先天性的，与获得性中枢神经系统疾病无关。

- 婴儿患者鉴别先天性和后天获得性眼震较为困难。在不确定时进行影像学检查非常重要。

- 点头痉挛是一种获得性婴儿眼震，由高频、低幅、非对称（或单眼）眼震和反复点头和转头动作组成。

- 尽管点头痉挛是良性的，但是由于这种情况与中枢神经系统疾病（尤其是视交叉和下丘脑的胶质瘤）所导致的眼震很难鉴别，多数需要影像学检查。

- 除非检查者很耐心且善于观察，周期性交替性眼震（PAN）的周期性性质会被漏掉，使得患者不能得到准确的诊断和可能有效的治疗。

- PAN 与颅颈交界处的颅底结构异常、多发性硬化、双侧失明或抗癫痫药物毒性有关，也可能是先天性的。

- 定义下跳性或上跳性眼震必须明确这些眼震形式在第一眼位出现。

- 下跳性眼震是脑干下部、颅 - 颈交界处的病变。

- 上跳性眼震是小脑蚓部前部或低位脑干病变所致，或者见于药物中毒和韦尼克脑病。

- 跷跷板眼震与三脑室肿瘤和双颞侧偏盲、颅脑外伤和脑干血管病有关。

- 注视诱发的眼震可由任何影响眼球共轭运动的启动（脑干或半球）或位置维持（神经整合器、小脑）机制的疾病引起。

- 前庭通路中的病变模拟头部运动而导致病理性前庭性眼震。

- 眼 - 腭肌阵挛导致摆动性、垂直性眼震，以及面肌、腭肌、咽喉、膈肌或者肢体的同步收缩。病变来自 Mollaret 肌阵挛三角区。

- 上斜肌纤维颤搐是一种上斜肌纤维的特发性颤搐，导致间歇性单眼振荡和垂直复视。

第 11 章

瞳 孔

瞳孔根据眼所接受的光线量进行收缩，所以，瞳孔可以用来评价测量视觉传入性通路功能。这个原则是相对性瞳孔传入障碍（RAPD）的基础。当传出系统正常时，双眼瞳孔大小尽管会根据周围环境的光亮度、集合张力以及其他因素如心情和警觉程度的改变而不断改变，但双眼是等大的。

瞳孔的大小最终决定于支配瞳孔肌肉的交感神经和副交感神经的传导情况。影响这些自主神经系统的疾病可导致瞳孔不等大。因此，瞳孔在神经眼科就非常重要，因为它既涉及传入系统也涉及传出系统。

▶ 解剖和病理生理概述

理解控制瞳孔的传入和传出系统后，就可以掌握神经眼科疾病所致的瞳孔改变了。

我们从虹膜和瞳孔传出系统开始，然后是光反射以及与中脑的联系来学习瞳孔的神经解剖。在某些关键的地方会涉及相关疾病，但是会在本章的后面内容中详细介绍相关疾病。

虹膜

虹膜基质随时对虹膜内肌肉结构所产生的力量做出反应而收缩或扩张（图 11-1）。瞳孔收缩肌肉（虹膜括约肌）由一圈围绕瞳孔的肌肉纤维束组成。该肌肉的激活导致括约肌的直径（包括瞳孔）收缩（瞳孔缩小）。括约肌的肌纤维束是由从脑干发出的、作为动眼神经一部分的副交感自主神经阶段性支配的。

瞳孔散大肌是放射状排列的。肌肉纤维固定在虹膜根部、向心性伸展至瞳孔内侧缘。肌肉的收缩呆滞，虹膜向虹膜根部退缩，瞳孔因而扩大。虹膜散大肌是由交感自主神经节段性支配的。

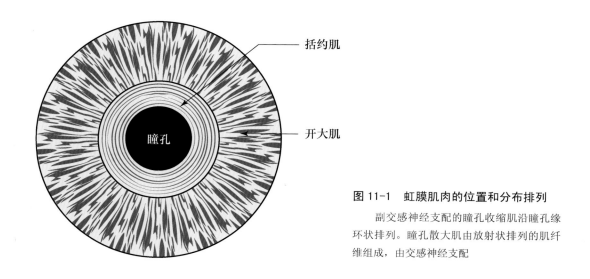

图 11-1　虹膜肌肉的位置和分布排列

副交感神经支配的瞳孔收缩肌沿瞳孔缘环状排列。瞳孔散大肌由放射状排列的肌纤维组成，由交感神经支配

与体内多数功能相反的肌肉系统类似，交感神经和副交感神经对于瞳孔的张力始终存在动态变化。两个系统之间的平衡决定了瞬间的瞳孔大小。尽管如此，虹膜括约肌较虹膜散大肌强壮得多，所以副交感神经支配在控制瞳孔大小上占主导地位。

瞳孔的交感神经支配

眼交感神经链的第一级神经元起源于下丘脑后外侧，轴突经过脑干下行至脊髓的中间细胞柱。这些轴突在位于 C8-T2 的睫脊中枢突触换元（图 11-2）。从此处的第二级（节前性）神经元发出轴索主要从 T1 水平在胸腔内离开脊髓，呈弓形跨过肺尖，在锁骨下动脉下方穿行，与颈交感丛一起伴随颈内动脉走行。这些二级神经元的轴突穿过星状神经节上升，在位于 C3/C4 水平、颈动脉分叉处和下颌角水平的上颈神经节突触换元。从上颈神经节发出的第三级神经元的大部分轴索与颈内动脉伴行进入海绵窦最终到达眼。其余部分伴随颈外动脉支配面部的血管收缩和汗腺分泌。因此，双侧不对称的面部潮红和出汗表现是重要的具有定位价值的临床表现。

支配眼的交感神经走行时围绕颈内动脉形成丛状分布。第三级神经元到达海绵窦时变得密集、短暂与第Ⅵ对脑神经伴行，然后与三叉神经眼支的鼻睫神经分支一起经过眶上裂进入眼眶。

交感纤维通过睫长神经进入眼球，穿过巩膜在脉络膜上腔穿行，支配呈放射性分布的各个区域瞳孔散大肌。眼眶内的交感神经也走行至上下眼睑。上眼睑中有一个小的、由交感神经支配的副肌，Müller 肌，可使上睑抬高 1 ～ 2mm。下眼睑有一个类似的、但发育不甚完全的肌肉。

这个长的眼交感神经通路的临床意义应该很明显：位于脊髓、胸腔、颈部这些离眼很远部位的病变可以最初表现为纯粹眼征——霍纳综合征。

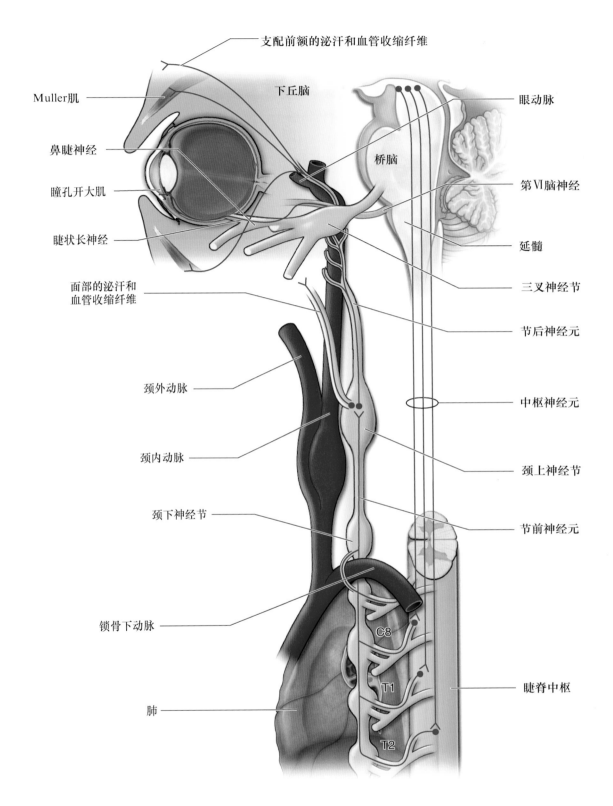

支配前额的泌汗和血管收缩纤维

Muller肌

下丘脑

鼻睫神经

瞳孔开大肌

睫状长神经

面部的泌汗和
血管收缩纤维

颈外动脉

颈内动脉

颈下神经节

锁骨下动脉

肺

眼动脉

桥脑

第Ⅵ脑神经

延髓

三叉神经节

节后神经元

中枢神经元

颈上神经节

节前神经元

睫脊中枢

C8

T1

T2

图 11-2　眼交感通路

眼交感通路的第一级（中枢）、第二级（节前）、第三级（节后）成分图示（引自 Weinstein JM.
The pupil. // Podos SM，Yanoff M. Textbook of ophthalmology Mosby: St Louis，1991.）

瞳孔的副交感神经支配

司瞳孔收缩的肌肉是由动眼神经的副交感成分支配的。瞳孔副交感神经纤维起源于位于中脑动眼神经核群最背侧的、成对的 Edinger-Westphal 核。从这个副交感运动核发出的神经束加入从动眼神经核群发出的其他神经束、穿过中脑被盖、从大脑脚间窝传出脑干，形成第Ⅲ对脑神经。这条虽短却"多事"的神经在蛛网膜下隙中走行，从小脑上动脉和大脑后动脉之间穿过，紧邻并平行于后交通动脉走行（图 9-11B）。支配瞳孔的纤维位于动眼神经的表面，对于外力的压迫（如动脉瘤或颞叶钩回疝）更为敏感。动眼神经在海绵窦内穿行，经眶上裂进入眼眶并在此处分支。副交感神经纤维在动眼神经下支内与支配下斜肌的神经纤维伴行，当该下支沿着下直肌的外缘走行时，副交感神经纤维中途分出，作为睫状神经节的运动根，在睫状神经节突触换元（图 11-3）。睫状神经节的运动根较短，原因在于睫状神经节离动眼神经的下支很近而且紧邻下直肌。源自该睫状神经节的轴突进入眼球的后面形成后短睫状神经。该神经在脉络膜上腔穿行，支配瞳孔括约肌（使瞳孔收缩）和睫状体内的睫状肌（形成集合动作）。支配睫状肌的轴突明显多于支配瞳孔括约肌的轴突（比率为 30 : 1）。这个事实在本章后面讨论 Adie 强直性瞳孔时非常重要。

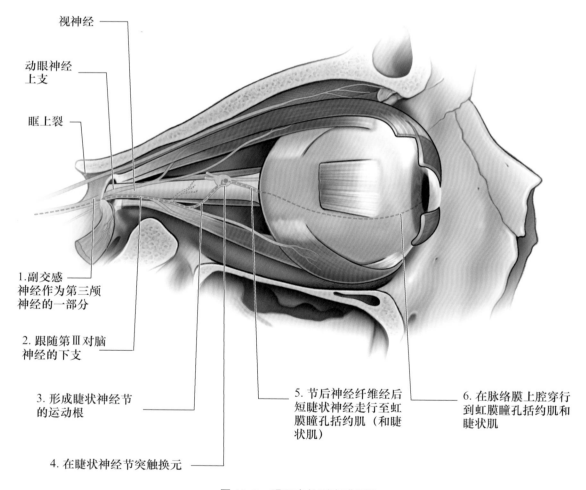

视神经

动眼神经
上支

眶上裂

1. 副交感
神经作为第三颅
神经的一部分

2. 跟随第Ⅲ对脑
神经的下支

3. 形成睫状神经节
的运动根

4. 在睫状神经节突触换元

5. 节后神经纤维经后
短睫状神经走行至虹
膜瞳孔括约肌（和睫
状肌）

6. 在脉络膜上腔穿行
到虹膜瞳孔括约肌和
睫状肌

图 11-3　眼眶内的副交感通路

副交感神经纤维作为第Ⅲ对脑神经的一部分，经下支穿行，在睫状神经节突触换元。从睫状神经节发出的节后神经纤维进入后短睫状神经，在脉络膜上腔穿行，支配瞳孔括约肌

瞳孔副交感神经通路受到干扰会导致瞳孔收缩、瘫痪和瞳孔扩大。由于动眼神经瘫痪所致的、伴有运动障碍的瞳孔散大是一个非常重要的临床征象。

瞳孔传入通路与中脑的联接

光感受器对于光刺激的反应在视网膜处理后通过视网膜神经节细胞的轴突传递到脑。有一组视网膜神经节细胞亚群将其信号输出直接传递到中脑的瞳孔中枢。证据表明这些瞳孔运动神经节细胞含有黑视素，除了接受从光感受器的传入以外，有自身内在的对光线的反应能力。这组特别的神经节细胞的轴突与携带视觉信息的轴突在视神经、视交叉和视束内一起走行。与司视觉的轴索类似，瞳孔有关的神经节细胞纤维在视交叉进行稍有不等的交叉，从每只眼的鼻侧半视网膜交叉至对侧的纤维比保留在同侧（从每只眼的颞侧半视网膜）的纤维略多。这种瞳孔输入的不对称性是视束损害可出现对侧 RAPD 的原因所在：视束损害累及同侧眼颞侧半视网膜神经节细胞的轴突和从对侧交叉过来的、更强大的鼻侧半视网膜神经节细胞轴突。因此，对侧眼出现 RAPD（有颞侧视野缺损的那只眼）。瞳孔神经节细胞轴突在视束终止于外侧膝状体（LGN）之前离开视束，通过上丘臂、在中脑顶盖橄榄核突触换元。顶盖橄榄核提供输入至副交感运动核（动眼神经副核）（图 11-4）。

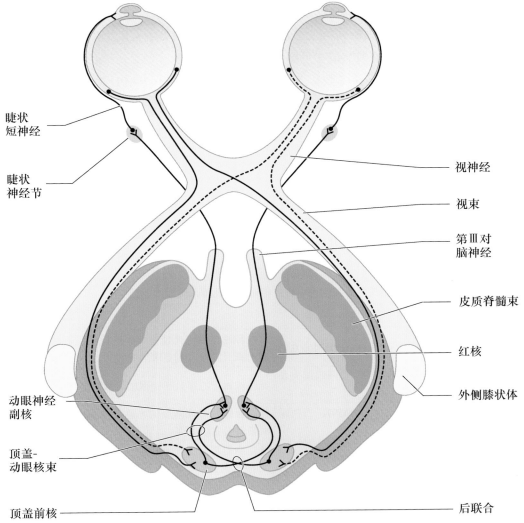

睫状短神经

睫状神经节

动眼神经副核

顶盖-动眼核束

顶盖前核

视神经

视束

第Ⅲ对脑神经

皮质脊髓束

红核

外侧膝状体

后联合

图 11-4 瞳孔对光反射

瞳孔对光反射通路由从视网膜到中脑顶盖前核的传入支、中脑的核间联接以及瞳孔括约肌的副交感神经通路组成（经允准摘自 Weinstein JM. The pupil. // Podos SM, Yanoff M. Textbook of ophthalmology. StLouis: Mosby 1991.）

每个动眼神经副核均接受来自对侧和同侧的顶盖前核的神经支配。从对侧顶盖前核来的神经纤维在后联合处交叉。因此，瞳孔光反应通路经历了双重半交叉（double hemidecussation）——从左眼和右眼来的纤维在视交叉处进行一次半交叉，然后从每侧的顶盖前核的纤维在中脑进行一次半交叉。这种双重半交叉的过程保证了无论光线来自哪只眼、双侧的动眼神经副核接受同等量的光刺激。该解剖结构的生理结果是，在正常状态下，右眼和左眼的瞳孔大小是一致的，即使每只眼的光输入量不一样，双眼的瞳孔运动一致进行。因此，一只眼的视力丧失（或任何其他的传入性视觉异常）并不引起双眼瞳孔不等大。瞳孔不等大永远是双眼瞳孔传出运动神经支配不对等所致。瞳孔光反射通路的双重半交叉解剖结构特点的其他临床意义是：光线照射在任何一只眼，都会引起同侧瞳孔（直接光反应）和对侧瞳孔（间接光反应）对等的光反应。

瞳孔传入通路向动眼神经副核提供输入性神经信号，后者发出轴突通过动眼神经的副交感部分支配瞳孔括约肌。这个环路组成瞳孔光反射通路。双侧瞳孔根据该光反射通路中传入支接收到的光线量收缩、收缩幅度双眼一致，与传入的光线量成比例（图11-4）。

▶ 传入性疾病：相对性瞳孔传入障碍

瞳孔光反射是 RAPD 的基础：光刺激在两眼之间交替照射，瞳孔的光反应的作用类似一把"光尺"，用来比较每只眼对光的敏感度。RAPD 检查的细节请参见图2-26和图2-27。

RAPD 是一个非常强有力的客观检查。不像多数传入性视功能的检查，进行 RAPD 检查不需要患者有意识进行相应的反应，而且需要患者的配合程度也很小。

任何导致双眼视功能差距明显的情况均可出现 RAPD，即单侧或双侧不对称性视神经或视网膜病变。比较双眼间视野的差别是预测 RAPD 阳性或阴性以及程度的最好方法。但是，视神经病变比视网膜疾病导致的 RAPD 明显。

眼介质的病变（角膜瘢痕、白内障和玻璃体积血）尽管可以视力很差，但通常并不导致 RAPD，因为散在的光线仍然可以到达视网膜并参与光反射。事实上，单侧白内障比另一眼透亮的晶状体具有更好的传送光线刺激的能力，可以在没有白内障的那只眼检查到一个小的 RAPD（通常＜ log0.6）（表11-1）。

表11-1 传入性视力丧失之外其他可以导致相对性瞳孔传入障碍的原因

原 因	表 现	机 制
一眼白内障，另一眼晶状体清亮	在没有白内障那只眼出现小的 RAPD（<log 0.6）	白内障通过散射光使得该眼的视网膜较屈光间质透明那只眼接收到更多的光线
眼睑下垂或遮盖一眼	在未遮盖眼出现短暂的 RAPD，当两眼的光暴露重获平衡时消失	光线被剥夺的那只眼视网膜的敏感度增强
单眼暴露于强光下	在被眩光的那只眼出现短暂的 RAPD，当两眼的光暴露重获平衡时消失	强光会短暂对视网膜的光感受器细胞漂白，使视网膜的敏感度下降
显著的瞳孔大小不等	瞳孔较大的那只眼出现小的 RAPD	瞳孔小的那只眼处于相对光剥夺状态（因而形成强的敏感度）
上丘中脑臂病变	病变对侧眼出现 RAPD	左右眼对于中脑的光线传入出现不对称

LU：log 单位；RAPD：相对传入性瞳孔障碍。

当视交叉病变导致双眼的视野损害不对称时，可以出现 RAPD。视束损害可以在颞侧视野缺损的那只眼出现小的 RAPD，因为鼻侧半视网膜提供的瞳孔传入性神经支配强于颞侧半视网膜。外侧膝状体（LGN）或膝状体后病变通常不会导致 RAPD，因为它们不参与光反射弧的形成。发育性弱视偶尔会有小的 RAPD，其原因尚不清楚，因为通常认为弱视的原因来源于皮层。

▶ 影响瞳孔的中脑疾病

光 - 近反射分离

除了接受从光反射传入通路的神经输入外，动眼神经副核还接受负责协同近注视同步反射三联动作（会聚、集合、缩瞳）的其他中脑神经核的传入信号。集合和缩瞳由动眼神经副核通过支配虹膜括约肌（缩瞳）和睫状肌（集合）调节，三联动作的第三个功能（会聚）则通过内直肌亚核调节。

后联合区域的中脑病变可以因影响顶盖前核及其与动眼神经副核的联系而破坏位于背侧的瞳孔光反射通路，而近反射通路在向动眼神经副核走行时相对位于腹侧，因而不受影响。这些病变导致双侧的光近反射分离，即，瞳孔对光线的刺激反射消失或明显减低，但是对近刺激仍可发生瞳孔收缩（框 11-1）。典型例子为背侧丘脑综合征和阿·罗瞳孔。背侧丘脑综合征表现为瞳孔中等度扩大、总是伴有其他神经系统表现（表 10-1）。阿·罗瞳孔小而不规则，是神经梅毒的表现之一。由于神经梅毒的临床表现多样性，出现光 - 近反射分离时应该检查梅毒。糖尿病、慢性酒精成瘾、脑炎、广泛全视网膜光凝也可出现阿·罗瞳孔样改变。

框 11-1　如何检查光 - 近反射分离

1. 检查瞳孔光反应的最佳方法是嘱患者双眼注视远处的视靶，先在暗光下、然后在明亮光线下进行检查。如果发现患者一眼或双眼对光反应差，则应该检查瞳孔对近刺激的反应。光近反射分离可以是双侧或单侧。

2. 测量瞳孔对近注视的反应时，嘱患者双眼注视阅读距离的视标。目的是激发患者包括集合调节、会聚和瞳孔收缩在内的三联联动反射。因此，最好使用集合调节刺激视靶，如阅读文本、照片等，儿童患者用玩具来检查近反射。

3. 对于视力很差的患者可能需要使用本体感觉来进行检查：如请患者看自己的手指。

4. 患者对近刺激产生的缩瞳大于光刺激所引起的反应时称为光 - 近反射分离。

5. 使患者产生充足的近注视完全依赖于患者的主动努力：经常需要不断地鼓励和多次尝试。所以，近反应差也可能仅仅使患者的努力合作不够。

6. 如果瞳孔对光反应正常，则不需要检查其对近刺激的反应能力。

全盲是导致光 - 近反射分离的另一个原因，患者的瞳孔对光反射很差但是近注视（如患者自己的手指）可引起瞳孔收缩。其他导致光 - 近反射分离的原因则是错向性再生的结果，包括埃迪瞳孔和动眼神经错向性再生（表 11-2）。

表 11-2　瞳孔光 - 近反射分离的病因

疾　病	瞳孔表现	伴随症状体征	病理生理
失明	双侧正常大小或大瞳孔，瞳孔等大	视力极差，如果不对称可有 RAPD	视觉向中脑核的传入极差，而近反射传入通路完整

续表

疾　病	瞳孔表现	伴随症状体征	病理生理
背侧中脑病变	双侧中度散大至大瞳孔，可能出现双侧大小不等	背侧中脑综合征的其他表现	E-W核（位于背侧）的瞳孔传入纤维被破坏；E-W核的近反射通路未受累（位于腹侧）
阿·罗瞳孔	双侧小的不规则瞳孔	神经梅毒的症状和体征	E-W核的瞳孔传入纤维被神经梅毒（少见情况下MS或结节病）破坏（同上）
强直性瞳孔	受累瞳孔大于未受累瞳孔，随时间延长可能变得比对侧小	调节异常相关的视物模糊；有些患者腱反射降低	睫状神经节的错向再生。司调节的神经纤维再生支配瞳孔括约肌
动眼神经错向再生	瞳孔不等大，受累瞳孔可大可小	动眼神经麻痹的其他表现，眼睑支配的错向再生	动眼神经周围段的错向再生。内直肌纤维再生（通过睫状神经节）支配瞳孔括约肌，被会聚动作（或侧视动作）激活
自主神经病变	不规则瞳孔	其他自主神经病的表现	糖尿病、视网膜光凝（影响在脉络膜上腔穿行的神经血管束）

CN：脑神经；E-W核：动眼神经副核；MS：多发性硬化；RAPD：相对性瞳孔传入障碍。

中脑相对性瞳孔传入障碍

罕见情况下，单侧或不对称的中脑病变会影响从视束分出后的瞳孔传入轴索、顶盖前核或顶盖前核与动眼神经副核的连接而导致RAPD。这种RAPD可以没有视野损害或其他视觉传入通路损害的表现（表11-1）。类似视束损害，这种RAPD通常出现于中脑病灶对侧的那只眼。通常会出现其他中脑背侧损害的表现，如垂直性眼球运动障碍。

▶ 瞳孔与传出通路病变

不伴瞳孔不等大的瞳孔状态

正常状态下瞳孔的大小变化很大：当个体感到害怕或焦虑时（交感反应）变大，而在近注视如阅读（近注视同步三联的副交感成分）时则可以变得很小。瞳孔大小的平均值随年龄增长而变小。异常小的瞳孔可见于脑桥出血和鸦片中毒。原用于青光眼的匹罗卡品滴眼液可导致瞳孔明显缩小，但是目前已很少用于慢性青光眼的治疗。双侧瞳孔扩大可见于局部或全身用抗胆碱能药物如阿托品或三环类抗抑郁药。

瞳孔不等大

双侧瞳孔的大小有差异称作瞳孔不等大。有临床意义的瞳孔不等大总是由传出（运动）通路的疾病所致，而非双眼之间视力的差异所致。对于瞳孔不等大，检查者的任务是确定该现象是否有临床意义，还是生理性的；明确哪侧（或双侧）的瞳孔是异常的，然后准备进行合适的辅助检查。

当两侧的瞳孔不等大时，异常的既可能是大的一侧也可能是小的一侧。当大的一侧为异常时（收缩不好），在明亮光线下瞳孔不等大最明显；当小的一侧为异常时（散大不好），瞳孔不等大则在黑暗中最明显（图11-5）。

基本的或称生理性瞳孔不等大是指正常人出现的双眼瞳孔大小不一致（差别通常小于0.5mm）。临床检查可发现双侧瞳孔大小差别在0.3mm以上的瞳孔不等大，而20％的正常人可以在任何时间有至少这个程度的不等大。生理性瞳孔不等大的程度可以每天有所不同，甚至可以转换侧别。生理性瞳孔不等大在黑暗和明亮光线下则变化不大，可以借此与病理性瞳孔不等大区别（图11-5D）。

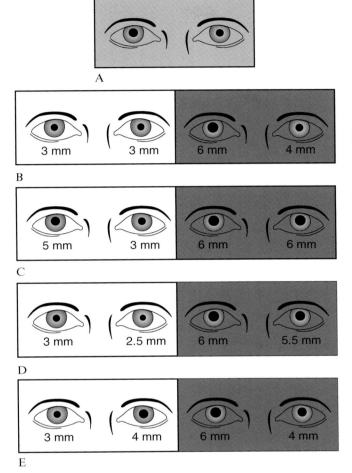

图 11-5　确定异常瞳孔

在黑暗和明亮光线下观察瞳孔不等大可以确定哪只瞳孔异常。A：图示普通房间的光线下右侧瞳孔大于左侧。B：如果较小侧（左侧）为异常，双侧瞳孔在明亮光线下都会收缩良好。在黑暗中，左侧瞳孔散大不良，使瞳孔不等大的差异加大。C：如果较大的一侧（右侧）为异常，则在黑暗中双侧都散大正常，但是在明亮光线下，因右眼瞳孔不能收缩而使瞳孔不等大的差异加大。D：生理性瞳孔不等大时，在明亮和黑暗环境里都有同等的小幅度瞳孔不等大，不能确定哪侧异常。E：既不收缩也不散大的瞳孔会很明显。根据所处的光亮环境不同，瞳孔不等大的侧别可以相反

虹膜和局部因素

任何导致虹膜的机械顺应性或肌质改变的病变均可导致瞳孔异常。眼外伤可以导致瞳孔边缘和收缩肌肉眼可见的撕裂。这种瞳孔收缩力很差或收缩不规则。眼内炎症（葡萄膜炎）可导致瞳孔相对缩小，或者使虹膜与晶状体或角膜粘连，导致瞳孔形状异常或虹膜不能移动。糖尿病眼或眼缺血性病变所致的虹膜新生血管也可导致"僵化"瞳孔。急性青光眼可导致虹膜肌肉的不可逆缺血性损害，常常导致瞳孔收缩肌的局灶性萎缩，在裂隙灯下观察，原本呈放射状排列的虹膜成分呈螺旋状改变。长期应用缩瞳药水（慢性青光眼的治疗）可能造成瞳孔散大力的永久性损害。任何原因造成虹膜畸形或萎缩均可影响瞳孔的大小和功能。白内障手术（和其他眼内手术）常常影响瞳孔大小和功能。

应该仔细询问和查找可能导致虹膜损害和瞳孔不等大的原因，也许在检查时就很明显了。眼科医生可能因发现虹膜结构异常为导致瞳孔不等大的原因而为患者避免一次广泛的神经系统辅助检查评估过程。

眼交感神经麻痹（霍纳综合征）

瞳孔散大功能不好（瞳孔过小的那只眼）可能是瞳孔括约肌的交感神经支配受累所致-霍纳综合征。尽管霍纳综合征的症状和体征可能看起来并不太特别，但是可以是威胁生命的疾病的最早表现。

症状和体征

Friedrich Horner 于 1869 年所描述的经典三联征为：瞳孔缩小、睑下垂和一侧面部无汗。很多眼交感神经麻痹的患者并没有单侧面部无汗，但是术语"霍纳综合征"已经成为眼交感神经麻痹的同义词，所以即使没有这个经典三联征中的成分，也称为霍纳综合征。其他表现包括结膜充血和短暂性相对性低眼压。

瞳孔缩小　由于交感神经和副交感神经张力持续存在，当交感神经通路受影响时瞳孔缩小，原因在于支配瞳孔收缩肌的副交感神经纤维失去了对抗力。所造成的瞳孔不等大于黑暗环境下、在瞳孔扩大过程中观察最为明显。因为眼交感神经麻痹不累及瞳孔括约肌，在明亮光线下瞳孔不等大则很轻微或消失。在黑暗中时，交感神经正常那只眼的散大肌被激活而瞳孔括约肌不激活，因此瞳孔快速散大。交感神经麻痹那只眼也会散大，但是很缓慢。能散大的原因在于，此时瞳孔括约肌的活动张力关闭，即使没有瞳孔散大肌的作用、虹膜的被动的结构拉力也会把瞳孔拉开。这种瞳孔不等大在处于黑暗环境中 5 秒左右时最为明显，此时正常的瞳孔已经散开到最大，而交感神经麻痹的那只眼则刚刚开始散大。此后，瞳孔不等大会逐渐减轻，因为受累眼的瞳孔会慢慢扩大，接近瞳孔正常散大的程度。这种散大迟滞对于诊断眼交感神经麻痹具有关键性和特征性（图 11-6）。

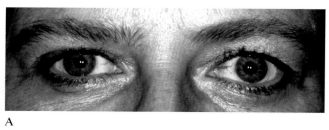

A

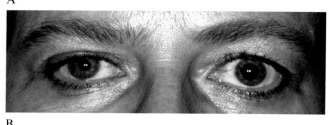

B

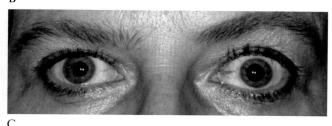

C

图 11-6　霍纳综合征的散大迟滞

46 岁女性，周期性头痛伴有右眼睑下垂。病史提示丛集性头痛，检查符合右侧霍纳综合征。A：右眼有上睑 1mm 的下垂，右侧瞳孔缩小。注意观察右眼的"倒置性睑下垂"：右眼的下睑比左眼稍高（相对于角膜缘位置）。B：在黑暗中 5 秒后，由于正常的左眼瞳孔已经散至最大，而右眼散大缓慢，使得双眼瞳孔不等大的差异最大。C：在黑暗中 15 秒以后，因为受累瞳孔持续缓慢变大，双眼差异变小

睑下垂由于 Müller 肌麻痹，会出现 12mm 的上睑下垂。上睑抬起的主要力量来自第Ⅲ对脑神经支配的提上睑肌，因此如果上睑下垂的程度＞ 2mm，就不大可能仅仅是交感麻痹的结果。有些患者的下眼睑可能轻度抬高（所谓倒置睑下垂），原因在于下眼睑里交感神经支配的、发育较弱的 Müller 肌受累。

泌汗运动和血管运动神经功能异常　在颈上神经节水平交感神经通路（或者更近端的位置）受累的

患者可能会影响血管运动和泌汗运动神经，而导致单侧面部无汗。由于支配前额皮肤的泌汗运动神经纤维与交感节后神经一起走行，所以节后交感神经损害的半侧面部无汗可以仅表现为额头无汗（图 11-2）。理想状态下，可以看到面部的汗珠仅限于患者未受影响的半侧脸。但是在门诊或医院的空调环境里很难看到明显的半侧面部无汗症。女士则可能在化妆时感觉到双侧面部的不同。

由于单侧面部交感神经血管运动支配受累，偶尔会观察到患者两侧面部脸红的情况不一样。有时是半侧面部不会出现脸红。也有些患者是因血管运动支配的不稳定性而出现半侧脸有时会脸红有时不会。Harlequin 婴儿综合征是指因交感神经麻痹而导致严格沿中线分布的半侧面部充血发红。

病因

由于眼交感神经通路长而环路性特征，导致眼交感神经麻痹的解剖病变部位多变且病因不同。

第一级神经元 脑干、颈或上胸段病变可累及眼交感通路第一级神经元（或中枢神经元）。这些患者的霍纳综合征经常是在其他明显的神经系统症状、体征中被无意中发现的。瓦伦贝格延髓背外侧综合征是由于椎动脉或小脑后下动脉阻塞所致延髓外侧梗死所致。下行的第一级交感神经纤维受累而出现中枢性眼交感神经麻痹（图 11-7）。脊髓外伤或肿瘤累及第一级交感神经通路时通常会伴有长束征（表 11-3）。

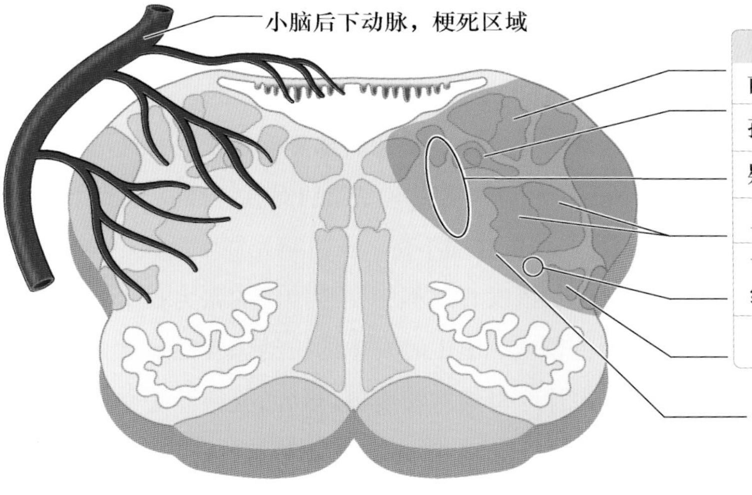

累及结构	神经系统表现
前庭神经核	眼震和眩晕
孤束和孤束核	同侧舌味觉丧失
疑核和脑神经 XI X	声嘶，构音障碍
三叉脊束核	同侧面部痛温觉障碍
下丘脑脊髓交感神经纤维	同侧（中枢性）霍纳综合征
脊髓丘脑侧束	对侧躯体温觉障碍

图 11-7 瓦伦贝格综合征

图示延髓的横断面显示瓦伦贝格综合征（延髓外侧综合征）的相关结构，以及所导致的相关临床表现。显示小脑后外侧动脉的分布（左）。为清楚起见，在另一侧描述出受累的区域和结构（右侧）（经允准改编自 Haines，Duane E.and M. D. Ard. Fundamental neuroscience forbasic and clinical applications. Philadelphia，PA: Elsevier/Saunders，2013.）

第二级神经元 由于位于颈上神经节所发出的终末神经元的近端，交感链的第二级神经元也称为节前神经元。典型的第二级神经元受累是潘科司特（Pancoast）肿瘤，即表现为单侧霍纳综合征的肺尖部肿瘤（图 11-9A）。通常还会因臂丛压迫而出现上肢痛或手痛。其他轴旁性肿瘤如儿童神经母细胞瘤可以转移至颈部或胸部影响交感神经系统。颈部和胸部的外伤是节前眼交感神经麻痹的常见原因。约 25% 的节前性眼交感神经麻痹由恶性病变所致（表 11-3）。

表 11-3　霍纳综合征的解剖位置和病变

	解剖位置	疾病
第一级神经元	下丘脑、中脑、脑桥	肿瘤、出血、梗死
	延髓	延髓外侧卒中（瓦伦贝格综合征）
	脊髓	MS、脊髓空洞症、外伤、梗死、肿瘤
第二级神经元	胸腔、颈部	潘科司特肿瘤、转移瘤、纵隔肿瘤、胸部手术、胸主动脉瘤、中央静脉置管
第三级神经元	颈动脉丛、颈上神经节	颈动脉夹层或血栓形成、外伤（包括口腔内）
	海绵窦、眶上裂、眼眶	颈内动脉海绵窦瘘、鼻咽癌
	其他与未知	丛集性头痛、微血管性缺血；巨细胞动脉炎、自主神经病

MS：多发性硬化。

第三级神经元　影响三级神经元或节后眼交感神经纤维的病变通常生长于颈部、颅底和海绵窦或眼眶。颈动脉夹层的形成是由于动脉内膜撕裂导致血液流入动脉壁，进而造成动脉内腔狭窄、阻塞动脉分支所致。其特征是急性颈部、咽喉部、面部（眼、耳、牙齿）或头部的疼痛，疼痛可以迁移。交感神经纤维在颈动脉表现形成网状丛，由于动脉直径迅速扩张压迫，或者夹层所致的滋养血管损害而致缺血导致交感神经损害。如果是近端的颈总动脉夹层，则可能造成节前性眼交感神经损害。颈内动脉系统的夹层造成节后性霍纳综合征。

从集性头痛常常导致一过性节后性霍纳综合征伴刀割样半侧头痛（参见第 13 章）。反复发作后，眼交感神经麻痹可能成为永久性（图 11-6）。

导致眼交感神经麻痹的颅底肿瘤常常累及三叉神经节，导致伴随慢性面部疼痛和三叉神经分布区的感觉减退。海绵窦的肿瘤或动脉瘤无可避免地导致其他脑神经麻痹（尤其是第 VI 对脑神经）。动眼神经麻痹伴有霍纳综合征会形成一个中等度扩大的瞳孔，在明亮光线中收缩不良，在黑暗光线中散大不良。

儿童霍纳综合征虹膜黑色素细胞发育决定虹膜的颜色，该发育过程中交感神经的张力很重要。围生期或婴幼儿早期的眼交感神经麻痹可能导致一侧虹膜颜色较浅。出生时发生的霍纳综合征通常是特发性的，但是也可以是产伤所致的臂丛损伤所致，偶见子宫内神经母细胞瘤所致。幼儿获得性眼交感神经麻痹要首先考虑神经母细胞瘤累及交感链或纵隔恶性肿瘤，除非已经证实为其他原因。

鉴别诊断

当其他原因导致睑下垂和瞳孔缩小等与眼交感神经麻痹类似的表现时称为假性霍纳综合征。比如，生理性瞳孔不等大合并睑下垂时，其临床表现与眼交感神经麻痹类似。检查和病史可能最终提示睑下垂或瞳孔缩小并非神经系统病变所致，如提上睑肌肌腱断裂、外伤史致睑下垂，以及生理性瞳孔不等大、眼部手术史、外伤或葡萄膜炎。如果睑下垂的程度超过 2mm，甚至眼睑下垂的程度遮盖眼轴，那么就不能单用眼交感神经麻痹解释睑下垂。瞳孔检查和药物试验可以有效地将眼交感神经麻痹与其他原因导致的小瞳孔区别开来（图 11-4A）。

表 11-4A　异常小瞳孔的瞳孔不等大鉴别诊断

霍纳综合征（眼交感神经麻痹）：基本上全部有 1～2mm 的睑下垂，有时会发现半侧面部无汗
虹膜损害：外伤，虹膜炎，闭角型青光眼，眼部手术
陈旧埃迪瞳孔
累及瞳孔纤维的动眼神经的错向再生
药物性：青光眼药物

表 11-4B　异常大瞳孔的瞳孔不等大鉴别诊断

第Ⅲ对脑神经麻痹：伴随睑下垂和眼球运动障碍
强直性瞳孔
药物性：阿托品类或肾上腺素能类扩瞳药
虹膜损伤：外伤、闭角型青光眼、眼部手术

药物试验

很多情况下检查者可以通过病史和体格检查很有信心地诊断眼交感神经麻痹。但是，药物试验有以下帮助：①可卡因或阿普可乐定试验可以鉴别到底是不是眼交感神经麻痹；②羟苯丙胺（氢溴酸帕勒德林）帮助鉴别节前（或中枢）或节后病变。

可卡因试验　去甲肾上腺素是交感神经通路第三级神经元与虹膜散大肌的神经肌肉接头处的神经递质。正常情况下（三级神经元通路完整），由于交感神经的基础张力，去甲肾上腺素从突触前的神经终末段持续发放。神经递质被节前神经末端的再摄取不断降解。局部应用可卡因阻断去甲肾上腺素再摄取过程，导致突触处神经递质的迅速聚集，进而导致瞳孔扩大。如果交感神经张力因病变而缺失，没有去甲肾上腺素的持续发放，则可卡因就不是一个有效的瞳孔扩张药物（图 11-8）。因此，局部可卡因滴眼液可以用来检测交感链上任何一个部位损害导致的交感神经张力异常。

可卡因

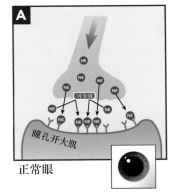
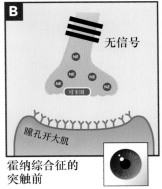
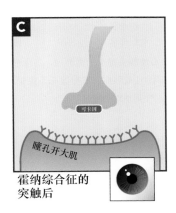

图 11-8　霍纳综合征的可卡因试验

可卡因阻滞去甲肾上腺素（NE）的正常再摄取，使得 NE 在突触间隙聚集，使得瞳孔散大（A）；节前性损害时，极少量或没有 NE 释放，可卡因的阻滞机制失效，瞳孔不散大（B）；节后性损害时，由于突触前的神经终端没有功能，可卡因机制失效（C）

　　检查方法：在每只眼中点一滴 10％的可卡因滴眼液。注意必须两眼都点，因为正常眼是用来做对照的。45 分钟之后比较瞳孔扩张的程度：如果正常眼瞳孔散大而受累眼不散大（导致两眼之间的瞳孔不等大的程度至少 1mm），则很可能受累眼是眼交感神经麻痹（图 11-9）。如果两个瞳孔同样散大得较好，则不太可能是眼交感神经麻痹。由于交感神经和 Müller 肌的神经肌肉接头也是同样以去甲肾上腺素为神经递质，交感神经麻痹所致的眼睑下垂可能会在点过可卡因滴眼液后有轻度缓解，但是该表现过于轻微，所以对临床帮助不大。

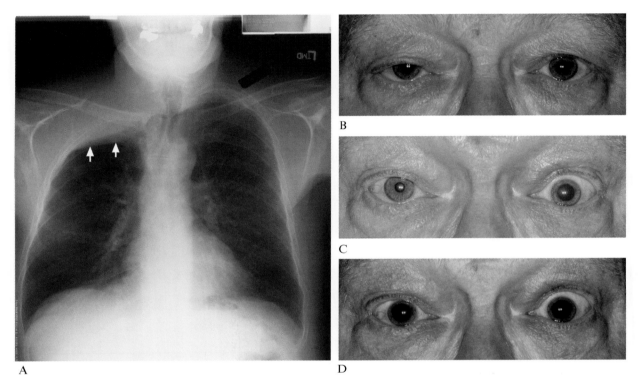

图 11-9　节前性霍纳综合征的药物试验

　　77 岁男性，右侧肺尖部小细胞肺癌，右上肢疼痛伴右侧霍纳综合征。A：X 线胸片示右肺尖部占位（箭头）。B：右侧睑下垂和瞳孔缩小。C：10％可卡因点双眼后，右眼瞳孔不能像左眼那样扩大，证实霍纳综合征。D：点入羟苯丙胺滴眼液后，受累瞳孔与未受累侧一样扩大，证实为节前性霍纳综合征

　　阿普可乐定　阿普可乐定是一种作为降眼压药物已上市的、直接 α- 肾上腺素能受体激动剂。它是通过其强力地与 α₂ 受体的结合力从而下调睫状体的液体生成而起到降眼压作用的。阿普可乐定还是弱的 α₁ 受体激动剂，对于正常眼的瞳孔扩大不起作用或作用微乎其微，但是，对于霍纳综合征的眼有瞳孔散大作用。原理：失去交感神经支配的瞳孔散大肌上的突触接头后肾上腺素能受体功能代偿性上调，因而对阿普可乐定敏感，后者使麻痹的瞳孔散大肌得以激活而瞳孔散大（图 11-10）。这种对阿普可乐定的超敏性已经被证实为一种很好的霍纳综合征临床试验。0.5％的阿普可乐定滴眼液滴眼后，会使霍纳综合征造成的瞳孔不等大逆转，因为受累侧眼相对小的瞳孔由于其神经支配的超敏性而扩大，而健侧眼的瞳孔相对不受阿普可乐定的影响。阿普可乐定试验使瞳孔不等大逆转的结果与阳性可卡因试验相比，具有更强的确定性和说服力（图 11-11）。

阿普可乐定

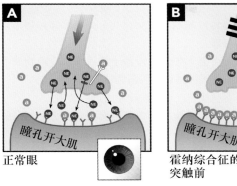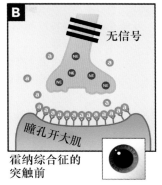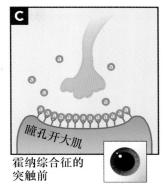

图 11-10　霍纳综合征的阿普可乐定试验

　　阿普可乐定（图中为 a）主要作用于突触前囊泡中的 α2 受体激动剂，通过降低去甲肾上腺（NE）的形成，对于正常的瞳孔有弱化其瞳孔扩大的作用。它还是一种弱的、作用于突触后的 α1 受体激动剂。在正常瞳孔，其作用可被忽略（A）。但是，在霍纳综合征的患者，无论是节前（B）还是节后（C），因为正常的交感神经张力缺乏，突触后肾上腺素能受体功能得以上调而对阿普可乐定超敏。因此，点入阿普可乐定后，受累眼瞳孔扩张，而正常眼瞳孔变化不大，因而瞳孔不等大的侧别得以反转

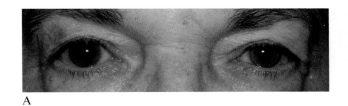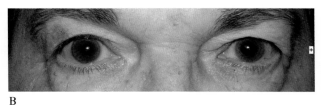

A　　　　　　　　　　　　　　　　　　　　　　B

图 11-11　霍纳综合征患者的阿普可乐定试验

　　A：57 岁女性，左侧霍纳综合征，左侧上睑下垂（下睑也有倒置性下垂），左侧瞳孔变小，双侧瞳孔不等大。B：0.5％阿普可乐定点眼，45 分钟后，瞳孔大小不等的侧别反转——霍纳综合征的瞳孔散大，但是正常眼的瞳孔变化不大（该患者看起来还更小一点）。注意左侧睑下垂也有恢复甚至反转

　　尽管看起来阿普可乐定试验比可卡因试验有些实用性优势（表 11-5），但是由于阿普可乐定诊断霍纳综合征的敏感性和特异性没有得到确认，因此可卡因试验仍为金标准。另外，在交感神经麻痹急性期，阿普可乐定不像可卡因那样有诊断价值，因为突触后肾上腺能受体的上调以及相应产生的对阿普可乐定的超敏作用通常需要几周才能形成。

　　羟苯丙胺　氢溴酸羟苯丙胺（氢溴酸帕勒德林）是通过强迫去甲肾上腺素从突触前的囊泡中释放入神经肌肉接头的突触间隙而起作用的。只要交感神经的第三级神经元是完整的，该活动不需要任何其他神经信号的作用，可以直接使瞳孔散大。如果第三级神经元损伤了，其突触前神经发生退行性变，没有可以使羟苯丙胺发挥作用的去甲肾上腺素囊泡形成，所以该药物则不能发挥其瞳孔散大作用。（图 11-12）。需要损伤后足够的时间使轴索发生萎缩后，该实验才能发挥作用。一般认为在症状出现后 3 ～ 4 周该试验的结果才准确。

表 11-5　用阿普可乐定和可卡因药物试验诊断霍纳综合征的比较

	阿普可乐定	可卡因
阿普可乐定相对于可卡因的优势	已上市、稳定、多用途、可储存滴眼液	需要特殊配制；可储存期短；属于管控物质，必须用锁和钥匙管理
	没有遗留问题	患者可能不想自己或孩子把"非法"药物滴入眼。在做完试验后几天尿里可能有阳性结果
	多数眼科诊所备药	不容易找到，有些医疗相关部门禁用
	受累眼阳性表现（瞳孔扩大）	可卡因扩瞳作用无效可能是继发于局部虹膜因素（入虹膜新生血管形成），不一定确诊霍纳综合征
	对于双侧的病例也可能有诊断价值	需要一只眼作为对照
	终点事件（瞳孔不等大反转）临床明显，与起点的表现相反，易于观察	对照侧瞳孔的扩大不一定很明确。终点事件（瞳孔不等大的差异 >1mm）更可能产生测量误差，与起点时表现变化不显著
与可卡因相比，阿普可乐定的缺点	新近发生的霍纳综合征可能出现假阴性结果	应该在霍纳综合征发生后马上起作用
	敏感度和特异性尚未确定	诊断霍纳综合征的金标准，久经验证

引自 Martin TJ. Horner's syndrome, pseudo-Horner's syndrome, and simple anisocoria. Curr Neurol Neurosci Reports, 2007, 7（5）：397–406.

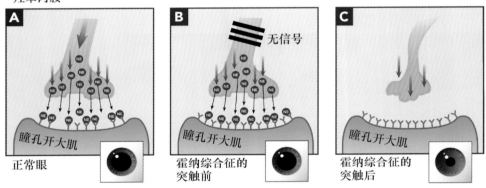

图 11-12　霍纳综合征的羟苯丙胺试验

羟苯丙胺不需要任何其他神经信号，强迫突触囊泡中的去甲肾上腺素（NE）释放（A）。这种活动会导致正常瞳孔散大。在交感神经的第三级神经元完整的情况下，也可以导致霍纳综合征的瞳孔散大。所以，节前性霍纳综合征的瞳孔（B）可以散大，但是节后性霍纳综合征的患者（C）则不能散大

　　与可卡因试验类似，羟苯丙胺试验也是在双眼都点药，正常眼作为对照。正常眼对释放入突触间隙的去甲肾上腺素发生反应而使瞳孔扩大。中枢性或节前性病变患者因为其第三级神经元完整，其瞳孔也扩大（图 11-9D）。瞳孔不扩大则提示从颈上神经节至眼分布的第三级神经元损伤（图 11-13）。

　　所以，确诊和鉴别霍纳综合征的合理药物试验顺序为：①阿普可乐定和（或）可卡因试验确诊眼交感神经麻痹；②如果霍纳综合征诊断明确了，相隔至少 48 小时后用羟苯丙胺试验来确定病变部位。如果所有这些扩瞳药物都不能扩大有问题的那侧瞳孔，说明可能是虹膜病变或其他局部因素导致瞳孔不能散大。这种情况下，用第三个药物试验：用 2.5% 去氧肾上腺素（新福林）滴眼液点双眼，检查受累的那只眼瞳孔是否散大（图 11-18A）。很显然，局部因素所致的机械性因素使瞳孔不能扩大，因而使所有的霍纳综合征的药物试验失效。

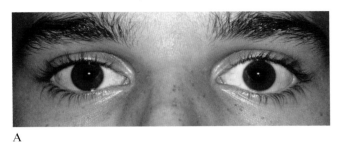

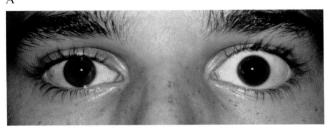

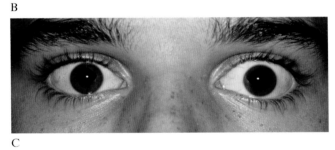

图 11-13　节后霍纳综合征患者的药物试验

　　27 岁男性，闭合型头外伤造成的长期存在的右侧睑下垂。A：右侧睑下垂（观察上睑和下睑）和瞳孔缩小。B：点入 10% 的可卡因后，受累瞳孔不像正常瞳孔那样扩大。C：点入羟苯丙胺滴眼液后，受累瞳孔还是不能扩大，符合节后性损害

　　每只眼所吸收的阿普可乐定、可卡因或羟苯丙胺的剂量有些差别并不影响试验结果，因为这些药物基本都给予饱和量。每只眼的瞳孔反应与所吸收的苯肾上腺素的剂量有关，所以在点眼时应该加以注意。另外，还应注意控制其他影响药水吸收的其他局部因素。在进行药物试验前，避免使用其他药物（如局部麻醉药）或触碰角膜（如眼压测量仪或眼部感觉检查）（框 11-2）。

框 11-2　霍纳综合征相关药物试验的一般原则

1. 诊断用滴眼液的浓度和可获得性
   a. 可卡因滴眼液的浓度应该是 10%。以前也使用较低浓度的，但是 10% 为标准。
   b. 1.0% 和 0.5% 阿普可乐定经研究证明均有效。0.5% 的更方便，因为已经是眼科诊室的常用药。
   c. 以前市场上有 1% 的羟苯丙胺但是现在没有了，可能需要另行配制。
2. 可卡因、阿普可乐定和羟苯丙胺都是通过使受体饱和而起作用的，所以不用担心双眼予以精确同等的剂量，只要有足够的滴眼液使系统饱和即可。但是，在进行药物试验前，应该避免角膜的可通透性不受干扰，不要用眼压测量仪。最经典的做法是在每只眼中下方结膜沟中滴入一滴滴眼液，一分钟后再滴入第二滴。嘱患者在滴入滴眼液后闭眼 2～3 分钟，可以最大程度减少药物的全身吸收。
3. 在滴入滴眼液后，等 45 分钟再评估终点结果。
4. 药物试验前后的瞳孔成像（尤其是双眼用同一幅 1∶1 的数字照片）非常有利于评估和记录。
5. 在滴眼液药物试验之间要间隔至少 2 天。

辅助检查评估与治疗

　　决定如何对一个霍纳综合征患者进行辅助检查评估的一个重要因素是该综合征的病程。持续一年以

上的孤立性节后霍纳综合征或许不需要进行进一步检查。有时患者不能确定症状持续的时间，尤其是在常规就诊中如果睑下垂和瞳孔不等大没有被发现的话。一个非常有效的了解眼交感神经麻痹持续时间的办法是看患者的老照片（框1-3）。有时即使一张驾照也可能提供有无睑下垂甚至瞳孔大小不等的细节。可以告诉患者在随诊时带来家庭照片。可以用一个20屈光度的间接检眼镜或裂隙灯来对洗印出的照片进行放大后检查瞳孔的大小和睑下垂的程度。

　　怀疑中枢性或节前性（第一级或第二级神经元）交感神经麻痹的患者提示在颅内、颈部和上胸段病变，应该进行头颅MRI和颈胸部的CT检查。恶性病变导致节前性眼交感神经麻痹并不罕见，这种可能性必须得以充分的检查评估。

　　尽管孤立性节后性病变多为良性或特发性，急性或亚急性的患者多数还是需要进行增强和不增强的颅脑MRI检查，尤其是患者有活动性疼痛或其他伴随症状的情况下。眼交感神经麻痹的患者要注意在病程中是否进展，出现脑神经麻痹。

　　药物试验检查尽管重要，但是不能作为决定有无眼交感神经麻痹诊断和定位诊断的唯一依据。临床实践中，以新出现的霍纳综合征症状就诊的患者，无论药物试验结果阳性或阴性，多数进行交感链通路全程的检查：头颅MRI、胸部CT，以及根据病史和检查进行的其他辅助检查如颈动脉超声和CT血管造影（CTA）。阿普可乐定或可卡因对于不确定的病例有帮助，但是临床综合考虑要比药物试验的结果重要。羟苯丙胺有时难以获得（有其他同道建议可以用1%的去氧肾上腺素替代）。但是这些药物试验的定位诊断价值也不完全可靠。

瞳孔的副交感神经损害：动眼神经

累及第Ⅲ对脑神经的副交感神经纤维导致一侧瞳孔较大是双侧瞳孔不等大的一个原因（表11-4B）。

病理生理

任何影响动眼神经核群或动眼神经行程的病变均可导致瞳孔扩大和光反应及近反射异常。左右两侧的动眼神经副核在中线旁相邻，基本上构成一个中线单核。因此，在罕见的核性动眼神经麻痹患者，如果瞳孔受累，则通常双侧瞳孔均受影响。

　　如第9章所描述，动眼神经周围段更容易被压迫性病变而不是缺血性病变所累及。动眼神经麻痹致瞳孔受累是提示颅内动脉瘤扩张的一个重要体征，这种情况需要立即处理（图9-14）。动眼神经麻痹所致的瞳孔扩大基本都伴有动眼神经受累的其他体征（睑下垂、运动障碍）。孤立性瞳孔散大基本不可能是动眼神经麻痹所致，但是应该注意进行多次观察和仔细检查排除患者进展出其他动眼神经症状和体征。如第9章所讨论，昏迷患者的单侧瞳孔散大可能是幕上占位性病变扩展、钩回疝形成、通过天幕边缘嵌入和压迫动眼神经的唯一表现（哈钦森瞳孔）。

错向性再生

累及瞳孔的急性动眼神经麻痹使瞳孔对光和近反应均消失。但是，随着动眼神经的错向性再生，瞳孔可能逐步发生光－近反射分离：近注视时瞳孔反应存在而光反应消失（框11-1）。当出现错向性再生时，原本应该支配眼外肌（通常是内直肌）的神经纤维可能异向再生（通过睫状神经节）支配瞳孔括约肌。这种情况下，瞳孔可能对光反应不好，但是在内直肌试图收缩时可产生瞳孔收缩。因为内直肌激活是近反应的一部分，近注视时瞳孔收缩而瞳孔对光反应不佳与埃迪瞳孔类似。尽管如此，与埃迪瞳孔不同的是，动眼神经错向性再生的瞳孔在双滴眼液平注视情况下内直肌激活时也会收缩（图 11-14）。

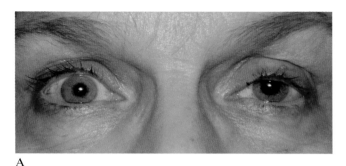

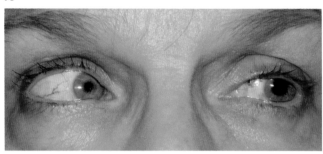

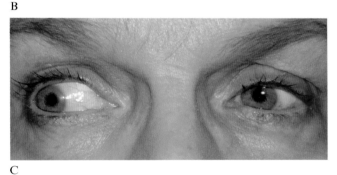

图 11-14　动眼神经错向性再生

46 岁女性，在颈动脉海绵窦瘘行动脉内弹簧圈填塞术后逐步形成左侧动眼神经的错向性再生。A：在第一眼位，左侧瞳孔大于右侧，左侧睑下垂也很明显。患者还有左眼上视、下视和内收不能。B：左侧水平注视时，瞳孔不等大没有变化。C：向右侧水平注视时，对光刺激没有反应的左侧瞳孔收缩，甚至变得比右侧瞳孔还小。向右注视时左侧瞳孔的收缩是由于原本应该支配内直肌的轴索在再生过程中错误导向至瞳孔括约肌（通过睫状神经节）

瞳孔的副交感神经损害：强直性瞳孔

强直性瞳孔表现为瞳孔异常增大、光反射消失或极差，但患者做近注视动作时瞳孔有缓慢和持续（强直）的收缩。这种独特的临床特征是睫状神经节损害后发生的错向性再生所致。如果这种情况孤立性出现，通常认为是特发性，称为埃迪瞳孔。埃迪瞳孔在 20 ～ 40 岁女性最常见。很多患者伴有深反射异常，则称为埃迪瞳孔综合征（Holmes-Adie syndrome）。

病理生理

睫状神经节受到急性损害时，瞳孔扩大，对光反射和近反射均无反应，伴有集合调节麻痹。经过几周的损伤和轴索变性后，睫状神经节重新生长出节后神经元。神经努力再生的过程中，轴索原本的"目的地"变得散乱，很多支配集合调节的神经轴突终止于瞳孔括约肌，有些轴突则重新支配睫状肌。由于支配集合调节的神经纤维数量惊人，原本支配睫状肌但因错向生长而支配瞳孔括约肌的轴突占瞳孔神经支配的比例可以很高（图 11-15）。结果就形成了光 - 近反射分离：原来直接支配瞳孔括约肌的神经纤维因损伤残余成为少数，而近注视刺激由于激活了原本应支配集合调节而现在支配瞳孔括约肌，导致瞳孔收缩。

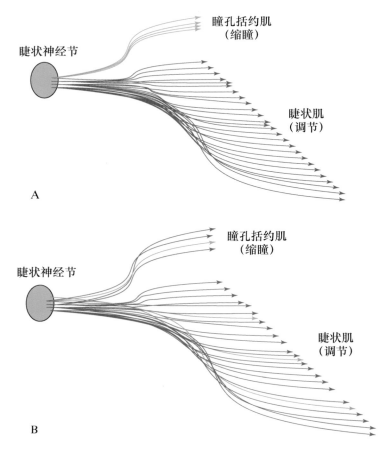

图 11-15　埃迪瞳孔的错向性再生

A：正常状态下，睫状神经节发出的大部分神经纤维支配睫状肌司调节作用，剩余的少量神经纤维支配瞳孔括约肌。（B）由于支配睫状肌和括约肌的神经纤维比例如此悬殊，那么在错向性再生时，瞳孔括约肌被原本应该支配睫状肌的神经纤维所支配就不奇怪了。因此，很可能仅有一小部分随机的虹膜节段被正确再生的纤维支配，而对光刺激有反应，瞳孔更大的部分则对调节张力产生反应

症状和体征

强直性　持续近注视所导致的瞳孔的行为特征的描述。在近注视时瞳孔适当变小，但是当注视点从近处移回到远处时，瞳孔重新散大的过程非常缓慢（图 11-16）。近注视时，在持续的努力下，即使可以产生集合调节动作，在重新做远注视时该集合调节也放松得很缓慢。因此，前老视眼（prepresbyopic）的强直性瞳孔患者可能会以下列主诉就诊：近注视时单眼视物模糊；从远注视到近注视过程中出现一过性视物模糊；反之亦然。可以通过以下方法来测试集合调节的强直性：在患者持续近注视后，嘱其将注视点恢复到远处来阅读视力表，记录恢复远注视和远视力的时间，两只眼分别单独进行。集合调节可能随埃迪瞳孔的病程逐渐恢复（但光反射不恢复）。在两年后，约有 50% 的患者会恢复至其年龄所适合的集合调节能力。

蚯蚓样运动　错向性再生的强直性瞳孔，其瞳孔括约肌节段性支配的特点很明显：有些节段对集合调节动作有反应，有些节段可能对光刺激有反应，有些节段则根本不反应（图 11-17）。结果，瞳孔可能在光刺激或近注视下收缩时出现形状不规则。在裂隙灯下观察时，这种不协调的神经支配导致虹膜缘的蠕虫样运动，称作蚯蚓样运动。尽管理论上也存在光刺激导致反向性睫状体收缩，但原本应支配瞳孔括约肌的轴突错误导向到睫状肌的轴突数量很小，因而的临床意义较小。

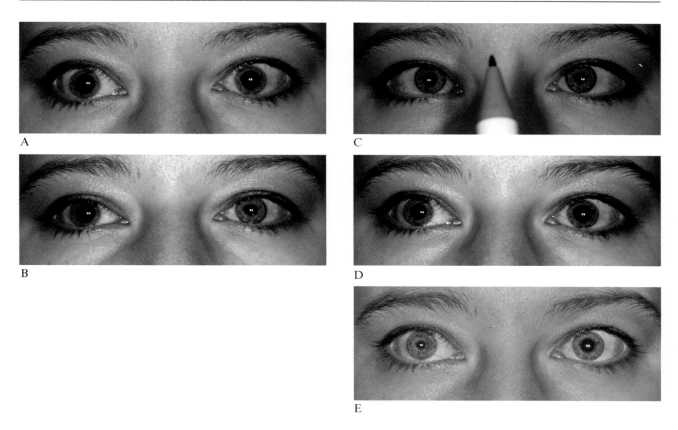

图 11-16　埃迪强直性瞳孔

　　34 岁女性，发觉近注视时右眼视物模糊，双侧瞳孔不等大。A：黑暗中双侧瞳孔不等大并不明显。B：在明亮光线下，右侧瞳孔不收缩，使得瞳孔不等大的差异最大。C：近刺激时，右侧瞳孔收缩良好，显示光 - 近反射分离。D：当集合调节放松时，右眼瞳孔强直，散大缓慢。注意右侧瞳孔这种情况下反比左侧小（直至最后达到其基线散大状态）。E：稀释的匹罗卡品（0.1%）导致受累瞳孔最大程度收缩，显示了失神经支配后的超敏性。左侧瞳孔受稀释的缩瞳药影响不大

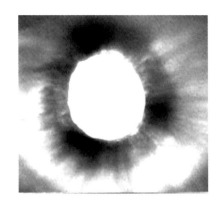

图 11-17　埃迪强直性瞳孔的虹膜括约肌节段性神经再支配

　　埃迪强直性瞳孔的虹膜透光成像。暗带是非强直性干预节段的瞳孔括约肌收缩。（引自 Kardon RH，Corbett JJ，Thompson HS：Segmentaldenervation and reinnervation of the iris sphincter as shown by infrared videographic translllluminaton，Ophthalmology Feb；105（2）：313–321 1998.）

　　瞳孔大小强直性瞳孔通常是散大的且收缩不佳，导致有些患者主诉光刺眼的症状。随着时间延长，瞳孔可缩小至甚至比正常还小的程度。小的强直性瞳孔可以通过其强直性、光 - 近反射分离和对匹罗卡品的超敏性识别。

病因

到目前为止认为特发性埃迪瞳孔是最为常见的强直性瞳孔类型。其潜在的病因不明确，但是由于埃迪瞳孔常伴有腱反射消失，而且另一眼出现同样改变的危险性增高（危险性每年增高 40%），推测应该是全身性因素所致。眼眶的感染和炎性过程、眼眶的外伤（包括手术）、肿瘤眼眶等都可以导致强直性瞳孔。这些眼眶病很少孤立性损伤睫状神经节或短睫神经，常常伴有其他眼眶体征。

鉴别诊断和辅助检查评估

单侧瞳孔散大可以是局部虹膜病变因素所致、第 Ⅲ 对脑神经麻痹所致、药物性散大或者是强直性瞳孔（表 11-4B）。

鉴别第 Ⅲ 对脑神经麻痹所致的瞳孔散大和埃迪瞳孔需要进行仔细的动眼神经各项功能的检查。孤立性瞳孔散大不太可能是第 Ⅲ 对脑神经麻痹所致，但也应该注意随访观察，确保其他动眼神经麻痹的症状体征不发展出来才可以最后确诊。

其他病变也可导致光 - 近反射分离，但是这些情况通常都可以通过临床表现与埃迪瞳孔区别（表 11-2）。药物导致的瞳孔散大没有埃迪瞳孔的临床特征，而且这两种情况可以用药物试验来鉴别。

药物试验

副交感神经与瞳孔括约肌的神经肌肉接头处的神经递质是乙酰胆碱。即使在神经再生支配后，埃迪瞳孔患者的瞳孔括约肌所接受的神经支配也仅是正常的神经支配张力的一小部分。突触活动的降低导致突触后受体数目的明显增加，从而大幅增加了对外源性胆碱能药物的敏感性。

检查超敏性时，用稀释的（0.1%）匹罗卡品滴眼液滴眼。该直接作用的胆碱能激活剂对于正常瞳孔有微弱的、可忽略的作用，但是对于受累眼是强力的瞳孔收缩剂。在点入滴眼液后 45 分钟观察结果。与眼交感通路的药物试验一样，要把滴眼液点入双眼，以未受累眼作为对照眼。但瞳孔不等大被逆转、受累的瞳孔现在比正常眼还小时，该试验的结果为阳性（图 11-16E）。如果是双侧埃迪瞳孔，医生对于解释匹罗卡品结果的信心可能会不足。稀释滴眼液超敏试验以双眼被吸收的药水量是同等的为前提。如果角膜或泪膜的状态受到干扰则结果不可靠。请注意第 Ⅲ 对脑神经麻痹的瞳孔也会出现失神经支配的超敏性，使该诊断试验的特异性有所限制（图 11-18B）。

治疗

正确地给出埃迪瞳孔的明确诊断很重要，因为这样可以避免进行一套不必要的、广泛的神经科甚至神经外科辅助检查和不必要的焦虑。有些单侧孤立性瞳孔散大的患者为了排除根本不存在的动脉瘤而做了没必要的脑血管造影。要正确、有信心地做出诊断，依赖于前述的临床特征、不伴有脑神经麻痹或其他神经系统功能障碍（深反射消失除外），并经过超敏性药物试验确认。如果出现眼眶其他表现或其他脑神经损害的表现则需要进行影像和其他相关检查。

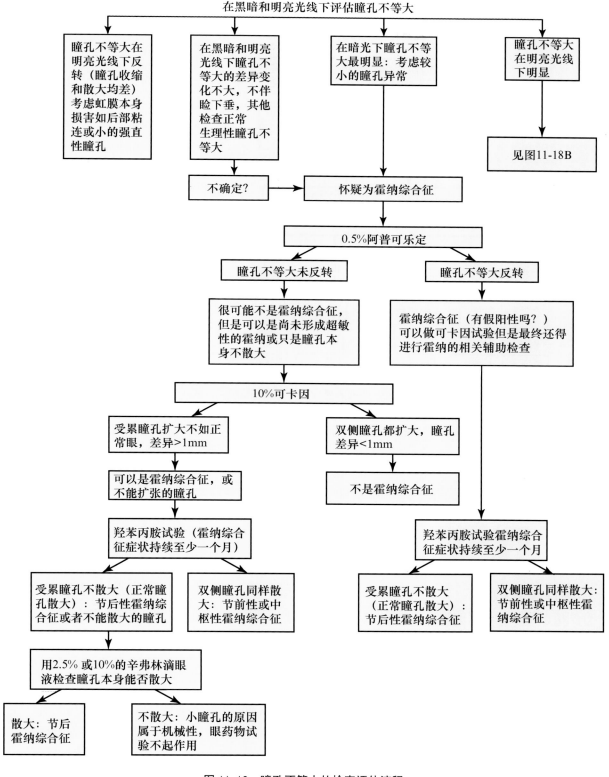

图 11-18 瞳孔不等大的检查评估流程

A：在评估瞳孔不等大的流程图中，第一步是在黑暗和明亮的光线中观察瞳孔，以明确较小的一侧还是较大的一侧为异常（图 11-5）。当较小的一侧为异常时，可能的原因包括霍纳综合征、虹膜结构异常和生理性瞳孔不等大。这个模式图描述了在不舍弃公认的可卡因试验的前提下、合理应用阿普可乐定作为霍纳综合征诊断试验的流程（经允准摘自 Martin TJ. Horner's syndrome, pseudo-Horner's syndrome, and simple anisocoria. Curr Neurol Neurosci Report，2007；7（5）：397–406）

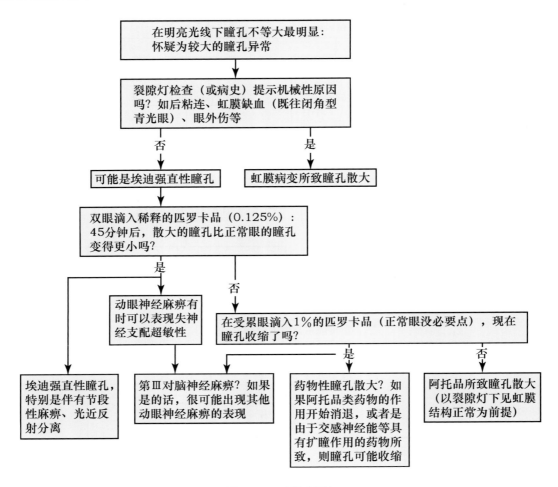

图 11-18　（接上页）

（B）如果在明亮光线下瞳孔不等大最为明显，则较大的那侧为异常。常见的鉴别诊断包括埃迪强直性瞳孔，第三脑神经麻痹和阿托品所致瞳孔散大

药物性瞳孔散大

有些情况下，一只眼的瞳孔药物性散大而表现为不明原因的瞳孔不等大：散瞳滴眼液被无意或有意点入了一眼；通过被具有散瞳作用的药物污染的手指或经其他途径入眼。鼻窦的抗充血药物、心脏病药物、晕动病的司可拉明药贴以及自然界存在的曼陀罗花是常见的导致瞳孔药物污染而散瞳的物质。常规用滴眼液或戴角膜接触镜的患者将这些药物带入眼的机会较大。

因抗胆碱能药物而散大的瞳孔对于直接效能性胆碱能制剂如 1% 的匹罗卡品的缩瞳作用无效，因为瞳孔括约肌上的节后性胆碱能受体被阻滞。这个特点可以帮助鉴别药物性瞳孔散大和其他原因导致的单侧瞳孔散大：匹罗卡品的缩瞳作用对第Ⅲ对脑神经麻痹所致的瞳孔散大有效，甚至可以表现出超敏性；强直性瞳孔（埃迪瞳孔）则表现为超敏性，甚至可以被稀释的匹罗卡品强力收缩（图 11-18B）。

无意中局部沾染肾上腺素能药物而导致瞳孔扩大的机会较少。这种情况下瞳孔对匹罗卡品试验的反应意义就不明确了。肾上腺素能药物是通过激活瞳孔散大肌使瞳孔扩大的，因为瞳孔括约肌的力量比瞳孔散大肌的力量大得多，1% 的匹罗卡品可能不同程度地散大瞳孔。

应该仔细检查疑诊为药物性瞳孔散大的患者有无其他第Ⅲ对脑神经功能异常（睑下垂和眼球运动障碍）或其他神经系统症状体征。间隔一段时间后再检查，如果是药物性瞳孔散大则再几天或几周后（根据药物不同）会自己恢复。

一过性瞳孔散大

有偏头痛病史的健康人可以出现瞳孔的一过性节段性散大，导致不规则的蝌蚪样瞳孔。这种现象会持续几分钟，几周内出现几次，然后自行恢复，然后该周期在数月后再出现。与此类似，良性发作性瞳孔散大，在偏头痛患者中描述为"喷泉样瞳孔"。表现为持续数分钟到数小时的单侧瞳孔散大、伴有视物模糊和眼周不适为特征，然后发作头痛。

瞳孔不等大的临床评估

瞳孔不等大的评估的第一步是，通过在明亮和黑暗的环境下观察瞳孔不等大程度的变化来确定相对大的还是相对小的那只瞳孔为异常。如果瞳孔不等大的程度较小而且在黑暗和明亮的环境中程度不变化，则可能是生理性（或基础性）瞳孔不等大（图 11-5）。

如果较小的那侧瞳孔是异常的，则应该首先考虑眼交感神经麻痹。其他原因导致的瞳孔缩小，如陈旧性埃迪瞳孔或局部虹膜因素所致，其危险性较小。非神经源性的、虹膜结构异常导致的瞳孔不等大通常在裂隙灯下检查会很明显（图 11-18A）。

如果较大的那侧瞳孔是异常的，最值得关注的是压迫性第Ⅲ对脑神经麻痹。在不伴有其他第Ⅲ对脑神经麻痹的表现时这种可能性不大。接下来，应该考虑埃迪瞳孔和药物性瞳孔散大。病史和体征通常可以确定这些病的诊断，但是 0.1% 匹罗卡品试验对诊断有帮助。这个药物试验做完后，可以紧接着用 1% 的匹罗卡品来检查是否有抗胆碱能药物使瞳孔散大的可能性（图 11-18B）。

▶ 要点

- 瞳孔反射的传入神经轴索在到达外侧膝状体之前离开视束通过上丘臂与中脑的顶盖前核形成突触联系。
- 瞳孔光反射通路经历双重半侧交叉，从而保证无论光刺激来自哪只眼，双眼都能接收到完全同等的光刺激，因此，传入性视力丧失不导致双眼瞳孔大小不等。
- 瞳孔不等大是瞳孔传出神经支配异常或局灶因素所致。
- 单眼视神经病变所导致的瞳孔相对传入性障碍（RAPD）的程度比单侧视网膜病变所致 RAPD 程度重。
- 中脑病变累及瞳孔光反射传入部分但是未累及位于更腹侧的近反射通路，会导致双侧光 - 近反射分离；典型例子为背侧丘脑综合征和神经梅毒（阿·罗瞳孔）。
- 其他导致光 - 近反射分离的原因有异向再生综合征（埃迪瞳孔和动眼神经麻痹后异向再生）或失明。
- 但较大的一侧瞳孔异常时（收缩不好），双眼瞳孔不等大在明亮光线处更明显；相反，当较小的一侧瞳孔异常时（散大不良），瞳孔不等大在黑暗中明显。

- 虹膜括约肌相对于瞳孔开大肌占力学优势，在同等程度神经支配情况下较开大肌的力量强壮。

- 霍纳综合征的典型三联征：瞳孔散大、1～2mm 的睑下垂和面部无汗。其他偶尔伴随的特征有结膜充血和低眼压。

- 瓦伦贝格延髓背外侧综合征由延髓背外侧梗死所致，导致中枢（第一级）性霍纳综合征（眼交感神经麻痹）、同侧面部麻木、对侧颈部以下偏身麻木以及不同程度累及第Ⅸ～Ⅺ对脑神经。

- 肺上沟瘤（潘科司肿瘤）是指可以表现为单侧节前性（第二级）霍纳综合征、常常伴有上肢或手部疼痛的肺尖部肿瘤。

- 颈动脉夹层可导致节后性（第三级）霍纳综合征，伴随急性颈部或面部疼痛。

- 丛集性头痛可导致短暂性霍纳综合征，反复发作后可遗留为永久性损害。

- 0.5mm 以下的双侧瞳孔不等大可能是生理性瞳孔不等大。

- 异常小瞳孔可以是眼交感链通路上任何一处损害所致—从下丘脑到脊髓侧柱、胸腔、颈部、颈动脉丛以及眼眶。

- 生理性瞳孔不等大如果合并任何原因导致的睑下垂则可能与霍纳综合征混淆。

- 局部应用可卡因滴眼液的药物试验协助医生确定有无霍纳综合征：如果患眼不能像健眼那样散大（因而导致双瞳不等大的差距大于1mm），则可能是霍纳综合征。

- 阿普可乐定可以用来帮助确定是否存在霍纳综合征。终点观察很明确：双眼瞳孔不等大得以逆转。

- 羟苯丙胺药物试验用来鉴别中枢性或节前性眼交感神经麻痹与节后性交感神经麻痹：如果受累眼瞳孔不能像正常眼那样散大，则可能是节后交感神经损伤。

- 中枢或节前性霍纳综合征比节后性霍纳综合征更可能与恶性病变相关。

- 动眼神经麻痹伴有瞳孔散大可能是提示颅内动脉瘤扩张的重要表现。

- 强直性瞳孔是由于睫状神经节损害后错向性再生导致的瞳孔异常扩大，其特征表现为对光反应消失或明显减弱、对近注视刺激缩瞳反应存在而且对稀释的匹罗卡品超敏。

- 埃迪瞳孔是常见于20～40岁女性的特发性强制性瞳孔，常常伴有深反射降低或消失（埃迪综合征）。

- 局部应用匹罗卡品药物试验可以帮助分析瞳孔散大原因：强直性瞳孔（埃迪瞳孔）对其超敏、即使稀释（0.1%）的滴眼液也可导致最大程度收缩，而抗胆碱能药物所致的瞳孔散大即使用1%的匹罗卡品其瞳孔也不缩小。

第 12 章

面神经

　　面神经是第Ⅶ对脑神经（CN Ⅶ）。面神经对眼科医生至关重要，至少有两个原因。首先，面神经运动通路在解剖上与眼球运动通路非常接近，因此，面神经运动功能的评估能对眼球运动障碍疾病的诊断和病变的位置提供重要的线索。其次，面神经控制眼睛的闭合（眼轮匝肌）。眼睛闭合力弱能导致暴露性角膜病变和视力的丧失。

▶ 神经解剖

核上性（上运动神经元）通路

皮质延髓通路

　　随意的（自发的）面神经运动起源于前额皮质的中央前回。发出的纤维下行于皮质延髓束，通过内囊和大脑脚到达位于脑干的面神经运动核的突触。支配下面部的皮质纤维交叉到对侧，支配对侧面神经核。支配上面部（额肌及眼轮匝肌）的纤维起源于双侧的面神经核（图 12-1）。因此，影响核上性通路（上运动神经元）的半球病变导致对侧下面部瘫痪，眼睑自主闭合功能及前额运动相对保留，因为上面部受两侧半球支配。

在上运动神经元疾病中，除了面瘫以外，经常伴有其他神经系统症状和体征。中央前回运动区支配手及手指的区域紧邻面神经运动区的上方，而支配舌肌的运动区紧邻其下部（图 12-1）。因此，这个区域的半球病变会导致对侧下面部、手、舌肌的无力，以及其他的半球症状。

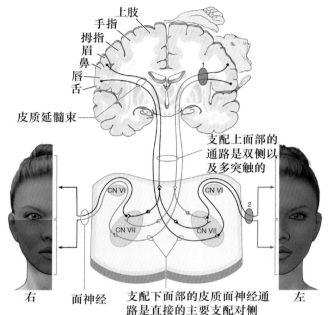

图 12-1　皮质延髓的（核上性）面神经通路

注意观察上面部有双侧核上性信号输入。因此，左侧的核上性病灶（1）导致右侧面神经麻痹，上面部功能保留。然而，左侧面神经的病灶（2）很可能同时影响上面部及下面部（引自 SibonyPA, Evinger C: Anatomy and physiology of normal and abnormal eyelid postion and movement. In Miller NR, Newman NJ, editors. Walsh andHoyt's clinical neuro-ophthalmology, ed 5. Vol 1, Baltimore, 1998, Lippincott, Williams & Wilkins.）

边缘性（椎体外系）通路

上运动神经元疾病涉及皮质延髓束时，患者可能无法自主微笑或在指令下完成闭眼动作，但是周期性眨眼或者面部情绪的反应（如听到一个有趣的故事时微笑）可能仍然存在。

面部表情肌情绪反应的保留，是因为有另外一条核上性运动通路将信号输入面神经核——边缘的（或锥体外系的）通路——支配不随意和无意识的面部运动。这条通路包括基底节、下丘脑和脑干。选择性损伤边缘系统核上性传入到面神经核的电信号，面部随意运动未受到损伤，但影响了面部表情肌的表达。例如，帕金森病干扰了边缘系统通路，帕金森病患者面部相对无表情以及瞬目稀少（"蜥蜴样凝视"）。因为帕金森病皮质延髓通路是完整的，所以患者仍然可以在指令下完成面部表情运动。边缘系统的面神经通路过度活跃导致梅热综合征，包括伴有口-下颌肌张力障碍和面颈部运动的睑痉挛。

因为两条核上性通路都需要完整的下运动神经元，面神经核、面神经纤维束或者面神经病灶会影响随意或者非随意面部表情的表达。累及核上性通路的病灶对面神经的基本功能影响较小，所以，面部表情处于休息状态时，面部的非对称性不如下运动神经元疾病所致明显。

面神经核和纤维束（下运动神经元）

面神经核位于脑桥，在展神经核的外下侧（图 9-3A）。面神经的运动轴索离开神经核在背内侧行走，绕过展神经核，然后在腹外侧下行，在脑桥尾端的外侧面出脑。由于面神经的纤维束跨过外展神经核（面神经膝），在第四脑室的表面形成了一个隆起物，称为面神经丘。上泌涎核位于面神经核的正对面，这个副交感神经运动核发出的神经纤维在蛛网膜下隙加入到面神经，通过中间神经控制舌下腺、下颌下

腺及泪腺。（图 12-2）

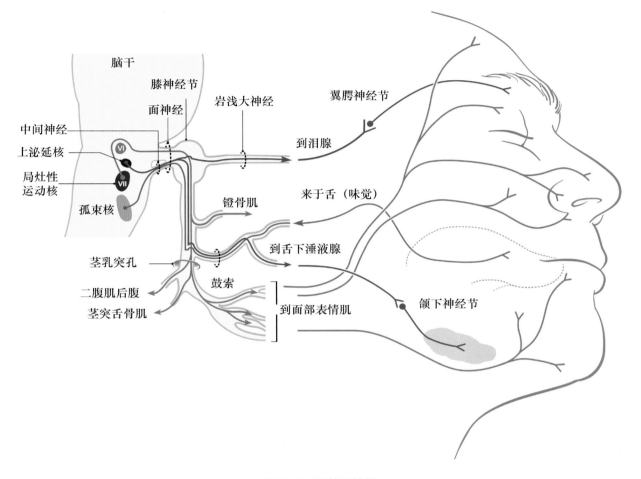

图 12-2 面神经解剖
第Ⅶ对脑神经的起源和分布

在脑干这个水平，重要的邻近结构有蜗神经核、网状脊髓束、三叉神经（CN Ⅴ）核、外展神经（CN Ⅵ）核以及交感下行纤维。所以，第Ⅶ对脑神经核或者纤维束麻痹可能的相关症状包括同侧面部麻木、霍纳综合征、耳聋，或者第Ⅵ对脑神经麻痹（图 9-3A）。这个部位主要的病变经常是脱髓鞘，缺血性梗死或者脑干内肿瘤（表格 12-1）。

蛛网膜下隙

第Ⅶ对脑神经和中间神经紧挨着离开脑桥的外侧面，靠近第Ⅷ对脑神经（CN Ⅷ）进入脑干的部位，在蛛网膜下隙称为桥小脑角。离开脑干不久后，中间神经与面神经在蛛网膜下隙内合成一干。这个部位的肿瘤可以影响前庭蜗神经（听力和平衡）、面神经以及中间神经。这个区域的大肿瘤还可以影响三叉神经和外展神经，以及脑干和小脑。桥小脑角肿瘤包括脑膜瘤、听神经瘤、面神经瘤和表皮样瘤（表 12-1）。

表 12-1　不同部位面神经麻痹的原因

部　　位		疾病进程	备　　注
核上性	皮质延髓通路	梗死、肿瘤	上面部和随意运动保留；邻近区域（舌和手）可能会受累及
	边缘系统（或锥体外系）	帕金森病、梗死、动静脉畸形或基底节肿瘤	呆滞，无表情的脸；随意运动完整
神经核和纤维束	脑桥	梗死、胶质瘤、转移、出血、脱髓鞘、感染	可能累及三叉神经、外展神经、前庭蜗神经；眼交感神经（霍纳综合征）；皮质脊髓束
周围神经	小脑脑桥角	听神经鞘瘤、脑膜瘤、转移、小脑肿瘤、胆脂瘤、颈静脉体、面神经鞘瘤	这个位置的面神经病变也会影响外耳道的感觉纤维，支配镫骨肌的运动纤维（听觉过敏），中间神经（舌前2/3的味觉障碍，听力下降以及唾液分泌减少），邻近的结构包括前庭蜗神经（听力下降），小脑（眼震），脑干（凝视麻痹）经常会受累。大肿瘤会累及到舌咽神经、迷走神经核和副神经
	蛛网膜下隙	颈静脉体、癌性脑膜炎、白血病、白喉、结核	多发的或相继的脑神经麻痹
	颞骨	贝尔麻痹、外伤、神经鞘瘤、脑膜瘤、胆脂瘤、血管瘤、动静脉畸形耳后单纯疱疹（膝神经节）、急性化脓性中耳炎	面神经部分受累，没有其他神经功能缺陷
	颅外段走行	面神经肿瘤、腮腺手术、腮腺肿瘤、肉状瘤病	仅为面神经运动麻痹（中间神经和镫骨肌未受累）
非特异的位置		肉状瘤病、吉兰 - 巴雷综合征、单核细胞增多症、肿瘤转移、梅 - 罗综合征	

AVM：动静脉畸形；CN：脑神经。

在蛛网膜下腺内，CN Ⅷ 和 CN Ⅶ 被小脑前下动脉分开。CN Ⅶ 在这个部位被小脑下前动脉或者其他血管结构激惹会导致半侧面肌痉挛。

颞骨及周围段的走行

面神经和相关的中间神经以及前庭蜗神经（CN Ⅷ）在内耳道进入颞骨。一进入这个骨质孔，面神经和中间神经与前庭蜗神经分开，进入面神经管。在颞骨内，面神经在面神经管内以复杂的、下行的 Z 形路线走行 3cm。颞骨外伤是导致面神经损伤的常见原因，因为在面神经管内的走行，骨转移也可以影响面神经。

面神经管的第一节包含膝状神经节和面神经的第一分支——岩浅大神经。这条神经包含的纤维，通过翼管神经到达蝶腭神经节的突触，最终支配泪腺。岩浅大神经的大部分走行在颅中窝，这个范围的肿瘤或者炎症病变损害反射性的泪液分泌（经常同时伴随三叉神经及外展神经的功能障碍）。面神经的其余分支包括支配镫骨肌和鼓索的神经。鼓索（因它的走行横穿鼓膜的下缘而命名）是中间神经的终末支，发出副交感运动纤维支配下颌下腺和舌下腺。鼓索神经还含有舌前 2/3 味觉的传入纤维（图 12-2）。

第Ⅶ对脑神经从茎乳突孔出颅后立即发出分支支配二腹肌、茎突舌骨肌、耳后部肌。然后面神经进入腮腺实质，发出的分支呈辐射状展开，像鹅的脚（面神经腮腺丛），分成上部的颞面干和下部的颈面干。尽管有一些变异存在，上干分出颞支、颧支、眶下神经，下干分成颊支、下颌缘支和颈支部分。因为其在腮腺中走行，腮腺肿瘤（黏液表皮样癌和腺样囊状癌），腮腺手术中对面神经的损伤，以及腮腺浸润和炎症（源于如类肉状瘤病等疾病）会累及面神经（表 12-1）。

由于面神经有很多的功能和分支，损伤后再生的轴索走向错误会导致大量异常的再生综合征。原本支配涎腺的副交感纤维再生走向错误支配了泪腺就会产生"鳄鱼的眼泪"，即一边吃一边流泪。造成这种症状的病灶一定在膝状神经节或之前累及面神经，在面神经发出岩浅大神经之前。异常再生累及面神经功能的其他方面，包括当想笑或者皱眉时出现眼睛闭合（轮匝肌激活）。异常再生的常见表现（经常在贝尔麻痹后）是闭眼时伴有下面部运动或者下巴出现小酒窝。

面神经的血供很丰富，在面神经管内，至少有 3 个来源：进入内听道的小脑前下动脉、伴随岩大神经的脑膜中动脉的岩支、在茎乳突孔处进入面神经管的耳后动脉的茎乳动脉分支。尽管有丰富的血供，缺血仍然是面神经麻痹的常见原因，因为在出现水肿时，面神经管狭窄的骨质通道会严重限制血流的灌注。骨间通道最狭窄的部分是在膝状神经节处，面神经在这个部位特别容易受到损伤。

▶ 面神经功能的评估

虽然临床检查单调费力，但是对于面神经多种功能的检查有助于病变定位。例如，蛛网膜下隙内的病灶会使面神经所有的功能受损，而面神经远端的病变可能只会累及面神经功能的一少部分，因为更多近端的分支功能得以幸免。然而，脑桥的病灶可以只影响面神经的运动、感觉和自主神经功能其中一项，因为上泌涎核和面神经核在脑干内独立存在，离开脑干后轴索才合并在一起（图 12-2）。

面部运动功能

当检查者接诊患者时，就开始了面神经运动功能的评估。在正式检查前询问病史时，就可以观察到面部的不对称。在急性的上运动或者下运动神经元疾病中，患侧脸可能会有鼻唇沟变平坦、睑裂增宽以及自发性眨眼动作减少。然而，下运动神经元性面神经麻痹恢复后，尽管在正式检查中患侧脸的肌肉不如正常强壮，但是该侧面神经的基础张力增高，患侧脸看起来也"发紧"。

面神经功能的正式检查应该根据面肌功能进行系统的分类来执行。通过要求患者抬眉或者皱额来评估上面部运动功能。眼轮匝肌的功能通过要求患者尽最大力气闭眼，并且注意睫毛被掩埋的程度（图 7-14）。另外，检查者可通过尝试打开紧闭的眼睑，观察两眼之间的无力或者不对称。用棉絮检查角膜反射，通过角膜 - 眨眼反射弧也可以来评估轮匝肌的传出纤维（框 7-4）。检查者可以嘱患者做噘嘴动作来评估口轮匝肌。要求患者微笑并露出牙齿是评估下面部肌肉的有效办法（图 12-3）。如果告诉患者露出"价值百万美元的微笑"，检查者总是能引出面神经主动运动性以及由边缘系统支配的微笑。

核上性面神经病变临床特征是面部随意运动与情绪相关的面部表情分离，以及上面部功能相对保留的倾向的解剖基础。面神经周围段的病变会明显造成随意和非随意的面部运动减弱，且上面部和下面部都会受累。但是，支配面部不同部位的纤维在面神经核及面神经本身也有其各自的空间分布。所以，当病变位于周围神经元的较低段（如腮腺肿瘤）时，也可能不累及上面部。

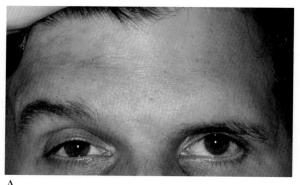

A

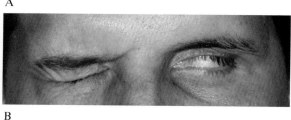

B

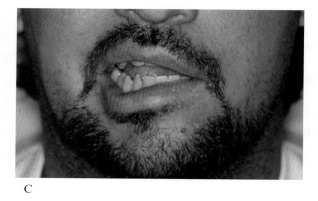

C

图 12-3 检查面神经功能

外伤后左侧面神经周围段持续性麻痹患者。A：左侧蹙眉力弱，左侧额纹减少。B：左侧轮匝肌明显无力，很明显的 Bell 现象。C：指令："微笑并露出牙齿"，显示左下面部力弱

味觉

面神经（通过鼓索）支配舌前 2/3 的味觉，但是味觉的评估在临床上很少检测，可能在特殊的情况下对面神经病变的分类会有用。

泪液分泌功能

尽管有人猜想查找泪液分泌减少对评估面神经功能障碍会有用，但许多混杂的因素使其不能成为一个有效的症状。例如，暴露性角膜炎的刺激下，泪液分泌可能增多或者角膜的感觉受损同时有角膜暴露时，泪液分泌就会减少。

听力

听觉过敏可因为支配镫骨肌的面神经分支麻痹所致。正常时，镫骨肌功能是通过收缩骨膜来抑制响亮的声音。听力测验法与记录听觉过敏相比，在检测由于面神经病灶累及邻近的前庭蜗神经而导致的听力下降更有用。

▶ 面神经麻痹

贝尔麻痹

贝尔麻痹是面神经麻痹最常见的原因（图 12-4）。这种情况通常被称为特发性面神经麻痹，但是可能与单纯疱疹病毒 1 型（HSV-1）感染有关。贝尔麻痹好发于患有糖尿病、孕中，以及有贝尔麻痹家族史的患者。

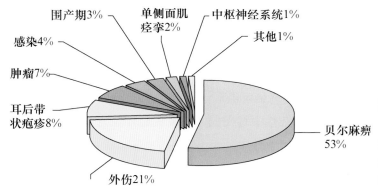

围产期3%　单侧面肌痉挛2%　中枢神经系统1%　其他1%　感染4%　肿瘤7%　耳后带状疱疹8%　贝尔麻痹53%　外伤21%

图 12-4　面神经病变原因

数据来源于 24 年余对 2046 例患者的总结（引自 May M，Galetta S. The facial nerve and related disorders of the face // Glaser JS　Neuro-ophthalmology. 2d ed. Philadelphia：Lippincott，1990.）

症状和体征

面神经麻痹通常进展很快。如果起病 2 ～ 3 周以后面神经麻痹仍在进展，更多提示是压迫性神经病变（肿瘤），而不是贝尔麻痹。疼痛（经常在耳后）很常见，可能先于麻痹数小时或者数天出现。其他症状和体征包括面部和舌部麻木、泪液分泌减少、味觉改变以及听力减退。很多贝尔麻痹患者有病毒感染的前驱症状，支持贝尔麻痹可能是病毒感染所致。

大于 80% 的患者恢复良好，通常在病程的 3 周左右开始恢复，持续到 3 ～ 4 个月；超出这个时间点，基本不再有恢复。高龄、听力减退以及发病时泌泪障碍提示预后较差。在面神经麻痹早期做肌电图检查也能对预后提供有用的信息。即使恢复相对完全，面神经运动异常再生的细微变化也能被观察敏锐的检查者注意到。

治疗

贝尔麻痹的推荐治疗方法在不停进展。用泼尼松治疗的患者，90% 在 60 天内完全恢复，没有用泼尼松治疗的患者为 75%。因为有证据证明 HSV-1 可能是病因，抗病毒药物（阿昔洛韦或者泛昔洛韦）经常用到，但是还没有证据证明有用。贝尔麻痹中由于轮匝肌无力所导致的、对视力等可能有毁灭性打击的并发症——暴露性角膜病变及其后遗症的治疗同样需要。

耳带状疱疹

耳带状疱疹（亨特综合征），在出现剧痛、皮肤小水疱及面神经瘫痪时带状疱疹的诊断已经非常明显了。疼痛主要在耳朵和上颈部。小水疱可以出现在面神经感觉支支配的任何部位包括外耳道的后方、鼓膜上、耳郭或者在舌头、颊黏膜、侧颈部上。其他与面神经有联系的神经也可能会被累及。累及到前庭蜗神经时，感音神经性听力下降和前庭功能障碍常见。预后比贝尔麻痹差，且病程中频繁发作极其痛苦的疼痛。带状疱疹后遗神经痛经常发生。

其他感染性疾病

莱姆病经常累及颅内神经，包括单侧或者双侧的面神经麻痹。莱姆病是由蜱传播的伯氏疏螺旋体感染所致。蜱叮咬后，形成一个皮损，逐渐向外扩大，中央消退，在发炎的皮肤上形成一个巨大的或"牛眼"状的环形红斑。系统症状有发热、头痛、恶心和呕吐。次要的并发症有多发性脑膜神经炎和关节炎。

莱姆病可以通过 ELISA 检测 B 细胞抗体。然而，在很多流行区域，没有感染的人群中血清效价可以很高。尽管即使未经过治疗，莱姆病中面神经功能的恢复和预后也很好，但是诊断和恰当的治疗对预防其他系统性、神经系统以及关节炎等并发症是很重要的。

获得性免疫缺陷综合征（AIDS）可以仅仅表现为单独的面神经麻痹。当面神经麻痹患者，如果患者有感染人类免疫缺陷病毒（HIV）的危险因素或存在机会性感染可能时，需要考虑检测 HIV。内耳感染可累及颞骨和面神经。在抗生素出现之前（现在很少），复杂性中耳炎向颅内发展延伸至岩骨尖，可以累及三叉神经，外展神经和面神经（格拉代尼戈综合征）。尽管急性中耳炎是常见的感染，但抗生素治疗有效，耳部细菌感染引起的脑神经并发症不常见。目前，比起感染，格拉代尼戈综合征更可能由侵袭性鼻咽部肿瘤、鳞状细胞癌或者是胆脂瘤导致。

急性炎症性脱髓鞘性多发性神经病

吉兰 - 巴雷综合征或者急性炎症性脱髓鞘性多发性神经病（AIDP）是免疫介导的炎性疾病，累及运动和脑神经。很多患者，由双下肢开始逐渐向上发展，进展 3 ～ 4 周达到高峰。一半患者有面神经麻痹，经常是双侧的。也可出现眼肌麻痹、上睑下垂、视神经炎、视盘水肿等。

吉兰 - 巴雷综合征的变异型米 - 费综合征可引起眼肌麻痹，腱反射消失，共济失调以及双侧面神经麻痹（表格 12-2）。这种情况出现在空肠弯曲菌感染所致的胃炎后，是感染后的自身免疫疾病，攻击神经元成分。90% 以上患者有神经节苷脂 GQ1b 抗体，与生物体细胞膜上的抗原交叉反应。脑脊液检查表现为蛋白含量增高而细胞数目正常。预后较好可完全恢复。

表 12-2　不同部位双侧面神经麻痹的原因

吉兰 - 巴雷综合征（AIDP，米 - 费综合征）
脑干外伤，胶质瘤，卒中（基底动脉卒中）
Möbius 综合征
脑膜癌
白血病
HIV 感染
莱姆病
小儿麻痹症
白喉
肉状瘤病
卟啉病
梅 - 罗综合征
肌强制性营养不良
重症肌无力

AIDP：急性炎症性脱髓鞘性多发性神经病；HIV：人类免疫缺陷病毒。

外伤

基于面神经在颅底的走行长，就不难理解外伤（尤其是伴有颅底骨折）是面神经麻痹的常见原因。平行于岩骨长轴的颞骨骨折时，面神经经常会幸免损伤，但是颞骨骨折横跨岩骨长轴时，会造成 50% 患者面神经麻痹。后者一个关键的伴随症状是乳突上的淤斑（Battle 征 / 乳突淤斑），是颅底骨折造成的血液渗透所致。颅底骨折所致面神经外伤性麻痹其他的伴随症状包括鼓膜撕裂、脑脊液耳漏和鼓室积血。面神经外伤的另一个可能性位置是茎乳突孔，面神经出颅的地方。有些患者，手术探查可以显示面神经麻痹的部位，特别是神经影像上出现移位性骨折时。

其他病因

从脑干开始，到小脑脑桥角，面神经，面神经管、腮腺的通路上，沿着面神经走行发生的各种肿瘤都可以累及面神经（表 12-1）。

结节病是特发性炎症疾病，可以累及很多器官系统（框 4-4）。结节病累及腮腺时可导致面神经麻痹。尽管结节病累及腮腺总是双侧的，其导致的却是非对称性面神经麻痹。面神经是结节病最常累及的脑神经。

梅－罗综合征是少见的特发性疾病，特征为面部肿胀和裂缝舌，伴随单侧或双侧的面神经麻痹。

Möbius 综合征是神经核发育异常的先天性疾病，包括双侧的面神经麻痹，双侧的外展神经麻痹、耳聋、腭肌和言语瘫痪，以及肢体功能障碍。这个罕见病具有特征性面容，伴有与受累的颅运动神经分布一致的肌肉萎缩（图 12-5）。产伤（尤其用钳子）同样也可以造成面神经麻痹。

重症肌无力，是神经肌肉接头功能障碍的自身免疫性疾病。经常累及到面部肌肉，尤其是眼轮匝肌，可模拟面神经麻痹。眼轮匝肌无力可以通过持续性用力闭眼时表现为"偷窥征"来验证，眼睛在眼轮匝肌疲劳时逐渐的微微睁开。

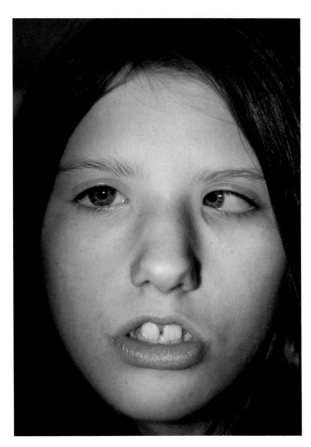

图 12-5　Möbius 综合征

　　Möbius 综合征患者，因为双侧面神经瘫痪，有特征性的"面具脸"。因为双侧外展神经麻痹，也经常表现为内斜视（由 Richard Gray Weaver Jr.，MD. 提供）

▶ 暴露性角膜病变

在看护面神经麻痹患者时，预防暴露性角膜病变可能的严重后遗症是至关重要的。暴露性角膜病变导致上皮脱落和角膜糜烂，且可能会导致角膜溃疡、角膜穿孔和眼内炎（图 12-6）。

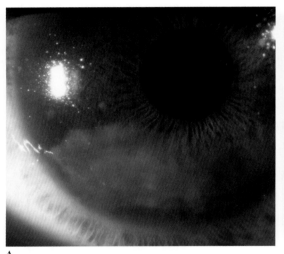 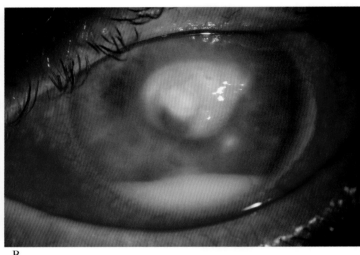

A   B

图 12-6　暴露性角膜病变的后遗症

A：慢性面神经麻痹患者同时有慢性暴露性角膜病变，形成了下方角膜瘢痕

B：另一患者，慢性角膜病变进展为角膜溃疡和前房积脓。这例患者失明了，疼痛的眼睛随之需要眼球摘除术

危险因素

患者如果有眼轮匝肌无力、Bell 现象或角膜敏感度降低就有罹患暴露性角膜病变及其并发症的风险。由这些前提状况而导致的视力损伤通常没有被认识到和正确评估到。昏迷或者迟钝的患者（如重症监护单元的患者）是暴露性角膜病变的高风险人群，用润滑油也许可以挽救视力。轮匝肌的无力程度是角膜暴露风险的主要决定因素。这个风险与眼睛闭合程度相应。显而易见，如果完全不能闭合风险明显就最大，如果闭合力充足仅是眨眼动作不对称其风险就低。

Bell 现象表现为闭眼时眼球反向外上方旋转，在眼轮匝肌无力时保护角膜（图 12-3B）。当面肌（眼轮匝肌）无力使眼睛不能闭合完全时，这个反射非常明显，因为正常闭眼时不能看到眼球的反向外上方旋转这个现象。眼球反射性旋转的存在和强度在正常个体中变化很大。当眼轮匝肌无力的患者出现 Bell 反射时，上睑下的眼球向上旋转时尝试眨眼，让暴露的角膜至少能得到间歇性放松，如果没有眨眼反射，患有暴露性角膜病变并发症的危险就更大。

面神经麻痹伴随三叉神经受累或者暴露性感觉迟钝时可以出现角膜的相对感觉缺失（由于角膜的持续性暴露所导致的感觉减退）。即使没有眼轮匝肌无力，角膜的感觉缺失对眼睛也是严重的威胁，可导致很难治疗的神经营养障碍性角膜蜕变。因此，同时累及感觉（三叉神经）和眼睛闭合（面神经）的疾病是面神经疾病处理中最大的挑战。

对以下 3 个方面进行评估：①轮匝肌无力；② Bell 现象；③角膜感觉，以及估计恢复的预期时间，是决定保护性治疗的强度的关键。

治疗

眼表的支持治疗包括在白天每隔一定时间点人工泪液，晚上用软膏。更严重的病例，患者可能需要学会在晚上如何用胶带将眼睑粘住来保护眼睛。胶带固定可以保护和提升下睑或者防止上睑完全回缩，如果应用得好是很有作用的。泪管栓塞可能有用。偶尔，需要部分或者完全的眼睑缝合术，尤其患有暴露性角膜病变，角膜上皮愈合不良的情况下。在提上睑肌中注射肉毒毒素或者在上睑肌植入金质材料以促进上睑闭合都是可供选择的治疗办法。角膜溃疡和其他严重角膜病变的临床表现需要专门的看护（不在本书讨论的范围内）。尽管已经治疗了，但是经常对暴露性角膜病变的患者进行重新评估是很重要，因为角膜感觉迟钝会使角膜疾病在患者没有明显疼痛下严重进展。

▶ 面神经疾病：运动过多症

涉及核上性面神经运动通路或面神经产生刺激性状态是导致面神经过度活跃的原因，包括睑痉挛、半侧面肌痉挛和异常运动。

眼睑痉挛

良性眼睑痉挛（BEB）是特发性的，表现为双侧眼轮匝肌间歇性的痉挛。眼睑痉挛性闭合严重影响患者，致开车、行走、阅读等活动困难或者不能进行。这种情况在 40 ～ 60 岁的人群最常见。BEB 被认为与边缘系统（锥体外系统）核上性面神经运动系统功能障碍相关。梅热综合征表现为睑痉挛和其他的面神经运动如扮鬼脸、斜颈和颈后倾。

鉴别诊断

继发性的睑痉挛可由眼球表面的疾病导致。所有睑痉挛患者都需要进行仔细的裂隙灯检查，评估泪膜和角膜。在罕见的情况下，睑痉挛可由颅内感染或由颅内病灶引起的脑膜刺激引起。不管是什么原因导致的畏光，都可能是睑痉挛的原因。睑痉挛可以是抗癫痫药的迟发性运动障碍的临床表现，也可以在锥体外系疾病如帕金森病、亨廷顿舞蹈病和基底节梗死中发生。

治疗

继发的睑痉挛最好的治疗办法是治疗根本病因。有症状的畏光可以用 FL14-1 有色眼镜以及加巴喷丁治疗，有时候可显著地减少眼睑痉挛（图 13-9）。药物治疗 BEB 的效果通常是不理想的。在眼轮匝肌局部注射肉毒毒素减弱肌肉对缓解睑痉挛短暂但有效。注射部位以及用药剂量在个例中可以测定。因为疗效仅仅能持续几个月，需要重复注射。通过外科的办法减弱面神经甚至切除部分眼轮匝肌的手术复杂，而且它的并发症令人担忧的。

半侧面肌痉挛

累及到同一侧脸上部和下部的间歇性的痉挛称为半侧面肌痉挛（图 12-7、图 12-8）。这种症状开始时很轻微，最初只累及眼周肌肉，逐渐发展到上面部和下面部。痉挛是间歇性的，可自发地减少或者复发。而面神经的功能是正常的。痉挛可以通过在临床上要求患者做噘嘴动作而诱发。

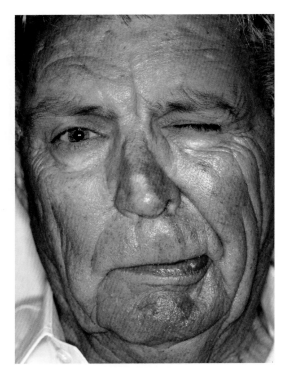

图 12-7　半侧面肌痉挛

65 岁，老年男性，20 年前在头部外伤后逐渐形成的半侧面肌痉挛，痉挛累及到整个左半部脸，在痉挛发作间期，面部轻度不对称

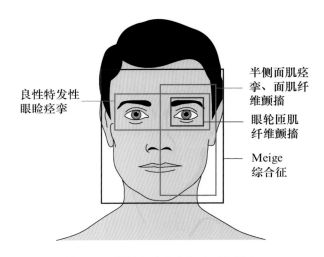

图 12-8　面神经痉挛和运功过多状态

良性特发性眼睑痉挛

半侧面肌痉挛、面肌纤维颤搐

眼轮匝肌纤维颤搐

Meige 综合征

病因

很多研究者认为，半侧面肌痉挛是由小脑前下动脉或者蛛网膜下隙内基底动脉的其他分支激惹和间歇性压迫面神经造成的。外伤导致面神经损伤是可能的原因。桥小脑脚的肿瘤或者其他病灶很少造成半侧面肌痉挛，常常造成面神经无力或者其他神经系统的症状。

鉴别诊断

半侧面肌痉挛和面肌抽搐鉴别：与半侧面肌痉挛不同，面肌抽搐可被主动抑制一段时间，常于儿时起病。累及面部的局癫痫发作很少，通常是发作后出现面神经麻痹（托德麻痹）。

诊断和治疗

病程多年的典型半侧面肌痉挛的患者，如果没有其他的神经系统或者眼科的症状和体征，可能不需要神经影像学检查。如果还合并面神经无力，一定要行影像学检查，因为这种症状提示压迫性病变存在如桥小脑角肿瘤。药物治疗包括巴氯芬、卡马西平（得理多）、氯硝西泮和加巴喷丁，但效果不理想。虽然需要反复注射，但肉毒毒素治疗经常有效。神经外科探查面神经根部，通过在面神经和挤压在一起的血管结构之间放置一块海绵的术式成功治疗了很多患者，但是必须考虑到枕骨下开颅术的风险（包括卒中和耳聋）。

面肌纤维颤搐

不像半侧面肌痉挛的快速抽动，面部肌纤维颤搐是持续性的，（通常）是单侧的面部波浪状和颤搐运动。异常运动通常开始于一个固定的点，然后像波纹一样扩展到整张脸。这种疾病最初时可能只累及眼轮匝肌，但是随着时间的发展逐渐累及到整个半侧的面部肌肉，偶尔会累及双侧。更复杂的病例里，颤搐进展为与面神经麻痹相关的持续强制性的半侧面肌挛缩。这种情况称为痉挛性瘫痪性面部挛缩和面肌纤维颤搐（图 12-9）。

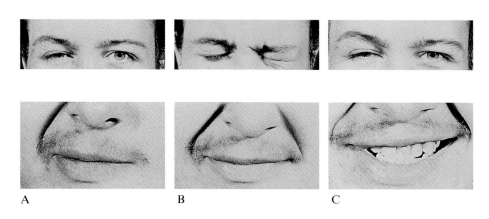

图 12-9　痉挛性麻痹面部挛缩

面肌纤维颤搐的痉挛性麻痹性面部挛缩患者，由于脑干的胶质瘤所致。临床照片显示挛缩（过度活跃）和麻痹如何同时存在。A：右侧挛缩很明显。注意右侧的睑裂明显缩小，右侧眉毛抬高，右侧鼻唇沟很明显。挛缩是持续性的（不像半侧面肌痉挛是间歇性的）。B：自相矛盾，右侧脸又是麻痹的，要求眼睑用力闭合时，患侧的眼轮匝肌闭合不完全，且患侧无法将睫毛深埋起来，而健侧可以。C：右侧脸的麻痹通过笑也可以显示，笑是不对称的，且右侧的鼻唇沟不如左侧明显（由 Dr. JamesCorbett 提供）

面肌纤维颤搐通常由脑桥内紧邻或者包括面神经及其纤维的病变造成。最常见的病因在成年人为多发性硬化，在儿童或者青年人是神经胶质瘤。面肌纤维颤搐同样也可与延髓外脑干的压迫、脑干缺血、结核脓肿、吉兰 - 巴雷综合征、毒物、缺氧和梗死性脑积水有关。面肌纤维颤搐患者必须行神经影像学检查。很多病例不能根治，但是卡马西平（得理多）、巴氯芬、氯硝西泮能有限的放松颤搐的症状。

良性眼睑肌纤维颤搐

良性眼睑（轮匝肌）肌纤维颤搐包括烦人的单侧上睑或者下睑的颤搐运动，另一侧是正常，患者常常抱怨。颤搐快以及不定时，每次持续数小时甚至数天，不会累及到脸的其他部分。相关的原因包括压力、疲劳、咖啡因和尼古丁。这个良性疾病可以与半侧面肌痉挛和睑痉挛鉴别，它没有累及脸其他部分或对侧眼（图 12-8），没有其他神经系统或者神经眼科的症状，以及它是自限性病程。

▶ 要点

- 两条核上系统支配面神经运动核：①起源于额叶皮质中央前回的皮质延髓通路支配随意的面神经运动；②边缘系统（锥体外系通路）控制不随意的面神经运动。

- 从中央前回发出支配下面部随意运动的皮质延髓轴索，交叉支配对侧的面神经核。支配上面部的纤维分布到同侧和对侧的面神经核。

- 单侧的半球病灶导致对侧的下半面部麻痹，上面部不受累；面神经病变会同时损伤上面部和下面部功能。

- 病变如果累及到患者的核上性皮质延髓通路也许不能在指令下完成微笑和闭眼动作，但是周期性眨眼和表情肌的反应可能仍然存在。

- 累及到边缘系统（锥体外系）的核上性面神经通路（如帕金森病），患者呆滞，面部无表情，但是可以在指令下产生面部动作（一个正常的微笑）。

- 锥体外系面神经通路的过度活跃会造成梅热综合征：睑痉挛以及面部运动的肌张力障碍。

- 面神经核位于脑桥，在外展神经核的下外侧。

- 在离开脑桥外侧时，面神经纤维束绕过外展神经核，在第四脑室的表面形成面神经丘。

- 上泌涎核发出的纤维（支配舌下腺、下颌下腺和泪腺）形成中间神经，在蛛网膜下腔加入面神经。

- 脑干内邻近面神经核的重要结构包括蜗神经核、网状脊髓束、三叉神经核、外展神经核以及交感下行纤维。

- 在桥小脑角，面神经和前庭蜗神经（有时是三叉神经和外展神经）会被脑膜瘤、听神经瘤、面神经瘤还有外伤累及。

- 面神经进入颞骨在面神经管内 Z 形穿行 3cm，特别容易受到外伤。

- 面神经在腮腺里的走行为面神经麻痹提出了两个可能的机制：①腮腺肿瘤牵累及了面神经；②在腮腺手术中损伤面神经。面神经损伤后的异常再生常见，包括支配面肌的纤维以及副交感神经纤维的走向错误（鳄鱼的眼泪）。

- 尽管血供丰富，但是缺血可能是面神经麻痹的常见原因，因为面神经骨性管道狭窄，当面神经出现水肿时就会严重限制血流的灌注。

- 贝尔麻痹是常见的特发性面神经麻痹（可能与 HSV-1 有关），发作快，在病程 3 周之内开始好转，但是经常不能完全恢复。

- 耳带状疱疹（拉姆齐·亨特综合征）造成痛性的面神经麻痹；急性期可在面神经感觉支分布的任何部位观察到小水泡。这些患者经常有严重的带状疱疹后遗神经痛。

- 面神经麻痹在急性炎症性脱髓鞘性多发性神经病（AIDP）、结节病、外伤，以及如莱姆病、AIDS 和爆发性中耳炎等感染性疾病中常见。

- 重症肌无力经常累及面肌，尤其是眼轮匝肌。

- 患者如果有眼轮匝肌无力，Bell 现象，或者角膜感觉减退患有暴露性角膜病变及其后遗症的风险就非常高。

- 良性眼睑痉挛（BEB）是特发性的，造成双侧眼轮匝肌间歇性的痉挛，认为与基底节和边缘系统（锥体外系）核上性面神经运动系统的功能障碍有关。

- 睑痉挛的鉴别诊断包括眼表疾病，迟缓性运动障碍，锥体外系统疾病如帕金森疾病，亨廷顿舞蹈症以及基底节梗塞。

- 半侧面肌痉挛是指同一侧脸上部和下部间歇性的痉挛，而面神经功能是正常的，经常由血管压迫或者面神经的牵拉所致。

- 面肌纤维颤搐是单侧面肌持续性的波浪状运动，包括脑桥内面神经核或者纤维束的病变。

- 良性的眼睑肌纤维颤搐是被激惹的单侧上眼睑或下眼睑的颤搐，而另一侧是正常的。

第四篇

附加内容

第四篇所涉及的内容难以归类到前三部分中。尽管疼痛综合征和三叉神经（第 13 章）是感官（传入）范畴，这些主题本身值得与视神经和感官视觉系统分开进行专题讨论。神经血管和神经皮肤疾病（第 14 章）同时影响传入和传出视觉系统。

第 13 章

疼痛与感觉

由于人们普遍却错误地认为头痛通常是由眼睛问题引起的，眼科医生会遇到许多以头痛为主诉的患者。因此，眼科医师需要熟悉常见的原发性头痛综合征。另一方面，神经科医生在原发性头痛的领域有着丰富的经验，但也需要熟悉由于眼部、眼眶和其他继发原因引起的头痛和面部疼痛。

眼、面部和颅内结构的疼痛与感觉都由三叉神经调节，其直接或间接地涉及神经眼科相关的所有疼痛综合征。本章将在探索三叉神经解剖位置及其临床意义后，进一步对其引起面部麻木、头痛和其他头部及眼部疼痛的临床情况进行讨论。

▶ 三叉神经

神经解剖学

三叉神经（第Ⅴ对脑神经）是混合型脑神经：除了具有强大的感觉功能，第Ⅴ对脑神经还提供运动神经支配咀嚼肌。虽然第Ⅴ对脑神经在起始部分不包含自主神经纤维，但支配泪腺的副交感神经和支配瞳孔开大肌的交感神经在三叉神经的远端有小部分与之伴行。

三叉神经系统还支配颅内血管（三叉神经血管系统）。这部分的功能特性较特殊，既作为效应器，亦可作为感受器。三叉神经感觉末梢感受到疼痛刺激后，其末端释放的化学介质激活三叉神经支配的颅内血管，使之扩张。这种情况下的三叉神经同时作为反射弧的传入和传出支，称为三叉神经血管反射，并且被认为是在原发性头痛综合征如偏头痛的发病机制中发挥重要作用。

神经核复合体

三叉神经核的感觉神经部分在中脑到上颈椎段脊髓明显拉长和伸展，与脊髓的神经根传入区域混合（图 13-1）。三叉神经核是一个主要的感觉统合区域，不只是接受第 V 对脑神经的传导输入，与上方的躯体感觉皮层、下方的脊髓传入性通路、网状结构和红核之间均有纤维联系，而且接受从其他脑神经（第 VII、IX 和第 X 脑神经）来的感觉神经输入。

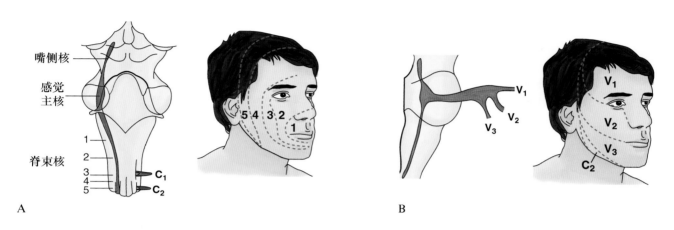

图 13-1 三叉神经中央和周边面部感觉神经示意图

A：中枢三叉神经核的组成对应于以口周为中心呈同心圆分布的皮肤。B：周围神经支配的划分显示为面部纵向条带状分区。需注意下颌角不是由三叉神经支配

在中脑层面，神经核复合体的上部（嘴侧核或中脑核）接收从咀嚼的肌腱和肌肉本体感觉和深部感觉的传入信号。脑桥部分则被称为感觉神经主核，感知从面部皮肤和黏膜的轻触觉。神经核复合体向下延伸为三叉神经脊束核，专门接收痛觉和温觉的感觉输入。脊束核分成节段与口周皮肤分布相对应（图 13-1A）。这种在中枢神经系统的分布与三叉神经的在外周将面部分成 3 个纵向区域有所不同（图 13-1B）。因此，面部麻木或感觉异常的分布位置有助决定感觉障碍是源于中枢或周围神经损伤。例如，脑干缺血或脱髓鞘可能会引起口周围麻木或感觉异常，而影响周围神经的病变表现为三叉神经所分布的区域条带状皮肤麻木。

感觉主核的神经纤维走行于对侧内侧丘系，终止于丘脑腹后内侧核，还有一小部分神经纤维不交叉，另外还有走行更加分散的神经纤维通过网状结构。第 V 对脑神经的运动核在脑桥感觉主核的内侧，运动神经核的轴突与感觉神经纤维共同组成第 V 对脑神经，并通过下颌支支配咀嚼肌。

周围神经

三叉神经在脑桥水平由半月神经节进入脑干。半月神经节（三叉神经节）是第 V 对脑神经的眼支、上颌支及下颌支汇合处（图 13-2）。这个结构将来自第 V 对脑神经的 3 个主要分支的感觉信息传导至三叉神经核复合体。三叉神经节位于 Mekel 憩室，是颞骨基底部的凹陷，位于蝶鞍的外下侧。

眼支（VI）穿过海绵窦和眶上裂进入眶内，所接收到的感觉信息来自 3 个分支：额神经、泪腺神经及鼻睫神经（图 13-2）。眼支及其神经分支接受来自眼、上睑和前额的感觉。鼻睫神经接收来自眼部、鼻

尖和鼻两侧皮肤及内眦的感觉；患眼部带状疱疹时若在这些眼周皮肤区域出现疱疹不是好兆头，因为鼻睫神经受累表明眼会受到威胁。

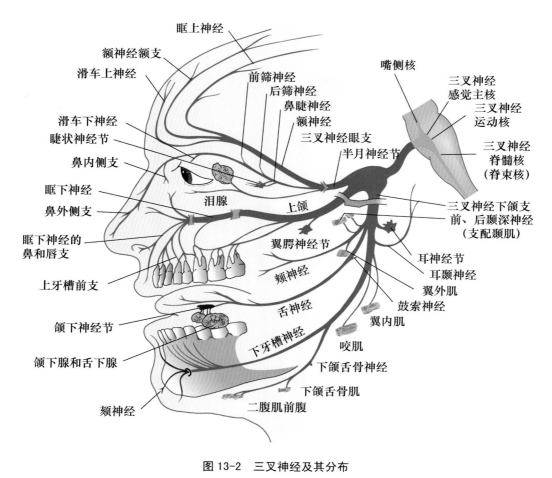

图 13-2　三叉神经及其分布

（引自 Waxman SG. Clinical Neuroanatomy，26th ed. New York：McGraw-Hill. 2010，图 8-11，经许可使用）

小脑幕硬膜神经分支于海绵窦加入三叉神经眼支，接收来自大部分颅内硬脑膜、颅底动脉和主要静脉结构感觉神经传来的信息，因此可以理解大部分颅内疾病造成的疼痛通常会表现在眼球与眼眶，因为三叉神经的眼支为感觉传导的共同通路。

上颌支（第 V 对脑神经第二支 V2）不同程度地在海绵窦的下部穿行、延伸穿过圆孔，然后进入眶下裂，沿位于眶底的眶下管走行（图 13-2），接收来自部分口腔、鼻咽、牙齿、上颌窦以及下眼睑和脸颊皮肤感觉神经传来的信息。眶底爆裂性骨折常损伤眶下神经，致使该神经所支配的脸颊和其他区域的麻木。

下颌支（第 V 对脑神经第三支 V3）是由感觉和运动神经组成，经由颅中窝底部的卵圆孔从颅骨腹面穿出（图 13-2）。运动神经支配咀嚼肌（表 13-1），感觉神经分布在下颌（但不包括下颌角）、下唇、舌和外耳。

表 13-1　三叉神经及其分支

分　支	主要分支	终末分支	支配范围
眼支（V1）	额神经	小脑幕硬膜神经	支配大部分硬脑膜，包括硬脑膜窦、大脑镰、小脑幕，以及其他颅内结构
		眶上神经	上睑内侧、结膜、前额、头皮、额窦
		滑车上神经	结膜、上睑内侧、前额、鼻的侧面
	泪腺神经		结膜、覆盖泪腺的皮肤（泪腺的副交感纤维加入此分支）
	鼻睫神经	鼻神经	鼻中隔黏膜、鼻腔外侧壁
		鼻外神经	鼻尖
		滑车下神经	内眦：皮肤、结膜、泪囊
		睫状长神经	睫状体、虹膜、角膜（虹膜括约肌的交感神经纤维加入这一分支）
		睫状神经节感觉神经根	眼球
上颌支（V2）	上牙槽神经		上颌牙、上颌窦、鼻咽部、扁桃体、口腔顶
	眶下神经	颧面神经	颊部侧面
		下睑神经	下睑
		鼻神经	鼻侧面
		上唇神经	上唇
下颌支（V3）	运动神经支		翼状肌、咀嚼肌、颞肌
	感觉神经支		下颌、下唇、舌、外耳、鼓膜

引自 Glaser J：Neuro-ophthalmology，in Duane TO（ed）：Duane's Clinical Ophthalmology，Vol. 2. Philadelphia，PA：Lippincott Williams & Wilkins；1988.

临床检查

检查面部疼痛及轻触觉最好对比面部两侧，角膜瞬目反射是轻触角膜后引起的不自主眨眼，因此可以作为对感觉功能更客观的评价。三叉神经眼支提供传入神经支，传出神经信号通过面神经激活双眼轮匝肌。可在无局部麻醉的情况下用干净的棉签尖端或一小缕面巾纸依次轻触双眼结膜和角膜缘，比较两侧眨眼的幅度（框 7-4）。

评估三叉神经运动神经成分的检查时，可让患者咬紧牙关，触诊并比较双侧咀嚼肌的大小来进行评估。评估翼外肌功能时可抵住患者下颌，让患者下颌分别向两侧用力，对比两侧抵抗力。某侧抵抗无力表示对侧翼外肌肌力减弱。

三叉神经功能障碍的症状

麻木和感觉异常是三叉神经或神经核受累的常见症状。疼痛也可以由第 V 对脑神经疾病引起，如三叉神经痛或眼带状疱疹。

▶ 面部麻木

脑部疾病所造成的面部麻木及皮肤感觉异常，通常伴随有其他显著的神经系统问题。丘脑病变引起同侧半边肢体和面部麻木，而延髓病变，如延髓背外侧综合征会引起交叉性感觉丧失，表现为一侧面部麻木伴随对侧肢体麻木。面部麻木和感觉异常的分布可提示病变是存在于中枢还是外周（图3-1）。

根据其他伴随症状和体征，累及三叉神经的病变定位诊断可以很显而易见。如海绵窦或眶尖病变引起的眼球运动麻痹。表13-2列出了三叉神经不同分支病变导致感觉减退的潜在原因。

表 13-2　三叉神经分布区域的面部麻木／感觉异常的鉴别诊断

单独的角膜感觉减退
　病毒性角膜病变
　　• 单纯疱疹病毒
　　• 带状疱疹
　眼部手术
　小脑脑桥角肿瘤
　自主神经失调
　先天性
眼支
　肿瘤
　　• 眶尖
　　• 眶上裂
　　• 海绵窦
　　• 颅中窝
　海绵窦内动脉瘤
上颌支
　眶底骨折
　上颌窦癌
　皮肤癌蔓延至神经周围
　其他肿瘤
　　• 圆孔
　　• 蝶骨翼外窝
下颌支
　肿瘤
　　• 鼻咽肿瘤
　　• 颅中窝肿瘤
　颅底占位（常为转移）
　　• 颏麻木综合征
　　• 颊麻木综合征
累及所有分支
　肿瘤
　　• 鼻咽癌
　　• 小脑脑桥角癌／肿瘤
　　• 颅中窝或 Meckel 憩室肿瘤
　　• 小脑幕脑膜瘤

脑干损伤（分离性感觉丧失）

多发性硬化

良性感觉神经病变

三叉神经纤维瘤

毒素（三氯乙烯）

引自 Galser JS. Neuro-ophthalmology. 2nd ed. Philadelphia：Lippincott，1999：51-55.

累及三叉神经眼支的病变可造成角膜知觉减退而引起神经营养性角膜炎，神经营养性角膜炎可进展至角膜溃疡，最终导致失明、眼痛。三叉神经提供角膜瞬目反射的传入神经支，若此反射消失可导致角膜损伤。此外，三叉神经支配对于维持泪膜和角膜的完整性很重要。治疗神经营养性角膜炎非常困难，常需要睑缘缝合术，因为单独使用润滑剂治疗往往不够。这种情况可能发生在小脑脑桥角手术，或发生在以减轻三叉神经疼痛为目的的手术之后（如三叉神经根切断术治疗三叉神经痛）。

颏麻木综合征（颏神经病变）表现为下巴和下唇以中线为界的局部麻木。这种情况是由于骨性破坏累及第Ⅴ对脑神经下颌支终末支通过的颏孔。颏麻木综合征罕见但值得一提，因为这种综合征是通常由占位性病变引起，如转移癌。

▶ 面部疼痛与头痛的原因

头痛分为原发性（偏头痛、紧张性和丛集性）或继发性（如继发干眼病）。在神经眼科病史及检查中，即使头痛不是继发于眼和眼眶疾病，也可发现头痛来源的线索。需要具有原发性和继发性头痛综合征的临床经验，以便进行鉴别诊断和适当时正确转诊。当疼痛是患者的主诉时，病史特别重要。因为在许多情况下，查体可以发现的体征很少（表 13-3）。

表 13-3　引起脸部和头部疼痛的临床情况

可能通过眼部检查发现的情况

　眼部疾病

　　眼睑、结膜及前节局部病变

　　眼部炎症

　　干眼及泪液不足综合征

　　眼部缺血综合征

　　闭角型青光眼

　眼带状疱疹

　眼眶疾病

　颅内疾患病引起视盘水肿、第Ⅱ～Ⅶ对脑神经病变

可能通过全身或神经系统检查发现的情况

　肿瘤和梗死造成硬膜疼痛（通常牵涉眼部）

　延髓病变

　鼻窦炎

　鼻咽癌

　牙齿疾病和颞下颌关节综合征（TMJ）

　三叉神经痛

"盐和胡椒"脸痛（salt and pepper face pain）

带状疱疹

巨细胞动脉炎（GCA）

神经眼科检查可能正常的情况

视疲劳

偏头痛

丛集性头痛

紧张型头痛

创伤后头痛

非典型面部神经痛

TMJ：颞下颌关节。

偏头痛

偏头痛引发的头痛在普通人群中很常见（女性 15%～18%，男性 5%～6%）且有很强的家族遗传倾向。偏头痛是从希腊文 hemicranias 衍生的，描述偏头痛倾向集中于头部一侧。头痛通常被描述为"搏动性"，常伴有恶心、呕吐、畏光、畏声和嗅觉恐怖（畏嗅）有关。偏头痛患儿可以表现为腹痛（腹型偏头痛）和夜惊。

偏头痛一般持续 4～24 小时。许多患者头痛之后 24～48 小时会有疲劳感。很少有患者连续的头痛持续超过 72 小时（偏头痛持续状态）。

偏头痛患者往往患有头部或面部疼痛多年，却常否认患有"偏头痛"，反而坚信他们的痛苦是源自鼻窦疾病、过敏或一些其他自行诊断的疾病。偏头痛患者比没有偏头痛的人更容易感到晕车。

男性和女性患者偏头痛症状通常开始于青春期，且女性患者绝经后偏头痛会停止或改变症状。有些绝经前妇女只在经期才会发生偏头痛。

以往人们一直认为偏头痛是由脑血管收缩和扩张所致，但最近的研究证明其原因实际更复杂。大脑中特定位置（如富含五羟色胺的脑干中缝核）、循环血管活性剂（如 P 物质）以及三叉神经血管系统的其他调节在偏头痛的复杂发病机制中均发挥作用。

伴有眼部先兆的偏头痛

约 20% 的偏头痛患者在头痛发作前，有一过性的神经功能障碍（持续时间少于 60 分钟）。其中源于枕叶皮层的视觉先兆症状最为常见。因此视觉先兆通常表现为双眼同向性、发生在受累视觉皮质的对侧。视觉先兆症状可为正性（闪辉）、负性（偏盲、暗点）或两者皆有。经典的闪辉性暗点开始为一个黑白或彩色搏动、锯齿状的旁中心弧线。接下来 15～30 分钟，锯齿状边界逐渐扩大、移向周边视野，在原来的地方留一个暗点（图 13-3）。这种视觉现象的历时和演变与枕叶皮质表面缓慢、播散性的抑制性活动相对应（3～5mm/min 的活动）。患者往往不能理解先兆表现是双眼同向性的，常常坚持认为先兆只发生在一只眼（发生双眼同向性眼部先兆侧）。对偏头痛先兆的其他常见描述包括看上去像"热浪"的视觉效果或如水顺着玻璃滑落样的视觉失真，紧接而来的是程度不一的单侧搏动性头痛（在与视觉先兆相对的一侧）。

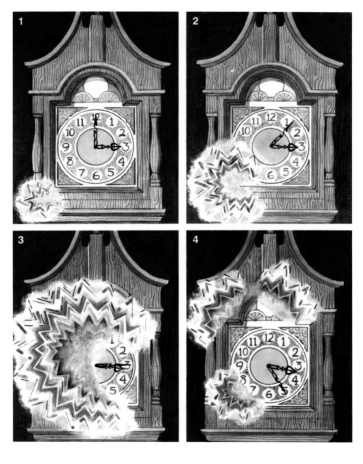

图 13-3　闪辉性暗点（Scintillating scotoma）

最常见的偏头痛先兆是闪辉性暗点（也称堡垒样光谱，fortification spectra）：表现为不断扩大、呈锯齿状、周长逐渐增加的闪烁，常为彩色的闪光（阳性视觉成分），中心一个暗点（阴性视觉成分）。此图显示开始从小的、锯齿状 "C" 形闪光（1），经过 20～30 分钟，逐渐扩大（2、3）（注意时钟上的时间），最终中心暗点逐渐消散（4）。这种先兆症状表现为双眼同侧，尽管患者可能不会注意到。偏头痛通常在先兆症状结束之后发作（引自 Hupp SL，Kline LB，Corbett JJ. Visual disturbances of migraine. Surv Ophthalmol，1989，33：221-236.）

视觉先兆不伴头痛（非头痛性偏头痛）

患者（通常为 50 岁以上）可能主诉仅有视觉先兆而无头痛，称为非头痛性偏头痛。非头痛性偏头痛男性多于女性，大多数患者有偏头痛既往史，有或没有先兆症状。视觉先兆症状可为正性或负性，须与一过性黑蒙或其他可引起一过性视力丧失的疾病鉴别（表 13-4、表 1-3）。

枕叶动静脉畸形可引起头痛并引发偏头痛样的视觉先兆。对于视觉先兆持续时间或进展不典型、视觉先兆在头痛阶段仍持续，以及永久性视野缺损的患者，应进行脑磁共振成像（MRI）及钆增强（表 13-5）。视觉先兆若表现为两眼交替发生，更可能是由偏头痛而不是枕叶病变引起的（表 13-4）。

表 13-4　支持偏头痛先兆为一过性视力损失病因的相应临床证据

典型的闪辉性暗点

持续 5～45 分钟（偶尔更长）

确认视觉先兆为双眼同向性

无其他神经系统症状和体征

已知偏头痛既往史

偏头痛家族史

视野正常

双眼同向性视觉先兆在左、右侧都曾有过

表 13-5　头痛患者非良性症状和体征

骤然发病	急性出血进入蛛网膜下隙（动脉瘤）、脑（AVM、出血性卒中）或脑肿瘤；颅后窝占位伴脑积水；缺血事件（卒中、动脉夹层）
持续加重	占位病变、硬膜下血肿
全身症状（发热、皮疹、颈部僵硬、下颌或舌痛）	GCA 或其他全身性血管炎、胶原血管疾病、全身性感染引起脑膜炎或脑炎
局灶性神经症状或体征	卒中、脑肿瘤、AVM
视盘水肿	脑肿瘤导致的 ICP 升高、IIH、出血、硬脑膜静脉窦血栓形成、脑膜炎或脑炎
咳嗽、劳累、Valsalva 动作或迅速头部/颈部运动可导致加重	颈动脉或椎动脉夹层、颅内压增高、脑肿瘤（特别是即将发生脑疝）、蛛网膜下隙出血
受体位变化影响	造成颅压升高或降低的情况
妊娠期和围生期发病	特发性颅压增高、静脉窦血栓形成、颈动脉夹层、脑垂体卒中
癌症、HIV、感染性疾病患者新发生的头痛	转移癌、机会性感染和淋巴瘤或脑膜脑炎

AVM：动静脉畸形；GCA：巨细胞动脉炎；HIV：人类免疫缺陷病毒；ICP：颅内压；IIH：特发性颅内压增高。（经许可修改引自 Kline LB. Neuro-ophthalmology review manual，7th ed. Thorofare，SLACK；2013：216.）

偏头痛的其他先兆

除了视觉先兆，偏头痛先兆也可表现为各种其他形式的局灶性神经功能障碍。例如，眼肌麻痹型偏头痛患者在出现一过性第Ⅲ对脑神经麻痹之前，会有连续多天的单侧严重头痛，MRI 显示受累的第Ⅲ对脑神经可被造影剂增强。另一种类型偏头痛是手－口（cheiro-oral）偏头痛，其特征为一只手的手指开始麻木并上升到肘，累及同侧嘴角（图 13-4）。偏头痛先兆也可能以偏瘫、偏身感觉丧失、意识模糊和暂时性全面失忆症的形式发生。高位大脑皮质视觉区的一过性功能障碍可能伴随偏头痛，导致中心性色盲（色觉丧失）、面孔失认症（人脸识别能力丧失）、失读症（无法阅读）或暂时性全面失忆症。儿童（以及少数成人）会经历爱丽丝梦游仙境综合征，包括对大小和形状的错觉（视物显大症、视物显小症和显远错觉），尤其易发生于快要睡觉时。这些症状也可能混合出现。基底型偏头痛是影响脑干和大脑半球基底部引起的偏头痛并发症。神经功能障碍包括视力减退、复视、眩晕、耳鸣、听力下降、发音困难、共济失调、面部麻木和意识改变。

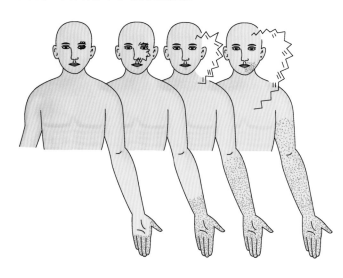

图 13-4　手－口偏头痛

本图表示闪辉性暗点和手－口（cheiro-oral）偏头痛同时发作的患者。Cheiro（希腊语：四肢）-口偏头痛是一种偏头痛伴有躯体感觉先兆，包括逐渐扩散的面部和上肢（划点的区域）的感觉异常。涉及脑部区域包括丘脑、顶叶皮层和脑干，这些区域在神经影像学中检查中可能有受损害的证据

大多数情况下，偏头痛先兆症状的神经系统症状和体征在 5 ～ 20 分钟内持续发展，并持续不到 60 分钟，但也可能持续数天（图 13-5）。少数情况可因偏头痛性梗死导致后遗症。

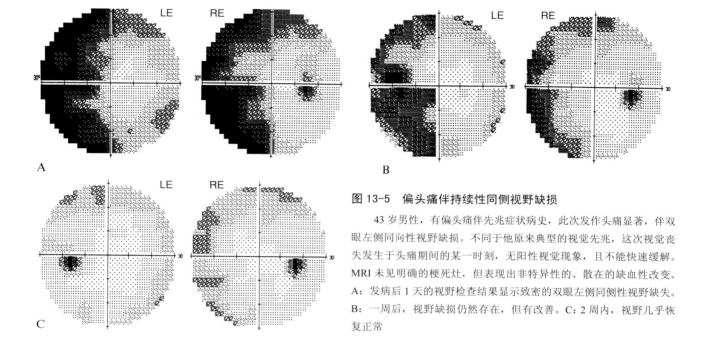

图 13-5 偏头痛伴持续性同侧视野缺损

　　43 岁男性，有偏头痛伴先兆症状病史，此次发作头痛显著，伴双眼左侧同向性视野缺损。不同于他原来典型的视觉先兆，这次视觉丧失发生于头痛期间的某一时刻，无阳性视觉现象，且不能快速缓解。MRI 未见明确的梗死灶，但表现出非特异性的、散在的缺血性改变。A：发病后 1 天的视野检查结果显示致密的双眼左侧同侧性视野缺失。B：一周后，视野缺损仍然存在，但有改善。C：2 周内，视野几乎恢复正常

　　视网膜型或眼性偏头痛涉及视网膜或脉络膜血管，因此造成真正的单眼、而不是双眼同向性视觉障碍。短暂的单眼视力丧失可能持续数分钟到数小时，且发作并不一定与头痛症状有时间上的相关性。这种情况的患者往往年龄小于 50 岁，既往常有偏头痛的其他表现。在进行鉴别诊断时应考虑到其他可引起一过性视力丧失的原因。如症状严重或反复发作，可导致视网膜动脉阻塞或极少数情况下因前部缺血性视神经病变进而引起持续性视野缺损。

偏头痛的治疗

　　尽管眼科医师对评估主诉为头痛的患者有很重要的作用，但对于慢性头痛患者应转诊到神经科专门医师或其他相关专家。

　　偏头痛的治疗主要取决于该病对患者生活的影响程度。有些患者对其症状能够忍受，但会担心可能合并有某些严重疾病。对于这些患者，可能只需要全面的体格检查。

　　有些患者可能会通过调整某些行为习惯，以减轻头痛。药物、毒素（如双嘧达莫或吸烟）或某些食物（如巧克力、酒精或奶酪）可能会诱发头痛。很多头痛专科医师建议患者把每天的饮食、活动和头痛发作记录下来，有助于了解诱发和缓解症状的因素。其他非药物治疗方法包括物理治疗和生物反馈疗法。

　　偏头痛的临床治疗包括两种形式：①急性期治疗（又称顿挫疗法），即在头痛刚开始发作时就能有效控制；②预防性治疗，减轻头痛复发的频率、持续时间和程度。急性期治疗的药物包括巴比妥类药物、麻醉性镇痛药、非激素类抗炎药（NASID 药物，主要是萘普生钠）、麦角碱类药、双氢麦角胺（DHE45）和曲普坦类（选择性 5-HT 受体激动剂）。镇吐药和镇静药治疗，以及局部热敷或冰敷都是有效治疗措施。

预防性治疗包括 β 受体阻滞剂（普萘洛尔和美托洛尔），钙离子通道阻滞剂（维拉帕米）、睡前服用少量三环类抗抑郁药（阿米替林和去甲阿米替林）、五羟色胺激动剂和再摄取抑制剂（曲唑酮），以及抗惊厥药（丙戊酸、托吡酯和加巴喷丁）。

紧张性头痛

紧张性头痛（肌肉收缩性头痛和压力相关性头痛）表现为持续性钝痛，如头部被绷带或老虎钳紧束住，80% 的人都有过该症状。头部或颈部的肌肉表现为强烈收缩，或有触痛。紧张型头痛与偏头痛不同，紧张型头痛表现为钝痛，而不是跳动性疼痛，并且疼痛程度较轻；常见于双侧疼痛；通常并不伴有恶心、呕吐或畏光感。但紧张性头痛可诱发偏头痛。

丛集性头痛

丛集性头痛的主要特点是突发性的、持续时间短的（60 ～ 90 分钟）、剧烈的、单侧的眶周疼痛，并向颞侧部集聚。常见于男性（男：女比为 6：1），发病年龄 20 ～ 50 岁。酒精是常见的诱发因素，患者常有吸烟史和消化性溃疡病史。

典型的丛集性头痛每年每隔 2 ～ 3 个月发作一次，间歇缓解期较长。偏头痛患者发病时需要在安静的暗室休息，而丛集性头痛患者发病时表现为坐卧不宁，手扶患侧头部。严重的眼眶后痛常发生夜间，睡眠 2 ～ 3 小时后患者痛醒，常伴随同侧自主神经症状：流泪、流涕和结膜充血。该头痛突发突止，可表现为"方波性头痛"。患侧也可能出现短暂的霍纳综合征，反复发作后可能会成为永久性（图 11-6）。

该病治疗效果往往不令人满意，仅部分疗效好。常使用维拉帕米和锂盐做预防性治疗。急性治疗包括氧气吸入、舒马曲坦（皮下或鼻内）、DHE45（鼻内或静脉内）、利多卡因滴鼻和口服皮质激素。

丛集性头痛是三叉神经自主神经性头痛的一种类型，后者包括发作性偏侧头痛和 SUNCT 综合征（持续时间短、单侧、神经性头痛伴结膜充血和流泪）。与丛集性头痛不同，发作性偏侧头痛多见于女性，吲哚美辛可明显缓解症状，由此可与其他三叉神经自主神经性头痛类型鉴别。

眼病引起的疼痛

虽然大部分头痛与眼病无关，对于眼部疾病引起疼痛，眼科医生可以提供有价值的信息。

眼部疾病

对于眼痛或眼周疼痛的患者，应注意是否有急性青光眼、眼色素膜炎（虹膜炎、巩膜外层炎、巩膜炎）、眼部缺血综合征、眼表疾病和其他眼部异常。间歇性或亚急性闭角型青光眼可导致发作性剧烈疼痛。发作时，患者表现为眼红（角膜缘睫状充血）和视物模糊。发作间期的眼科检查可能相对正常，但通过裂隙灯和前房角镜的仔细检查有助于诊断。

眼疲劳

屈光不正、眼位不正，以及其他原因导致的"眼疲劳"，可能会导致轻度不适，但几乎从来不会导致剧烈头痛。以上原因可能导致的轻度、双侧性、持续性的眉弓部疼痛，称为视疲劳，是指"视觉疲劳"，并无明确临床意义。这种头痛通常与大量持久的视觉活动有关，而并不是在视觉活动后立即出现。隐性远视和融合不足是导致眼疲劳性头痛的最常见的原因。这种患者的头痛在适当屈光矫正后有明显改善，而对于最常见的头痛，屈光矫正不太可能有明显改善作用。

眼眶和海绵窦疾病

眼眶蜂窝织炎常常出现令人印象深刻、与疼痛程度相符的眼部表现，但其他感染性疾病如毛霉菌病可表现为疼痛，但无明显的临床体征。**特发性眼眶炎症综合征**（详见第 8 章）引起疼痛，通常伴有运动障碍、眼球突出或有眼部充血。然而该疾病也可出现在外观"安静"的眼，表现眼眶或面部疼痛。肌炎是累及一条或多条眼外肌的炎症，在眼球运动时疼痛加剧。眼滑车炎的特征性表现为滑车的轻触痛，不伴其他眼眶病。托洛萨 - 亨特综合征是一种眶尖部或海绵窦的特发性炎症性，导致脑神经功能障碍和眼肌麻痹性疼痛。结节病及其他肉芽肿性疾病也可有类似临床表现（表 9-5）。

巨细胞动脉炎

对于年龄超过 50 岁的患者出现新发的或与以往不同表现的头痛，应考虑巨细胞动脉炎（GCA）。GCA 是一种血管炎，在相应供血动脉或缺血区的头皮处引起压痛。GCA 导致的典型头痛主要表现为颞侧轻触痛。下颌"间歇性跛行"通常表现为下颌肌咀嚼时疼痛，主要由肌肉缺血所致。其他表现或症状包括全身无力、不适感和近端肢体疼痛。对于前部缺血性视神经病变或其他缺血性疾病，应予及时诊断和治疗以防止失明。

颅内疾病

颅内压增高导致的头痛常因咳嗽或 Valsalva 动作加重，并且通常是在早晨时病情加重。其他与 ICP 增高的表现有视盘水肿和偶尔出现的第Ⅵ对脑神经麻痹。特发性颅内压增高通常发生在年轻、肥胖的女性，往往以头痛为主诉。通过颅脑 MRI 检查，往往可明确其他导致颅内压增高的原因，如颅内肿瘤或静脉窦血栓的形成（第四章）。

低颅压也可引起头痛，最常见于腰椎穿刺之后。显然，持续的低颅压可继发于使硬脑膜受损的任何操作，但也可是自发性。患者站立时头痛加重，卧位时缓解。在神经影像学检查中可看到硬脑膜的信号弥漫性增强（图 13-6）。

严重、突发性头痛提示动脉瘤破裂导致的**蛛网膜下隙出血**（SAH）的可能。疼痛通常是剧烈、突然性发作，同时伴有精神状态改变和局部神经系统体征，如脑神经麻痹。颈强直进一步提示存在蛛网膜下腔出血。这种紧急情况下，患者需立即入院进行神经科或神经外科治疗。蛛网膜下隙出血的同时可发生玻璃体积血（Terson 综合征），从而引起视力丧失。

急性脑膜炎引起严重的头痛，合并的神经系统症状有助于与原发性头痛进行鉴别。畏光、眼球转动痛、背部疼痛，以及颈部僵硬和颈部前屈时疼痛常提示脑膜炎可能。然而，慢性脑膜炎（如隐球菌性脑膜炎）可见于门诊患者，表现为慢性头痛和视盘水肿，而其他神经系统症状很少。慢性真菌性和结核性脑膜炎患者的视盘水肿持续时间长，但应作为神经眼科急症进行处理，因为视盘长期和严重水肿有可能导致失明。

虽然脑实质无感觉支配神经（疼痛），但硬脑膜、静脉窦系统以及近端颅内血管系统均有感觉支配神经。第Ⅴ对脑神经眼支的小脑幕硬膜分支支配大部分颅内硬脑膜。颅内组织结构的相关炎症、肿瘤或缺血病变可引起疼痛，通常放射到对患侧眼、眉、额头和眼眶。

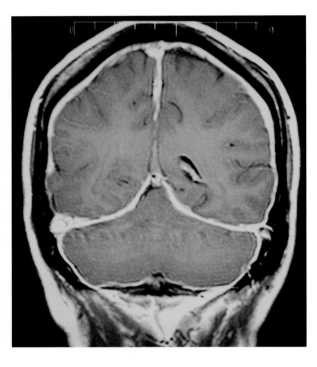

图13-6　颅内低压表现硬脑膜信号增强

患者有自发性脑脊液渗漏，在坐起或站立时出现头痛，卧位时缓解。颅脑MRI显示弥漫性脑膜强化（T1序列增强）

颈动脉夹层

颈动脉血管内膜撕裂使血液分流进入动脉壁、管腔缩小，从而发生颈动脉夹层。常见于颈部外伤或牵拉损伤所致，部分疾病患者也可自发产生，如退行性变所致血管疾病、纤维肌发育不良、埃勒斯-当洛斯综合征和马方综合征。颈内动脉夹层的疼痛涉及患侧面部、颈部和耳后上侧，并通常在发病3～4天后逐渐消退。疼痛可能是唯一的症状，但超过50％的病例会出现节后霍纳综合征。其他神经系统症状：可由于颈内动脉及其分支的栓子、闭塞或血栓栓塞而导致脑神经功能障碍、卒中和短暂性脑缺血发作。颈动脉MRI和磁共振血管成像（MRA）检查可做出诊断，但确诊需进行动脉造影检查。

其他可引起面部或眼部疼痛的疾病包括视神经炎及微血管脑神经病变，分别引起眼球转动痛和头痛。

神经性疼痛

带状疱疹性眼病

与身体其他部位的带状疱疹感染类似，带状疱疹性眼病是由于潜伏的水痘-带状疱疹病毒（VZV）活化所致。潜伏在半月神经节的VZV活化，随三叉神经第一分支（眼支）移行到支配的相应组织。最初表现为严重的烧灼样疼痛，数天后，在三叉神经眼支分布的皮肤区域出现水疱疹（图13-1）。在水泡破裂前，疼痛的病因可能都无法确定。极少数患者疼痛明显而无疱疹表现（称为无疱型疱疹）。鼻睫神经分支受累时导致的角膜葡萄膜炎也会产生眼痛。分布于鼻部或眼内眦处的疱疹的临床意义在前面已有所讨论。带状疱疹病毒可引起局部血管炎，并进一步导致眼球运动相关的脑神经病变（第Ⅲ、Ⅳ或Ⅵ对脑神经）（图13-7），少数病例可出现视神经病变或眼外肌炎。早期抗病毒的药物（阿昔洛韦和泛昔洛韦）治疗可以显著降低眼部病变的发病率和严重程度。而在抗病毒药物出现之前，眼部受累常常导致失明和眼球痨。

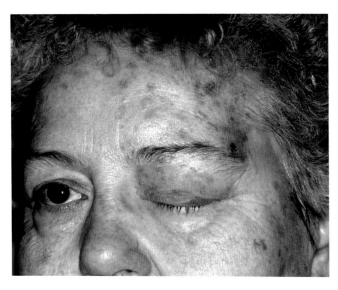

**图 13-7　继发于带状疱疹病毒性眼病的第Ⅲ
对脑神经麻痹**

　　71 岁，女性患者，表现为左侧三叉神经第一
分支区的分布区域的疼痛及疱疹。2 周后，疱疹开
始愈合，出现急性的严重左侧第Ⅲ对脑神经麻痹。
图中可见完全的上睑下垂，疱疹愈合（该患者的
眼球运动检查见图 9-16）

　　带状疱疹导致的剧烈疼痛通常在 1 ～ 2 周内可逐渐缓解，但约 10% 的患者会产生带状疱疹后遗神经
痛：表现为深部烧灼痛，水疱破裂后疼痛仍然存在。除了慢性疼痛，患者会表现为痛觉过敏，对最轻微
的触摸也会产生痛觉。这种持续性疼痛很难治疗，患者通常伴有严重抑郁症。加巴喷丁、普瑞巴林、卡
马西平或三环类抗抑郁药有助于治疗。急性期予以早期积极治疗（如使用阿昔洛韦或泛昔洛韦），可降低
发生带状疱疹后遗神经痛的风险，减轻其严重强度。也有人主张在抗病毒治疗的同时使用糖皮质激素，
但对其疗效和安全性尚缺乏有效的证据支持。

　　潜伏的 VZV 病毒的活化可能由于暂时免疫监控功能的缺失，所以在中老年患者多见，也可发生于免
疫功能低下的年轻患者。提高对 VSV 免疫力的疫苗（用于年龄超过 60 岁的患者）能有效降低带状疱疹
的发生率。

神经痛

　　三叉神经痛表现为反复发作的、严重面部刺痛，持续数秒。疼痛通常起始于三叉神经上颌支或下颌
支分布区域，少数局限于眼支分布区域。疼痛发作可由以下活动诱发，如进食、刷牙，更常见于触碰面
部特定区域后。三叉神经痛患者通常会避免碰触敏感区，但是也会反复敲击或抚摸这一区域（图 13-8）。
三叉神经痛通常发生在年龄＞ 60 岁的老年人。大多数病例是特发性的，但有些由三叉神经颅内段被血管
压迫所致。三叉神经痛的症状和体征也可见于多发性硬化患者（20 ～ 40 岁）或后颅窝占位压迫三叉神经
后，而与三叉神经痛的区别在于上述两种情况常合并面部感觉异常。三叉神经痛患者应进行钆增强的脑
MRI 检查，注意观察后颅窝情况。临床治疗方法包括加巴喷丁、普瑞巴林、卡马西平、巴氯芬、氯硝西
泮或丙戊酸盐。对于病情严重、药物治疗无效的病例，可采用神经根切断术或三叉神经减压术进行治疗。
痛性感觉缺失（anesthesia dolorosa）是三叉神经痛手术治疗的一种严重并发症：三叉神经被手术损伤引
起部分或完全麻木，但面部及眼眶持续性剧痛仍存在。

　　类似表现可见于其他感觉神经相关的疾病。舌咽神经痛引起喉部、舌根部、扁桃体和耳朵区域的阵
发性疼痛，吞咽活动可诱发，可见于多发性硬化症（MS）患者。枕大神经痛引起单侧枕部疼痛，可放射
到眼部。

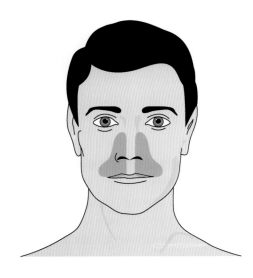

图 13-8 三叉神经痛诱发区

三叉神经痛患者常抚摸鼻子周围区域（阴影部分）。尽管触碰这些区域时可诱发疼痛，但患者会出现抚摸和避免碰触这些区域的交替性行为

中枢性疼痛的机制

丘脑或三叉神经核及其中枢投射区的病变可引起丘脑或中枢性疼痛，疼痛可投射到身体任何部位。尽管脱髓鞘病变、肿瘤和炎症均是潜在病因，丘脑梗死（德热里纳-鲁西综合征）和延髓梗死（瓦伦贝格综合征）是最常见的原因。面部及眼部可产生"盐和胡椒"刺激样疼痛，是一种罕见的严重综合征，可能是外侧脑桥缺血性梗死的先兆症状。

鼻窦和牙齿疾病

上颌牙导致的疼痛可放射到眼部或颜面上半部分，进食时疼痛加剧。颞下颌关节（temporomandibular joint，TMJ）综合征的疼痛由下颌运动诱发，位于下颌、耳朵或面部，由颞下颌关节功能紊乱导致。其他表现包括关节处触痛（耳屏前方）和下颌打开时的捻发音。TMJ 痛和牙痛在进食中咀嚼开始时发生，而 GCA 导致的"下颌间歇性跛行"是在患者进食过程中逐渐产生。

不明原因的疼痛

临床医生应该知道，牵涉痛的存在可能会使难以解释的眼部或面部疼痛诊断更为困难。尤其是颅内疾病可引起眼部放射痛，值得重复强调。当眼部检查正常时应考虑与颅内疾病的鉴别。此外，与眼部距离很远的病变，如心肌缺血和肺癌，也可引起面部牵涉痛。

有些眼痛、面部痛或头痛的患者，尽管在彻底和全面的检查之后仍不能明确诊断。这种情况通常称为非典型面痛，这并不是指疼痛不"真实"。因为大部分常见的疼痛并没有客观体征，医生没有客观的方法对疾病的非典型表现与心理性或功能性疼痛进行鉴别。当疼痛或伴随症状不能用已知的解剖或生理知识进行解释时，应高度怀疑非器质性病变可能。然而在诊断该疾病时要谨慎，因为有部分诊断为非典型面痛的患者最终被发现有其他疾病，如鼻咽癌、鳞状细胞癌或其他严重的疾病。

在对非典型面痛的情况进行明确诊断时，需要多学科的团队合作，包括眼科、神经科、口腔科、耳鼻喉科和其他专科医师。分析后仍不能明确诊断的患者，也不影响其接受治疗。这些患者可由专门治疗疼痛的神经内科或者麻醉科医师治疗。

▶ 畏光

畏光是一种常见的症状。尽管部分患者的畏光有功能性的成分，但是畏光是一些真实的疾病中真实存在的症状，最常见于干眼症、偏头痛、抑郁症、眼睑痉挛和进行性核上性麻痹（PSP）（表 1-6）。实际上，畏光是一个广义的术语，有多种描述方法，主要表现为患者不喜光，但并不一定有疼痛感。例如后囊下白内障、中央性色盲或视网膜视锥细胞营养不良的患者可能会躲避光照，因为光照会使其视力恶化。但通常情况下，"畏光"主要指光照导致的眼痛。光源性眼痛被认为是更精确和专业的描述，是指正常无害的光照导致疼痛或不适。

畏光的神经传导通路十分复杂。如前所述，眼和眼眶的感觉由三叉神经的眼支（V1）支配。这是这些部位疼痛刺激（外伤、炎症和缺血）的神经传导通路。那么光刺激呢？已知视网膜上并没有三叉神经传入纤维。同样，视神经内也没有眼支（V1）的分布。可能是因为黑视素白（melanopsin）的感光视网膜神经节细胞（IPRGCs；其特点是可以不通过感光细胞感受光线）可直接将光刺激和疼痛及本体感觉投射到丘脑核。另一种可能性是视网膜的视觉传入信息经瞳孔反射途径到中脑顶盖前核，再上传到上泌涎核。上泌涎核激活副交感神经传出纤维（三叉神经自主神经通路）使眼部血管扩张，并刺激血管壁的疼痛感受器，从而经 V1 神经传导疼痛。

畏光的诊断和治疗见表 13-6。诊断的第一步要找出任何潜在的中枢神经系统或眼部疾病。病史询问和临床检查有助于偏头痛和良性原发性眼睑痉挛（BEB）的诊断。治疗畏光的最直接有效的方法是病因治疗。如不能明确或减轻诱发病因，可通过调整光照亮度，使用有色镜片（FL-41 色调）和服用某些药物（镇静药）部分缓解畏光的症状。

表 13-6 畏光的检查和治疗

伴随症状／体征	可能的疾病	检查	治疗
眼痛、眼红、视物模糊	干眼症、葡萄膜炎、角膜病变、睑缘炎	裂隙灯检查、角膜染色、Schirmer 试验表面麻醉或散瞳检查时症状可暂时缓解	治疗炎症、眼干（外用润滑剂，泪点堵塞）或睑缘炎
双眼频繁眨眼、不自主避光	良性原发性眼睑痉挛	寻找病因：干眼症或角膜病变	肉毒毒素，药物或 FL-41 有色眼镜
头痛、畏光、恶心、呕吐；有偏头痛史	偏头痛	排除其他中枢神经系统疾病。排查焦虑和抑郁	预防和非特异性治疗偏头痛，佩戴 FL-41 有色眼镜，抗抑郁药治疗
局部神经系统体征、视野缺损	脑膜炎、进行性核上性麻痹或其他神经系统疾病	神经影像学和其他检查（腰椎穿刺或实验室检查）	病因治疗
视力低下、昼盲症、夜盲症	视锥细胞营养不良、视网膜色素变性	视网膜电图或基因分析	向患者解释视力影响的原因

▶ 要点

- 三叉神经（第 V 对脑神经）是混合神经，接受大部分头面部的感觉传入，其运动神经支配咀嚼肌。
- 根据面部麻木的区域可确定三叉神经病变位于中枢或外周。

- 三叉神经的眼支、上颌支和下颌支在 Meckel 腔会聚，形成半月神经节后进入脑干。

- 三叉神经的眼支（V1）支配眼部、上眼睑和额部的感觉。

- 眼部带状疱疹感染时，鼻或内眦部出现的疱疹提示感染可能累及眼支的鼻睫神经分支。

- 由于小脑幕硬膜分支起源于眼支，颅内疼痛可牵涉到眼球和眼眶。

- 三叉神经上颌支（V2）支配口、上颌窦、下眼睑和脸颊皮肤区域的感觉。

- 眶底的爆裂性骨折通常会损伤到眶下神经，引起该神经支配的脸颊和其他相关区域麻木。

- 三叉神经的下颌支（V3）同时含有感觉和运动神经纤维，支配咀嚼肌的运动和下颌骨、下唇、舌和外耳区域的感觉。

- 角膜眨眼反射指当角膜受到刺激，引起双眼非自主的眨眼反应，是对角膜感觉功能的客观检查。

- 当患者以疼痛为主诉时，病史询问十分重要，因为多数这样患者没有明显的阳性体征。

- 出现于偏头痛前的、典型的闪辉性暗点表现为搏动性的锯齿状闪光，最初呈较小的旁中心弧状，随后 15～30 分钟内逐渐进展加重。

- 50～70 岁患者可能会有偏头痛出现前的视觉异常，但无头痛表现，称为非头痛性偏头痛。

- 视网膜或眼型偏头痛与视网膜或脉络膜血管系统有关，因此会导致单眼视觉障碍，而不是双眼。

- 基底动脉型偏头痛的表现包括视力丧失、眩晕、耳鸣、听力下降、发音困难、共济失调和意识异常。

- 偏头痛的治疗包括行为矫正，以避免偏头痛的诱发因素；预防药物，以降低偏头痛发作的频率和程度；非特异性治疗，用于头痛开始时。

- 丛集性头痛常见于 20～30 岁的男性患者，其特征在于一连串发作时间短（60～90 分钟）的单侧剧痛，发作部位集中在颞侧。

- 紧张型头痛不同于偏头痛，前者程度较轻，表现为钝痛，而不是搏动性疼痛，常见于双侧，且不伴有恶心、呕吐或畏光。

- 屈光不正、眼位不正和用眼过度可导致轻度的不适感，即视疲劳（asthenopia）。但上述情况几乎不可能导致剧烈头痛。

- 对于眼、眼眶或头部疼痛的患者，应考虑急性青光眼、葡萄膜炎、眼表疾病和其他眼部异常可能。

- ICP 升高引起的头痛往往在咳嗽或 Valsalva 动作后加重，并通常在清晨加重。

- 颈动脉夹层的疼痛累及面部、颈部和耳后，通常在发病的 3～4 天内消退；其中节后霍纳综合征见于超过 50% 的患者。

- 带状疱疹性眼病在三叉神经眼支的分布区域出现严重的烧灼样疼痛，数天后出现皮肤疱疹。

- 约 10% 的带状疱疹病毒感染患者出现带状疱疹后遗神经痛：表现为持续性烧灼样疼痛，同时对轻微的触碰也会产生疼痛过敏，常伴有抑郁症。

- 三叉神经痛是具有特发性、复发性的严重面部疼痛，见于年龄 > 60 岁的患者，疼痛持续数秒，分布于第 V 对脑神经上颌支或下颌支支配的区域。

- 对于畏光的患者，要考虑潜在的相关疾病，包括中枢神经系统疾病、眼表疾病、葡萄膜炎、视网膜病变、良性特发性眼睑痉挛或偏头痛。对症治疗包括治疗潜在病因、使用 FL-41 有色眼镜和光适应，少数情况下予药物治疗（镇静剂）。

第 14 章

神经血管和神经皮肤疾病

神经血管疾病涉及范围广，前面各章讨论的许多疾病都属于此类。本章无意面面俱到，而是要讨论经常影响视觉系统的血管疾病的机制。由于很多母斑瘤疾病有神经血管的表现，把母斑瘤放在本章是合适的。

▶ 脑血管疾病

大脑前部的血液供应由颈动脉系统、后部由椎基底动脉系统提供。脑底动脉环是由两套供血系统吻合形成的（其完整性因人而异）（图 14-1）。脑血管病常见的缺血性症状包括短暂性神经功能障碍和卒中，局部缺血还可能引发癫痫。

短暂性脑缺血发作（TIA）是短暂的神经功能障碍发作持续时间不足 24 小时。大多数 TIA 发作不超过 20 分钟，在对 TIA 发作的定义中，24 小时的时间界限人为定的。神经系统症状发作持续的时间超过 24 小时仍然有可能是可逆的。当缺血部位的大小或时间足以引起梗死的时候，就会发生卒中。血管疾病可以引起颈动脉或椎基底动脉分布区的 TIA 或者卒中（表 14-1），相应的症状和体征有助于大脑缺血区的定位，以及帮助确定具体的受累部位供血动脉。

颈动脉疾病
颈动脉系统的 TIA 或卒中经常累及到眼部（表 14-2）。

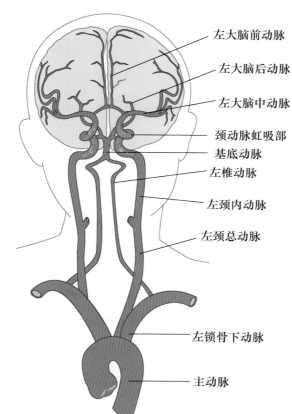

左大脑前动脉
左大脑后动脉
左大脑中动脉
颈动脉虹吸部
基底动脉
左椎动脉
左颈内动脉
左颈总动脉
左锁骨下动脉
主动脉

图 14-1 脑血管解剖

　　大脑的血液供给前部是由颈动脉、后部是由椎基底动脉系统提供的（图 5-11）

表 14-1 脑缺血的机制

栓塞
　　任何近端动脉粥样硬化的疾病
　　　• 血小板 - 纤维蛋白
　　　• 胆固醇（Hollenhorst 斑）
　　心脏的
　　　• 心房颤动，急性心肌梗死
　　　• 来自病变瓣膜的钙化性栓子
　　　• 来自细菌性心内膜炎的感染性栓子
　　　• 心房黏液瘤栓塞
　　　• 从右向左的分流（似是而非的栓子）
　　其他
　　　• 脂肪
　　　• 羊水
　　　• 凝血性疾病
　　大血管狭窄
　　　• 动脉粥样硬化性疾病
　　　• 纤维肌性发育不良
　　　• 动脉夹层

- 先天畸形

低灌注
- 心功能不全
- 大量失血
- 变态反应（过敏反应）

小血管动脉粥样硬化
- 动脉粥样硬化
- 高凝状态
- 高黏滞综合征

血管痉挛
- 蛛网膜下隙出血
- 偏头痛

血管炎

静脉血栓形成
- 高凝状态
- 高黏滞综合征

表 14-2　颈动脉供血范围缺血的表现

眼动脉

　　眼部缺血综合征，眼动脉阻塞，PION

睫状后动脉

　　AION（不大可能是栓子）

视网膜中央动脉及分支

　　CRAO，BRAO

大脑中动脉

　　对侧偏瘫，动作笨拙，麻木，感觉异常，失语

AION：（前部缺血性视神经病变）；BRAO，（视网膜分支动脉阻塞）；CRAO：（视网膜中央动脉阻塞）；PION：（后部缺血性视神经病变）。

颈动脉供血不足的原因

引起颈动脉供血不足的原因包括：来自颈内动脉或更远处的栓子、颈内动脉狭窄、颈内动脉夹层以及颈动脉下属更小分支血管的血栓性或血管炎症性阻塞（表 14-1）。

颈动脉供给区的栓子可能来自颈动脉粥样硬化或来自更近心端，如主动脉弓或心脏。颈动脉分布区域栓子的潜在来源包括心脏瓣膜病、心房黏液瘤、心律失常、伴右向左分流的卵圆孔未闭、颈动脉夹层和抗磷脂抗体综合征。

颈内动脉严重的狭窄或阻塞可导致低灌注进而引起神经系统症状。一般颈内动脉狭窄 50% ～ 90% 才会引起显著的远端供血不足。即使是在颈动脉完全阻塞的情况下，脑底动脉环以及其他脑血管的吻合可使灌注再分配，从而使脑部功能保留。但在此脆弱的情况下，即使是微小的血压波动都可能导致 TIA 或卒中。

当颈动脉内膜破裂使血管腔内的血液流入动脉壁的时候，就会出现颈动脉夹层。夹层可能使管腔变窄、阻塞夹层区的动脉分支或形成栓子（颈动脉夹层已经在第 13 章讨论过）。动脉夹层也可出现在基底和椎动脉之中。

供应大脑或眼部的较小的远端血管内的血栓形成可引起短暂或永久的缺血事件。系统性高血压（脂透明膜病）、血管炎和血液高凝状态对小血管造成的损害可导致血栓形成进而产生局部阻塞（表 14-1）。皮质下脑梗死和前部缺血性视神经病变的病因是血栓形成机制，而不是栓子栓塞。

症状与体征

与颈动脉疾病有关的短暂性脑缺血发作或者卒中表现为同侧单眼视力丧失和（或）对侧偏瘫、动作笨拙、麻木、感觉异常、失语（表 14-2）。

短暂性单眼视力丧失（TMVL，也称"一过性黑蒙"）是累及视网膜循环的一种 TIA。视力丧失是由于视网膜中央动脉或其分支的阻塞而引起，或者是在颈动脉高度狭窄而导致的低灌注情况下而发生。患者对视力损害的描述常常是像自上而下拉上的窗帘遮挡视觉，或更普遍形容为像乌云遮挡了视线。通常，视力丧失在 30 秒达到最大程度，不到 5 分钟就消退（2 ～ 30 分钟），其他引起短暂视力丧失的原因见表 1-3。

视网膜中央动脉及其分支的阻塞，经常用眼底镜就可以看到和识别，栓子的成分包括胆固醇（Hollenhorst 斑），纤维蛋白，或来自颈动脉粥样硬化斑块破溃的血小板物质，以及不太常见的来自心脏瓣膜的钙化栓子，或者因长骨的骨折而形成的脂肪栓子。

Hollenhorst 斑是胆固醇结晶，在检眼镜下像云母片，看似是有光泽、反光的橙黄色结晶体，稍大于血柱，位于视网膜动脉树分叉处（图 14-2、图 14-3）。由于其形状扁平，并不一定堵塞血管，可以无症状。

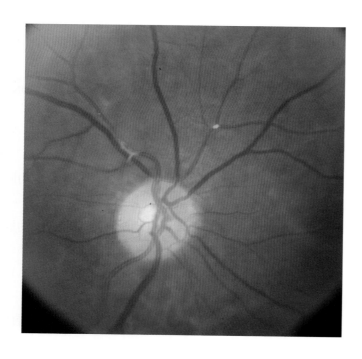

图 14-2　视网膜栓子

右眼眼底照片，可见两种类型的视网膜栓子：在颞上动脉分叉处的纤维蛋白 - 血小板栓子和位于鼻上小动脉三分叉处的 Hollenhorst 斑

纤维蛋白－血小板栓子是白色、无光泽的，填充并阻塞小动脉管腔，引起短暂的视力丧失或视网膜

梗死。偶尔可见这种看似牙膏的栓子排成长链状，缓缓地通过视网膜动脉分支（图 14-2）。通常，Hollen-horst 斑和纤维蛋白 - 血小板栓子来自颈动脉或者主动脉弓的动脉粥样硬化。

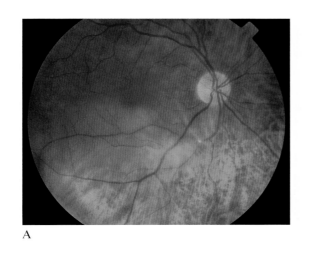 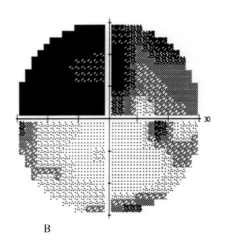

A   B

图 14-3   视网膜分支动脉阻塞

62 岁，女性，右眼视力突然发生变化。A：栓子位于下血管弓分叉处，阻塞的视网膜动脉所属区域可见视网膜水肿。B：Humphrey 自动视野计显示出上方水平视野缺损（类似视神经相关的视野缺损）

钙化栓子是心源性的暗白色离散栓子，多为心源性，如病变的心瓣膜。脂肪栓子可见于长骨和扁平骨骨折或胰腺炎患者。其他视网膜栓子的来源包括因细菌性心内膜炎而产生的感染性赘生物、心脏黏液瘤和羊水。

年龄在 40 岁以下的患者，短暂的单眼视力丧失不大可能与动脉粥样硬化性疾病有关，可能的原因包括心脏异常（右向左分流、瓣膜病），视网膜性（第 13 章）偏头痛或高凝状态（表 4-4）。

视网膜中央动脉阻塞导致突发、严重的无痛性视力丧失。急性期视网膜动脉变窄，梗死的视网膜变得苍白、水肿。在视网膜血管中，可见节段状红细胞凝集和血浆间隔排列，形成"车厢"样排布。由于黄斑中心凹没有内层视网膜，因此肿胀，正常的脉络膜循环的颜色被周围苍白的视网膜保卫，形成典型的黄斑"樱桃红点"（图 6-4）。如果部分视网膜是由睫状视网膜血管供血的（源于脉络膜循环），该部分视网膜将得以幸免（图 14-4）。10%～ 20% 的患者可见视盘处的视网膜中央动脉栓子。一般来说，视网膜水肿几天后会消散，随时间推移，逐渐出现视盘弥漫轻度苍白、神经纤维层弥漫缺损，变窄的动脉形成动脉鞘。

视网膜中央动脉阻塞最常见的机制是由于动脉粥样硬化栓子阻塞血管。通常，栓子出自颈动脉源，但心脏、主动脉弓或其他远端点都可能是栓子的来源。对于年龄超过 50 岁的患者要考虑到巨细胞动脉炎，且必须予以紧急关注（病史、红细胞沉降率、C 反应蛋白），因为如果得不到早期的诊断，它可能导致双眼失明。此外，局部的动脉粥样硬化狭窄、血管痉挛、血流低灌注和高凝状态都可能引起视网膜中央动脉阻塞。

栓子引起的视网膜中央动脉阻塞后的视力预后很差。研究表明，在视网膜动脉阻塞 60～100 分钟后，视网膜会受到不可逆转的损害。在急诊中，虽然旨在降低眼内压（IOP）的疗法（青光眼药物、穿刺放液）以增加灌注梯度有坚实的理论基础，但很少奏效。其他疗法（通常也同样令人沮丧）包括试图使栓子移位的眼球按摩及吸入氧和二氧化碳混合物。

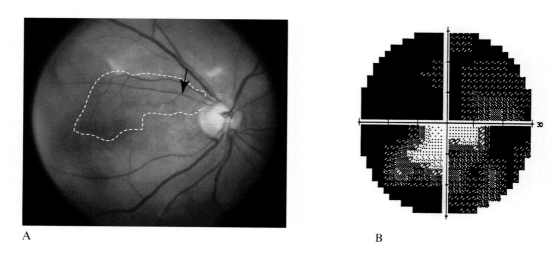

图 14-4 视网膜中央动脉阻塞伴睫状视网膜动脉

A：除睫状视网膜动脉（箭头）供血的黄斑区（用虚线包绕），整个视网膜缺血、水肿。B：视野显示，部分视野的保留与睫状视网膜动脉和未受影响的视网膜的分布是一致的

当栓子位于视网膜动脉分支更远端的时，引起**视网膜分支动脉阻塞**，导致局灶性视网膜缺血伴相应的局部视野缺损（图 14-3）。与视网膜中央动脉阻塞相似，栓塞是最常见的病因，但视网膜血管炎和眼型偏头痛也是其他可能的机制。

表 14-3 眼缺血综合征

体征
　慢性眼痛和视力低下
症状
　前节
　　· 结膜充血
　　· 角膜水肿
　　· 房水闪辉
　　· 虹膜缺血萎缩、虹膜麻痹
　　· 虹膜新生血管
　　· 白内障
　　· 低眼压（睫状体缺血）
　　· 高眼压（新生血管性青光眼）
　眼底
　　· 中周部点状视网膜出血
　　· 微血管瘤
　　· 新生血管
　　· 玻璃体积血

- 静脉曲张
- 眼动态压力测试仪显示血管低灌注压
- 静脉荧光素眼底血管造影（IVFA）充盈不足和充盈时间增加

IOP：眼压；IVFA：静脉注射荧光素眼底血管造影。

眼动脉阻塞可能难以与视网膜中央动脉阻塞区分开来，但由于脉络膜循环也受到影响，不会出现"樱桃红点"。眼动脉阻塞引起视力降至"无光感"（NLP）或"光感"（LP）的可能性，远大于视网膜中央动脉阻塞。

眼部处于慢性低灌注情况会导致**眼缺血综合征**。通常，这是由颈动脉或主动脉弓血管阻塞性疾病引起的，这些部位几乎没有动脉侧支吻合。与栓塞事件不同，眼缺血综合征发病的症状和体征都发展缓慢（表 14-3），可能与其他眼病难以区分开。

静脉淤滞性视网膜病变（VSR）是颈动脉阻塞疾病的一种表现，特征是斑点状出血和静脉曲张。视网膜静脉的变化与颈动脉供血不足之间的关系目前还不清楚，但很有可能与微血管水平的缺血有关。视网膜的表现可能与糖尿病视网膜病变或视网膜中央静脉阻塞混淆。

奇怪的是，颈动脉阻塞性疾病似乎对高血压和糖尿病性视网膜病变的发展有一定的保护作用：重度颈动脉狭窄同侧的视网膜病变往往较对侧轻。长期单侧颈动脉阻塞性疾病还能"保护"角膜、减少血脂的沉积，因此，单侧角膜老年环则提示没有角膜老年环的一侧可能患有颈动脉狭窄。

眼部灌注不良的患者有时会描述在暴露于强光后可有暂时性视力丧失，如同在闪光灯照射后持续的残留影像。这种症状可能是由于视网膜缺血、因而无法迅速在代谢方面复原的结果。预计这些患者光应力试验明显异常（详见第 2 章）。

判断和治疗

颈动脉狭窄经常会形成用听诊器可听到的杂音，但这一表现缺乏灵敏性和特异性。完全或者接近完全阻塞的患者没有杂音（因为几乎或完全没有血流），有杂音的患者颈动脉阻塞程度可能很低或者完全没有阻塞。

颈动脉多普勒超声可对颈动脉颅外段进行无创评估。在技术娴熟的操作人员的手中，这种方法具有相当的灵敏性和特异性。**经颅多普勒**使用超声法，通过颅骨特定的声窗评估颅内动脉，但不如颈动脉超声多普勒精确。**磁共振血管造影**（MRA）（图 1-13）使得颅外和颅内脑血流可视，而无需注射造影剂（尽管注射造影剂后的分辨率是最佳的）。CT 血管造影（CTA）结合血管内注射造影剂和三维成像，能提供精确的血管和周边解剖结构的图像（图 1-14）。

但目前，经导管脑血管造影仍然是颈动脉和颅内血管评估的金标准。这个检查过程是有创的，因为需要插入血管内导管并注射造影剂，因此具有一定风险。

颈动脉内膜切除术是一种从颈动脉管腔清除血栓和阻塞物从而恢复远端血流的手术。对颈动脉阻塞 70% ～ 99% 且有症状的患者来说，该手术可降低发生脑卒中的风险（框 14-1），但应注意脑卒中也是该手术过程本身潜在并发症之一。显然，只有在手术过程中发生卒中的风险比不进行手术发生脑卒中的风险低时，动脉内膜切除术才是对患者有益的。目前，动脉内膜切除术作为干预手段的选择之一，仅用于症状性重度狭窄患者，而且是在并发症发生率低于 3% 的医疗中心进行。其他因素，如患者总体的健康状况和年龄，也是影响手术决策的要素。

框 14-1　颈动脉内膜切除术：临床试验

北美症状性颈动脉内膜切除术试验（NASCET，1991）和欧洲颈动脉外科手术试验（ECST，1995）比较了药物治疗和颈动脉内膜切除术（carotid endarterectomy，CEA）对症状性颈动脉狭窄患者（视网膜或脑半球短暂脑缺血发作）在降低卒中发病率上的作用。两个研究均显示，在降低同侧脑卒中风险方面，如果颈动脉狭窄程度严重（＞70%），颈动脉内膜切除术优于药物治疗，但这一优势在轻度阻塞（阻塞 50%～69%）并不明显。

在 NASCET 对有短暂的单眼视力丧失（一过性黑矇）的患者亚组分析中发现，该组患者无论颈动脉狭窄程度轻重，发生脑卒中的风险大约为 10%。但是，进一步分析发现，如果这组患者合并其他脑卒中风险因素，如男性、年龄＞75 岁、曾患有脑半球 TIA 发作或脑卒中、间歇性跛行、80%～94% 的颈动脉狭窄以及血管造影检查显示无侧支循环，则可以从颈动脉内膜切除术获益。

NASCET 报告的颈动脉内膜切除术并发症的发生率是 2.1%，但该研究并不包括 80 岁以上的患者以及有严重的全身性疾病的患者。是否进行颈动脉内膜切除术必须权衡手术过程的风险和潜在的益处。

许多症状性颈动脉栓塞疾病的患者并没有明显的颈动脉狭窄，因而并不适合手术治疗。药物治疗包括抗血小板药物，如阿司匹林、双嘧达莫，氯吡格雷（波立维）以及抗凝剂（华法林），目的在于减少已有动脉粥样硬化病变的颈动脉内部形成栓子。

眼缺血性事件的明确诊断往往只是缺血性疾病在全身的情况的"冰山一角"，眼科医生需要了解该"冰山一角"对于全身性疾病的意义。与之相关的、发生脑血管事件的风险需要神经内科或神经外科会诊。有脑血管疾病病史的患者也很有可能患冠状动脉疾病，而这是脑血管疾病患者死亡的主要原因！应该请全科医生对血管病的风险因素如糖尿病、高血压、高血脂和吸烟等进行评估。同时，在最初制定治疗计划时，就要对治疗的不良反应进行系统的评估，如抗凝治疗引起出血的风险，并进行长期的监控。

椎基底动脉疾病

椎基底动脉系统（大脑后循环）是由一对**椎动脉**、由椎动脉合并在中线合成的**基底动脉**及其远端分支包括**大脑后动脉**组成的（图 14-1）。

椎基底动脉供血不足的原因

类似颈动脉疾病，椎基底动脉系统的动脉粥样硬化性疾病可引发栓塞或者由狭窄或血栓形成导致的低灌注，进而发生 TIA 或脑卒中（表 14-1）。来自其他地方（如心脏）的栓子和心排血量的异常，可能会对椎基底动脉系统的供血区域造成影响。在椎基底动脉系统中，低灌注的其他原因包括偏头痛、血管痉挛、高黏滞综合征、血液高凝状态、先天畸形、锁骨下动脉盗血综合征和椎动脉或基底动脉动脉夹层。颈椎外伤也可引发椎动脉阻塞，因颈椎推拿而引发的也有报道。

症状和体征

基底动脉及其分支为脑干和绝大部分初级视皮层供血（通过大脑后动脉），因此，短暂的或持续的运动障碍和视野缺损是椎基底动脉疾病常见体征。

因椎基底动脉供血不足（VBI）而引起的短暂视力丧失发生在双眼，常比因颈动脉疾病而引起的短暂单眼视力丧失持续的时间更短（通常持续 1 分钟或更短的时间），患者把它描述成模糊的或"不聚焦"的视觉，常出现其他短暂的神经系统的体征（表 14-4）。完全的脑卒中通常是栓塞所致。大脑后动脉分布区域的梗死常导致同向性视野缺损，而不伴其他神经功能缺损（"沉默的脑卒中"）。

表 14-4　椎基底动脉供血不足的症状与体征

短暂的双眼视力丧失（通常不足一分钟）

同向偏盲

复视（核上性麻痹，核间性眼肌麻痹，几乎没有核下性的）

眼球震颤和震动幻视

共济失调，不平衡，步履蹒跚

眩晕

耳鸣和耳聋

呕吐

构音障碍

吞咽困难

偏身轻瘫和偏瘫

偏身感觉障碍

"跌倒发作"

头痛

面部刺痛

INO：核间性眼肌麻痹。

脑干缺血可因多种原因导致短暂的或持久的眼球运动障碍：脑神经核或其分支受累、水平或垂直凝视麻痹、核间性眼肌麻痹或旋转斜视。眼球震颤和中央型霍纳综合征也可能发生。

诊断和治疗

椎基底动脉粥样硬化性疾病的诊断往往是基于临床症状和体征以及患者以往的全身动脉粥样硬化病史做出的。经颅多普勒超声，MRA 和 MRI 是有益的辅助检查。由于手术治疗对大多数患者不适合，只有特殊情况才进行脑血管造影，如在疑似锁骨下动脉盗血综合征时。抗血小板治疗和抗凝药物是主要的药物疗法。

与颈动脉粥样硬化疾病一样，椎基底动脉疾病的出现说明身体内存在更大范围血管疾病。全科医生要注意比脑血管疾病更大范围的血管性疾病和潜在的系统性危险因素，如高血压、糖尿病、高胆固醇血症和吸烟等。对这些患者来说，心肌梗死是比脑卒中更为主要的缺血性事件。

动静脉畸形

动静脉畸形（AVMs）是一种发育异常，动脉和静脉之间不通过毛细血管床而直接交通。异常的血管团可通过以下方式产生体征或症状：压迫周围组织、通过"盗血"而引起缺血、出血进入蛛网膜下隙或脑实质。癫痫发作是常见的症状。蛛网膜下隙内出血能引起突发、剧烈的头痛，伴颈强直和意识障碍。

并非所有的动静脉畸形都有症状。有症状的患者往往在二、三十岁时首先出现症状。系统性高血压、外伤或凝血性疾病常常是导致动静脉畸形出现症状的因素。

枕叶动静脉畸形能引起枕叶癫痫，表现为未成形的视幻觉，可类似偏头痛的闪辉性暗点。不过，枕叶动静脉畸形在时间和进程方面很少与典型的偏头痛视觉先兆完全一样，特别是没有偏头痛发作常从一侧到另一侧的轮替倾向（表 13-4）。在任何情况下，如果患者的闪辉性暗点只出现在一侧，且没有偏头痛患者的典型特点时，需进行神经影像学检查以除外动静脉畸形的可能。

枕叶动静脉畸形出血累及枕叶会造成严重的头痛和同向性视野缺损。如果幕上动静脉畸形引起血肿不断增大，可引起脑疝。

脑干动静脉畸形能引起核间性眼肌麻痹、旋转斜视和凝视麻痹。脑干毛细血管瘤一般较小，MRI 比脑血管造影显影更好。

直接引流至硬脑膜窦的动静脉畸形（**硬脑膜动静脉畸形**），可通过直接提高上矢状窦静脉压或者硬脑膜静脉窦血栓的形成而造成颅内压升高（图 4-17）。这些动静脉畸形在标准的 MRI 上可能无法显影，MRA 和磁共振静脉造影（MRV）可能更敏感。但选择性的脑血管造影目前是硬脑膜动静脉畸形成像最灵敏和显影最清晰的影像学方法。如果男性和非肥胖人士的身体出现不明原因的颅内压升高，应特别考虑到隐匿性硬脑膜动静脉畸形。

非出血性动静脉畸形的治疗是存在争议的。由于无症状的动静脉畸形患者不会就医，很难知道动静脉畸形的自然病程。治疗选择包括观察、血管内栓塞技术、直接手术切除以及血管内和外科手术切除技术相结合。

动脉－海绵窦瘘

海绵窦是独特的颅内结构，因为它是围绕颈内动脉的硬脑膜静脉窦。当高压的动脉血流与构成海绵窦或它的静脉支流的静脉空间直接交通时，就产生动脉－海绵窦瘘。动脉－海绵窦瘘有两种形态：直接型（高流量）瘘和间接型（低流量或硬脑膜）瘘。

直接型颈动脉－海绵窦瘘是高压力的海绵窦内颈内动脉与海绵窦之间直接交通而产生的。直接型瘘通常是创伤的结果，极少数是因为海绵窦内的动脉瘤破裂产生。由于眼部和眼眶的静脉回流入海绵窦，颈动脉海绵窦瘘会引起眼眶血管突然发生怒张，高压力的动脉血常使眼上静脉的静脉血发生反流。症状和体征包括突发的搏动性突眼、搏动性杂音、结膜充血和水肿。巩膜和结膜血管"动脉化"，形成独特的螺旋状外观（图 14-5）。缺血、海绵窦内脑神经受压或是肿胀的眼外肌机械限制可引起眼肌麻痹。当房角镜检查可见 Schlemm 管内有血液时，巩膜表面静脉压的升高常可引起眼压升高。可发生视网膜中央静脉阻塞。岩上窦和岩下静脉窦的引流能引发面部疼痛和第 VI 对脑神经麻痹。即使瘘出现在一侧，症状和体征可发生在双侧（或对侧），因为左、右海绵窦在解剖学上是跨鞍膈相连的。

间接型或硬脑膜型海绵窦瘘是颈内动脉或颈外动脉系统较小的脑膜动脉分支与海绵窦之间的异常交通。与直接型瘘相比，这些较小的血管血流相对缓慢，症状和体征相对轻，发展缓慢。患者经常最初只出现结膜充血，可与慢性结膜炎或 Graves 眼病混淆。可不伴有眼球突出或表现轻微，且很少有搏动的症状。常出现第 VI 对脑神经麻痹，因为这一脑神经与充血的岩下静脉均通过 Dorello 管（详见第 8 章）。间接型瘘与高血压、胶原血管疾病和动脉粥样硬化相关，常见于绝经后妇女。

提示直接型或间接型颈内动脉海绵窦瘘的 CT 或 MRI 表现包括：眼上静脉扩张、海绵窦或其颅内沟通支扩大、对称性眼外肌轻度增厚等。眼眶超声和 MRA 也是十分有用的诊断工具。如诊断结果不确定或者准备进行血管内治疗，应该进行脑血管造影。即使症状只出现在一侧，也应对双侧的颈内和颈外动脉都进行选择性血管造影，以确定间接型瘘的滋养血管。对每个患者需权衡血管造影的风险及其益处。

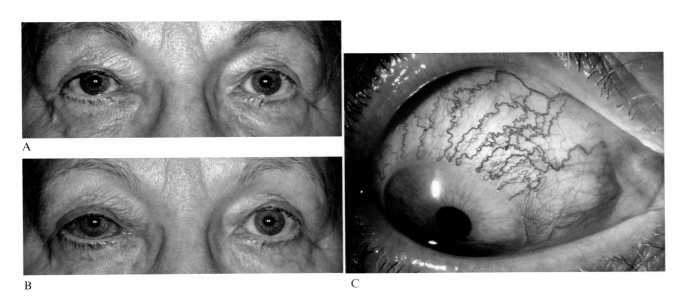

图 14-5　颈动脉海绵窦瘘

61 岁女性，主诉双眼水平复视 4 个月，右眼红眼 1 个月。最终，血管造影发现右颈动脉海绵窦瘘。A：初起时右眼轻微充血。B：两周后结膜充血明显。C：结膜血管迂曲、扩张（"螺旋形"的血管）并特征性地延伸到角膜缘

与直接型瘘不同的是，50％患者的间接型硬脑膜海绵窦瘘可自行消退，有时可能是自发性海绵窦血栓形成的结果，有时在诊断性血管造影后也可出现自行消退。

由于可自行消退，间接型颈内动脉海绵窦瘘的症状若可忍受就可不必治疗。直接型和间接型瘘治疗适应证的眼部表现包括：因静脉淤滞性视网膜病变或难治性青光眼引起进行性视力丧失；因眼球突出而产生的暴露性角膜病；持续疼痛或持续性的复视。颈动脉海绵窦瘘的治疗十分复杂。目前的治疗技术主要是在动脉造影引导下，用血管内物质栓塞与瘘相连通的血管。在某些情况下，人为造成海绵窦或与之相通的静脉形成血栓形成是唯一的治疗选择。在某些直接型瘘的治疗中，可选择把可脱卸的球囊置入海绵窦。需权衡因血管介入而可能出现的脑卒中和其他神经功能缺损的风险、治疗的预期收益和自然病程。

动脉瘤

动脉瘤是颅内动脉系统薄弱点发生的囊样膨出。因其外观的原因，也被称为"**浆果动脉瘤（berry aneurysm）**"。动脉瘤通常形成于动脉分叉处，此处可能会有动脉壁中层发育不良。由于动脉瘤被认为是因发育异常而导致的，有时被称为先天性动脉瘤，但其并不是先天就有的。与动脉瘤的形成有关的其他因素包括：系统性高血压，Ehlers-Danlos 综合征等结缔组织病及多囊肾。

动脉瘤不断增大可压迫邻近的结构，引起类似颅内占位的临床表现。动脉瘤的破裂通常是灾难性的，因为在动脉的压力下，血液进入蛛网膜下隙、脑室或脑实质。

大多数的囊状动脉瘤位于 Willis 动脉环的连接处。其中，50％累及前交通动脉，其余50％均匀地分布在后交通动脉、颈内动脉和大脑中动脉之间。尽管**前交通动脉动脉瘤**最为常见，但它们在破裂前很少引起局部性的神经症状。发生在**后交通动脉的动脉瘤**可能会压迫第Ⅲ对脑神经，引起第Ⅲ对脑神经麻痹和眼周痛（图 9-11B）。第 9 章中讨论了通过瞳孔受累情况判断第Ⅲ对脑神经因受压引起的麻痹和缺血性

单神经病的鉴别（图9-14）。识别后交通动脉瘤的症状和体征具有特殊的重要性，因为这是动脉瘤破裂前患者所表现出来的为数不多的症状之一。动脉瘤破裂后的死亡率为50%，但如果动脉瘤在破裂前得到诊断和治疗，预后会显著改善。MRI、MRA和CT常可观察到后交通动脉的动脉瘤，但目前脑血管造影仍是诊断的金标准。神经外科治疗包括直接开颅术或介入性放射导管技术（如弹簧圈）。

颈内动脉视神经段动脉瘤可压迫邻近的颅内段视神经，导致缓慢进行性视力下降。这类动脉瘤多见于女性，且常累及双侧性。

海绵窦内的颈内动脉动脉瘤往往在海绵窦内慢慢变大，压迫第Ⅲ、Ⅳ、Ⅴ脑神经第一支和第Ⅵ对脑神经。第Ⅵ对脑神经经常是第一个受影响的神经，因为其通过海绵窦时，与其他相对受到海绵窦外侧壁保护的脑神经走行不同。极偶尔情况下动脉瘤向上压迫视神经引起视力下降。疼痛是常见症状，但往往出现在后期。正如前所述，海绵窦内动脉瘤破裂很少发生，如发生往往导致颈内动脉海绵窦瘘，而非蛛网膜下腔出血。

巨大型动脉瘤常位于颈动脉颅内段的床突段。这类动脉瘤主要因占位效应引起症状，表现视交叉或视神经受压导致的缓慢进展性视力下降。

通常海绵窦动脉瘤或巨大动脉瘤通过CT/CTA或MRI/MRA即可诊断。脑血管造影术是目前最佳的诊断标准，而且同时可进行血管内介入治疗。

发生在椎基底动脉系统中的颅内动脉瘤不足15%。它们绝大多数出现在基底动脉分叉处。在多数情况下，这些动脉瘤除非破裂是无症状的。偶尔，基底动脉分岔处的动脉瘤在破裂前可能变得较大，以致压迫脑干或者累及蛛网膜下隙的第三脑神经。

动脉延长扩张症

动脉延长扩张症是颈动脉或椎基底动脉系统动脉粥样硬化性扩张、迂曲的结果。动脉延长扩张症（有时称为梭形动脉瘤）更多见于男性，与高血压、动脉粥样硬化心血管疾病、腹主动脉瘤和高龄有关。动脉延长扩张症压迫邻近结构或发生血管阻塞时出现症状。

颅内段颈动脉的梭形扩大可压迫视神经，引起缓慢、进行性视力下降和视神经苍白。基底动脉的伸展扩张症较常见，它可以压迫脑干，或对蛛网膜下隙内的脑神经产生牵拉，导致缓慢进行性多个脑神经病变，伴大范围的运动和感觉神经受累的症状。邻近动脉对第Ⅷ对脑神经的压迫和牵拉可引起半侧面部痉挛。一些病例的三叉神经痛是邻近的扭曲的动脉对三叉神经根传入区的压迫造成的。

▶ 神经皮肤综合征

现在已知的神经皮肤综合征或**错构瘤**至少有6种。这些多系统疾病的特点是皮肤、眼、中枢神经系统（CNS）和内脏（表14-5）的错构瘤。**错构瘤**是一种由形状正常的成熟细胞异常增生形成的肿块，通常由其所在位置的正常应有的结构组成。错构瘤不是新生物，它是畸形的组织，而非先前正常组织的变异。

出于两个原因，对神经皮肤综合征有所了解是重要的：①这些综合征可能是在进行眼部或神经眼科检查时首先被发现的，检查者必须知道其意义，知道系统评估的重要性并进行适当的会诊；②已诊断的患者因随时间推移可能出现眼部、神经系统或全身性并发症的风险，可能需要终身随访。

表 14-5　神经皮肤综合征

疾病类型	遗传模式	皮肤	眼	CNS	其他发现
①型神经纤维瘤病（von Recklinghausen 病）	常染色体显性（17 号染色体），完全外显	咖啡牛奶斑，腋窝 / 腹股沟斑点，神经纤维瘤	Lisch 结节，眼睑丛状神经纤维瘤，视网膜星形细胞瘤，先天性青光眼	视神经和视交叉胶质瘤；脑、脊髓、脑膜和神经多发性肿瘤	嗜铬细胞瘤，骨质缺陷，包括蝶骨大翼发育不全
②型神经纤维瘤病	常染色体显性（22 号染色体）	同 I 型神经纤维瘤病	早期白内障	双侧听神经瘤，其他肿瘤	
脑面血管瘤病（斯德奇 - 韦伯综合征）	散发性的	在三叉神经分布中的鲜红斑痣	脉络膜血管瘤，先天性青光眼	软脑膜血管瘤	
Klippel-Trenaunay-Weber 综合征（骨肥大性毛细血管瘤综合征）	散发性的	同斯德奇 - 韦伯综合征	同斯德奇 - 韦伯综合征	颅内血管瘤	半侧躯体肢端肥大、指 / 趾肥大
视网膜血管瘤（von Hippel 和 von Hippel-Lindau 病）	常染色体显性（3 号染色体）或散发性的		视网膜毛细血管瘤	小脑血管母细胞瘤；脑干和脊髓血管瘤	肾脏、胰腺、肝脏、附睾囊肿；嗜铬细胞瘤，肾细胞癌和内脏血管瘤
毛细管扩张性共济失调综合征（Louis-Bar 综合征）	常染色体隐性（11 号染色体）	皮肤毛细血管扩张	结膜毛细管扩张	小脑共济失调，凝视麻痹	胸腺发育不全（IgA 缺乏症），恶性淋巴瘤和白血病
Wyburn-Mason 综合征	散发性的		视网膜蔓状血管瘤，眼眶动静脉畸形	中脑、额叶、后颅窝的动静脉畸形	上颌骨，翼窝，下颌骨动静脉畸形
结节性硬化（Bourneville 综合征）	常染色体显性（第 9 号染色体）	皮脂腺瘤，甲周纤维瘤，咖啡牛奶斑，叶状白斑	视神经和视网膜星形细胞错构瘤	室周的（脑室）和皮质的星形细胞错构瘤（抽搐）	心脏纹肌瘤，肾囊肿，血管平滑肌脂肪瘤和肺纤维化 / 囊肿

AVMs：动静脉畸形；CNS：中枢神经系统；IgA：免疫球蛋白 A。

神经纤维瘤病

神经纤维瘤病的特点是多发神经纤维瘤、色素性皮肤病变、骨畸形和发生肿瘤倾向。神经纤维瘤是良性错构瘤，可呈孤立的位于面部和身体的软疣性纤维瘤，或呈融合成条带状的**丛状神经纤维瘤**位于眼睑上。**多发性皮肤色素斑（牛奶咖啡斑）**是其典型表现（图 14-6）。还可以通过其他临床特征区分两种从遗传和临床特点上具有差异显著的神经纤维瘤病：NF1 和 NF2。

NF1（von Recklinghausen 神经纤维瘤）是一种与 17 号染色体有关的常染色体显性异常。除了神经纤维瘤（图 14-6B，E）和牛奶咖啡斑（图 14-6C），这种异常以大脑、脊髓、脑膜和周围神经的多发肿瘤为特征（图 14-6F）。可出现脊椎椎体、长骨的异常和蝶骨大翼缺陷。后者可引起眼眶脑膨出，可表现为眼眶肿物或搏动性突眼。

影响视觉系统的视神经或视交叉胶质瘤和脑膜瘤在 NF1 很常见（图 4-27）。其他眼部异常包括先天性青光眼、视网膜星形细胞瘤以及虹膜（Lisch）结节（图 14-6A）。Lisch 结节对于 NF1 具有较高的敏感性和特异性，可发生于 95% 以上的 > 6 岁的 NF1 患者。

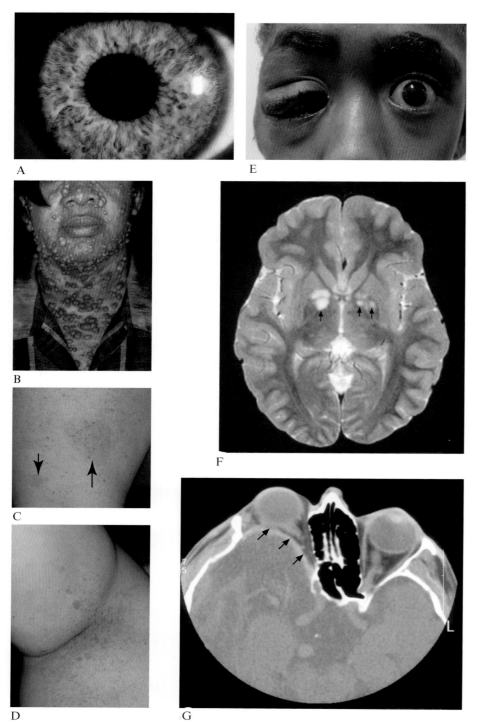

图 14-6 神经纤维瘤病 1 型的表现

图中展示了神经纤维瘤病 1 型（NF1）的临床表现。A：虹膜 Lisch 结节几乎可见于所有成年的神经纤维瘤病 1 型患者。它们是一些黄棕色的斑点，看上去像粘在虹膜表面。B：皮肤神经纤维瘤。C：牛奶咖啡斑。这张照片中可以看到两处（箭头所示），一处较大的位于右侧；另一处较小的位于左侧。D：腋下斑点（与 C 是同一患者）。E：右上睑丛状神经纤维瘤，导致眼睑 S 形畸形。（F）磁共振成像（水平位、T2 加权像）显示丘脑和基底节（箭头）的神经纤维瘤。这与图 4-27 中的视神经胶质瘤是同一患者。G：水平位 CT 扫描显示蝶骨大翼发育不全（箭头）。这一骨性缺陷可导致搏动性突眼，原因是大脑的正常搏动被直接传导到眶内容物（E 由 Andrew Ting 提供；G 由 RP Yeatts 提供。）

NF2 是一种与 22 号染色体有关的常染色体显性异常，表现为双侧听神经瘤（施万细胞瘤）。患者典型表现为年轻成人听力下降（第Ⅷ对脑神经听觉成分）、眼球震颤（第Ⅷ对脑神经前庭成分），和（或）面神经无力（压迫邻近的第Ⅶ对脑神经）。约 60% 的患者有牛奶咖啡斑或神经纤维瘤。其他中枢神经系统肿瘤罕见，没有 Lisch 结节。NF2 患者中青少年白内障常见。

脑三叉神经血管瘤病（斯德奇－韦伯综合征，Sturge-Weber Syndrome）

斯德奇－韦伯综合征特征性表现为先天性、接近于三叉神经分布范围的单侧皮肤"葡萄酒色斑"血管瘤（鲜红斑痣），伴同侧眼部和脑的血管瘤（图 14-7）。顶枕区的软脑膜血管瘤较为常见，常与"葡萄酒色斑"位于同侧，但也可位于双侧，并可导致癫痫发作、对侧轻偏瘫、同向性偏盲以及学习障碍。这些血管瘤下方大脑皮质的钙化形成了 CT 神经成像中一种特征性的"铁轨或电车轨道"样表现。

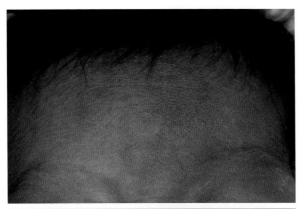
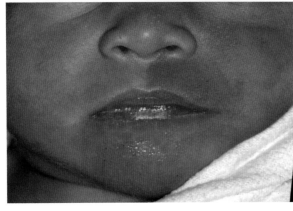

图 14-7　斯德奇－韦伯综合征

斯德奇-韦伯综合征的患儿具有严重的单侧脸部血管瘤（鲜红斑痣）。虽然病损主要沿着三叉神经走形区域分布，有时也可以跨越中线

可见脉络膜血管瘤。这些病损可以是小而孤立的，也可以累及整个葡萄膜，使眼底呈现特征性的"番茄酱"样外观。渗出性黄斑病变或视网膜脱离可导致视力下降。在本病的任何阶段都有可能发生青光眼，原因是虹膜 / 房角异常和上巩膜静脉压升高。当面部血管瘤累及上眼睑时，发生青光眼的风险最大。

Kippel-Trenaunay-Weber 综合征可能是斯德奇－韦伯综合征的变异，还具有其他特征，包括眼眶和视网膜静脉曲张、肢体或指 / 趾偏侧肥大。

视网膜血管瘤病（Von Hippel 病）

视网膜血管瘤病的特征性为多发视网膜毛细血管瘤，双侧发病占 50%。眼底镜下表现可以是视盘或视网膜小的血管病变，也可以是有扩张的滋养动脉和引流静脉的、发育完全的血管瘤（图 14-8）。由于病变随着时间而发展，怀疑或确诊视网膜血管瘤病的患者必须终身定期接受眼底检查。渗出性黄斑病变、视网膜脱离、增殖性视网膜病变，和（或）新生血管性青光眼可能导致视力丧失。视网膜血管瘤病可以是常染色体显性遗传或散发疾病。

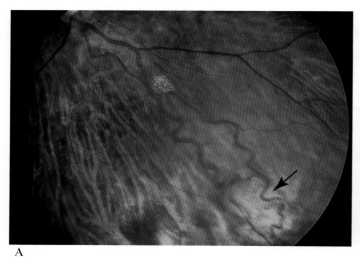
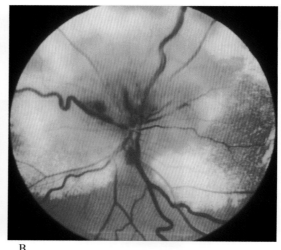

图 14-8　视网膜血管瘤病（Von Hippel 病）

A：本病发展充分的视网膜病变表现为孤立的视网膜血管瘤（箭头所示），伴有扩张的滋养动脉和引流静脉。B：视网膜血管瘤可导致渗出性视网膜病变，伴有严重的视力损害，另一位视网膜血管瘤病患者。注意视盘上方的视网膜脱离和广泛的视网膜下及视网膜内渗出

小脑血管母细胞瘤发生于约 25% 的 von Hippel 病患者，伴有该病变者其临床名称改为 von Hippel-Lindau 病（视网膜小脑血管瘤病，VHL）。脑干和脊髓也可发生血管母细胞瘤。视网膜血管瘤病的其他终身散发表现包括嗜铬细胞瘤、肾细胞癌以及肾、胰腺、肝、附睾囊肿。

VHL 是一种常染色体显性遗传病，是由于 3 号染色体上 VHL 肿瘤抑制基因突变导致的。

毛细血管扩张性共济失调综合征（Louis-Bar 综合征）

本病患者通常表现为儿童期渐进性共济失调。其他特征性变现包括结膜和皮肤毛细血管扩张。眼球失用（扫视能力丧失）是常见表现，经常发展为完全性眼肌麻痹。本病患者胸腺发育不良，免疫球蛋白A（IgA）缺乏，因此易患感染，尤其容易频繁发生严重的呼吸道感染。恶性淋巴瘤和白血病同样与本病相关。本病的基因缺陷位于 11 号染色体，遗传方式为常染色体隐性遗传。

Wyburn-Mason 综合征

Wyburn-Mason 综合征是一种罕见的散发性先天性疾病，表现为单侧视网膜和同侧颅内动静脉畸形。Wyburn-Mason 综合征的标志是视网膜蔓状血管瘤。这种视网膜动静脉畸形由视网膜动脉和静脉的直接沟通（没有中间的毛细血管床）组成，表现为一段迂曲扩张的视网膜血管，有时导致出血和视力丧失（图

14-9）。可伴视神经和视交叉的动静脉畸形。眼眶的动静脉畸形可导致眼球突出、结膜充血或眼眶杂音。中脑和后颅窝的动静脉畸形可导致癫痫发作和自发性颅内出血。动静脉畸形同样可出现在上颌骨、翼窝和下颌骨（可能引起牙科操作和口腔手术的并发症）。

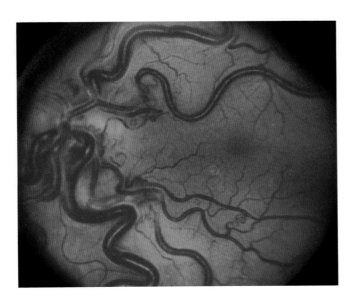

图 14-9　Wyburn-Mason 综合征的视网膜蔓状血管瘤

结节性硬化（Bourneville 综合征）

结节性硬化特征性表现为视网膜和大脑的皮脂腺瘤和星形细胞错构瘤。皮脂腺瘤是错构性血管纤维瘤，在鼻部和脸颊呈蝴蝶形分布（图 14-10A）。其他皮肤表现包括趾（图 14-10C）/ 指甲周纤维瘤、鲨革斑和叶状白斑。鲨革斑是躯干皮肤上大的、高出皮面的、色素沉着的区域。叶状白斑是皮肤脱色素区域，在伍德灯下发出荧光，是结节性硬化的特异性体征（图 14-10B）。大多数患者一眼或双眼有多发性视网膜星形细胞错构瘤，通常不影响视力。这些错构瘤由来源于视网膜神经节细胞层的星形细胞，经常位于视盘附近（图 14-10D、E）。大多数结节性硬化患儿在一岁以后不会发生新的视网膜星形细胞错构瘤。钙化的脑室旁和皮层星形细胞错构瘤产生一种特征性的 CT 表现（"脑石"），但通常认为 MRI 是更好的检查方式。沿脑室表面分布的室管膜下结节可以随着时间增殖，偶尔会堵塞脑室外流通道而导致视乳头水肿。癫痫和智力缺陷较为常见。也可发生心脏横纹肌瘤、肾囊肿和血管平滑肌脂肪瘤。

结节性硬化具有常染色体显性遗传方式，但 2/3 的病例是自发突变。基因缺陷发生于以下两个不同基因中的其中一个：9 号染色体上编码 *hamartin* 的基因，或者 16 号染色体上编码 *tuberin* 的基因。*tuberin* 和 *hamartin* 组成一个异质二聚体，参与抑制细胞生长和增殖；因此任何一个蛋白的缺陷都将影响这一功能，导致结节性硬化的诸多临床表现。

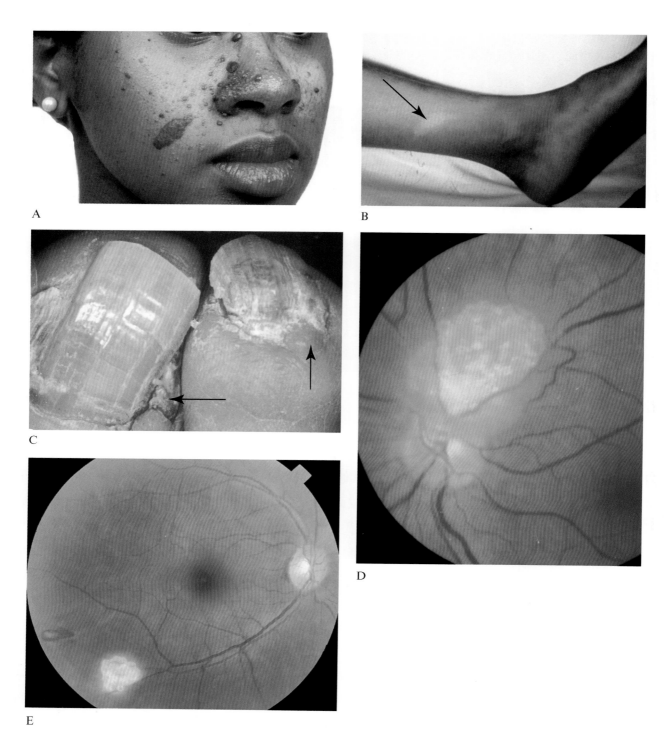

图 14-10 结节性硬化的表现

结节性硬化患者的临床表现。A：皮脂腺瘤。B：叶状白斑（箭头）。C：甲周纤维瘤（箭头）。D：视网膜星形细胞瘤。这种桑葚状病变从视盘旁视网膜发出，突入上方视盘。它看上去很像视盘玻璃疣，但要大得多，并且遮盖视盘血管。E：位于更周边的下方血管弓旁的视网膜星形细胞瘤

▶ 要点

· 短暂性脑缺血发作（TIA）是指持续时间小于 24 小时的可逆性神经功能异常，通常是由于脑血管系统的血栓栓塞、血栓阻塞或血管炎导致的。

· 一过性黑蒙（或一过性单眼视力丧失）通常是由视网膜动脉栓子导致的，视力丧失持续时间一般小于 5 分钟。

· 视网膜栓子包括 Hollenhorst 斑块（胆固醇结晶）和来自颈动脉或主动脉弓粥样硬化性疾病的纤维蛋白 - 血小板栓子，或者来自钙化的心脏瓣膜的钙化性栓子。

· 绝大多数视网膜中央动脉阻塞是栓塞性的，但也需要考虑到血管炎（GCA）和高凝状态。

· 视网膜栓子的存在提示可能患有影响生存率的系统性动脉粥样硬化性疾病，通常与缺血性心脏病有关。

· 颈动脉狭窄达到 50% ～ 90% 会出现远端血流严重减少，此时很小的颈动脉斑块也可引起栓塞现象。

· 静脉淤滞性视网膜病和眼缺血综合征可以由颈动脉阻塞性疾病引发的慢性缺血导致。

· 颈动脉超声和核磁共振血管成像（MRA）对于评价颈动脉系统很有价值，但是脑血管成像仍然是金标准。

· 对于症状性、阻塞程度达到 70% ～ 99% 的颈动脉狭窄患者，在手术并发症低于 3% 的医疗中心进行动脉内膜切除术可以降低卒中风险。

· 一过性或持续性运动障碍和视野缺损是椎基底动脉疾病的常见症状。

· 动静脉畸形（AVMs）主要通过占位效应、出血进入蛛网膜下隙或脑组织，偶尔把血液从正常组织分流引起症状。

· 有时候，枕叶动静脉畸形可产生类似经典偏头痛的闪烁暗点的阳性视觉症状。但在动静脉畸形，这种视觉症状是固定发生在同一侧不改变的，这种临床特征对于偏头痛是不典型的。

· 隐性硬脑膜动静脉畸形是颅内高压的潜在原因之一。

· 动脉海绵窦瘘的症状体征包括巩膜和结膜充血（动脉化）、结膜水肿、眼球突出、眼压升高伴 Schlemm 管充血、眼球运动障碍（典型的是外展神经麻痹）、静脉淤滞性视网膜病。

· 直接颈动脉海绵窦瘘是由颈内动脉和（静脉）海绵窦的直接沟通导致的，通常是外伤的结果。

· 间接海绵窦瘘是颈动脉系统脑膜支和海绵窦或其支流之间的异常沟通，是"慢流速的"，通常症状不如直接瘘明显。

· 四项血管脑血管造影对于明确硬脑膜海绵窦瘘的复杂血流以及实施血管内治疗是必需的，但每一个病例都要权衡血管造影的风险相与收益。

· 动脉瘤是位于动脉分叉处的囊状突起，可压迫临近结构；其破裂将导致蛛网膜下腔出血。

· 识别后交通动脉瘤导致的动眼神经压迫症状及体征可以是挽救生命的，因为在动脉瘤破裂之前通过手术修复会明显改善预后。

· 基底动脉延长扩张症可导致局部结构受压迫，引起慢性进展性多发脑神经病变和相应的多种运动感觉体征。

· 神经皮肤综合征（母斑病）的特征是皮肤、眼部、中枢神经系统及内脏的错构组织和错构瘤。

- 视神经和视交叉胶质瘤在神经纤维瘤 1 型中较常见。

- 双侧听神经瘤是神经纤维瘤 2 型的特征。

- 斯德奇 - 韦伯综合征的特征是同侧面部、眼部和颅内血管瘤；当面部血管瘤累及上眼睑时可能伴有青光眼。

- 视网膜血管瘤病（von Hippel 病）的视网膜病变在 50% 的患者当中是累及双眼的，且终生随时间继续发展。

- 毛细血管扩张性共济失调综合征患者具有胸腺发育不良和 IgA 缺乏，导致易于频繁发作严重呼吸道感染。

- Wyburn-Mason 综合征的特征是视网膜动静脉畸形（葡萄状血管瘤）；也可发生视神经、视交叉、眼眶、后颅窝、上颌骨、翼窝和下颌骨的动静脉畸形。

- 结节性硬化是一种常染色体显性遗传性疾病，其特征是皮肤皮脂腺瘤和视网膜、视神经及大脑的星形细胞错构瘤。